H. Freyler

Augenheilkunde

für Studium, Praktikum und Praxis

Zweite, verbesserte Auflage

Springer-Verlag Wien New York

Prof. Dr. Heinrich Freyler
Vorstand der
I. Universitäts-Augenklinik, Wien, Österreich

Printed in Austria by Manzsche Buchdruckerei, A-1050 Wien

Mit 269 Abbildungen

Bild auf dem Einband: Querschnitt durch ein Auge im Terminalstadium der proliferativen diabetischen Retinopathie mit Traktionsamotio der Netzhaut durch epiretinale und transvitreale Membranen (Graphik: H. Menschhorn).

CIP-Kurztitelaufnahme der Deutschen Bibliothek
Freyler, Heinrich:
Augenheilkunde: für Studium, Praktikum u. Praxis/
H. Freyler – 2., verb. Aufl. – Wien; New York: Springer,
1985.
ISBN 3-211-81890-1 (Wien . . .)
ISBN 0-387-81890-1 (New York . . .)

ISBN 3-211-81890-1 Springer-Verlag Wien-New York
ISBN 0-387-81890-1 Springer-Verlag New York-Wien

ISBN 3-211-81834-0 1. Aufl. Springer-Verlag Wien-New York
ISBN 0-387-81834-0 1st ed. Springer-Verlag New York-Wien

Vorwort zur 1. Auflage

Mit diesem Kurzlehrbuch, in dem die verschiedenen Aspekte studentischen Lernens durch drei ineinandergehende Darstellungsarten vereint sind, hoffe ich, einen langgehegten Wunsch der Wiener Medizinstudenten erfüllt zu haben. In einer ausführlichen Darstellung des gesamten ophthalmologischen Wissensgebietes ist der eigentliche Prüfungsstoff für das Rigorosum aus Augenheilkunde, das sind also die im Rahmen der Prüfung geforderten Minimalkenntnisse, durch Randbalken hervorgehoben. Der Student, der Zusammenhänge verstehen muß, um einen Lehrstoff im Gedächtnis behalten und reproduzieren zu können, findet im Begleittext zu diesem Prüfungsstoff nützliche Erläuterungen. Dem wissenschaftlich Interessierten werden darüber hinaus nicht alltägliche Erkrankungen, spezielle Untersuchungs- und Behandlungsmethoden, Hypothesen und Ausblicke auf zukunftsträchtige Entwicklungen geboten; dieser Stoff ist durch Kleindruck gekennzeichnet.

Wird der Lernende durch diesen Einblick in die für die meisten Mediziner überraschend große Dimension des Fachgebietes der Augenheilkunde bereichert, ja beginnt ihn vielleicht sogar die Ophthalmologie zu faszinieren, so hat dieses Buch auch einen zunächst gar nicht angestrebten Nebenzweck erfüllt. Einen solchen Einblick kann ein kurzgefaßtes Skriptum oder Arbeitsbuch naturgemäß niemals bieten. In den üblichen Lehrbüchern hingegen kann oft nur schwer Wesentliches von Unwesentlichem unterschieden werden, so daß bedeutungslose Dinge haftenbleiben, während wichtige Fakten überlesen werden. Die Tatsache, daß der Student in dieser Situation nur allzuleicht nach unzureichenden Behelfen greift, war der Motor für dieses Unterfangen. Es ist zu hoffen, daß sich dieses „Skriptum im Buch" als eine erfolgreiche Strategie der Didaktik für den angehenden Mediziner erweisen wird.

Wien, Dezember 1984 **H. Freyler**

Vorwort zur 2. Auflage

Der große Anklang, den dieser kurze Abriß der Augenheilkunde fand, macht bereits ein halbes Jahr nach Erscheinen dieses Buches eine Neuauflage erforderlich. Dieser Anlaß bot dem Autor die günstige Gelegenheit, einige Fehler und Mängel der ersten Auflage zu beheben, auf die ihn Studenten und Kollegen aufmerksam machten. So findet der Leser nun in der Legende zu den Abbildungen reichlich Zitate für diejenige Literatur, die Frau Monika Breit und Herrn Paul Breit als Vorbild für ihre Grafiken diente. In diesem Zusammenhang soll nicht unerwähnt bleiben, daß bei der Gestaltung nicht nur eines Teiles des Bildmaterials, sondern auch bei der Darstellung einiger Einteilungsprinzipien wie bei der Klassifikation der Linsentrübungen bei Allgemeinerkrankungen, der besonderen Glaukomformen und der Netzhautdystrophien und -degenerationen, G. O. H. Naumanns hervorragender „Pathologie des Auges“ aus der Reihe „Spezielle Pathologische Anatomie“, Springer-Verlag Berlin-Heidelberg-New York, 1980, grosso modo gefolgt worden ist.

Darüber hinaus nützte der Autor die Gelegenheit zur Überarbeitung von Teilkapiteln, bei denen Fortschritte in der klinischen Medizin und in der Forschung gerade innerhalb des letzten Jahres neue Erkenntnisse und Erfahrungen geliefert haben (Refraktive Keratoplastik, Ätiologie der Uveitis, AIDS, Katarakt- und Glaukomchirurgie, Behandlung der proliferativen Vitreo-Retinopathie). Triebfeder zu derartigen Ergänzungen und Modifikationen war der Wunsch des Autors, den Lesern dieses Buches – und das sind wohl in der überwiegenden Mehrzahl Medizinstudenten und Jungärzte – die Gewißheit zu geben, daß sie sich mit dem gebotenen Lesestoff auf den letzten Stand der Augenheilkunde befinden. Wie unaufhaltsam die medizinische Wissenschaft im Flusse ist, sollte gerade der angehende medizinische Wissenschaftler aus fundamentalen Lehrbüchern erfahren. Träfe das nicht zu, so wäre er allzuleicht geneigt, den dargebotenen Wissensstoff als unnötigen, verstaubten Ballast anzusehen und die Lust am Lernen zu verlieren.

Wien, Juli 1985 **H. Freyler**

Inhaltsverzeichnis

A. Der Augapfel und seine Adnexe ... 1
1. Anatomischer Überblick ... 1
2. Syntopie des Bulbus ... 2
3. Funktionelle Anatomie ... 3
4. Gefäßsysteme des Auges ... 4
5. Nervöse Versorgung ... 7
6. Die Adnexe des Auges ... 8

B. Embryologischer Überblick ... 9

C. Physiologie des Auges und Funktionsproben ... 12
1. Ophthalmologische Optik ... 13
2. Binokularsehen ... 28
3. Gesichtsfeld – Perimetrie ... 30
4. Lichtsinn ... 35
5. Farbensinn ... 38
6. Elektrophysiologie ... 41

D. Untersuchungsmethoden ... 44
1. Makroskopische Inspektion ... 44
2. Spaltlampenuntersuchung ... 47
3. Ophthalmoskopie (= Augenspiegelung) ... 48
4. Tonometrie und Tonographie ... 52
5. Ultraschallechographie ... 55
6. Computertomographie (CT) ... 56
7. Fluoreszenzangiographie ... 56
8. Ophthalmodynamometrie und -graphie ... 60
9. Doppler-Ultrasonographie ... 61

E. Lider ... 62
1. Anatomie ... 62
2. Physiologie ... 64
3. Embryologie ... 64
4. Erkrankungen der Lider ... 64

F. Tränenorgane ... 91
1. Anatomie ... 91
2. Physiologie ... 92
3. Embryologie ... 92
4. Erkrankungen der Tränendrüse und der tränenableitenden Wege 92

G. Bindehaut 103
1. Anatomie 103
2. Physiologie 103
3. Embryologie 104
4. Untersuchungsmethoden der Bindehaut 106
5. Erkrankungen der Bindehaut 106

H. Hornhaut 131
1. Anatomie 131
2. Embryologie 132
3. Physiologie 133
4. Untersuchungsmethoden der Hornhaut 135
5. Erkrankungen der Hornhaut 136
6. Keratoplastik (= Hornhauttransplantation) 162

I. Lederhaut = Sklera 170
1. Anatomie 170
2. Embryologie 170
3. Physiologie 171
4. Erkrankungen der Sklera 171

J. Uvea = Iris + Ziliarkörper + Aderhaut (Pupille, Vorderkammer, Kammerwasser) 177
I. Regenbogenhaut – Iris 177
1. Anatomie 177
2. Embryologie 178
3. Physiologie 179
II. Die vordere Augenkammer 180
1. Anatomie 180
2. Embryologie 180
III. Kammerwasser 181
IV. Ziliarkörper (Strahlenkörper) 181
1. Anatomie 181
2. Embryologie 184
3. Physiologie 184
V. Aderhaut – Chorioidea 185
1. Anatomie 185
2. Embryologie 187
3. Physiologie 187
VI. Erkrankungen der Uvea 188
1. Mißbildungen der Uvea 189
2. Entzündungen der Uvea = Uveitis 195
3. Dystrophien und Degenerationen der Uvea 206
4. Folgen von Augenverletzungen auf die Uvea 220
5. Tumoren der Uvea 223

K. Linse 233
1. Anatomie 233
2. Embryologie 235

3. Physiologie ... 235
4. Erkrankungen der Linse ... 236

L. Glaukom ... 266
1. Physiologie des Augeninnendruckes ... 266
2. Anatomie der Kammerwinkelbucht ... 268
3. Embryologie des Kammerwinkels ... 269
4. Glaukom ... 270

M. Glaskörper ... 300
1. Anatomie ... 300
2. Embryologie ... 301
3. Physiologie ... 302
4. Erkrankungen des Glaskörpers ... 302

N. Netzhaut ... 323
1. Anatomie ... 323
2. Physiologie ... 326
3. Embryologie ... 331
4. Erkrankungen der Netzhaut ... 332

O. Nervus opticus ... 384
1. Anatomie ... 384
2. Physiologie ... 386
3. Embryologie ... 386
4. Erkrankungen des Sehnervs ... 387

P. Die Sehbahn ... 403
1. Anatomie ... 403
2. Störungen der Sehbahn ... 404
3. Pupille ... 406

Q. Orbita ... 408
1. Anatomie ... 408
2. Erkrankungen der Orbita ... 410

R. Okulomotorik und Motilitätsstörungen ... 422
1. Anatomie ... 423
2. Normale Okulomotorik ... 424
3. Störungen des normalen Binokularsehens ... 432

Sachverzeichnis ... 445

A. Der Augapfel und seine Adnexe

1. Anatomischer Überblick

Die *Dimensionen* des Augapfels variieren im großen und ganzen von Individuum zu Individuum um Bruchteile von Millimetern, sehr selten um maximal einige Millimeter:

äußerer Sagittaldurchmesser:	24,2 mm
Transversaldurchmesser:	24,13 mm
Vertikaldurchmesser:	23,48 mm
Umfang am Äquator:	74,91 mm
Gewicht des Augapfels:	7,5 g
Volumen des Augapfels:	6,5 ccm^3
spezifisches Gewicht des Augapfels:	1,002 bis 1,09

Das Auge des Neugeborenen ist nahezu sphärisch und daher hypermetrop (Sagittaldurchmesser 16 bis 17 mm). Mit 2 Jahren wächst sich das Auge auf einen Sagittaldurchmesser von 22,5 bis 23 mm aus. Zwischen dem 3. und 13. Lebensjahr folgt auf diese Phase rapiden Wachstums eine Phase langsamen Wachstums mit einer Zunahme des axialen Bulbusdurchmessers um 1,5 bis 2 mm.

Der wichtigste *Bestandteil* des Auges ist mit der Schicht der Photorezeptoren die Netzhaut. Die Ausrichtung der Netzhaut in Gestalt einer konkaven Hemisphäre garantiert die optimale Perzeption der Außenwelt. Der innere Hohlraum der Augenkugel ist von den klaren dioptrischen Medien ausgefüllt, die Außenfläche des Augapfels umhüllen die undurchsichtigen äußeren Augenhäute im Sinne einer Camera obscura. Die Netzhaut als entfernte Insel des Zentralnervensystems hat phylogenetisch und ontogenetisch die Bildung des dioptischen Apparates und der äußeren Hüllen induziert. Die Verbindung zum Mittelhirn und zur Okzipitalhirnregion stellt der Sehnerv her (Abb. 1).

Die äußere Augenhülle, die *Tunica fibrosa,* besteht zu einem Sechstel aus der transparenten Hornhaut und zu fünf Sechstel aus der opaken Lederhaut; sie entspricht phylogenetisch der Dura mater. Nach innen zu schließt sich der Tunica fibrosa die *Tunica vasculosa* oder Uvea an, bestehend aus Regenbogenhaut, Strahlenkörper und Aderhaut. Das Analogon im Zentralnervensystem ist die Pia-Arachnoidea. Die innerste der 3 Augenhäute ist die Netzhaut, die *Tunica nervosa,* mit der eigentlichen sensorischen Netzhaut oder Neuroretina und dem Pigmentepithel.

Das Augeninnere ist ein *3-Kammer-System:*

- Vorderkammer (mit Kammerwasserabfluß)
- Hinterkammer (mit Kammerwasserproduktion) und
- Glaskörperraum.

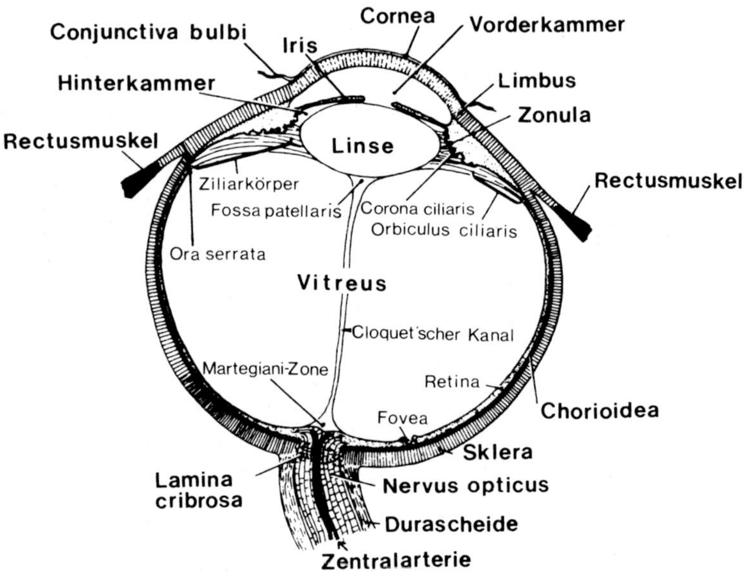

Abb. 1. Schematische Übersicht über die Anatomie des Bulbus

Geometrisch betrachtet ist das Auge ein abgeflachtes Sphäroid: das Zentrum der Hornhaut wird vorderer Pol, das Zentrum der Lederhaut *hinterer Pol* bezeichnet. Die Verbindungslinie der beiden Pole ist die *geometrische Achse.* Unter *visueller Achse* (Sehachse) wird die Verbindungslinie des Fixationspunktes mit der Fovea centralis, unter *optischer Achse* die hypothetische Linie durch die Zentren der brechenden Medien (= Hornhaut + Linse) verstanden. Der Krümmungsradius der Hornhaut liegt knapp unter 8 mm, der der Lederhaut am abgeflachten hinteren Pol bei 12 mm. An der Verbindungslinie dieser beiden unterschiedlich stark gekrümmten Schalen entsteht eine äußere Furche, der Sulcus externus sclerae im Bereich des Limbus.

2. Syntopie des Bulbus

Der Sehnerv erreicht den Augapfel 3,5 mm nasal und 1 mm unter dem hinteren Augenpol. Nahezu kreisförmig um den Sehnerveneintritt gelangen die Ziliarnerven (etwa 10) und die kurzen hinteren Ziliararterien (etwa 20) in das Auge. Etwas vor diesen Strukturen durchziehen im horizontalen Meridian die beiden langen hinteren Ziliararterien die Augenhüllen. Etwas hinter dem Bulbusäquator tritt in jedem der 4 Quadranten jeweils eine Vortexvene aus, die die Aderhaut drainiert. Die vorderen Ziliararterien und -venen (etwa 7) durchsetzen die Bulbuswand knapp hinter dem Limbus (Abb. 2). An der Lederhaut inserieren 4 gerade (6 bis 8 mm hinter dem Limbus) und 2 schräge äußere Augenmuskel (12 bis >15 mm hinter dem Limbus). Nach außen zu werden alle diese Strukturen von der Bulbusbindehaut, die an der Korneoskleralzone ansetzt, umhüllt.

Zwischen Bulbus und Bulbusbindehaut erstreckt sich die Fascia bulbi oder *Tenonsche Kapsel,* die den Bulbus vom Sehnerveneintritt bis zum Limbus einscheidet und von allen Strukturen, die in das Auge eintreten oder dieses verlassen, durchbrochen wird. Im Tenonschen Spaltraum, dem Spatium zwischen Tenonscher Kapsel und Bulbusoberfläche, gleitet das Auge wie in einem Kugelgelenk um 3 Achsen, von 3 Muskelpaaren bewegt, hin und her. Schnittpunkt der Bewegungsachsen ist der *Drehpunkt,* 13,5 mm hinter der Hornhautmitte.

3. Funktionelle Anatomie

Neben den *topographischen Beziehungen* ergibt sich nach *funktionell-anatomischen Gesichtspunkten* die von Rohen (1969) vorgeschlagene Gliederung der Augenstrukturen in die *funktionellen Systeme:*

- des rezeptorischen Apparates: Netzhaut, Pigmentepithel, Bruchsche Membran, Aderhaut
- des Akkommodationsapparates: Linse, Ziliarmuskel, Zonulaapparat
- der Irisblende (Pupille)
- des Bewegungsapparates: Sklera, äußere Augenmuskel
- des Lid- und Tränenapparates: Hornhaut, Bewegungsmechanismus der Lider, tränenproduzierende Drüsen, tränenableitende Wege

und schließlich

- der Flüssigkeitssysteme des Auges: Glaskörperraum bzw. vordere und hintere Augenkammer.

Das funktionelle optische *„Primärsystem"* der Perzeption wird somit durch entwicklungsgeschichtlich später hinzugetretene funktionelle *„Sekundärsysteme"* unterstützt und vervollkommnet. Das erste funktionelle System der Wahrnehmung erfährt durch das zweite funktionelle System der Akkommodation und Bildschärfengewinnung eine Zentralisation an einem Ort des schärfsten Sehens in der Fovea centralis. Das dritte funktionelle System der Irisblende hebt die Randunschärfen der Bilder auf und sorgt für ein optimal ausgeleuchtetes Bild. Das vierte funktionelle System des Bewegungsapparatés garantiert die willkürliche Einstellung des Blickfeldes, unabhängig von Kopfhaltungen oder -bewegungen. Das fünfte funktionelle System des Lid- und Tränenapparates befähigt das Auge willkürlich, das Sehfeld aus- oder einzuschalten und durch Befeuchtung der Hornhaut dieses „äußere Augenfenster" klarzuhalten. Das sechste funktionelle System garantiert die Konstanz des Volumens und des Innendruckes des Bulbus. Die Aufgabenbereiche aller 6 funktionellen Systeme sind beziehungsvoll im Hinblick auf Funktionskomplexe miteinander gekoppelt: z. B. spontaner Lidschlag bei Kopfbewegungen, um das für die Perzeption ohnehin tote Intervall rezeptorisch auszuschalten und damit einen optisch ausgelösten Schwindel zu vermeiden.

4. Gefäßsysteme des Auges

Alle *arteriellen* Zuflüsse zum Auge speisen sich aus der *A. ophthalmica* (Abb. 2). Diese Arterie ist ein Ast der A. carotis interna, der zusammen mit dem N. opticus durch den Canalis opticus in die Augenhöhle eintritt. Der Abfluß des venösen Blutes erfolgt über die *V. ophthalmica superior und inferior.*

Die größere V. ophthalmica sup., die wie die A. ophthalmica innerhalb des Augenmuskelkegels liegt, verläßt die Orbita über den media-

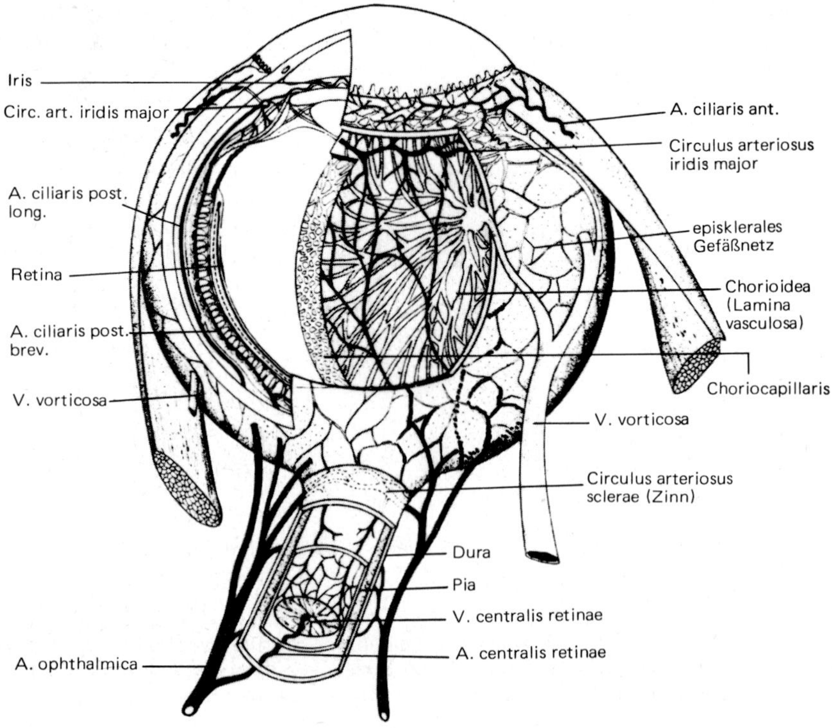

Abb. 2. Schematische Darstellung der Gefäßversorgung des Auges. (Aus Velhagen, K.: Der Augenarzt, Bd. 1, Rohen, J.: Anatomie des Auges. Leipzig: G. Thieme. 1958)

len Anteil der Fissura orbitalis superior, um in den Sinus cavernosus zu münden. Die V. ophthalmica inf. zieht am Boden der Augenhöhle nach hinten und gelangt entweder selbständig über die Fissura orbitalis superior in den Sinus cavernosus oder mündet innerhalb der Orbita in die V. ophthalmica sup. ein. Beide Venen haben auch Verbindungen zum Plexus pterygoidus. Neben den Venen des Bulbus und dessen Anhangsgebilde besitzen die Vv. ophthalmicae auch Zuflüsse durch die V. lacrimalis, V. facialis und V. dorsalis nasi.

Die *Blutgefäße des Auges* lassen sich in 2 voneinander getrennte Gefäßsysteme unterteilen:

- das ziliare Gefäßsystem und
- das retinale Gefäßsystem.

I. Das ziliare Gefäßsystem: Es erhält seinen arteriellen Zufluß durch die kurzen und langen hinteren bzw. die vorderen Ziliararterien.

Die kurzen hinteren Ziliararterien gehen als 6 bis 8 selbständige Äste von der A. ophthalmica ab und durchziehen die Orbita unter Aufteilung in ca. 20 kleine parallel verlaufende, den N. opticus umgebende Äste, ehe sie die Sklera am hinteren Augenpol senkrecht durchsetzen, um in die Aderhaut einzutreten. Neben Ästen zu den Nervenscheiden des N. opticus formieren einige andere Äste intraskleral den zirkulär um die Lamina cribrosa sclerae, die transsklerale Durchtrittsstelle des Sehnervs, angeordneten *arteriösen Gefäßkranz nach Haller-Zinn,* der im wesentlichen den retroretinalen Anteil des Sehnervenkopfes vaskularisiert. Der Hauptteil der kurzen hinteren Ziliararterien sind aber Endarterien der Aderhaut.

Die beiden *langen hinteren Ziliararterien* passieren die Sklera etwas vor den kurzen hinteren Ziliararterien temporal und nasal und ziehen, dem horizontalen Meridian folgend, im Spatium suprachorioidale zum Ziliarkörper. Dort teilen sie sich in 2 Äste. Die vorderen Äste bilden durch Anastamosierung mit den vorderen Ziliararterien den *Circulus arteriosus iridis maior;* die drei rückwärtigen Äste, die sogenannten Aa. recurrentes, versorgen den Ziliarkörper und den prääquatorialen Anteil der Aderhaut mit arteriellem Blut.

Die *4 vorderen Ziliararterien* sind die Fortsetzung der Aa. der 4 geraden äußeren Augenmuskeln. Ihre drei Gruppen von Endästen formieren 1. den *episkleralen limbalen Plexus,* 2. die *intraskleralen* limbalen Arterien und 3. Zuflüsse zum *Circulus arteriosus iridis maior* durch die Sklera perforierende Äste. Das *venöse ziliare Abflußsystem* besorgt seine Blutabfuhr durch:

- das Vortexvenensystem und das
- vordere und hintere ziliare Venensystem.

Das *Vortexvenensystem* drainiert praktisch die gesamte Aderhaut und einen Großteil des Ziliarkörpers und der Iris. Die 4 Vortexvenen durchziehen die Sklera in einem 4 bis 5 mm langen schräg verlaufenden Kanal 5,5 (nasal unten) bis 8 mm (temporal oben) hinter dem Bulbusäquator.

Das *vordere ziliare Venensystem* drainiert das Blut des vorderen äußeren Teiles des Ziliarkörpers. Die abführenden Venenäste traversieren die Sklera knapp hinter dem Limbus und vereinigen sich dort mit den efferenten Kanälen des Schlemmschen Kanals, um dann in dem episkleralen Venenplexus aufzugehen. Auf der Außenseite des Ziliarkörpers bilden die vorderen Ziliarvenen den vorderen venösen Ziliarplexus. Durch die vorderen venösen Ziliaremissionen gelangt das venöse Blut in den *tiefen und oberflächlichen intraskleralen Venenplexus,* der über die Kollektorkanäle direkte Verbindungen zum Schlemmschen Kanal besitzt. Intrasklerale und episklerale Venenplexus drainieren zu den Venenplexus der Tenonschen Kapsel und der Bindehaut und zuletzt zu den Vv. ophthalmicae.

Das *hintere ziliare Venensystem* ist sehr variabel angelegt und von untergeordneter funktioneller Bedeutung. Hintere Ziliarvenen begleiten gelegentlich hintere Ziliararterien auf ihrem diaskleralen Weg.

II. Das retinale Gefäßsystem: Es bezieht seinen arteriellen Zufluß aus der *A. centralis retinae,* die meist als erster Einzelast aus der A. ophthalmica im Bereich der Orbitaspitze in der Nähe des Foramen opticum abgeht.

Die A. centralis retinae durchläuft in enger Nachbarschaftsbeziehung zu der Durascheide des Sehnervs das Fettgewebe der Orbita, ehe sie dann etwa 1 cm retrobulbär die Sehnervenscheiden an ihrer Unterseite in fast rechtem Winkel durchbricht, um ihre intranervale Position zu gewinnen. Im axialen Anteil des Sehnervenkopfes betritt dann die Zentralarterie den Bulbus, wo sie sich in die 4 Papillararterien für jeden Quadranten der Netzhaut verzweigt.

Für das retinale Gefäßsystem ist im strengen Gegensatz zum ziliaren Gefäßsystem der enge nachbarliche Kontakt von Arterien und Venen charakteristisch. In der Zone der Lamina cribrosa und der arteriovenösen Kreuzungen der Papillararterien besitzen beide Gefäße ein gemeinsames Wandstück. Diese Baueigentümlichkeit eignet Körperorganen mit Venen, die frei von Klappen sind, wie etwa dem Gehirn. Der Pulsationsdruck der Arterie wird an diesen Stellen zum Förderungsprinzip der venösen Durchströmung („circulation par influence“ nach Ozanam). Durch die unnachgiebige Umschlingung von Arterie und Vene durch kollagene Fasersysteme führt jede Arterienerweiterung zu einer Venenverengung und umgekehrt. Die venösen und arteriellen Hauptgefäße der Netzhaut liegen in der Nervenfaserschicht unmittelbar außerhalb der Membrana limitans interna retinae, wo sie sich auch in ihre arteriolären Äste verzweigen, deren Verlauf in der Umgebung des hinteren Augenpols eng an den der rückführenden Venen gekoppelt ist. In der Fundusperipherie ist der Verlauf der Aa.-Äste von dem der Vv.-Äste unabhängig. Das retinale Kapillarsystem erstreckt sich bis in die innere nukleäre Schicht, während die äußere Netzhaut ab der äußeren plexiformen Schicht ihre Blutversorgung durch Diffusion aus der Choriokapillaris bezieht. *Anastomosen zwischen* ziliarem und retinalem Gefäßsystem sind die *zilioretinalen Arterien,* die aus der Tiefe des randnahen Papillengewebes aus dem Plexus ciliaris auf den retinalen Gefäßtrichter zulaufen, um dann „spazierstockgriffförmig" umzubiegen und über den temporalen Papillenrand in die Netzhaut einzutauchen (Abb. 36). Noch weit seltener als diese Gefäßanomalie wird eine zweite Anastomose der beiden Gefäßsysteme angetroffen, nämlich die *optikoziliaren Venen:* in der peripapillären Region gewinnt eine Chorioidalvene Anschluß an einen Zentralvenenast. *Lymphgefäße* existieren im Auge nicht. Ihre Existenz im Bereich der Orbita ist umstritten. Die Bindehaut verfügt hingegen mit Sicherheit über Lymphgefäße, die mit den Lymphbahnen der Lider und der Gesichtshaut in Verbindung stehen. Die interstitielle Flüssigkeit der Orbita wird möglicherweise entlang der unteren Orbitagefäße zu den hinteren maxillaren, parapharyngealen und zervikalen Lymphknoten drainiert.

5. Nervöse Versorgung

Der *Hauptnerv* des optischen Systems Auge ist der zweite Hirnnerv, der N. opticus.

Entwicklungsgeschichtlich betrachtet ist er ein Teil des Gehirns, der als Bindeglied zwischen Augenbecher und Zwischenhirnboden fungiert. Sein Verlauf in der Orbita ist S-förmig gekrümmt, um Zerrungen bei Bewegungen und Verschiebungen des Bulbus zu vermeiden.

Die *sensiblen Nerven* des Auges und seiner Adnexe leiten sich vom N. trigeminus, und zwar von seinem ersten Ast, dem N. ophthalmicus, ab, der über die Fissura orbitalis superior die Augenhöhle erreicht (Abb. 3 und Abb. 252).

Schon intrakranial gibt der N. ophthalmicus drei Äste ab: den N. nasociliaris, den N. frontalis und den N. lacrimalis. Die sensiblen Wurzeln des N. ophthalmicus liegen im Ganglion semilunare Gasseri. Vom N. nasociliaris entspringt die Radix longa zum Ganglion ciliare. Die davon ausgehenden 2 bis 3 Nn. ciliares longi versorgen die mittlere und äußere Augenhaut sensibel.

Es gibt 3 *motorische Nerven* zum Auge: den N. oculomotorius, den N. abducens und den N. trochlearis. Der N. oculomotorius innerviert den M. rect. inf., med. und superior sowie den M. obliquus inf., der N. abducens den M. rect. ext. und der N. trochlearis den M. obliquus sup. Der Ramus superior des N. oculomotorius zieht zum M. levator palpebrae sup.

Die *autonomen* (vegetativen) *Nerven* des Auges entspringen dem *Parasympathicus,* der über den N. oculomotorius und das Ganglion ciliare (Radix brevis) und über die Nn. ciliares breves das Auge erreicht und dem *Sympathicus,* der, ausgehend vom Halssympathicus (centrum ciliospinale), über den Plexus caroticus int. und ophthalmicus als Radix sympathica (R. S. in Abb. 3) dem Ganglion ciliare zugeleitet wird.

Parasympathicus innerviert den M. sphincter pupillae und M. ciliaris. Sympathicus innerviert M. dilatator pupillae und M. tarsalis Mülleri.

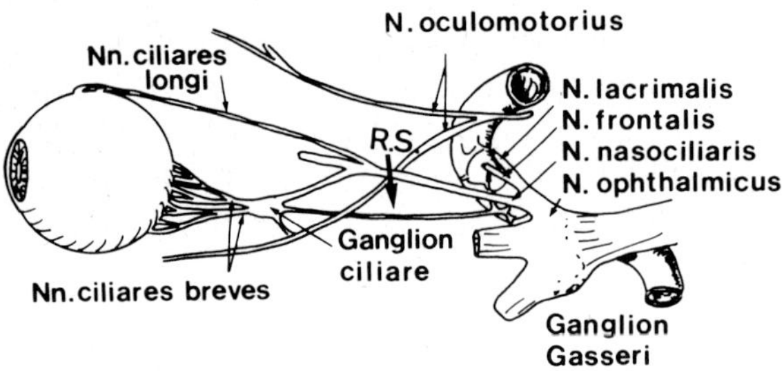

Abb. 3. Schematische Übersicht über die nervale Versorgung des Auges. (Aus Hollwich, F.: Augenheilkunde, 10., neubearbeitete Aufl. Stuttgart-New York: G. Thieme. 1982)

6. Die Adnexe des Auges

Dazu zählen:

- die knöcherne Orbita mit ihrem Inhalt
- die Lider und
- die Tränendrüsen und tränenableitenden Wege.

Ausführliche Behandlung der Anatomie der einzelnen Adnexe unter dem einschlägigen Kapitel.

B. Embryologischer Überblick

In der 2. Woche wird bereits vor dem Schluß der Neuralrinne an einer vorher konvex gewölbten Zone im vordersten Teil der Hirnanlage eine paarige Vertiefung, die *Augengrube* oder *Sehgrube,* angelegt (Abb. 4). In der 3. bis 4. Woche wandelt sich die Augengrube zur *primären Augenblase* um.

Ihr Hohlraum, der *Sehventrikel,* steht in breiter Verbindung mit dem Vorderhirn (III. Ventrikel). Durch Verschmälerung entwickelt sich daraus der *Sehstiel,* die Vorstufe des Sehnervs. Dort wo die Augenblase am Ende des 1. Monats das Ektoderm berührt, induziert sie die Anlage der Linse, zunächst in Form der *Linsenplatte.* Aus dieser Ektodermregion entwickeln sich auch Hornhautepithel, Bindehaut und Lidhaut. Aus dem die Augenanlage umgebenden Mesoderm entstehen Aderhaut, Lederhaut und Orbita, daneben noch das Parenchym der Hornhaut, das Stroma von Iris und Ziliarkörper und schließlich das Trabekelwerk.

Zwischen der 4. und 7. Woche stülpt sich die laterale Wand in die mediale Hälfte der Augenblase konkav ein, wodurch der *Augenbecher* entsteht.

Das innere Blatt wird dick und mehrschichtig und liefert die Netzhaut. Das äußere Blatt verdünnt sich und wird zum Pigmentepithel. Pigment tritt darin schon am Beginn des 2. Monats auf. Der ursprüngliche Hohlraum der Augenblase reduziert sich zu einem kapillaren Spalt, der zeitlebens erhalten bleibt. Der ursprünglich hohle Augenstiel verliert mit dem Auswachsen der Sehnervenfasern sein Lumen und wird zum N. opticus. Auswachsende Nervenfasern bedürfen einer mechanischen Leitstruktur und können auf ihrem Weg keinen freien Raum kreuzen. Die Nervenfasern wären gezwungen, über den Rand des Augenbechers dem Hirn zuzuwachsen, wenn sich nicht bei der Einstülpung der Augenblase unten im Augenbecher die *fetale Augenspalte,* ein physiologisches Kolobom, formierte. Der Spalt ist in dieser Phase der Entwicklung ein wichtiger Zugang zum Augenbecher und setzt sich im Augenblasenstiel fort. Diesen Spalt benutzen die *Vasa hyaloidea,* um, von wenig Mesoderm begleitet, in den Augenbecher einzuwachsen. Umgekehrt gelangen die Sehnervenfasern über die Augenspalte aus der Netzhaut in den Augenblasenstiel. Sobald diese

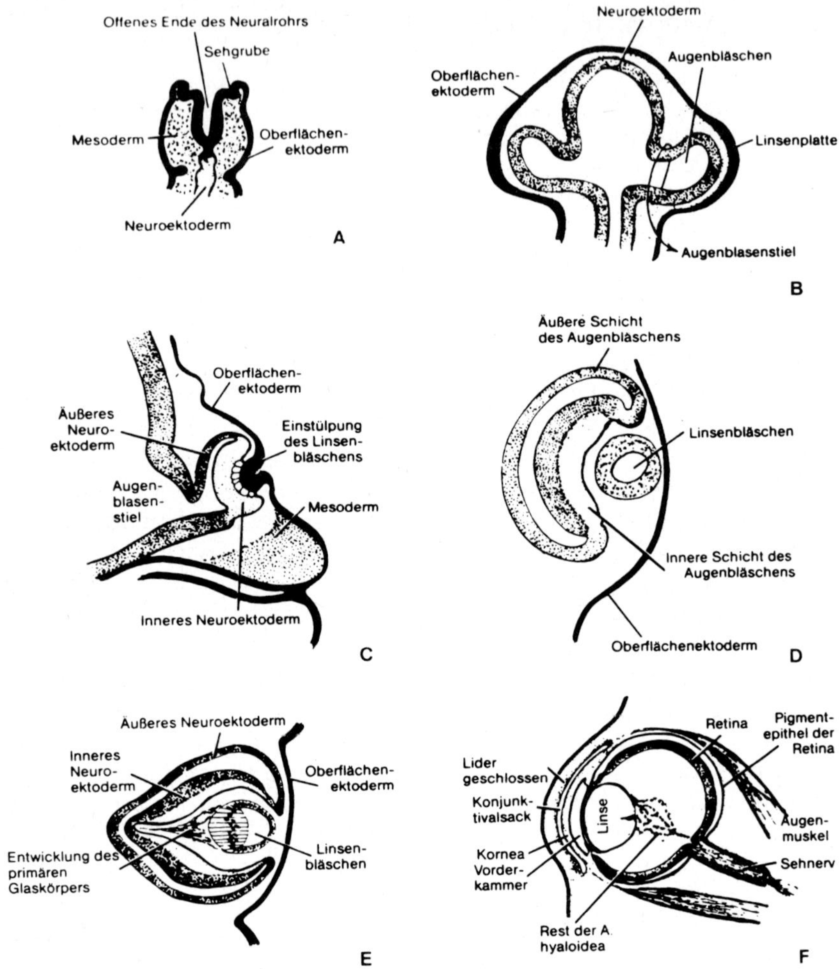

Abb. 4. Schematische Übersicht über die Embryonalentwicklung des Auges. **A** 2,5-mm-Stadium, **B** 4-mm-Stadium, **C** 5-mm-Stadium (Einstülpung des Augenbechers), **D** 9-mm-Stadium (beginnende Einsenkung des Linsenbläschens in den Augenbecher), **E** 13-mm-Stadium (Verschluß der fetalen Augenspalte), **F** 65-mm-Stadium = 3. Embryonalmonat. (Aus Vaughan, D., Asbury, T.: Ophthalmologie. Berlin-Heidelberg-New York-Tokyo: Springer. 1983)

Vorgänge – etwa in der 6. Lebenswoche – abgeschlossen sind, verwächst der Spalt mit Ausnahme des Gefäßnerveneintritts vollständig, und die beiden Blätter des Augenbechers lösen sich im Spaltbereich voneinander auf der Umschlagkante und verschmelzen schichtweise – inneres Blatt mit innerem Blatt, äußeres mit äußerem, sodaß an der Stelle des Sehnervengefäßeintritts normalerweise keine Spur eines Koloboms zurückbleibt.

Gleichzeitig mit der Ausbildung des Augenbechers wandelt sich die Linsenplatte zum *Linsengrübchen,* das sich zum *Linsenbläschen* schließt. Störungen in der Linsenentwicklung lassen sich auf Virusinfektionen der werdenden Mutter zurückführen und zeigen eine enge zeitliche Beziehung einer solchen Erkrankung mit den entsprechenden Entwicklungsstadien der Linse. Das Linsenbläschen senkt sich am Ende des 2. Monats in den Augenbecher ein. Die innere Wand des Linsenbläschens wird hoch prismatisch und bildet die Linsenfasern, wodurch allmählich das Lumen des Linsenbläschens verlorengeht. Die vordere Wand wird zum kubischen Linsenepithel. Das Wachstum der Linse ist durch die Bildung immer neuer Zellen in den Linsenrandteilen charakterisiert, die in Linsenfasern umgewandelt werden. Die Linse wächst also von außen nach innen und besteht so aus schalenartigen Zonen gleichaltriger Fasern. An der Außenseite der Linse entsteht als Basalmembran die Linsenkapsel.

Der *Glaskörper* ist ein Produkt der basalen Seite der Retina. Er wird von dem axialen Kanal der Hyaloidalgefäße durchzogen. An der Linsenrückfläche lösen sich diese Gefäße in ein Gefäßnetz auf, das von Bindegewebe begleitet ist: der primäre Glaskörper. Ab dem 6. Embryonalmonat verschwinden Hyaloidalgefäße und primärer Glaskörper.

Die Linse wächst rascher als der Rand des Augenbechers, der die Linse von außen überlagert. Der Augenbecherrand wird in die *Pars caeca retinae* umgewandelt, die sich dann in Ziliarkörper und Pigmentblatt der Iris differenziert. Aus dem Außenblatt der Pars caeca retinae entsteht der M. dilatator pupillae, aus dem Augenbecherrand selbst der M. sphincter pupillae. Die beiden glatten intraokularen Muskeln sind also neuro-ektodermalen Ursprungs, der M. ciliaris hingegen mesodermaler Herkunft.

Die *Augenlider* entstehen im 2. Monat als Hautfalten. Sie verkleben epithelial mit dem Bulbus und im 3. Monat auch an ihren Rändern miteinander. Die Lösung der Lidränder voneinander vollzieht sich im 7., 8. Monat. Die *Tränendrüse* geht aus mehreren zapfenförmigen Wucherungen im oberen Fornix conjunctivae hervor. Die *ableitenden Tränenwege* entwickeln sich im 2. Monat aus einem Epithelstrang, der sich in die Tränennasenrinne einsenkt und nach und nach eine zentrale Lichtung gewinnt. Das epitheliale Röhrensystem, das den Konjunktivalsack mit der Nasenhöhle verbindet, differenziert sich in Tränenröhrchen, Tränensack und Tränennasengang. Die Mündungsstelle des Tränennasenganges in die untere Nasenmuschel bleibt bis knapp vor der Geburt durch eine epitheliale Klappe verschlossen, die sich in die Hasnersche Falte, eine ventilartig wirkende Schleimhautfalte, umwandelt.

C. Physiologie des Auges und Funktionsproben

Übersicht

1. Ophthalmologische Optik
   a) Auflösungsvermögen – Sehschärfe – Sehleistung – Sehvermögen
   b) Akkommodation
      Physiologie
      Störungen
   c) Presbyopie
   d) Refraktionsanomalien
      Emmetropie
      Hypermetropie
      Myopie
      Transitorische Refraktionsänderungen
      Astigmatismus
      Anisometropie
   e) Methoden der Refraktionsbestimmung
      Subjektive
         Sehprobentafeln, Quantitatives Sehen, Prüfung der Nahsehschärfe
      Objektive
         Skiaskopie, Refraktometer
2. Binokularsehen
   Korrespondenz
   Fusion
   Stereoskopisches Sehen
   Fusionsbreite
   Gesichtslinien
   Qualitäten des Binokularsehens
3. Gesichtsfeld
   Definition
   Ausmaße des Gesichtsfeldes
   Arten der Perimetrie
   Gesichtsfeldausfälle
   Blickfeld
4. Lichtsinn
   Photopisches und skotopisches Sehen
   Dunkeladaptation
   Pathologische Adaptation

5. Farbsinn
   Theorien der Farbwahrnehmung
   Untersuchungen des Farbsinns
   Begriffsbestimmungen zum Farbsinn
   Formen der Farbsinnstörungen
6. Elektrophysiologie
   ERG
   EOG
   VER
   Elektropathologie

Einzeldarstellung

1. Ophthalmologische Optik

a) Auflösungsvermögen – Sehschärfe – Sehleistung – Sehvermögen

Unter *Sehschärfe* versteht man die Fähigkeit des Auges, zwei eng beieinanderliegende Punkte als getrennt wahrzunehmen. Der kleinste Winkel, den die Verbindungslinien zweier eben noch voneinander getrennt wahrgenommener Punkte der Außenwelt mit dem Netzhautabbildungsort einschließen, der *Sehwinkel,* ist eine Bogenminute.

Der *Minimalabstand* zweier eben noch als getrennt wahrgenommener Punkte, das *Minimum separabile,* entspricht auf der Netzhaut 0,003 bis 0,004 mm, also einer Zapfenbreite (Abb. 5). Zwei Punkte werden somit nur dann als getrennt empfunden, wenn mindestens 1 ungereizter Zapfen zwischen den mit der Abbildung der beiden Punkte befaßten Zapfen liegt.

Wenn infolge von Refraktionsanomalien Punkte der Außenwelt auf der Netzhaut nicht als Punkte, sondern als Zerstreuungsfiguren abgebildet werden, so werden mehrere Zapfen zur Abbildung eines Punktes gereizt, und 2 sehr eng beieinanderliegende Punkte werden dann nicht mehr als getrennt empfunden: die Sehschärfe ist vermindert. Für die Erkennung kleinster Buchstaben und Zahlen ist nicht allein die Trennschärfe, das Minimum separabile, sondern auch das Formenerkennungsvermögen, das *Minimum legibile,* ausschlaggebend, das etwas größer ist als das Minimum separabile. Noch größer ist das *Minimum cognoscibile,* das Erkennen kleinster abgebildeter Gegenstände.

Unter *Sehleistung* wird die Sehschärfe ohne jede optische Korrektur verstanden. Die *Sehschärfe* bezeichnet hingegen das Sehvermögen unter optimaler optischer Korrektur etwaiger Refraktionsanomalien.

Als *Sehvermögen* wird die Summe aller Funktionen des Sehorgans zusammen bezeichnet: also Sehschärfe, Gesichtsfeld, Farbensehen, Adaptationsvermögen.

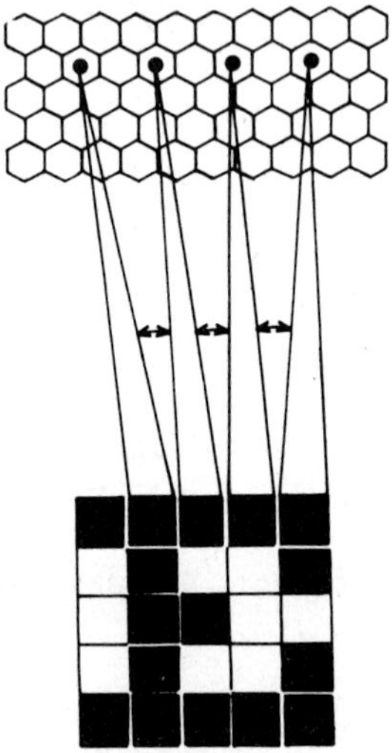

Abb. 5. Ausnutzung des Minimum separabile für die Gestaltung der Optotypen einer Sehprobentafel

b) Akkommodation

• *Physiologie der Akkommodation*

Der *Fernpunkt* ist die weiteste Entfernung vom Auge, in der scharf gesehen werden kann. Der *Nahpunkt* ist die kürzeste Entfernung vom Auge, in der scharf gesehen werden kann.

Akkommodation ist die Fähigkeit des Auges, alle Punkte zwischen Nahpunkt und Fernpunkt durch Verstärkung der Brechkraft des Auges scharf abzubilden.

Die Strecke zwischen Nahpunkt und Fernpunkt in Metern heißt *Akkommodationsbereich.* Der Gesamtumfang der durch die Akkommodation bewirkten Zunahme der Brechkraft in Dioptrien (= Dptr.) wird *Akkommodationsbreite* genannt. Liegt z.B. der Nahpunkt eines emmetropen Auges in 20 cm (= $1/5$ m), so besteht eine Akkommodationsbreite von 5 Dptr. Brechkraft des optischen Systems Auge in Dptr. und Brennweite in m stehen ja bekanntlich in reziproker Beziehung. *Refraktion* bezeichnet die Gesamtbrechkraft des Auges. *Statische Refraktion* ist die Brechkraft im akkommodationslosen Zustand, *dynamische Refraktion* ist die Brechkraft im akkommodationslosen Zustand + die Zunahme der Brechkraft durch Akkommodation. *Des-*

akkommodation ist die Entspannung der Akkommodation in den akkommodationslosen Zustand.

Die Dauer der Akkommodation beträgt 0,5 bis 1,5 Sekunden, die der Entspannung 0,8 bis 1,3 Sekunden.

Der *Akkommodationsmechanismus* setzt sich aus 2 Phasen zusammen:

1. Kontraktion des Ziliarmuskels + Erschlaffung der Zonulafasern und
2. konsekutive, durch Elastizitätselemente der Linse hervorgerufene Zunahme der Linsenwölbung = Brechkraftzunahme der Linse.

Bei der *Desakkommodation* erschlafft der Ziliarmuskel, die Zonulafasern straffen sich und ziehen verstärkt an der Linsenkapsel, um sie auf diese Weise in radiärer Richtung zu dehnen und abzuplatten = Brechkraftverlust.

Neben der äußeren Formänderung der Linse bei der Akkommodation, die mit zwei Drittel am Brechkraftzuwachs beteiligt ist, gibt es vermutlich noch eine innere *Linsenakkommodation* (ein Drittel des Gesamtbrechkraftzuwachses), die durch Verschiebung stärker brechender Linsenanteile aus der Peripherie zur Linsenmitte zustande kommt. Ab dem 40. bis 50. Lebensjahr nimmt die Akkommodationsfähigkeit wegen der zunehmenden Sklerosierung der Linse mehr und mehr ab. Synchron atrophiert auch der Ziliarmuskel. Der vorwiegend ringförmig angeordnete Anteil des Ziliarmuskels ist parasympathisch vom Ganglion ciliare aus innerviert, der vorwiegend meridional ausgerichtete Anteil des Ziliarmuskels ist sympathisch innerviert. Der Hauptanteil der Innervation ist jedoch parasympathisch. Parasympathikolytika (Atropin, Homatropin, Skopolamin) lähmen daher die Akkommodation und werden – abgeleitet vom griechischen Wort für den Ziliarmuskel (Kyklon = der Kreis) – *Zykloplegika* genannt.

• *Störungen der Akkommodation*

a) Parese des M. ciliaris = Akkommodationslähmung durch Ausfall der parasympathischen Äste des N. ciliaris. Ist der ebenfalls parasympathisch innervierte M. sphincter pupillae mitbetroffen, so entsteht das klinische Bild der *Ophthalmoplegia interna.* Ursachen: Blutungen, Gefäßverschlüsse oder Tumoren im Bereich der Schädelbasis oder der Vierhügelplatte, Meningitiden, Botulismus. Bei kompletter Okulomotoriusparese unter Einschluß der Mm. recti int., sup., inf. und des M. obliquus inf. entwickelt sich eine *Ophthalmoplegia totalis.*

b) Akkommodationskrampf entsteht durch Überanstrengung der Akkommodation, z.B. bei Hypermetropie oder durch Pilokarpin, Eserin, Tosmilen. Beheben läßt sich der Akkommodationskrampf beim Hypermetropen durch die adäquate Brillenkorrektur (Konvexgläser).

c) Presbyopie (= Alterssichtigkeit)

Nur die verformbare Linse kann sich bei Kontraktion des Ziliarmuskels der Kugelgestalt nähern. Die zunehmende Sklerosierung der Linse ab der 5. Lebensdekade bedingt eine immer geringer werdende Verformbarkeit der Linse. Der *Nahpunkt* liegt bei einem 10jährigen in 7 cm, bei einem 40jährigen in 22 cm, bei einem 60jährigen in 100 cm und bei einem 70jährigen im Unendlichen. Die *Akkommodationsbreite* sinkt also von 15 Dptr. mit 10 Jahren im Laufe des Lebens auf 0 Dptr. mit 70 Jahren ab. Das Abrücken des Nahpunktes vom Auge während des Alterns kann durch Sammelgläser (= Konvexgläser) kompensiert werden. Das Nahkorrekturglas eines 45jährigen Emmetropen beträgt für die Lesedistanz 1,5 Diptr., das eines 65jährigen 3,5 Dptr. Die Stärke der Nahbrille wird den individuellen Bedürfnissen (z.B. Arbeitsabstand) angepaßt: größere Nähe erfordert stärkere, weiterer Abstand schwächere Konvexgläser, als dem Altersdurchschnittswert entspricht. Tritt durch eine beginnende senile Katarakt oder bei Diabetes eine Myopisierung (= Brechungsmyopie der Linse) der Refraktion ein, so kommt es scheinbar zu einer *Selbstkorrektur der Presbyopie,* die naturgemäß zu einer Verschlechterung des Fernvisus führt (Ausgleich: Zerstreuungslinsen = Konkavgläser).

d) Refraktionsanomalien = Ametropien (= Fehlsichtigkeit) (Abb. 6)

Die Gesamtbrechkraft (= Refraktion) des optischen Systems Auge hängt vom Verhältnis zwischen Achsenlänge und Brechkraft der brechenden Medien Hornhaut + Linse ab.

- *Emmetropie*

Emmetropie (= Rechtsichtigkeit) liegt vor, wenn bei einer Achsenlänge von 24 mm die Gesamtbrechkraft 63 Dptr. beträgt: 43 Dptr. Hornhaut- und 20 Dptr. Linsenbrechkraft. Der Fernpunkt liegt ohne Akkommodation im Unendlichen, näher gelegene Objekte werden mit Hilfe der Akkommodation deutlich gesehen.

- *Hypermetropie*

Hypermetropie (= Übersichtigkeit) tritt auf, wenn das Auge im Verhältnis zu seiner Brechkraft zu kurz ist. Der Brennpunkt des optischen Systems liegt hinter der Netzhaut.

– *Brechungshypermetropie* kommt durch eine zu geringe Brechkraft der brechenden Medien bei einem normalen Bulbusbau zustande. Ursachen:

  - Verlagerung der Linse nach hinten (Subluxatio lentis)
  - Linsenlosigkeit (Aphakie).
- *Achsenhypermetropie* wird durch eine zu kurze Augenachse (< 24 mm) bei normaler Brechkraft der brechenden Medien hervorgerufen. 1 mm Achsenverkürzung = 3 Dptr.

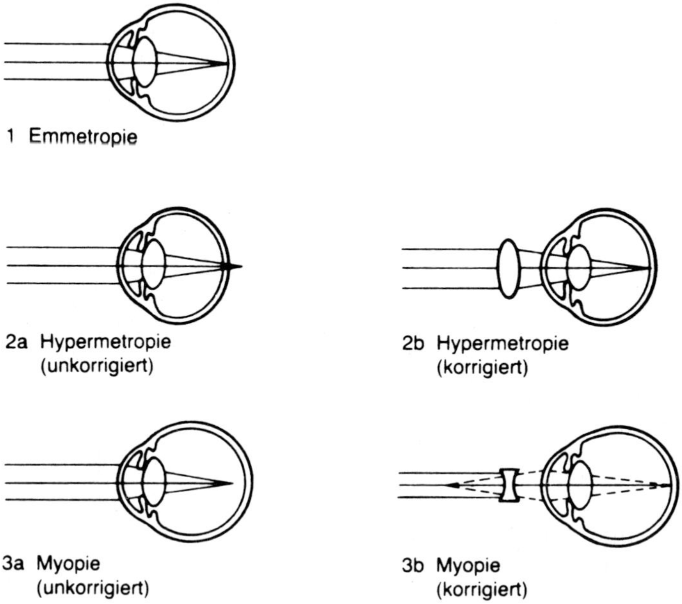

Abb. 6. Schematische Darstellung des Zusammenhangs zwischen Bau des Auges und Refraktionsanomalie

Morphologische Begleitmerkmale der Achsenhypermetropie sind:
- Pseudoneuritis N. optici
- seichte Vorderkammer („Mikrophthalmus anterior")
- relativ große Linse (= Brechungszuwachs als Kompensation des Kurzbaues)
- Hyperplasie des Ziliarmuskels
- eventuell Mikrokornea (Hornhautdurchmesser <12 mm)

Disposition zu
- akkommodativem Strabismus convergens in der Kindheit (vgl. S. 435)
- zum Winkelblockglaukom im höheren Alter (vgl. S. 280)

Die Akkommodation kompensiert im Maße der altersentsprechenden Akkommodationsbreite die Hypermetropie (= latente Hypermetropie). Die Abnahme der Akkommodation läßt die wahre Hypermetropie immer mehr zutage treten (= manifeste Hypermetropie). Die Anspannung der Akkommodation im Dienste der Kompensation der Hypermetropie erzeugt besonders bei optischer Nahleistung schläfenseitige Kopfschmerzen, die typischerweise gegen Abend an Intensität zunehmen = *akkommodative Asthenopie.* Chronische Blepharitiden und Konjunktivitiden begleiten den Kopfschmerz. Müdigkeit, Hektik und verschiedene Drogen (Schlafmittel) verstärken diese Beschwerden.

Die adäquate *Brillenkorrektur* wird durch die objektive Refraktionsbestimmung, die Skiaskopie, unter Zykloplegie ermittelt (Konvexgläser) (siehe S. 27).

• *Myopie*

Myopie (= Kurzsichtigkeit): Bei der *Achsenmyopie* ist das Auge im Verhältnis zu seiner Gesamtbrechkraft zu lang. Der Brennpunkt des optischen Systems liegt vor der Netzhaut.

Bei der *Brechungsmyopie* ist der Bulbus annähernd normal lang, die Brechkraft der brechenden Medien im Verhältnis dazu jedoch zu groß.

Ursachen:

- kleiner Kornealkrümmungsradius (Keratokonus)
- Verlagerung der Linse nach vorn, wie z.B. nach fistulierenden Glaukomoperationen
- Linsenkernsklerose (nukleäre Katarakt)
- Lenticonus anterior oder posterior
- Akkommodationskrampf

Bei der *Achsenmyopie* besteht eine im Verhältnis zur normalen Brechkraft der brechenden Medien zu große Achsenlänge des Bulbus (> 24 mm):

- eine Myopie zwischen 1 und 6 Dptr. wird als geringgradige oder mäßige Myopie bezeichnet,
- eine Myopie zwischen 7 und 12 Dptr. als mittlere und
- eine Myopie von mehr als 12 Dptr. als hohe Myopie.

Verlaufsformen der Achsenmyopie

Geringgradige Myopien sind einfach-biologische Variationen der Achsenlänge des Auges. Nach dem Alter des Auftretens geringgradiger Myopien wird zwischen der *Schulmyopie* (zwischen 6. und 16. Lebensjahr) und der *Spätmyopie* (nach dem 16. Lebensjahr) unterschieden. Beide Verlaufsformen sind meist gutartig.

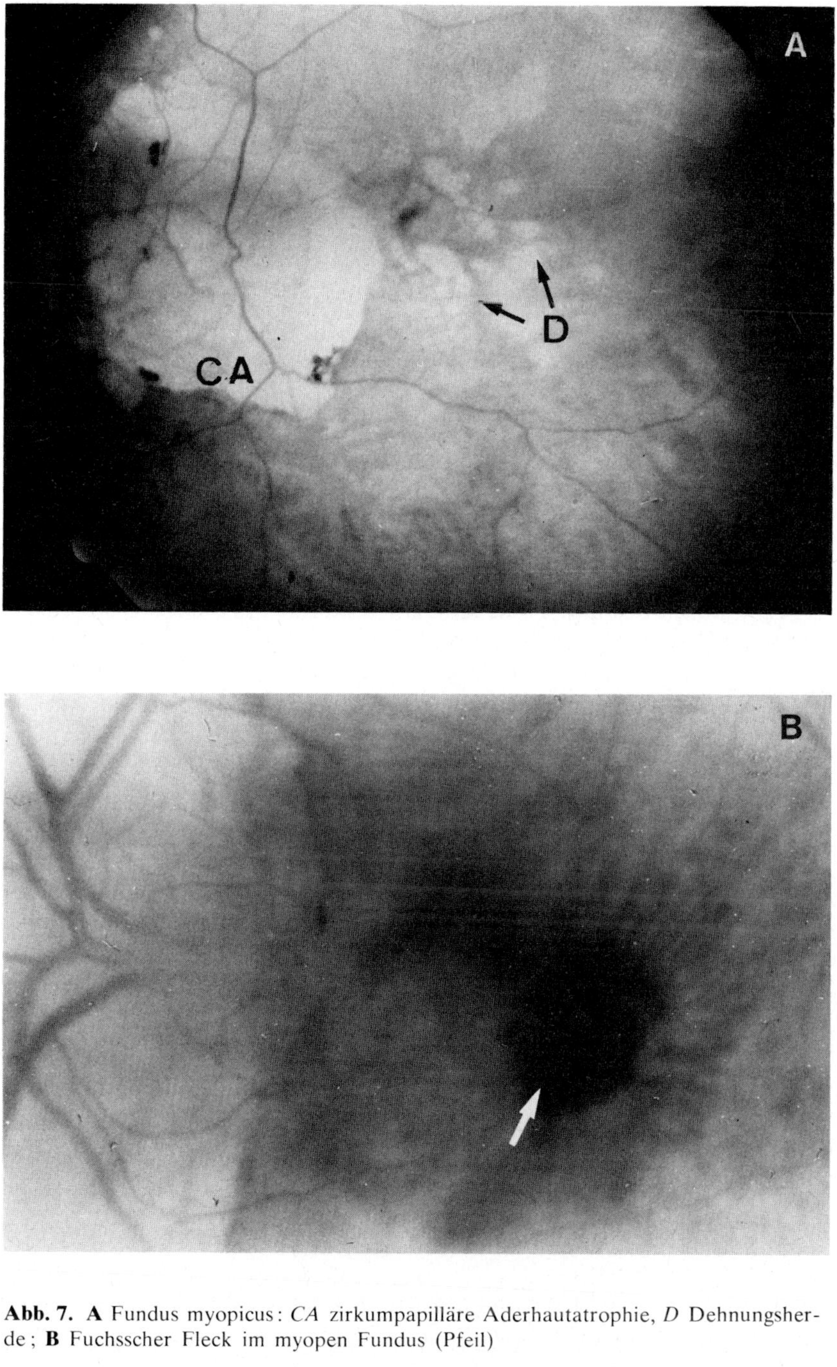

Abb. 7. A Fundus myopicus: *CA* zirkumpapilläre Aderhautatrophie, *D* Dehnungsherde; **B** Fuchsscher Fleck im myopen Fundus (Pfeil)

Die *maligne, progressive Myopie* beginnt bereits im Vorschulalter und erreicht Werte zwischen 15 und 30 Dptr. Die meisten Myopien schreiten nach dem 25. Lebensjahr nicht mehr fort.

Begleitende morphologische Veränderungen bei Myopie

- Verdünnung der Sklera durch Bulbusverlängerung („Megalophthalmus posterior")
- Atrophie des Ziliarmuskels
- relativ kleine und flache Linse (= Brechungsminderung als Kompensation des Langbaues)
- früh einsetzende Glaskörperverflüssigung mit hinterer Glaskörperabhebung (vgl. S. 305)
- Conus temporalis der Papille des Sehnervs bei geringer und mittlerer Myopie wegen eines schrägen Sehnervendurchtrittes
- kavernöse und lakunäre Atrophie des N. opticus in Papillennähe
- zirkumpapilläre Aderhautatrophie bei mittlerer und hoher Myopie (Abb. 7)
- „Dehnungsherde" = insel- und landkartenartige Atrophie von Pigmentepithel und Aderhaut am hinteren Augenpol
- zentrale Aderhautatrophie mit einsäumender Pigmentepithelhyperplasie = myopische Makulopathie. In der weiteren Folge Blutungen aus Gefäßneubildungen der Choriokapillaris in die Aderhaut und in den Subretinalspalt, gefolgt von braunschwarzen makulären Pigmentierungen = *Fuchsscher Fleck*
- Dehiszenzen der Lamina elastica der Bruchschen Membran mit Einrissen im Pigmentepithel = Lacksprünge
- Ausstülpung der verdünnten Sklera am hinteren Augenpol nach hinten zu = Staphyloma posticum verum (Abb. 8)
- periphere Netzhautdegeneration mit der Gefahr zur Ausbildung von Netzhautrissen (etwa die Hälfte der rißbedingten Netzhautabhebungen ereignet sich bei Myopen).

Das Ausmaß und der Schweregrad der myopen Veränderungen des Bulbus korreliert mit der Höhe der Myopie. Die Entwicklung dieser Veränderungen fällt in die Zeit nach dem 2. Lebensjahrzehnt (bei geringgradiger und mittlerer Myopie noch später). Die Progredienz der Veränderungen ist jedoch individuell sehr unterschiedlich.

Das Sehen des Myopen ist in der Nähe ausgezeichnet („das myope Auge wirkt wie eine Lupe"). Naheleistungen des unkorrigierten Auges werden in den Fernpunkt verlegt. Der Fernpunkt bei einer Myopie von z.B. −5 Dptr. liegt in 20 cm. Die Fernsehschärfe wird durch die Korrektur mit Zerstreuungslinsen (Konkavgläsern) erzielt. Jüngere Myope vermögen mit Hilfe der Akkommodation bei ständig getragener Fernkorrektur in die Nähe einzustellen. Presbyope geringgradig Myope nutzen den Vorteil des Lesens im Fernpunkt aus, indem sie bei Naharbeit die Brille abnehmen. Bei mittlerer und hoher Myopie wird ein dem Alter entsprechendes Nahglas verordnet: Der Fernpunkt bei einer Myopie von –20 Dptr. würde mit 5 cm für das Lesen zu nahe liegen.

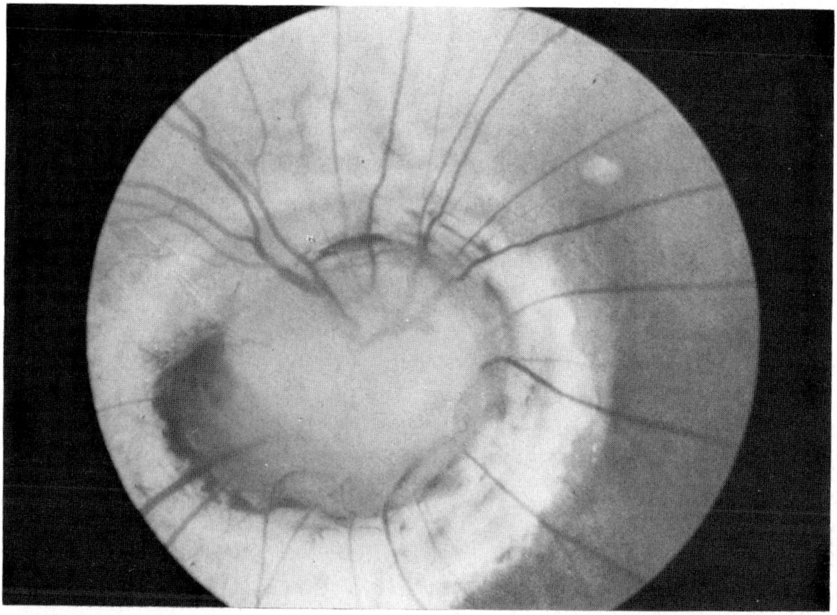

Abb. 8. Staphyloma posticum

Konkavgläser verkleinern. Korneale *Kontaktlinsen* als Korrektur der Myopie verkleinern das Bild nur geringfügig. Die vielfach postulierte Verlangsamung der Progredienz der Myopie durch das Tragen von Kontaktlinsen ist nicht bewiesen. Die *refraktive Keratoplastik* mit ihren Methoden der Keratomileusis, Keratophakie, radiären Keratotomie, Epikeratophakie und der intrastromalen Hornhautinlays sind heute wirksame operative Eingriffe an der Hornhaut – der weitaus stärksten Komponente des optischen Refraktionssystems Auge –, Myopien jeden Ausmaßes durch geeignete Auswahl einer dieser Operationsmethoden zu kompensieren (vgl. S. 167). Die *Entfernung der Linse* bewirkt bei hochmyopen Augen eine Emmetropisierung, die Aphakie addiert sich dann allerdings noch zur Myopie als netzhautabhebungsauslösender Faktor.

• *Transitorische Refraktionsänderungen*

Transitorische Refraktionsänderungen sind meist durch Änderungen des Brechungsindex der brechenden Medien bedingt, selten durch Änderungen der Achsenlänge.

Ursachen transitorischer Myopien

- Diabetes mellitus mit steigenden Blutzuckerwerten (= vermehrte Wasserbindung durch Zuckeranreicherung in der Linse)
- Sulfonamide und Acetazolamid wirken auf ähnliche Art
- Verdichtung des Linsenkernes (Cataracta nuclearis) bei der Alterslinse
- Kontusionstraumata mit Ödem oder Spasmus des Ziliarkörpers bzw. durch Einriß von Zonulafasern.

Ursachen transitorischer Hypermetropien

- Diabetes mellitus mit fallenden Blutzuckerwerten
- Trübung der Rinde (vor allem der hinteren Rinde) bei seniler Katarakt
- Retinitis centralis serosa (= neben zentralen Tumoren der Aderhaut die einzige Form einer transitorischen Ametropie durch Verkürzung der Achsenlänge) (vgl. S. 373).

• *Astigmatismus*

Astigmatismus (= Stabsichtigkeit): Die punktförmige Vereinigung parallel einfallender Strahlen bleibt aus. Statt *eines* Brennpunktes resultieren mehrere Brennlinien. Ursache ist die ungleiche Brechkraft einzelner Hornhaut- oder Linsenmeridiane. Die grenzwertigen Meridiane (= der stärkst brechende und der schwächst brechende) werden *Hauptschnitte* bezeichnet. Die beiden Hauptschnitte stehen aufeinander senkrecht. Nur beim *regulären Astigmatismus* lassen sich diese beiden Hauptschnitte genau definieren. Beim *Astigmatismus nach der Regel* bricht der vertikale Hauptschnitt stärker als der horizontale

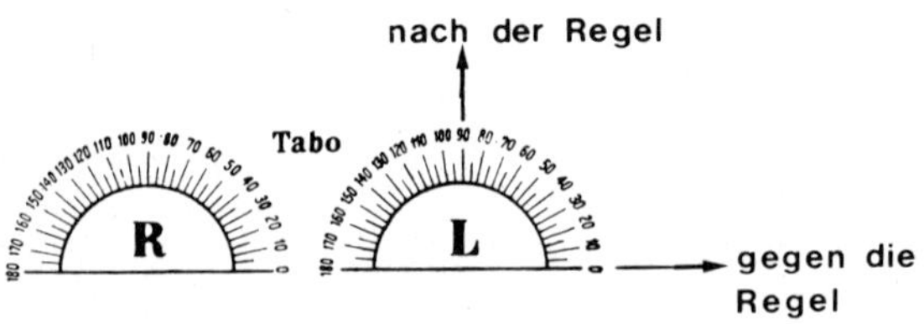

Abb. 9. Taboschema als Illustrationsmittel der Achsenlage des stärker brechenden Meridians bei Astigmatismus

(Abb. 9). Beim *Astigmatismus gegen die Regel* bricht der horizontale Hauptschnitt stärker als der vertikale. Liegt der stärker brechende Hauptschnitt zwischen 20 und 70 bzw. 110 und 160°, so sprechen wir von einem Astigmatismus mit schiefen Achsen. Der Hornhautastigmatismus läßt sich mit dem *Ophthalmometer nach Javal* in Höhe und Achsenlage messen.

Zwei Reflexbilder werden auf der Hornhaut zur Berührung gebracht. Dann wird die Achse der Reflexbilder um 90° geschwenkt. Der Grad der Überschneidung der Reflexbilder ist das Maß für die Höhe. Der Winkelgradstrahl, in dem sich die Reflexbilder überschneiden, gibt die Achse des stärker brechenden Hauptschnittes des Hornhautastigmatismus an (Abb. 10).

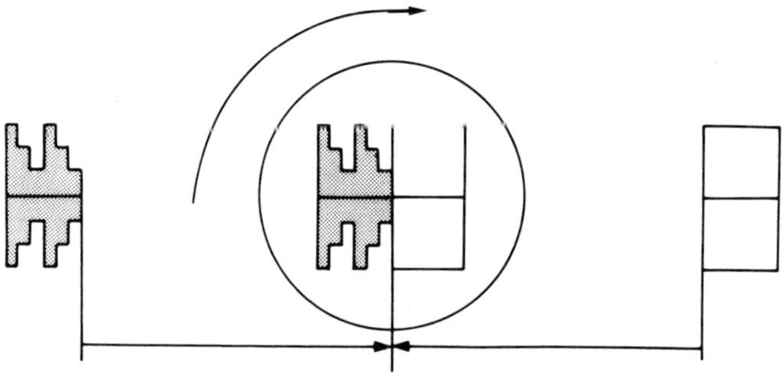

Abb. 10. Reflexprüfmarken des Javalschen Ophthalmometers. Die Testmarken werden zunächst zur Berührung gebracht →← und danach um 90° geschwenkt ⌒. Kommt es dabei zu Überschneidungen der Testmarken, so gilt, daß eine Stufe der grauen Testmarke 1 Dptr. Hornhautastigmatismus entspricht

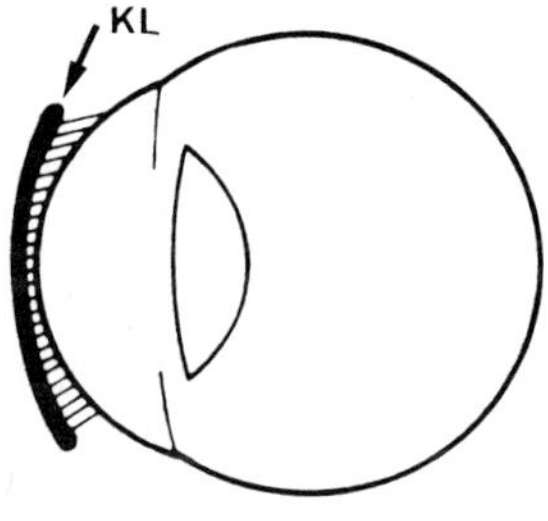

Abb. 11. Kontaktlinsenkorrektur bei regulärem Hornhautastigmatismus. *KL* Kontaktlinse. Strichliertes Areal = präkornealer bzw. präkonjunktivaler Tränenfilm

Die *Korrektur* des regulären Astigmatismus besteht in Zylindergläsern. Unauskorrigierter Astigmatismus bedingt ein unscharfes Sehen in Ferne und Nähe und wird von einer akkommodativen Asthenopie begleitet (= Kopfschmerz an Stirne und Schläfen). Daneben kann er chronische Blepharitiden und Konjunktivitiden auslösen. Eine ideale Korrektur des Astigmatismus sind korneale *Kontaktlinsen. Weiche* Kontaktlinsen aus Hema-Material vermögen nur einen Astigmatismus von maximal 1 Zylinder Dptr. zu korrigieren. *Harte* Kontaktlinsen aus Polymethylmetakrylat korrigieren den Astigmatismus praktisch jeder Höhe (Abb. 11).

Kombinierte Brechungsfehler: Liegt der stärker brechende Hauptschnitt bei 0 (= Emmetropie), so sprechen wir von einem myopen

Astigmatismus (z. B. –1,5 sph. komb. + 1,5 cyl. 90° = –1,5 cyl. 180°). Liegt der schwächer brechende Hauptschnitt bei 0, so sprechen wir von einem hypermetropen Astigmatismus (z. B. + 1,5 cyl. 90° = + 1,5 sph. komb. –1,5 cyl. 180°). Liegt der eine Hauptschnitt auf der myopen, der andere auf der hypermetropen Seite, so sprechen wir von einem *gemischten Astigmatismus.*

Bei *zusammengesetztem myopem Astigmatismus* liegen beide Hauptschnitte auf der myopen, bei *zusammengesetztem hypermetropen Astigmatismus* beide Hauptschnitte auf der hypermetropen Seite.

Eine unregelmäßig gestaltete Hornhautkurvatur erzeugt einen *irregulären Astigmatismus:*

Die Testfiguren des Javalschen Ophthalmometers erscheinen unregelmäßig verzerrt, der Astigmatismus läßt sich nicht messen. Ursachen sind Entzündungen, Traumen und degenerative Erkrankungen der Hornhaut mit folgenden Hornhautnarben. Der irreguläre Astigmatismus läßt sich nur durch harte Kontaktlinsen korrigieren (Abb. 12).

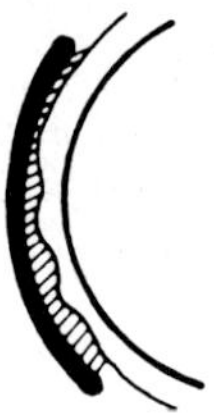

Abb. 12. Kontaktlinsenkorrektur bei irregulärem Hornhautastigmatismus

Der *Gesamtastigmatismus* setzt sich aus dem *Hornhaut-* und dem *Linsenastigmatismus* zusammen. Der akkommodative Linsenastigmatismus entsteht durch ungleiche Kontraktion des Ziliarmuskels.

Der *refraktive Linsenastigmatismus* wird durch eine unterschiedliche optische Dichte der einzelnen Linsenanteile hervorgerufen. Im *aphaken Auge* entspricht der Gesamtastigmatismus dem Hornhautastigmatismus. Als *physiologischer Astigmatismus* gilt ein Astigmatismus nach der Regel von 0,5 bis 0,75 Dptr. Im Laufe des Lebens nimmt der Astigmatismus nach der Regel mehr und mehr ab und geht im Alter in einen Astigmatismus gegen die Regel über.

- *Anisometrie*

Anisometrie ist eine ungleiche Brechkraft beider Augen. Da Konkavgläser verkleinern und Konvexgläser vergrößern, kann die Vollkorrektur bei verschieden hoher Myopie (Anisometropia myopica), verschieden hoher Hypermetropie (Anisometropia hyperopica) und Myopie auf einem bzw. Hypermetropie am anderen Auge (Anisometropia mixta) zu einer Ungleichheit der Bildgröße beider Augen führen: *Aniseikonie.* Sobald die Aniseikonie 5% übersteigt, können die Sinneseindrücke beider Augen nicht mehr zu einem einheitlichen Bild verschmolzen werden = *fehlende Fusion.* Bei brillenkorrigierter einseitiger Aphakie erreicht die Aniseikonie 20 bis 30% (vgl. S. 259). *Fere-Iseikonie* und damit Fusion kann in diesem Fall nur durch das Tragen einer Kontaktlinsenkorrektur am aphaken Auge oder durch die Implantation einer künstlichen Linse in das aphake Auge erzielt werden.

Häufige Begleiterscheinungen der Anisometropie sind:

- Heterophorien und
- Strabismus.

Das stärker fehlsichtige Auge ist dann nicht selten amblyop = *Amblyopia ex anisometropia.* Einseitig myope Augen sind meist nicht amblyop, weil die Myopie ein korrekturfreies Sehen in der Nähe ermöglicht. Einseitig höher hypermetrope Augen (>3 Dptr.) sind so gut wie immer amblyop, weil sie nie zum Sehvorgang herangezogen werden = *Amblyopia ex anopsia. Einseitige Aniseikonien* gibt es bei Linsen mit doppeltem Brennpunkt, z.B. bei Cataracta nuclearis, bei der der Linsenkern stärker als die Rinde bricht. Weitere Beispiele: Aplanatio corneae centralis, Keratokonus, Lenticonus anterior oder posterior etc.

e) Methoden der Refraktionsbestimmung und Sehschärfenbestimmung

Zur Refraktionsbestimmung werden subjektive und objektive Verfahren angewendet.

- *Subjektive Refraktionsbestimmung*

Die subjektive Refraktionsbestimmung ermittelt das Brillenglas, mit dem die beste Sehschärfe erzielt werden kann.

Das Untersuchungsergebnis ist von der Mitwirkung des Patienten abhängig. Benötigt werden ein Probierbrillenkasten mit sphärischen und Zylindergläsern in Abstufungen von 1/4 Dptr. bis +/−20 Dptr. und Sehprobentafeln. Aus dem mit dem Javalschen Ophthalmometer gewonnenen Hornhautastigmatismus kann auf den Gesamtastigmatismus geschlossen werden. Der physiologische Hornhautastigmatismus nach der Regel wird durch einen gegenläufigen Linsenastigmatismus aufgehoben. Dementsprechend bedeutet ein Hornhautastigmatismus von 0 meist einen Gesamtastigmatismus von 1/2 Dptr. gegen die Regel. Die Sehprobe wird zunächst monokular, dann binokular durchgeführt und beginnt mit dem Vorhalten eines schwachen Konvexglases (etwa + 0,5 Dptr.): bei Emmetropie und

Myopie wird schlechter gesehen, bei Hypermetropie besser. Bei Hypermetropie werden nun weiter immer stärkere Konvexlinsen vorgeschaltet, bis der Proband eine Sehverschlechterung angibt. Günstiger ist der umgekehrte Weg, mit starken Plusgläsern zu beginnen, um die Akkommodation auszuschalten: „Vernebelungsmethode". Die Akkommodation wird dann deshalb unterlassen, weil sie bei der Korrektur mit Plusgläsern das Sehen verschlechtern würde. Liegt keine Hypermetropie vor, so wird ein schwaches Konkavglas angeboten: der Emmetrope sieht gleich gut (wenn er noch akkommodieren kann), der Myope besser. Liegt tatsächlich Myopie vor, so werden immer stärkere Minusgläser vorgeschaltet, bis optimale Sehschärfe erreicht ist. Bei der anschließenden binokularen Sehprobe werden Plusgläser verstärkt und Minusgläser abgeschwächt, weil sich die Akkommodation beim Binokularsehen mehr entspannen kann als beim Monokularsehen. Unzureichend entspannte Akkommodation führt zur Unterkorrektur einer Hypermetropie und zur Überkorrektur einer Myopie.

Sehprobentafeln: Die Sehzeichen = Optotypen besitzen eine Balkenbreite, die in einer darauf abgestimmten Entfernung unter einem Gesichtswinkel von 1 Bogenminute erscheinen (Abb. 5).

Z.B. wird eine Balkenbreite von 5,8 mm in 20 m unter 1 Bogenminute gesehen (Abb. 5). Erkennt der Proband dieses Sehzeichen in 5 m Untersuchungsdistanz, so liegt eine Sehschärfe von fünf Zwanzigstel vor (= $^1/_4$ = 25% der vollen Sehschärfe von $^5/_5$).

Wird vom Prüfling in 5 m keine Optotype erkannt, so wird die Sehprobentafel auf 3 und dann auf 1 m Entfernung herangebracht. Wird auch in dieser Entfernung keine Optotype ausgemacht, so liegt kein *qualitatives Sehen* vor, und es wird das quantitative Sehen *des Auges* geprüft.

Das *quantitative Sehen des Auges* ist aus

- der Lichtprojektion
- der Farbempfindung
- dem Zählen der vorgehaltenen Finger oder der Wahrnehmung von Handbewegungen und schließlich
- der Empfindung für Kerzenlicht aus 6 m Entfernung im völlig abgedunkelten Raum (= primitive Prüfung der Dunkeladaptation und damit des Stäbchenapparates der Netzhaut)

zusammengesetzt. Dieses minimale Sehvermögen besitzen Augen selbst mit dichtesten Medientrübungen. Die Lichtprojektion, die Kerzenlichtprüfung und die Handbewegungen prüfen hiebei die Funktion der peripheren Netzhaut, der Farbenempfindungstest und das Zählen von Fingern die Funktion der zentralen Netzhaut.

Prüfung der Nahsehschärfe: Die Leseproben sind im allgemeinen für einen Prüfungsabstand von 30 cm ausgelegt. Die meisten täglichen optischen Nahleistungen spielen sich jedoch in einer Entfernung von 40 bis 45 cm ab. Bei der Verordnung einer Arbeitsbrille ist deshalb bei Presbyopen der Arbeitsabstand zu berücksichtigen. Als Nahprüftafeln haben sich im deutschen Sprachraum die Lesetafeln nach Jäger, Nieden und Birkhäuser am besten bewährt. Die Nahsehschärfen werden nicht in Brüchen angegeben, sondern durch die Bezeichnung der verwendeten Lesetafeln und durch den darauf gelesenen Absatz, z. B. Jäger 1.

- *Objektive Methoden der Refraktionsbestimmung*

Skiaskopie oder Schattenprobe: Mit Hilfe der Fleck-, Strich- und Zylinderskiaskopie werden der Gesamtastigmatismus (= Hornhaut + Linsenastigmatismus) und sphärische Ametropie bestimmt.

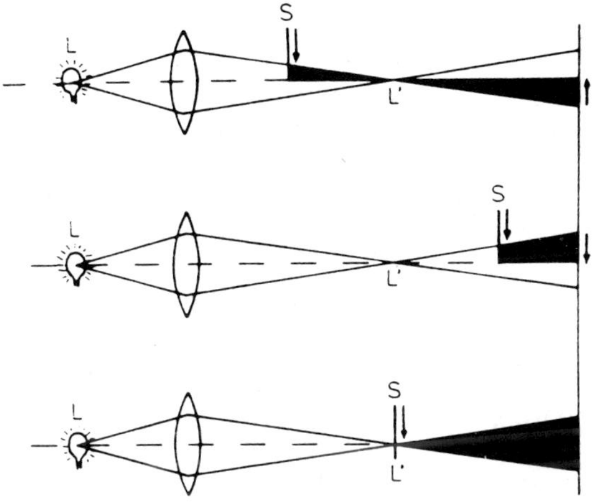

Abb. 13. Foucaultsche Schneidenmethode als Prinzip der Skiaskopie: Beschneidung *(S)* des Lichtbündels vor dem Brennpunkt *(L')* ergibt Gegenläufigkeit, hinter dem Brennpunkt Mitläufigkeit und im Brennpunkt fehlende Bewegung. (Nach Axenfeld, Th., Pau, H.: Lehrbuch und Atlas der Augenheilkunde. Stuttgart-New York: G. Fischer. 1980)

Die Skiaskopie beruht auf dem Foucaultschen Prinzip der Beschneidung eines Lichtstrahlenbündels durch eine Blende (Abb. 13). Durch eine bewegte Lichtquelle werden Licht-Schatten-Bewegungen des Pupillarbildes des Patienten in der Retina des Untersuchers ausgelöst. Wenn durch Zwischenschalten von korrigierenden Linsen vor das Patientenauge die Bewegung der Lichtquelle keine Bewegung der Lichtschattenphänomene mehr auslöst, ist die Refraktion des untersuchten Auges bestimmt. Bei Kindern empfiehlt es sich wegen der großen Akkommodationsbreite die Skiaskopie stets unter Zykloplegie mit Atropin, bei Erwachsenen gelegentlich mit Homatropin oder Zyklopentolat durchzuführen. Nach Abklingen der Zykloplegie wird eine subjektive Nachprobe vorgenommen, ehe die Brille verordnet wird.

Refraktometer beruhen auf dem Prinzip der Abbildung einer Testmarke im Fernpunkt des Auges. Die dafür nötige optische Einstellung ist das Maß für die Refraktion. Sie wird durch einen elektronischen Detektor überwacht, der die Testmarkeneinstellung steuert. Das Ergebnis wird in einem elektronischen Rechner berechnet und digital ausgedruckt.

2. **Binokularsehen** (ausführlich S. 425)

Der binokulare Sehakt macht aus dem paarig angelegten Sehorgan in motorischer und sensorischer Hinsicht ein einziges Auge im Sinne des „*Doppelauges*" nach Hering. Voraussetzung für die Entstehung eines einzigen Sinneseindruckes aus 2 Perzeptionsorganen sind:

- Sehrichtungsgemeinschaft
- korrespondierende Netzhautstellen in beiden Augen und
- Fusion der Sinneseindrücke beider Augen.

• *Korrespondenz* (vgl. S. 428)

Korrespondierende oder identische Netzhautstellen (= Deckstellen) sind Netzhautstellen in beiden Augen, die denselben Raumwert (= räumliche Zuordnung eines Objektes in der Umwelt) besitzen. Die Summe der Raumpunkte, die korrespondierende Netzhautstellen reizen, werden *Horopter* (oder Sehkreis) genannt (Abb. 14).

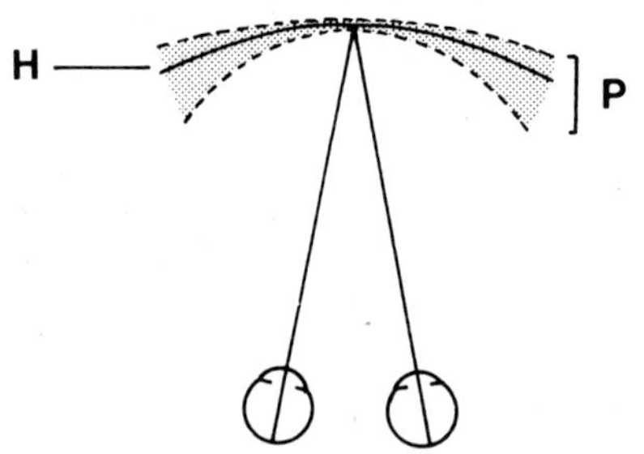

Abb. 14. Beziehung zwischen Horopter *(H)* und Panumschem Bereich *(P)*

Der Horopter begrenzt den binokular wahrgenommenen Ausschnitt der Umwelt auf eine Zylinderfläche, die senkrecht auf einem Kreis steht, der durch den Fixationspunkt und die beiden „Knotenpunkte" (die etwa in der Linse zu denken sind) führt. Jeder Punkt auf dieser Fläche vermittelt den Eindruck gleichweiter Entfernung vom Auge. Die Ausmaße dieses Kreises wechseln ständig: bei großer Entfernung des Fixationspunktes ist der Kreis größer als bei geringer Entfernung.

- *Fusion* (vgl. S. 428)

Fusion ist die sensomotorische Kraft, die bewirkt, daß Sehobjekte, denen sich die Aufmerksamkeit zuwendet, auf korrespondierenden Netzhautstellen abgebildet und daher binokular einfach gesehen werden.

Die Verschmelzung der Wahrnehmung der Sinneseindrücke, die durch die Kraft der Fusion auf korrespondierenden Netzhautstellen in Form eines einheitlichen Bildes ausgelöst werden, erfolgt erst in der Area striata des Okzipitalhirns: in der Calcarina-Rinne. Gesteuert wird diese sensorische (korrespondierende Netzhautstellen) und motorische (Augenmuskel) Zusammenarbeit nicht durch ein eigenes Fusionszentrum, sondern durch das integrative Zusammenwirken aller okularen, motorischen und sensorischen Bahnen und Zentren.

Netzhautpunkte, die nicht miteinander korrespondieren, werden *disparat* benannt. Reizung von disparaten Punkten führt zur Doppelbildwahrnehmung *(Diplopie),* sofern die Sehrichtungsgemeinschaft beider Augen normal ist. Die Scheu vor Doppelsehen ist der Motor der Fusion = *Fusionszwang.*

- *Stereoskopisches Sehen*

Querdisparate Punkte sind horizontal nebeneinanderliegend korrespondierende Netzhautpunkte. Eine minimale *Querdisparation* ermöglicht die räumliche = *stereoskopische Wahrnehmung oder das Tiefensehen* der Umwelt.

Querdisparate Netzhautstellen, die nasal von dem dazugehörigen Korrespondenzpunkt liegen, vermitteln den Eindruck „weiter entfernt als der Fixationspunkt". Querdisparate Netzhautstellen, die temporal von dem dazugehörigen Korrespondenzpunkt liegen, lassen den Eindruck „näher als der Fixationspunkt" entstehen. Es ist also auch noch eine Fusion gering querdisparater Bilder möglich. Der Bereich um korrespondierende Punkte herum, in dem eine sensorische Fusion und damit ein stereoskopisches Sehen möglich ist, wird *Panumsches Areal* bezeichnet (Abb. 14). In der Horizontalen beträgt die Ausdehnung eines Panumschen Areals etwa 7 Winkelminuten, in der Vertikalen ist sie wesentlich geringer.

- *Fusionsbreite*

Unter Fusionsbreite wird der Betrag in Winkelgraden verstanden, um den die Gesichtslinien beider Augen aus der Parallelstellung abweichen können, ohne daß es zum Doppeltsehen kommt = + 20 bis 25° Konvergenz bis – 4° Divergenz, aber nur 1 bis 2° Höhenabweichung.

- *Gesichtslinien*

Als Gesichtslinien werden die Verbindungslinien zwischen Netzhautmitte, Drehpunkt beider Augen und Fixationsobjekt bezeichnet. Beim Blick in die Ferne stehen die Gesichtslinien parallel. Vereinigen sich die Gesichtslinien beider Augen nicht auf dem Fixationsobjekt, so besteht *Schielen = Strabismus* (siehe dort, S. 432).

- *Qualitäten des Binokularsehens*

Hinsichtlich der Qualität des Binokularsehens können nach dem Gesagten *3 Qualitätsgrade* unterschieden werden:

1. Simultansehen (= Fähigkeit, gleichzeitig mit jedem Auge ein Bild zu sehen)
2. Fusion (= reflektorische Verschmelzung der Sinneseindrücke beider Augen zu einem Bild)
3. Stereopsis (= Fähigkeit zur Wahrnehmung von Tiefenunterschieden).

3. Gesichtsfeld – Perimetrie

- *Definition*

Als *Gesichtsfeld* wird die Gesamtheit der bei unbewegtem Geradeausblick (Fixation eines Testpunktes) gleichzeitig wahrgenommenen optisch-sensorischen Reize im Raum verstanden, die auf der Netzhaut abgebildet und von dort zur Gehirnrinde weitergeleitet werden. Die Untersuchungsmethode zur Erfassung des Gesichtsfeldes ist die *Perimetrie.* Sie gibt Auskunft über die Funktion von Netzhaut, Sehbahnen und Sehzentrum.

- *Ausmaß*

Ausmaße des normalen Gesichtsfeldes: Temporal bis 90°, nasal und oben bis 60°, unten bis 90°. Als physiologisches Skotom (= Gesichtsfeldausfall) findet sich der *blinde Fleck,* 1666 von Mariotte entdeckt, im Bereich der Papilla n. optici, wo keine Sinnesepithelien vorhanden sind, 12 bis 15° temporal vom Fixationspunkt (Fovea centralis). Seine Ausdehnung beträgt in horizontaler Richtung 5° und in vertikaler Richtung 7°. Das *binokulare Gesichtsfeld* reicht nach rechts und links bis 60° und wird von den jeweils monokularen Halbmonden des temporalen Gesichtsfeldes eingerahmt, die sich bis 90° ausdehnen (Abb. 15).

- *Arten der Perimetrie*

Kampimetrie = Untersuchung des zentralen Gesichtsfeldes und des blinden Fleckes an einer planen schwarzen oder grauen Fläche durch weiße oder färbige Testmarken.

Die Gesichtsfeldaußengrenzen werden am besten an einem *Kugelperimeter* geprüft.

Kinetische Perimetrie = Isopterenperimetrie = die Prüfung der Gesichtsfeldaußengrenzen durch bewegte Testmarken (Abb. 16).

Statische Perimetrie = Profilperimetrie = die Untersuchung des zentralen Gesichtsfeldes mit stehenden Testmarken.

Qualitative Perimetrie = Prüfung der Gesichtsfeldaußengrenzen mit Testmarken gleichbleibender Helligkeit, aber unterschiedlicher Größe.

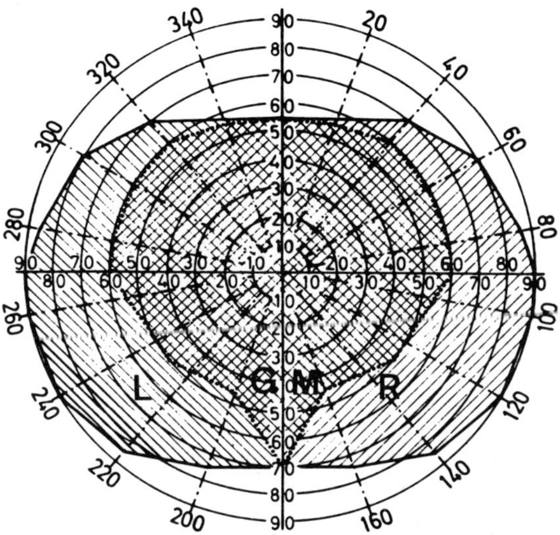

Abb. 15. Binokulares Gesichtsfeld *(GM)* + monokulare äußere Gesichtsfeldsicheln *(L, R)*. (Nach Axenfeld, Th., Pau, H.: Lehrbuch und Atlas der Augenheilkunde. Stuttgart-New York: G. Fischer. 1980)

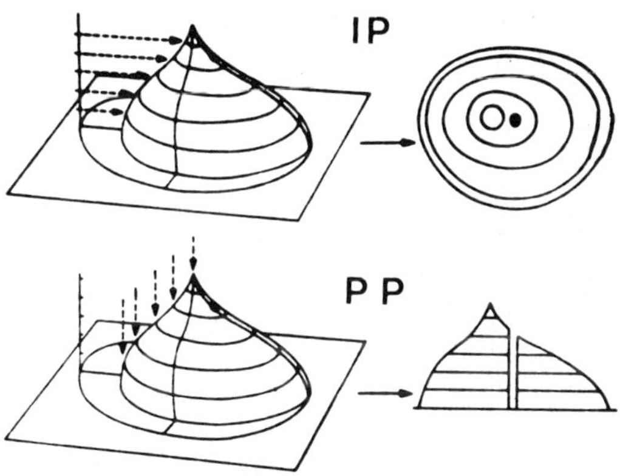

Abb. 16. Isopterenperimetrie *(IP)*, Profilperimetrie *(PP)*

Quantitative Perimetrie = Prüfung bestimmter Zonen des zentralen Gesichtsfeldes mit Testmarken unterschiedlicher Leuchtdichte, um den Schwellwert bestimmter Punkte des Gesichtsfeldes zu erfassen. Von der Makula mit der höchsten Empfindlichkeit nimmt die Helligkeitsschwelle kontinuierlich zur Peripherie hin ab. Dadurch entsteht ein Profilschnitt durch den dreidimensionalen „Lichtempfindungsberg" der Netzhaut, dessen Gipfel die Makula ist. Die Untersuchung ist sehr zeitaufwendig und kann kaum das gesamte zentrale Gesichtsfeld Punkt für Punkt hinsichtlich des Schwellwertes austesten.

Manuelle Perimetrie: die Testmarken werden von dem Untersucher mit der Hand bewegt bzw. die Schwellwertprüfungen händisch vorgenommen (Abb. 17). Damit gehen die individuellen Eigenheiten des Untersuchers (verschieden rasche Bewegung der Testmarken, unterschiedlich lange Prüfzeit bei verschieden hellen Testmarken etc.) in die Untersuchung ein, und Gesichtsfelder eines Patienten von zwei Untersuchern lassen sich nur bedingt vergleichen, sind also kaum reproduzierbar.

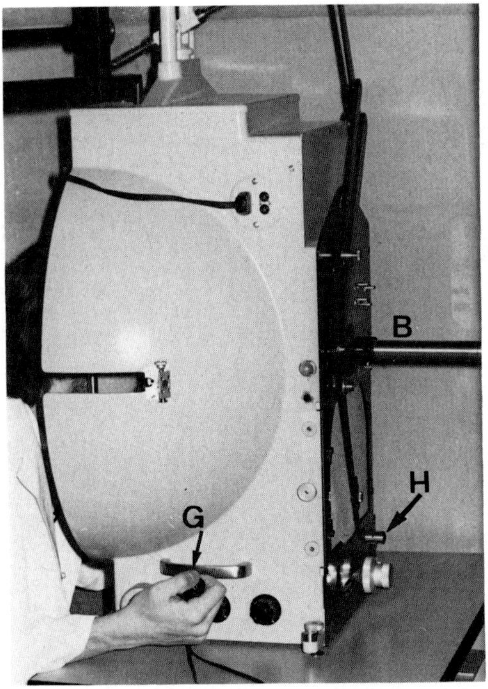

Abb. 17. Kugelperimeter nach Goldmann. *B* Beobachtungsokular des Untersuchers, *G* Glocke zum Signalisieren der Wahrnehmung der Lichtmarke, *H* Hebelarm zur Führung der Lichtmarken entlang der Isopteren

Die *computergesteuerte automatisierte Perimetrie* unterliegt diesen Fehlermöglichkeiten nicht: sie liefert

- reproduzierbare Ergebnisse und
- befreit den Arzt von zeitraubenden Untersuchungen.

Der Untersuchungsablauf (Geschwindigkeit des Wechsels und des Helligkeitswertes der dargebotenen Testmarken) paßt sich der Reaktionsfähigkeit des Untersuchten an. Vom Patienten nicht erkannte

Prüfpunkte werden noch einmal dargeboten, ehe sie als Skotom gewertet werden. Die Dichte und Verteilung der Testprüfpunkte orientiert sich an den charakteristischen Eigenheiten des Gesichtsfeldes bei den einzelnen Erkrankungen des Untersuchten in Form von Programmen: so gibt es Prüfprogramme für Glaukomkranke, für Makulopathien, neuroophthalmologische Erkrankungen etc. (Abb. 18).

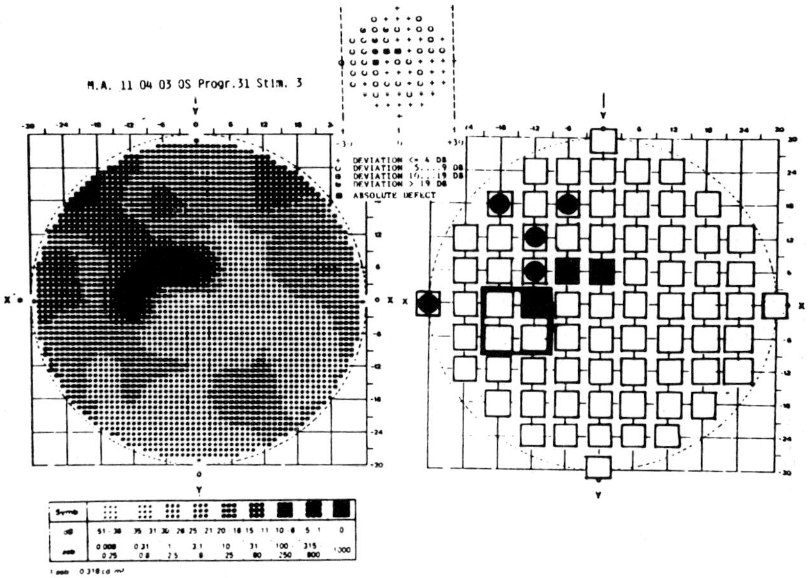

Abb. 18. Varianten des Computer-Perimetrie-Ausdruckes: links: schwarze Gebiete = absolute Skotome, graue Gebiete = relative Skotome, rechts: schwarze Quadrate = absolute Skotome, schwarze Kreisflächen = relative Skotome

- *Gesichtsfeldausfälle* (Abb. 19)

– *Skotome* = umschriebene Ausfälle im zentralen Gesichtsfeld: z.B. der physiologische blinde Fleck, Zentralskotom, Bjerrumskotom (vgl. S. 274) etc. Bei *relativen* Skotomen = die Wahrnehmung gedämpft; in *absoluten* Skotomen werden die Testmarken überhaupt nicht wahrgenommen.

– *Gesichtsfeldeinengungen* = ausgedehnte Ausfälle im peripheren Gesichtsfeld, die zu groben Deformitäten der Gesichtsfeldaußengrenzen führen:
  – *konzentrische* Einengung mit Erschwernis bzw. Verlust des Orientierungssehens (bei röhrenförmigem Gesichtsfeld)
  – *exzentrische* Einengung = sektorenförmige Gesichtsfeldausfälle
  – *Ringskotome* = Ausfälle in den mittleren Gesichtsfeldanteilen bei normalem Zentrum und normaler Peripherie.

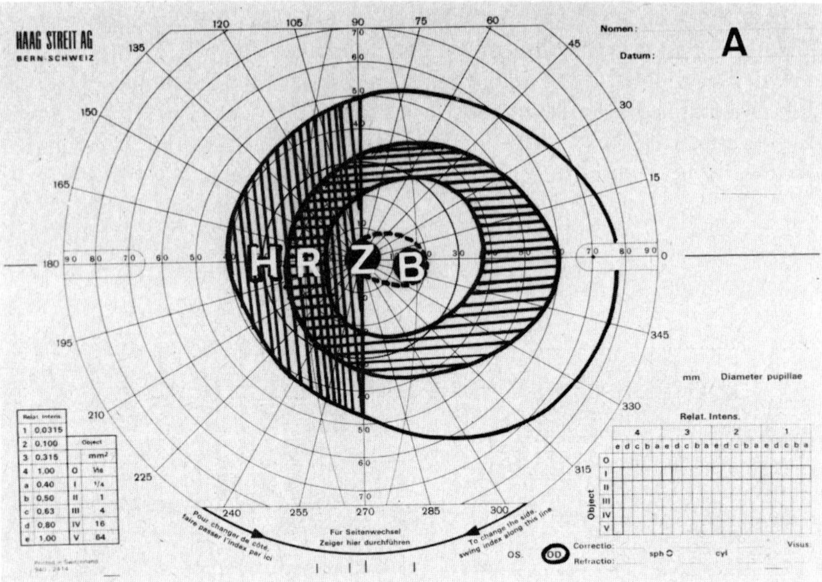

Abb. 19 A

Abb. 19. Typische Gesichtsfeldausfälle. **A** *H* Hemianopsie, *R* Ringskotom, *Z* Zentralskotom, *B* Blindfleck-Skotom; **B** *K* konzentrische Einengung, *N* normale Gesichtsfeldaußengrenzen; **C** *NF* Nervenfaserbündeldefekt

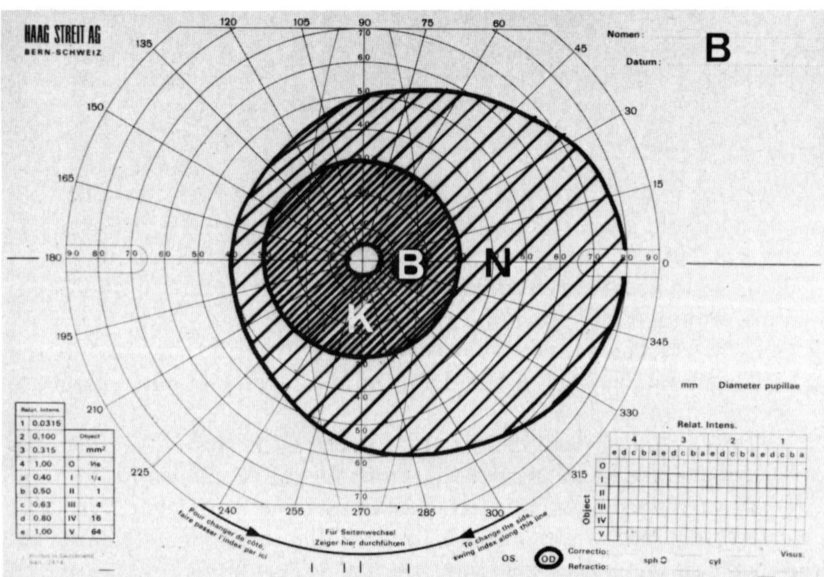

Abb. 19 B

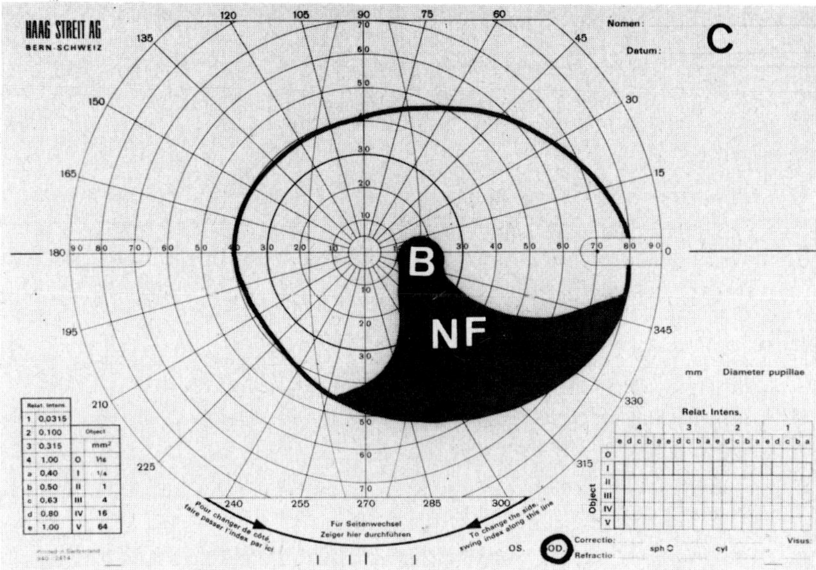

Abb. 19 C

– *Homonyme Hemianopsien:* Ausfälle, die quadrantenförmig oder in Gestalt einer Gesichtsfeldhälfte in den Gesichtsfeldern beider Augen jeweils auf derselben Seite vorkommen. Sie entstehen durch Läsionen der Sehbahn zwischen Chiasma und Sehrinde.
– *Heteronyme Hemianopsien:* sind entweder bitemporal oder binasal und entstehen durch Schädigungen der Chiasmaregion.

- *Blickfeld*

Blickfeld bedeutet den Teil des Raumes, der bei nach allen Seiten hin schweifendem Blick mit der Makula überschaut werden kann und ist damit die Summe aller Gesichtsfelder bei unveränderter Kopfstellung unter Ausnützung der gesamten Okulomotorik.

4. Lichtsinn

- *Photopisches und skotopisches Sehen*

Aus dem gigantischen Spektrum aller Strahlungsarten elektromagnetischer Wellen nimmt das Auge nur den schmalen Wellenbereich zwischen 380 und 780 nm wahr. Das hell adaptierte Auge, das für das Tagessehen adaptierte Auge, vermag verschiedene Lichter verschiedener Wellenlängen als Farben zu empfinden = *photopisches Sehen = Zapfensehen.*

Beim Sehen im Dunkeln werden vom Auge nur mehr Helligkeiten, aber keine Farben mehr unterschieden = *skotopisches Sehen = Stäbchensehen.*

Adaptation wird die Eigenschaft des Lichtsinnes bezeichnet, sich den verschiedenen Helligkeitsstufen der Umwelt anzupassen. Ermöglicht wird sie durch eine stufenlose Veränderung der Empfindlichkeit der Stäbchen und Zapfen.

Im einzelnen besteht sie aus der:

- Adaptation der Empfindlichkeit für Leuchtdichteunterschiede
- Adaptation der Sehschärfe und der
- Adaptation des Farbsinnes.

Das Zapfensehen geht in das Stäbchensehen zwischen 0,02 und 10 Apostilb (= Einheit der Leuchtdichte, 1 Apostilb = 0,3183 Candela pro m²) über = *mesopisches Sehen = Dämmerungssehen.*

- *Dunkeladaptation*

Die *Dunkeladaptation* erfolgt in zwei Stufen:

- der Sofortadaptation in den ersten 5 Minuten und
- der Daueradaptation nach 25 Minuten Dunkeladaptation.

Erst dann besteht optimales *Nachtsehen,* das mit seinem physiologischen Zentralskotom (in der Makula sind ausschließlich Zapfen vorhanden) maximal ein Zehntel der Tagessehschärfe ausmacht.

Die *Helladaptation* spielt sich wesentlich rascher ab und benötigt bis zum vollen Tagessehen 6 Minuten. Die Sofortadaptation an helles Licht erfordert gar nur 0,05 Sekunden.

Die *Adaptometrie* dient zur Untersuchung der Adaptationsfähigkeit (Abb. 20). Der Untersuchte blickt dabei in eine Hohlkugel mit mattweißer Oberfläche = *Adaptometer oder Nyktometer* (Abb. 21). Die Untersuchung beginnt mit einer intensiven, einige Minuten dauernden Helladaptation. Darauf wird im abgedunkelten Sehraum eine Testmarke dargeboten, deren Helligkeit kontinuierlich herabgesetzt werden kann. Der Untersucher gibt nun alle Minuten an, welches Minimum an Helligkeit gerade noch wahrnehmbar ist. Die *Adaptationskurve* zeigt einen raschen steilen Anstieg (= Sofortreaktion durch Zapfenadaptation). Zwischen 3. und 8. Minute tritt dann ein Knick in der Adaptationskurve auf (= Kohlrauschscher Knick), der in einen langen flachen Anstieg mündet (= Dauerreaktion durch Stäbchen-

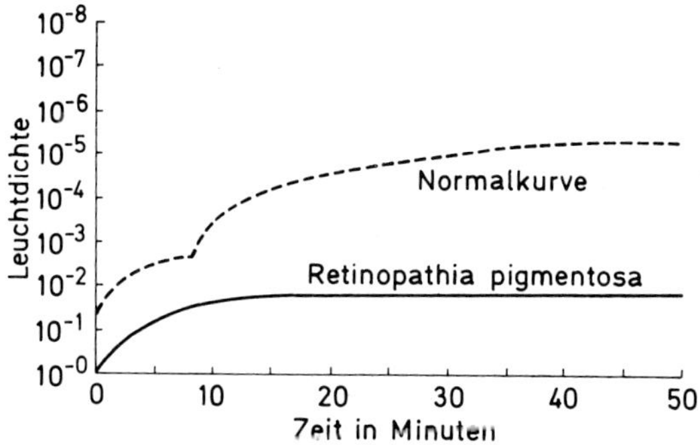

Abb. 20. Dunkeladaptationskurve: der Kohlrauschsche Knick zeigt den Übergang vom Zapfen- zum Stäbchensehen an und fehlt deshalb bei Retinopathia pigmentosa

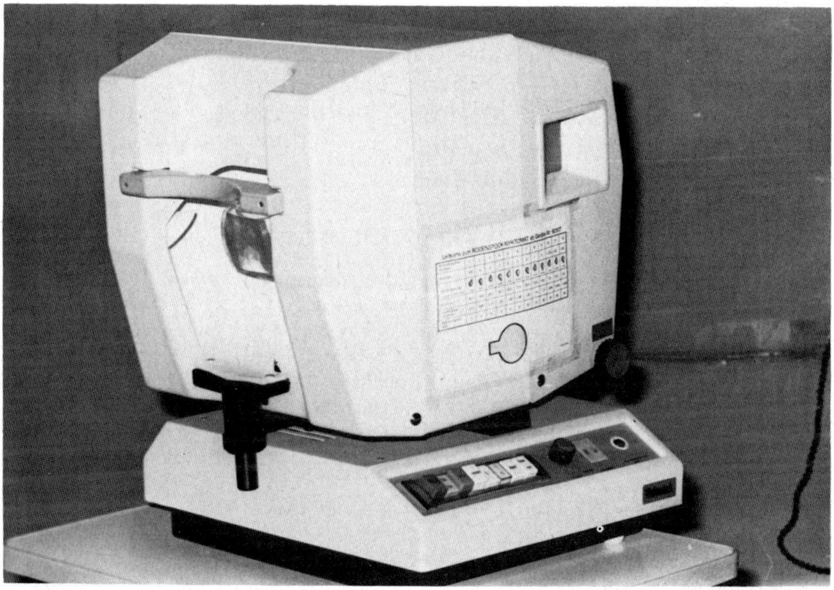

Abb. 21. Nyktometer

adaptation). Die Empfindlichkeit wird in Apostilb angegeben. Die maximale Helligkeitsempfindlichkeit erreicht das 500fache des Ausgangswertes.

- *Pathologische Adaptation*

– *Hemeralopie* oder Nachtblindheit = herabgesetzte oder fehlende Dunkeladaptation. Ursachen:

- tapetoretinale Erkrankungen (vgl. S. 364)
- Vitamin-A-Mangel
- hohe Myopie
- Medientrübungen des Auges.

- *Nyktalopie* oder Tagblindheit: bei totaler Farbenblindheit fällt der hemmende Einfluß der Zapfen auf die Stäbchen weg und führt damit zu einer Adaptationssteigerung verbunden mit starker Photophobie (z. B. bei Achromatopsie – siehe dort, S. 40 u. 376).

5. Farbensinn

Die Farbwahrnehmung beruht auf der Fähigkeit des Auges, Helligkeiten verschiedener Wellenlängen als Farben zu empfinden und voneinander zu differenzieren. Das Farbspektrum der menschlichen Wahrnehmung ist zwischen Ultraviolett und Infrarot eingebettet (380 bis 780 nm). Das menschliche Auge kann bei Tageslicht 160 reine Farben und 600.000 Farbnuancen unterscheiden. Diese Farbenfülle entsteht aus den unterschiedlichen Kombinationen der „3 Grundfarben" (Urfarben) Rot–Grün–Blau durch additive Mischung. Das Funktionieren der Farbwahrnehmung ist an einen intakten Farbapparat (= Zapfenapparat) gebunden.

• *Theorien der Farbwahrnehmung*

1. Young–Helmholtzsche Theorie: (= Dreikomponententheorie = Dreifarbentheorie). T. Young stellte 1801 die Hypothese auf, daß das Auge 3 verschiedene Rezeptoren besitze, die jeweils auf eine der 3 Grundfarben Rot, Grün, Blau reagieren. Die übrigen Farbqualitäten kämen durch additive Mischung der 3 Grundfarben zustande. Helmholtz stellte die für jeden Zapfentyp charakteristischen Spektralbereiche auf. E. F. MacNichol wies durch Lichtabsorptionsmessungen an isolierten Zapfen die von der Young–Helmholtzschen Theorie postulierten Rezeptortypen nach. W. Rushton fand Zapfenpigmente, deren chemische Struktur mit der des Rhodopsin (= Pigment der Stäbchen) verwandt ist.

2. Vierfarbentheorie von Hering (= Gegenfarbentheorie): Hering nimmt 3 Zapfentypen an, die Licht eines bestimmten Spektralbereichs absorbieren, das dann in den entsprechenden Sehsubstanzen stoffwechselartige Vorgänge aktiviert. Je nach dem Spektralbereich des absorbierten Lichtes laufen die Stoffwechselprozesse in assimilatorischer oder dissimilatorischer Richtung ab. So erzeugt ein und dasselbe Sehpigment durch Assimilation die Empfindung Rot und durch Dissimilation die Empfindung Grün. Der andere Rezeptortyp vermittelt durch denselben Mechanismus die Empfindung für die Gegenfarben Gelb und Blau und der 3. durch Dissimilierung die Empfindung Weiß und bei Fehlen eines Reizes Schwarz.

Neben diesen beiden Theorien existiert noch eine Reihe anderer Theorien:

3. Die Theorie von *Granit,* derzufolge es zwei Arten von Zapfen gibt, die Dominatoren, die nur Helligkeitsempfindungen vermitteln, und die Modulatoren, die auf bestimmte Wellenlängen des sichtbaren Lichtes ansprechen.

4. Nach *Hartridge* gibt es 7 unterschiedlich empfindliche Rezeptorarten, die nicht gleichmäßig über die Netzhaut verteilt, sondern in Haufen angeordnet sind (= Haufentheorie).

• *Untersuchungen des Farbsinns*

Besondere Bedeutung erlangt die Farbsinnprüfung für die Untersuchungen zur Eignung für bestimmte Berufszweige und für die Tauglichkeit zur Lenkung bestimmter Fahrzeuge.

1. *Pseudoisochromatische Tafeln* nach Stilling–Hertel–Velhagen und Ishihara: Sie enthalten Optotypen, die aus Farbflecken in Verwechslungsfarben mit gleichen Helligkeitswerten, aber unterschiedlichen Farbtönen und verschiedenen Farbsättigungen zusammengesetzt sind (Abb. 22).

2. Das *Farbfleckverfahren* nach Farnsworth hat mit den Pseudoisochromatischen Tafeln große Ähnlichkeit: dabei müssen Farbknöpfe unterschiedlicher Farbtöne aber gleicher Sättigung und Helligkeit, entsprechend ihrer Farbähnlichkeit, im Kreis angeordnet werden

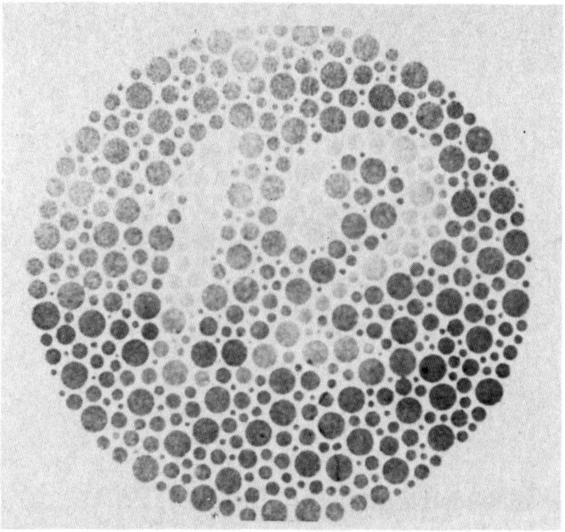

Abb. 22. Pseudoisochromatische Tafel nach Ishihara: „12“

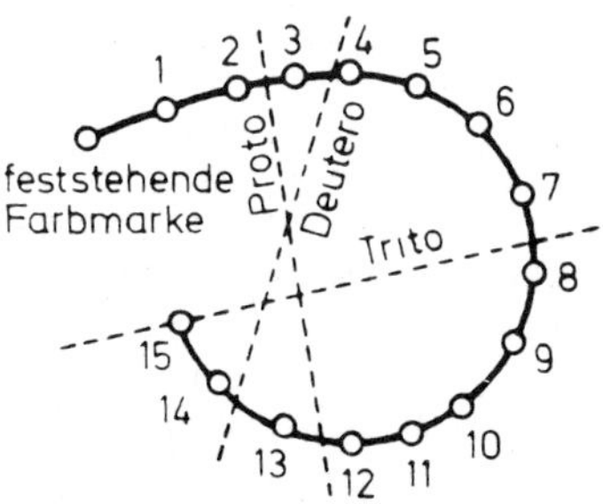

Abb. 23. Panel-D-15-Test nach Farnsworth: die Linien zeigen die Achsenlagen der typischen Farbsinnstörungen an. (Nach Axenfeld, Th., Pau, H.: Lehrbuch und Atlas der Augenheilkunde. Stuttgart-New York: G. Fischer. 1980)

(Abb. 23). Bei Farbsinnstörungen kommt es zu falscher Anordnung und Störung der normalen Reihenfolge der Farbknöpfe.

3. Das *Nagelsche Anomaloskop:* Der Patient blickt auf eine runde Testscheibe. Die untere Hälfte der Testscheibe zeigt ein Spektralgelb, dessen Helligkeit abstufbar ist. In der oberen Hälfte wird vom Untersuchten durch Farbmischung von Rot und Grün die Mischfarbe Gelb hergestellt, die dem Spektralgelb in der unteren Hälfte gleicht. Der Rotschwache mischt naturgemäß mehr Rot, der Grünschwache mehr Grün in die Mischfarbe ein.

- *Begriffsbestimmungen zum Farbsinn*

1. Volle Farbentüchtigkeit wird *normale Trichromasie* bezeichnet.
2. Farbschwäche = *anomale Trichromasie*
   - Rotschwäche = *Protanomalie*
   - Grünschwäche = *Deuteranomalie*
   - Blauschwäche = *Tritanomalie*
3. Fehlende Farbempfindung für eine Grundfarbe = *Dichromasie*
   - vorwiegende Störung der Rotwahrnehmung = *Protanopie*
   - vorwiegende Störung der Grünwahrnehmung = *Deuteranopie*
   - vorwiegende Störung der Blau-Gelb-Wahrnehmung = *Tritanopie*
4. Totale Farbenblindheit = *Achromatopsie oder Monochromasie*
   Begleitsymptome:
   - Nyktalopie
   - Photophobie
   - Nystagmus und
   - Minderung der Sehschärfe auf ein Zehntel (vgl. S. 376).

- *Formen der Farbsinnstörungen*

1. Angeborene Farbsinnstörungen

- in der Mehrzahl der Fälle rezessiv-geschlechtsgebunden vererbt
- kommen bei 8% aller Männer und nur 0,4% aller Frauen (= Konduktorinnen) vor, und zwar bei Frauen nur dann, wenn beide X-Chromosome die Fehlanlage tragen.

Davon sind:

- 50% Deuteranomale
- 25% Deuteranope
- 15% Protanope und
- 10% Protanomale.

2. Erworbene Farbsinnstörungen

Meist einseitig bei Erkrankungen von Netzhaut und Sehnerv:

- bei Netzhauterkrankungen leidet überwiegend die Blau-Gelb-Empfindung
- bei Sehnerverkrankungen die Rot-Grün-Empfindung.

3. Passagere Farbsinnstörungen

Ursache:

- Überdosierung oder erhöhte Empfindlichkeit gegenüber bestimmten Pharmaka: Xanthopsie (Gelbsehen) nach Medikation von Digitalis und Santonin; Cyanopsie (Blausehen) nach Digitalismedikation
- Aphakie führt häufig zur *Rhodopsie* (Rotsehen) vermutlich allein durch Blendung
- *Chromatopsien:* Farbfleckensehen im Gesichtsfeld bei isolierten Netzhauterkrankungen und intraokularen Blutungen.

6. Elektrophysiologie

Vom elektrophysiologischen Standpunkt aus betrachtet ist das Auge eine Art von Dipol mit einer (+) geladenen Hornhaut und einer (–) geladenen Netzhaut. Die optische Achse verbindet diese beiden Pole.

- *ERG*

Elektroretinogramm (= ERG) ist die Ableitung von elektrischen Bestands- und Aktionspotentialen der Netzhaut durch Belichtung (eingeführt von Holmgren 1865).

Das *normale ERG* setzt sich aus der initialen negativen a-Welle und der viel höheren positiven b-Welle zusammen, ehe sich die Kurve wieder unter die Isoelektrische zur terminalen c-Welle senkt (Abb. 24). Die im ERG darstellbaren Aktionspotentiale entstehen in den Sinneszellen und Bipolaren. Die Elektropotentiale der Ganglienzellschicht gehen nicht in das ERG ein. Die negative a-Welle ist dem inneren Anteil der Rezeptoren, die positive b-Welle der Schicht der Bipolaren zuzuordnen.

Anwendungsbereich des ERG sind alle Affektionen, welche die Netzhaut in großer Ausdehnung betreffen, wie z.B. die tapetoretinalen Degenerationen vor allem im Hinblick auf ihre Differentialdiagnose (vgl. S. 366 bis 376).

- *EOG*

Elektrookulogramme (= EOG): Während beim ERG eine Elektrode an der Hornhaut und die zweite an Stirn, Schläfe und Ohr angelegt wird und alle Bewegungsimpulse vom Auge ferngehalten werden, werden beim EOG mit Hilfe von Hautelektroden, die symmetrisch zur optischen Achse im Bereich des äußeren und inneren Kanthus angelegt werden, Augenbewegungen durch die auftretenden Änderungen der Spannungsdifferenzen zwischen hinterem und vorderem Augenpol registriert. Das EOG erfaßt elektrochemische Vorgänge im Bereich des Pigmentepithels und der Außenglieder der Sinnesrezeptoren.

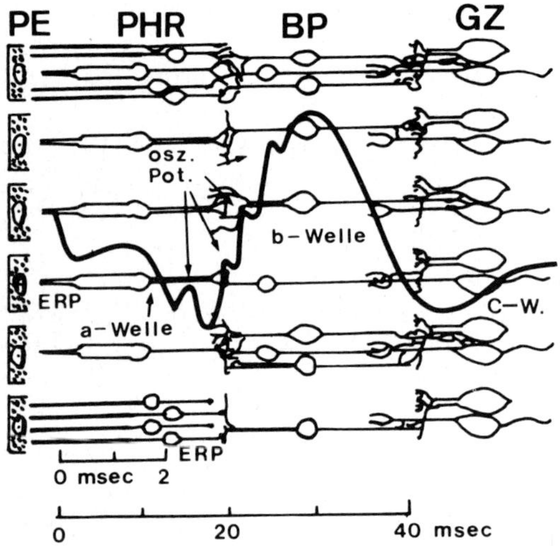

Abb. 24. Schematische Darstellung der Koordination von ERG und Mikrostrukturen der Netzhaut: *PE* Pigmentepithel, *PHR* Photorezeptoren, *BP* Bipolarzellen, *GZ* Ganglienzellen, *ERP* „early-receptor"-Potentiale (S. 329), *osz. Pot.* oszillatorische Potentiale. (Nach Zrenner, E.: Grundlagen elektrophysiologischer Untersuchungsmethoden in der Augenheilkunde. Bücherei des Augenarztes, Bd. 97, S. 127. Stuttgart: Enke. 1983)

- *VER*

Visual evoked response (= VER) ist die Ableitung von elektrischen Potentialen von der Sehrinde, die über die Leitung innerhalb der Sehbahn im 3. und 4. Neuron Auskunft geben. Mit Hilfe komplizierter Techniken lassen sich die über der Area 17, 18 und 19 abgeleiteten Potentiale, die sehr unscheinbar sind, verdeutlichen und von dem sie überlagernden EEG trennen. Das VER ist eine vielgestaltige Kurve, deren Wellentäler und -spitzen mit den römischen Zahlen I bis V bezeichnet werden.

- *Elektropathologie des Auges*

Bei Schädigung des Sehnervs und der Sehbahn sind bei gesundem Auge das ERG und EOG normal, das VER jedoch pathologisch verändert. Bei tiefen Netzhautprozessen sind das EOG und die a-Welle des ERG gestört. Bei Erkrankungen der inneren Netzhautschichten (z.B. bei Durchblutungsstörungen der Netzhaut) ist die a-Welle normal und die b-Welle pathologisch.

D. Untersuchungsmethoden

Übersicht

1. Makroskopische Inspektion
   a) Voruntersuchung
   b) Eigentliche makroskopische Untersuchung
      Seitliche fokale Beleuchtung
2. Spaltlampenuntersuchung
3. Ophthalmoskopie
   Augenspiegeln im aufrechten Bild
   Augenspiegeln im umgekehrten Bild
   Spaltlampenophthalmoskopie
4. Tonometrie und Tonographie
   Impressionstonometrie
   Applanationstonometrie
   Non-Kontakt-Tonometrie
   Tonographie
5. Ultraschallechographie
6. Computertomographie
7. Fluoreszenzangiographie
8. Ophthalmodynamometrie und -graphie
9. Doppler-Ultrasonographie

Einzeldarstellung

1. Makroskopische Inspektion

a) Voruntersuchung

Oft schon während der Patient seine Vorgeschichte erzählt, werden eine Reihe für die Diagnose wertvoller Faktoren mit beobachtet:

– unsicheres Gehen beim Eintreten (schlechtes Sehvermögen, enges Gesichtsfeld etc.)
– der Allgemeinzustand des Patienten (Kachexie, Adipositas etc.)

- der Habitus des Patienten (Akromegalie, pyknischer Habitus, Arachnodaktylie etc.)
- das Lebensalter des Patienten (Säugling: Hydrophthalmus, Retinoblastom – Senium: Glaukom, Makuladegeneration, Katarakt).

Nach Beachtung dieser Allgemeinfaktoren wendet sich die Aufmerksamkeit des Untersuchers Veränderungen im Bereich des Kopfes, des Gesichtes, schließlich Veränderungen in der unmittelbaren Umgebung der Augen zu:

- Kopfform (Brachyzephalie, Akrozephalie)
- Hauterkrankungen des Gesichtes (z.B. Hauteffloreszenzen bei Zoster ophthalmicus, Rosaceaerkrankungen, Facies scrofulosa)
- Facialislähmung (Lagophthalmus)
- Tumoren der Lider

Danach finden die vom Patienten getragenen Brillen Beachtung

- starke Konvexgläser (Aphakie)
- starke Konkavgläser (hohe Myopie)
- starke Zylindergläser (eventuell Keratokonus)

Schließlich werden Augengröße, Augenstellung und Motilität beurteilt

- Mikrophthalmus
  Hydrophthalmus
  Atrophia bulbi
- Exophthalmus
  Enophthalmus
- Fixationstest mit dem vorgehaltenen Zeigefinger
  Covertest (Einstellversuch) (siehe Strabismus, S. 426).

b) Eigentliche makroskopische Untersuchung des Auges

Die Voruntersuchungen werden bei Tageslicht oder bei Untersuchungszimmerbeleuchtung vorgenommen. Die eigentliche makroskopische Untersuchung bedient sich der *seitlichen fokalen Beleuchtung.*

- *Seitliche fokale Beleuchtung*

Dazu wird eine helle elektrische Taschenlampe verwendet, deren Lichtkegel einen reellen Brennpunkt mit einer Fokaldistanz von etwa 10 cm besitzt (Abb. 25). Die Beleuchtung erfolgt von der Schläfenseite, die hellste Stelle des Lichtkegels wird auf die jeweils untersuchte Partie des Auges gerichtet, die Umgebung des untersuchten Gebietes bleibt im Dunkeln.

Der Vorteil dieser Untersuchungsmethode gegenüber der einfachen Untersuchung bei Tageslichtverhältnissen liegt in der starken Kontraststeigerung und dem großen Einfallswinkel, unter dem das helle Lichtbündel auf die Augenmedien trifft und so viele Einzelheiten

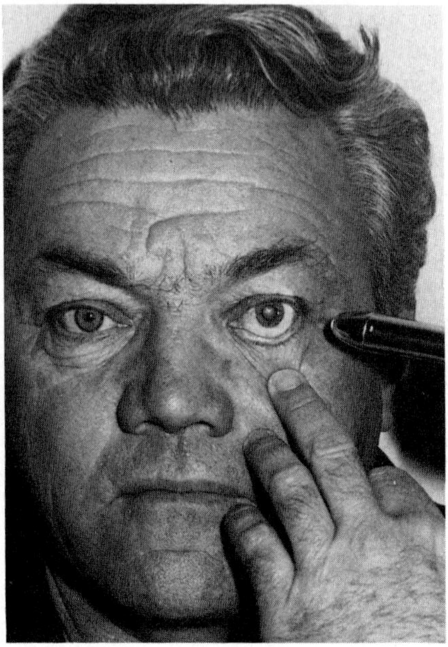

Abb. 25. Seitliche fokale Beleuchtung

sichtbar macht, die der Wahrnehmung bei diffusen Beleuchtungsbedingungen entgehen. Die Betrachtung des Auges erfolgt von

- vorne
- mit freiem Auge, Lesebrille oder zur Diagnose feiner Einzelheiten mit Hilfe einer Beobachtungslupe bzw. einer Lupenbrille.

Untersucht werden mit dieser Methode die

- Bindehaut
- Hornhaut
- Vorderkammer des Auges
- Iris und
- Linse.

Eine wesentlich genauere Beurteilung feiner Strukturen des Auges im Sinne einer Biomikroskopie gelingt mit der Spaltlampenuntersuchung.

2. Spaltlampenuntersuchung

(Eingeführt von Gullstrand 1911) = die vollkommenste Anwendung der fokalen Beleuchtung, bestehend aus einem Beleuchtungs- und einem Beobachtungsteil.

Wesentlichster Bestandteil des *Beleuchtungsteils* ist eine Nitra- oder Mikrobogenlampe, die in einem lichtdichten Gehäuse untergebracht ist. Durch einen Kollektor wird ein im Gehäuse vorhandener vertikaler Spalt, der in seiner Breite und Länge verstellbar ist, optimal beleuchtet. Dieser helle Lichtspalt wird nun durch eine asphärisch-aplanatische Beleuchtungslinse auf dem untersuchten Augenabschnitt scharf abgebildet. Die Beleuchtungseinheit ist auf einem seitlich schwenkbaren Arm angebracht, durch einen Schraubenantrieb kann eine rasche Fokussierung des Lichtspalts durch Änderung des Gerätabstandes vom Auge erzielt werden. Der *Beobachtungsteil* besteht aus einem binokularen Hornhautmikroskop (Abb. 26).

Nach Vogt gibt es je nach der Beobachtungsmethode des einfallenden Spaltliches *5 Arten der Untersuchung an der Spaltlampe:*

- die Untersuchung im diffusen Licht (für ein großes Übersichtsbild)
- die direkte fokale Beleuchtung im auffallenden Licht (zur Tiefenlokalisation im Bereich des Spaltlichtes)

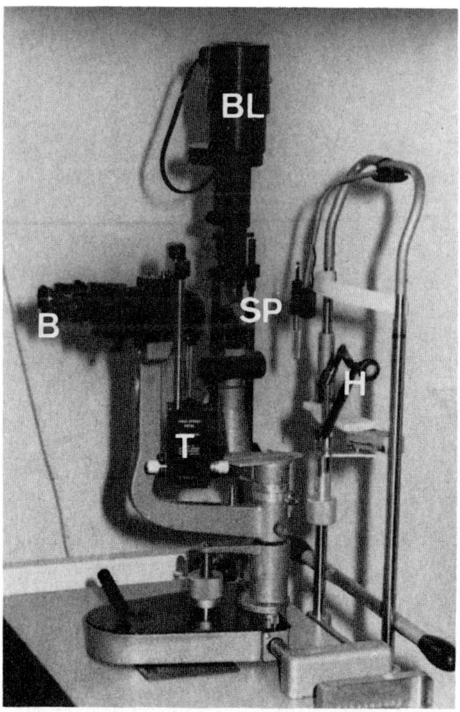

Abb. 26. Spaltlampe: *B* Beobachtungsokular, *BL* Beleuchtungsvorrichtung, *SP* Ablenkspiegel des Spaltlichtes, *H* Hrubylinse, *T* Applanations-Tonometer

- die Untersuchung im indirekten oder regredienten Licht, das etwa von Iris oder Linse auf die Hornhaut reflektiert wird, z.B. zur Untersuchung der Hornhautrückfläche, oder des aus dem Fundus reflektierten Lichts zur Feststellung einer Irisatrophie etc.
- bei der indirekten seitlichen Beleuchtung wird das Lichtbüschel auf eine Stelle neben dem Untersuchungsbezirk gelenkt
- die Untersuchung im Spiegelbezirk: dabei wird die teilweise Reflexion der Strahlen beim Übergang von einem auf ein anderes Medium ausgenützt. Damit läßt sich bei maximaler Vergrößerung Zahl, Größe und Form der Endothelzellen feststellen. Auf diesem Prinzip baut die *Endothelzellmikroskopie* auf (Abb. 27).

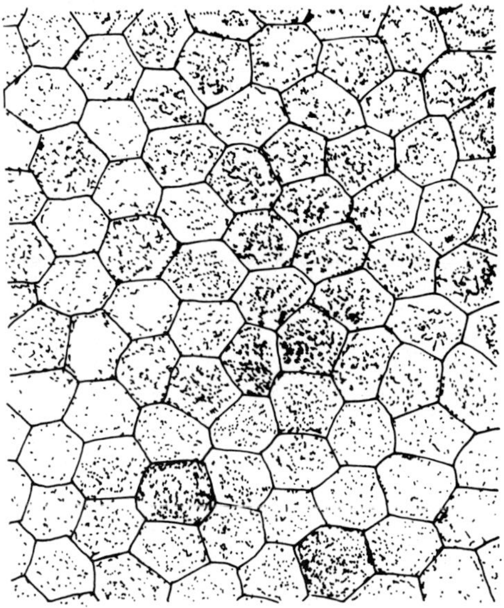

Abb. 27. Endothelzellmikroskopisches Bild (schematisierte Zeichnung) (siehe auch Abb. 103)

3. **Ophthalmoskopie** (= Augenspiegelung)

1850/51 von Helmholtz entdeckt: Helmholtz spiegelte das Beobachtungslicht durch planparallele Platten in die Pupille des Untersuchten, dessen Augenhintergrund durch die Glasplatten hindurch beobachtet werden konnte. Später wurden die planparallelen Platten durch einen Hohlspiegel ersetzt, der eine zentrale Bohrung für das Beobachterauge aufwies: davon leitet sich der Ausdruck Augenspiegel ab.

- *Augenspiegeln im aufrechten Bild* (= Helmholtzsches Prinzip) (Abb. 28)

Das durch die brechenden Medien aus dem Augenhintergrund des Patientenauges austretende parallele Licht vereinigt sich wieder zu einem Bild im Augenhintergrund des Beobachters.

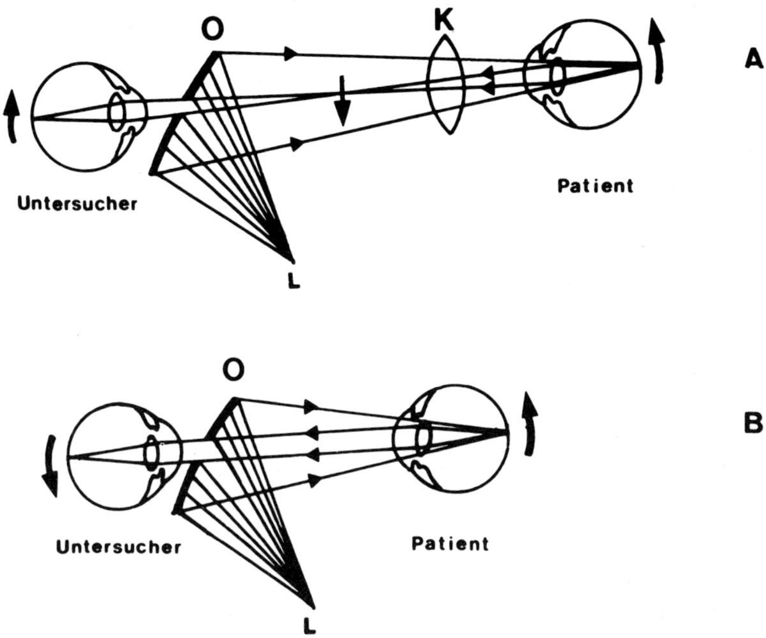

Abb. 28. Schematische Darstellung des Strahlengangs bei **A** indirekter und **B** direkter Ophthalmoskopie (*L* Lichtquelle, *O* Ophthalmoskop, *K* Kondensatorlinse)

Es entsteht somit ein aufrecht stehendes, seitenrichtiges, virtuelles Bild. Die Untersuchungsdistanz beträgt wenige Zentimeter, die Bildvergrößerung etwa das 16fache, der Bildausschnitt ist sehr klein und nicht stereoskopisch. Die Ophthalmoskope zum Spiegeln im aufrechten Bild sind heute mit einer in Dioptrienschritten abgestuften Rekoss-Scheibe zum Refraktionsausgleich ausgestattet (Abb. 29). Durch Drehen wird die benötigte Linse vor das Beobachtungsloch des Spiegels geschaltet.

- *Augenspiegeln im umgekehrten Bild* (= Prinzip von Ruete, 1852)

Die aus dem Auge des Untersuchten reflektierten parallelen Lichtstrahlen werden durch eine Sammellinse zu einem Bild vereinigt.

Die Brechkraft der Sammellinse beträgt 14 bis 28 Dptr. und wird dementsprechend 7 bis 3 cm vor das Auge des Untersuchten gehalten. Diese Sammellinse sammelt also patientenseitig das in das untersuchte Auge hineingespiegelte Licht und das aus diesem Auge zurückfallende Licht in der dem Untersucher zugekehrten Brennebene der Linse.

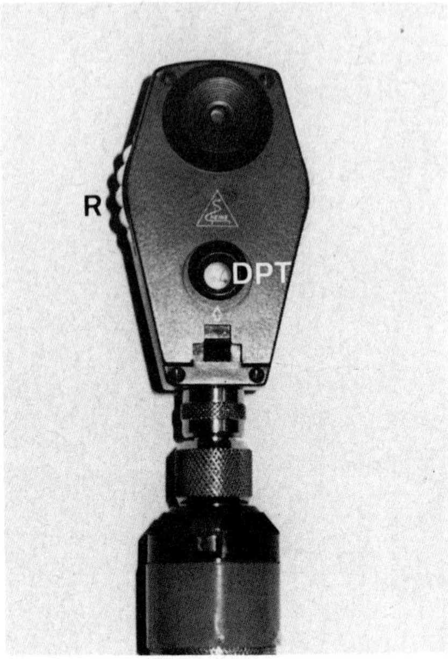

Abb. 29. Direktes Ophthalmoskop: *R* Rekoss-Scheibe, *DPT* Kontrollfenster für die vorgeschaltete Linse

Das Bild ist reell, umgekehrt und seitenvertauscht und 7 bis 15 cm vom Patientenauge entfernt. Der Untersucher muß nun auf dieses Bild akkomodieren, was sich in einer Nahdistanz von 30 cm leicht bewerkstelligen läßt. Die Gesamtuntersuchungsdistanz erreicht somit etwa 45 cm (15 + 30 cm). Der Beobachtungsteil der modernen Ophthalmoskope für das Spiegeln im umgekehrten Bild ist binokular gestaltet, womit ein stereoskopisches Fundusbild ermöglicht wird (Abb. 30 a).

- *Spaltlampenophthalmoskopie*

Durch das Vorschalten einer starken Konkavlinse von −58,6 Dptr. *(Hruby-Linse)* oder durch das direkte Aufsetzen eines Spiegelkontaktglases *(Goldmann-Glas)* auf die anästhesierte Hornhaut kann der Augenhintergrund des Patienten an der Spaltlampe im aufrechten Bild unter stereoskopischen Bedingungen untersucht werden (Abb. 30B und C).

Das *Panfunduskop* nach Schlegel ist ein Kontaktglas, das aus einem sammelnden Meniskus mit hoher Brechkraft und einer Kugellinse besteht und so ein umgekehrtes stereoskopisches Bild im Sinne eines Weitwinkelbildes liefert.

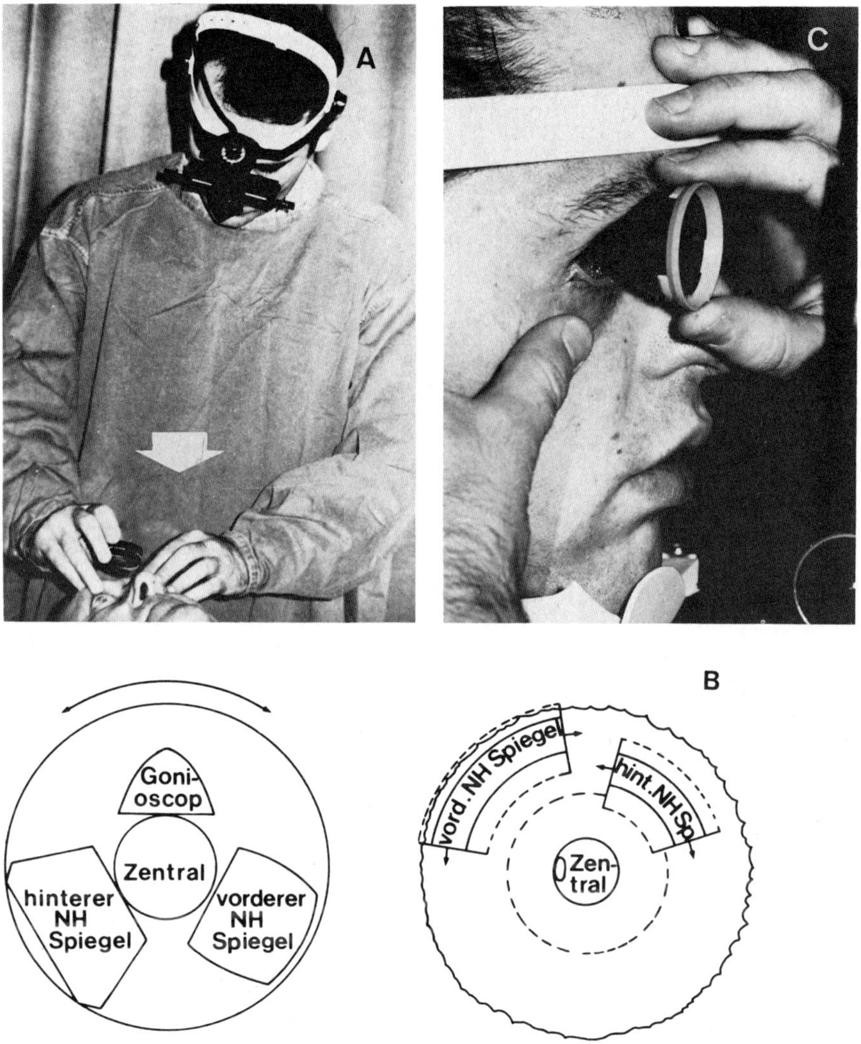

Abb. 30. **A** Binokulare indirekte Ophthalmoskopie. **B** Anordnung der Umlenkspiegel im drehbaren Dreispiegel-Kontaktglas (links) zur optischen Darstellung der korrespondierenden Funduszonen (rechts). (Strahlengang wie bei der Gonioskopie, Abb. 175). **C** Goldmannsches Dreispiegelkontaktglas in situ

Alle 3 Verfahren ermöglichen eine Durchmusterung des Glaskörpers und der Netzhaut im Spaltlicht und somit eine Biomikroskopie des hinteren Augenabschnittes. Die 5 Möglichkeiten der Spaltlampenuntersuchung nach Vogt können dabei ausgeschöpft werden.

4. Tonometrie und Tonographie

Die Tonometrie dient der Messung des intraokularen Druckes. Die Grenzen des normalen Druckes sind 10 und 22 mmHg = 1,33 bis 2,79 KPa (Kilopascal).

Die 2 grundsätzlichen gebräuchlichen Verfahren der Druckmessung sind:

– die Impressionstonometrie und
– die Applanationstonometrie.

- *Impressionstonometrie*

Die Untersuchung wird am liegenden Patienten vorgenommen. Ein in seinem Gewicht exakt geeichter Metallstift dellt die zentrale Hornhaut ein. Der Grad der Eindellung ist am Ausschlag eines Zeigers ablesbar (Abb. 31). Der Senkstift dellt naturgemäß die Hornhaut umso mehr ein, je weicher das Auge ist.

Durch die zentrale Impression der Hornhaut wird Kammerwasser aus dem axialen Bereich der Vorderkammer in die Gegend des Kammerwinkels verdrängt. Da das Kammerwasser nicht sofort abfließen kann, kommt es zu einer geringfügigen Dehnung von Hornhaut und Sklera. Abweichungen von der durchschnittlichen Dehnungsfähigkeit

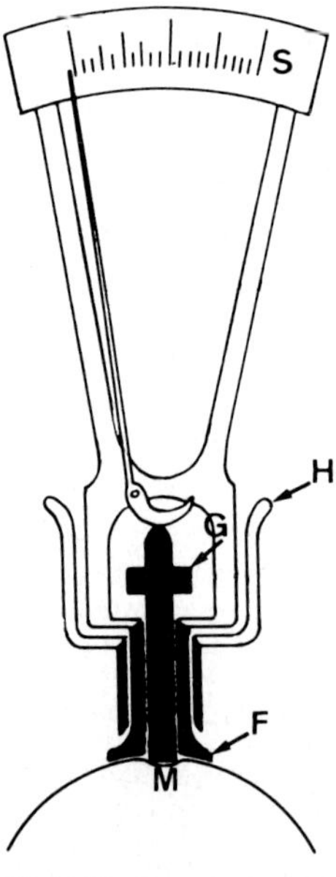

Abb. 31. Impressionstonometer nach Schiötz: *H* Haltegriffe, *G* Gewicht des Meßkolbens *(M)*, *F* Fußplatte, *S* Skala

(= Rigidität, siehe S. 289) der äußeren Augenhüllen führen zu *Meßfehlern.* Bei niedriger Skleralrigidität wird ein zu niedriger, bei hoher Skleralrigidität ein zu hoher Augendruck gemessen. Eine verminderte Skleralrigidität liegt bei Myopie und nach bulbuseröffnenden Operationen vor.

• *Applanationstonometrie* (Abb. 32; vgl. Abb. 26)

Diese Untersuchung wird am sitzenden Patienten an der Spaltlampe ausgeführt. Es gibt allerdings auch Handapplanationstonometer, mit denen unabhängig von der Körperlage des Patienten gemessen werden kann. Die Applanationstonometrie nach Goldmann folgt dem Prinzip der Abplattung eines 3 mm² großen zentralen Hornhautareals. Die dazu erforderliche Kraft entspricht dem intraokularen Druck. Die Skleralrigidität beeinflußt das Meßergebnis daher nicht.

Die Abplattung der Hornhaut wird durch die Konfiguration einer Testfigur (2 Halbkreise, die durch Betätigung einer Meßtrommel zur

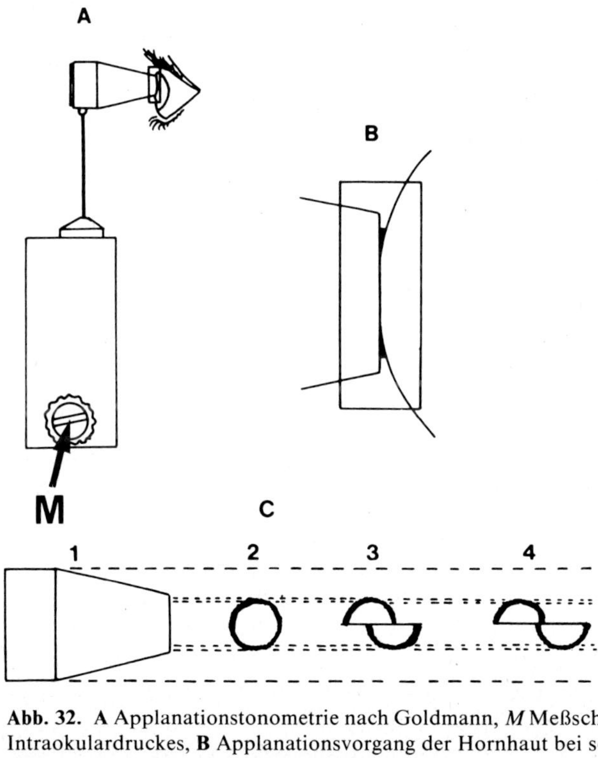

Abb. 32. A Applanationstonometrie nach Goldmann, *M* Meßschraube mit Ablesung des Intraokulardruckes, **B** Applanationsvorgang der Hornhaut bei seitlicher Betrachtung, **C** Blick auf die applanierte Hornhaut durch das Meßkörperchen **(1).** Die Meßschraube wird so lange betätigt, bis sich die beiden halbkreisförmigen Testmarken in Form eines liegenden S innen berühren **(2–4)**

Berührung gebracht werden müssen) angezeigt. An der Meßtrommel kann dann der Druck direkt abgelesen werden.

- *Non-Kontakt-Tonometrie*

Neben diesen beiden Druckmeßverfahren, bei denen die Hornhaut berührt wird, gibt es noch Non-Kontakt-Tonometriemethoden, die nach dem Prinzip der Applanation durch einen Luftstrahl die zentrale Hornhaut abplatten. Während die Kontaktverfahren nur nach Oberflächenanästhesie der Hornhaut angewendet werden können, ist bei den Non-Kontakt-Methoden der Druckmessung keine Anästhesie erforderlich. Die Gefahr der Kontamination der Meßkörperchen durch infizierte Augen ist damit nicht gegeben. Die Meßgenauigkeit liegt allerdings unter der des Applanationstonometers nach Goldmann von ± 1 mm Hg.

- *Tonographie*

Die Tonographie ist eine spezielle Form der Tonometrie durch kontinuierliche Messung des intraokularen Druckes über einen Zeitraum von 4 bis 7 Minuten (Abb. 33).

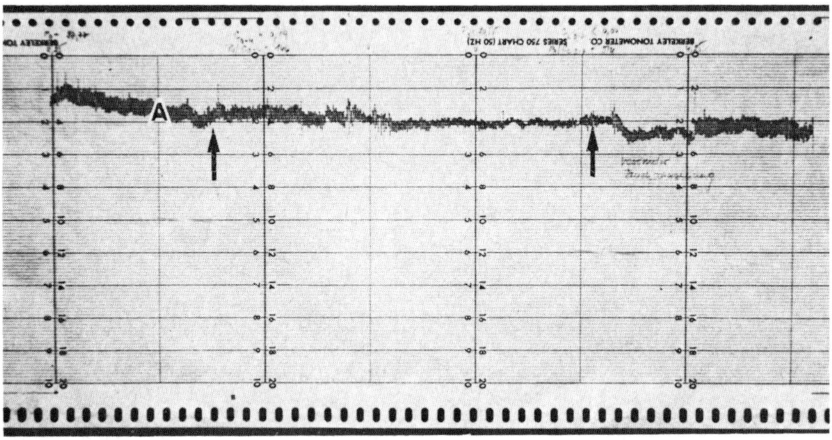

Abb. 33. Tonographiekurve bei Glaukom. *A* innerhalb der ersten beiden Minuten tritt ein normaler Druckabfall auf, zwischen den beiden Pfeilen zeigt die Kurve dann innerhalb der nächsten 4 Minuten keinen Druckabfall mehr

Durch das Gewicht (= 16,5 g) eines elektrischen Impressionstonometers wird während des Meßvorganges Kammerwasser über seine natürlichen Abflußwege aus dem Auge gepreßt. Damit läßt sich die Abflußleichtigkeit des Kammerwassers in Mikroliter/min/mm Hg eruieren. *Hauptanwendungsgebiet* = Früherkennung des Offenwinkelglaukoms. Neuere Beobachtungen aus dem Laboratorium von Grant, auf den diese Untersuchungsmethode zurückgeht, zeigen, daß die Abflußleichtigkeit eines histologisch völlig normal strukturierten Kammerwinkels von der Druckhöhe abhängt: in einem solchen Auge ist der Abfluß bei einem Druck von 15 mm Hg normal, in demselben Auge bei einem Druck von 35 mm Hg jedoch erheblich herabgesetzt. Diese Zusammenhänge schränken den diagnostischen Wert der Tonographie sehr ein.

5. Ultraschallechographie

Die Ultraschallechographie des Auges und der Orbita wird im Impulsechoverfahren angewendet, das heißt, Sender und Empfänger der Schallwellen einer Frequenz von 6 bis 14 MHz liegen im gleichen Prüfkopf, der etwa 5 mm breit und 5 bis 10 cm lang ist. An Grenzzonen verschiedener Schallgeschwindigkeit und Dichte (= Diskontinuitätszonen) wird ein Teil der Schallwellen reflektiert (= Echo). Die Echos werden am Bildschirm des Kathodenstrahloszillographen in 2 Variationsformen der Echoregistrierung dargestellt:

- im A-Bild-Verfahren als Zacken (Abb. 34) und
- im B-Bild-Verfahren als Punkte (Abb. 35).

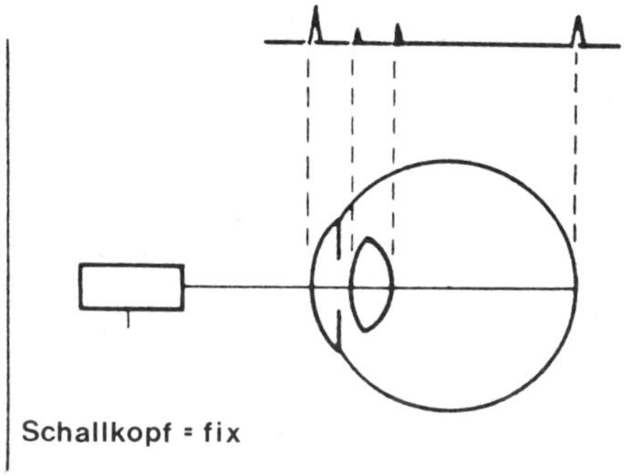

Abb. 34

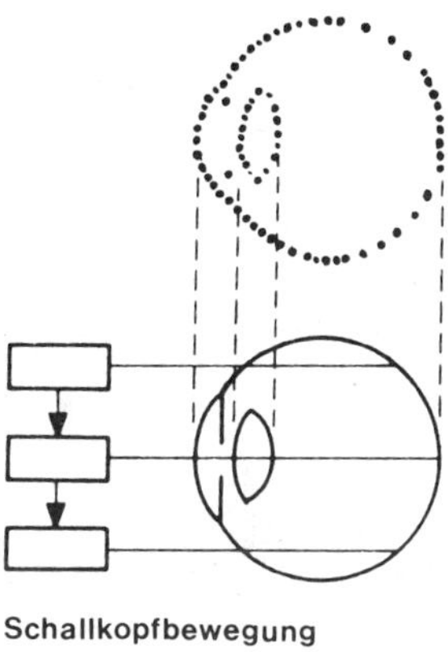

Abb. 35

Abb. 34. Schematische Darstellung der A-Bild-Ultraschall-Echographie

Abb. 35. Schematische Darstellung der B-Bild-Ultraschall-Echographie

Der Reflexionsgrad des Einzelechos kommt im A-Bild-Verfahren in der Höhe der Zacke und im B-Bild-Verfahren in der Helligkeit des Punktes zum Ausdruck.

Das A-Bild-Verfahren liefert ein eindimensionales Bild aller Strukturen, die in einer bestimmten, durch die Position des Schallkopfes am Auge vorgegebenen Durchschallungsachse liegen.

Bei dem B-Bild-Verfahren wird der Schallkopf in einer bestimmten Schnittebene bogenförmig linear hin- und herbewegt, die Punkte der Einzelechos werden am Bildschirm gespeichert und ergeben dann in ihrer Summation ein zweidimensionales akustisches Schnittbild durch Auge und Orbita. Die einzelnen Strukturen des Auges und der Orbita bzw. ihre pathologischen Veränderungen sind durch charakteristische Schallbilder ausgezeichnet.

Anwendungsbereich der Ultraschallechographie

- Biometrie des Auges (etwa zur Ermittlung der Brechkraft einer Implantatlinse für die Kataraktoperation)
- Diagnostik des hinteren Augensegmentes bei fehlendem Funduseinblick (Glaskörperblutung, Netzhautabhebung, Tumoren etc.)
- Tumordiagnostik des Auges und der Orbita durch die Möglichkeit der Gewebsdifferenzierung (Differentialdiagnose zwischen malignem Melanom, Hämangioma cavernosum, Metastasen, Retinoblastomen, Pseudotumoren, wie etwa proliferierenden subretinalen fibrovaskulären Narben, subpigmentepithelialen Ergüssen oder Blutungen etc.).

6. Computertomographie (CT)

Heute ein Konkurrenzverfahren zur Ultraschallechographie der Orbita, ermöglicht im Gegensatz zur konventionellen Röntgendiagnostik eine Weichteildifferenzierung. Das Prinzip der CT beruht auf einer Messung der Transmission von Röntgenstrahlen durch bestimmte Gewebe mittels geeigneter Detektoren, wobei die Meßeinheit in einer bestimmten Schichtebene gedreht wird und in dieser Schichtebene in 180 Radien den Meßvorgang ausführt. Ein programmierter Computer analysiert die Absorptionsdaten der einzelnen Messungen und druckt diese in Form eines Rasterbildes aus. Das derzeit modernste Verfahren der Orbitadiagnostik ist die *Kernspintomographie* oder nukleäre magnetische Resonanz (= NMR), die sich bereits heute der CT überlegen zeigt.

7. Fluoreszenzangiographie

= Kontrastmitteldarstellung der Netzhaut- und Aderhautgefäße. Der rötliche Farbstoff Fluoreszein-Natrium wird durch ein blaues Exzitationslicht (475 nm) zu einer hellgrünen Fluoreszenz (525 nm) angeregt. Die Untersuchungen werden mittels einer Funduskamera durchgeführt, in die neben dem blauen Exzitationsfilter im Beleuchtungsteil ein gelbes Sperrfilter im Beobachtungsteil inkorporiert ist, das alles nichtfluoreszierende Licht absorbiert. Ein Schnellblitzgenerator ermöglicht bis zu 3 photographische Bilder/Sekunde. Dadurch kann die Hämodynamik der Netzhautzirkulation erfaßt werden (Abb. 36). Endothel der Netzhautgefäße und Pigmentepithel sind das anatomische Substrat der *Blut-Retina-Schranke* für Vitalfarbstoffe. Pathologische Permeation der Blut-Retina-Schranke führt zu Farbstoffaustritten (helle Stellen = Hyperfluoreszenz im Angiogramm). Pigment jeder Art (Melanin, Xanthophyllin, Lipofuscin, Hämoglobin) maskiert die Fluoreszenz (= dunkle Stellen = Hypofluoreszenz im Angiogramm). Die Infrarotphotographie ermöglicht eine gewisse Differenzierung der einzelnen Pigmente.

Anwendungsbereich der Fluoreszenzangiographie

- Gefäßerkrankungen von Sehnerv, Netzhaut und Aderhaut
- Tumoren der Aderhaut (malignes Melanom, Hämangioma cavernosum, metastatische Tumoren, Pseudotumoren). Durch Kombination der Fluoreszenzangiographie mit der Infrarotphotographie (Ausdehnungszuwachs + Pigmentgehalt) und der Ultraschallechographie (Höhenzuwachs und Gewebsdifferenzierung) lassen sich Tumoren als solche erkennen und differenzieren. Auf die blutige Untersuchungsmethode des P^{32}-Aufdecktests (die Radioaktivitätsmeßsonde muß unter der Bindehaut an die hintere Außenfläche des Bulbus geführt werden) kann deshalb meist verzichtet werden.
- Degenerative Erkrankungen des Pigmentepithels (Defekte im Pigmentepithel ermöglichen ein Ausströmen von Fluoreszein unter das Pigmentepithel oder die Netzhaut = „Quellpunkte") (siehe S. 373).
- Messung der Arm-Retina-Zeit (ca. 14 bis 15 Sekunden) und der Retinazirkulationszeiten bei Erkrankungen, die die Fließeigenschaften des Blutes beeinträchtigen, wie Diabetes mellitus, Hyperlipidämien, Dys- oder Paraproteinämien.

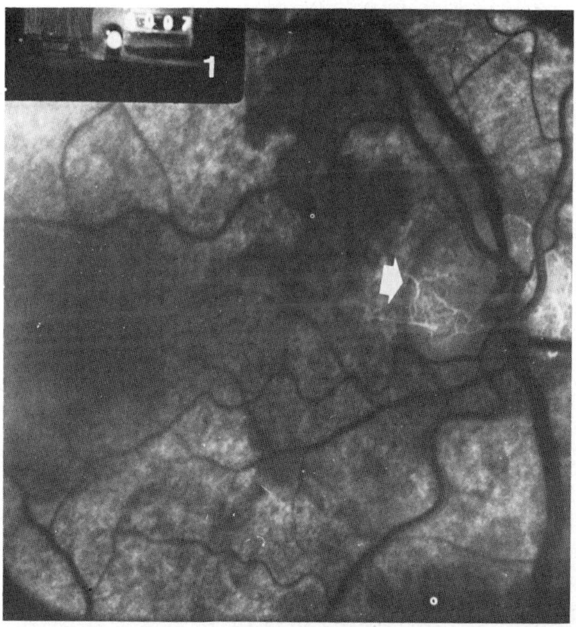

Abb. 36. Fluoreszenzangiographie. **1** zilioretinaler Gefäßeinstrom (Pfeil), **2** arterielle Phase, **3** frühvenöse Phase, Färbung eines venösen Randstromes (Pfeil), **4** venöse Phase, Färbung des gesamten Venenlumens, **5** Spätphase, Farbimbibition der Sklera, vor deren hellem Hintergrund die dunklen Aderhautgefäße sichtbar werden (Pfeil)

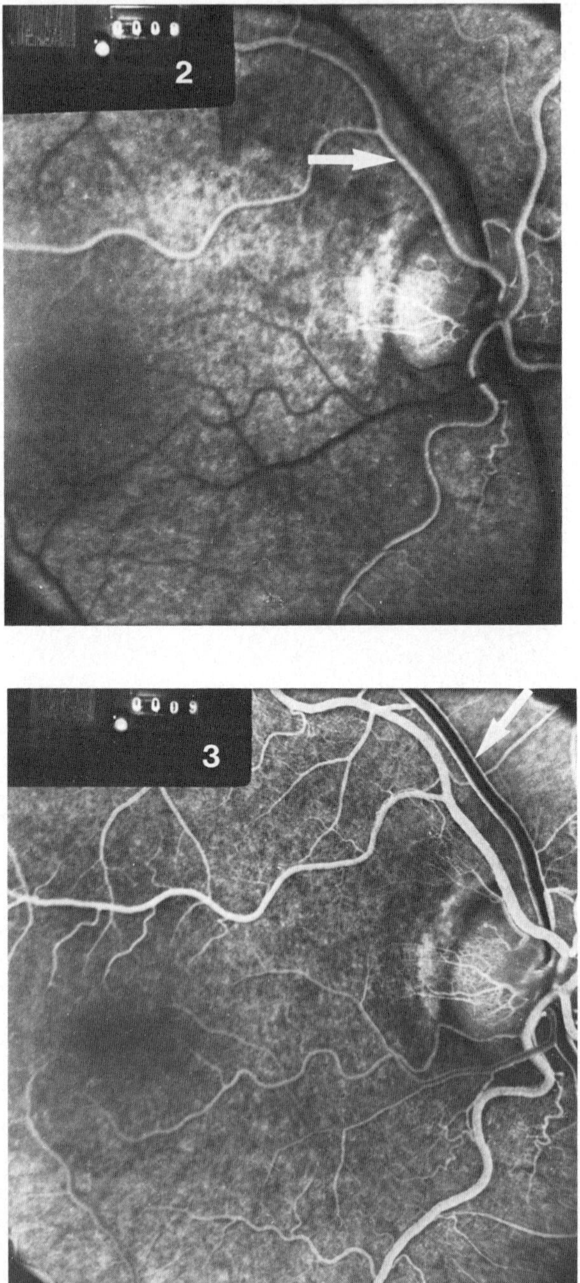

Abb. 36. 2, 3

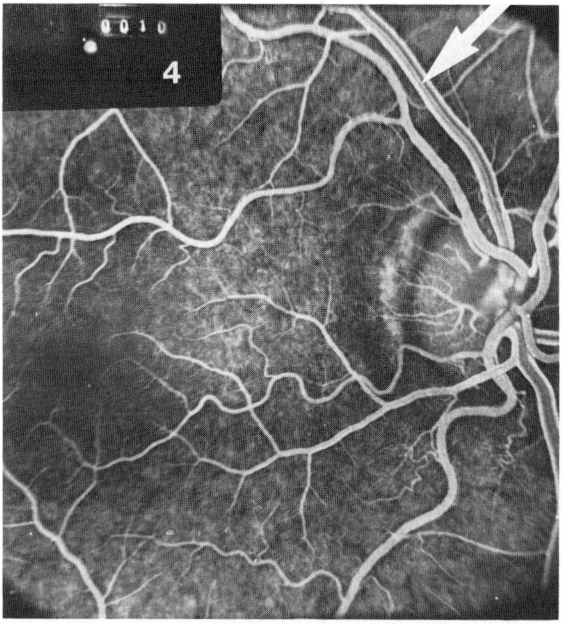

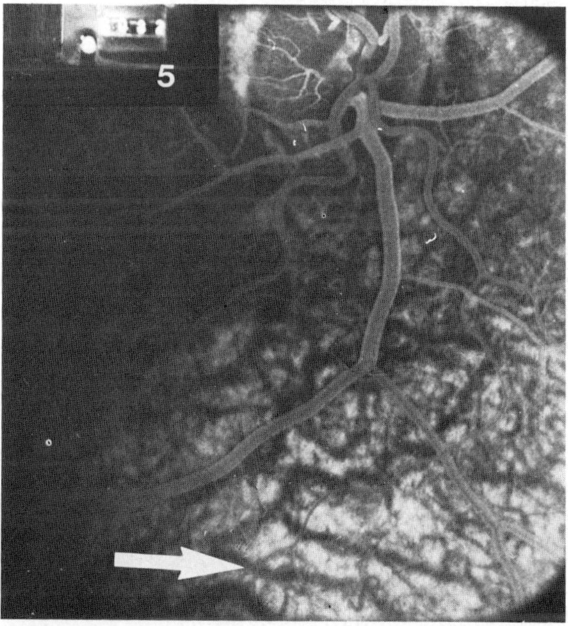

Abb. 36. 4, 5

8. Ophthalmodynamometrie und -graphie

Die *Ophthalmodynamometrie* dient der Blutdruckmessung der A. ophthalmica durch Druck eines stabförmigen Gerätes (= Ophthalmodynamometer) auf den Augapfel bei gleichzeitiger ophthalmoskopischer Beobachtung der Pulsationsphänomene der Papillargefäße.

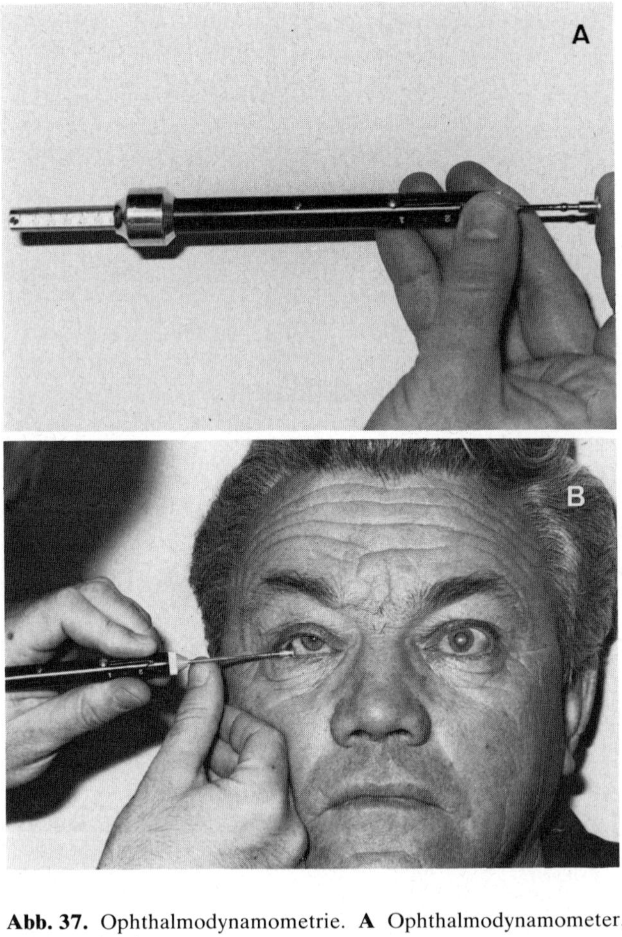

Abb. 37. Ophthalmodynamometrie. **A** Ophthalmodynamometer, **B** Ophthalmodynamometer in situ

Das senkrecht auf das anästhesierte Auge aufgesetzte Meßgerät besitzt eine eingebaute Federwaage, um den ausgeübten Druck dosiert steigern zu können (Abb. 37). Die sanfte Druckeinwirkung wird dabei so lange erhöht

– bis die Zentralarterie (+ Äste) zu pulsieren beginnt = diastolischer Druck bzw.
– bis der Arterienpuls erlischt und die Arterie kollabiert = systolischer Druck.

Der dazu nötige Druck in Gramm (Ablesung am Dynamometer) ist unter Einbeziehung des intraokularen Druckes und des am Oberarm gemessenen Blutdruckes ein Maß für den in der A. ophthalmica herrschenden Druck. Der systolische Druck erreicht etwa zwei Drittel, der diastolische etwa die Hälfte des korrelierenden Brachialisdruckes.

Erhebliche Abweichungen lassen Rückschlüsse auf Zirkulationsstörungen im Bereich der A. carotis interna und des Karotissyphons zu: z.B. bei Verschlüssen dieser Arterie (= einseitig massive Herabsetzung des Ophthalmikadruckes).

Ophthalmodynamographie (Hager) = Pulsoszillographie der A. ophthalmica: Analog der üblichen RR-Messung werden durch pneumatische Augenkapseln und Oberarmmanschetten übersystolische Drucke auf die entsprechenden Arterien (ophthalmica und brachialis) ausgeübt, die zum Kollaps dieser Gefäße führen. Der danach eingeleitete kontinuierliche synchrone Druckabfall führt zu Druckvolumenschwankungen von Bulbus und Orbita, die von einem Synchronschreiber aufgezeichnet werden. Der Anwendungsbereich deckt sich mit dem der Ophthalmodynamometrie.

9. Doppler-Ultrasonographie

Die Doppler-Ultrasonographie ist ein nichtinvasives, qualitatives, aber nicht quantitatives Verfahren zur perkutanen Bestimmung der mittleren Strömungsgeschwindigkeit und der Strömungsrichtung in Gefäßen. Die untersuchten Gefäße sind in der Ophthalmologie die *A. supratrochlearis* und die *A. supraorbitalis* (= Endäste der A. ophthalmica, die aus der A. carotis interna entspringt).

Diese beiden Gefäße anastomosieren mit Endästen der A. carotis externa, nämlich den Aa. facialis und temporalis superficialis. Weitere Anastomosen existieren auch zur kontralateralen Seite über die Aa. communicans ant. und post. Physiologischerweise besteht ein Strömungsgleichgewicht von intrakraniell zu extrakraniell. Dieses Gleichgewicht kann durch *Stenosen und Verschlüsse im Bereich der A. carotis int.* gestört werden. Die Meßsonde sendet Ultraschall von 10 MHz Frequenz aus und empfängt den reflektierten Schall. Fehlt in dem untersuchten Gefäß jede Strömung, so entspricht die Frequenz des Sendeschalls der des Empfangsschalls. Bei orthograder Strömung besitzt der reflektierte Schall eine höhere Frequenz als der ausgesandte Schall (= Doppler-Effekt). Die Strömungsgeschwindigkeiten werden auf einem Oszilloskop beobachtet oder mit einem Simultanschreiber registriert.

Indikationen:

– ischämische Prozesse der Netzhaut und des Sehnervenkopfes
– Amaurosis fugax
– Verdacht auf Arteriitis temporalis
– unklare Cephalea.

Treffsicherheit: Bei einem Stenosegrad der A. carotis interna von mehr als 50% des Lumens = 95%.

E. Lider

1. Anatomie

Die Augenlider sind eine modifizierte, bewegliche Hautfalte mit einer Verstärkungsplatte, dem Tarsus, im Inneren. Am Lid lassen sich 4 Schichten unterscheiden, von denen sich je 2 zu einem Blatt vereinigen (Abb. 38).

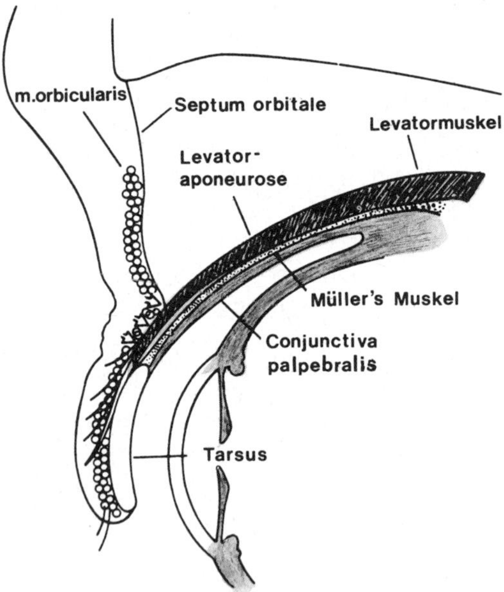

Abb. 38. Schematischer Querschnitt durch das Lid

Das *äußere Lidblatt* besteht aus der Haut, dem M. orbicularis oculi (dem Lidschließermuskel), der vom N. facialis (dem VII. Hirnnerv) innerviert ist und dem M. levator (dem Lidhebermuskel), der vom N. oculomotorius (dem III. Hirnnerv) innerviert ist.

Das *innere Lidblatt* setzt sich aus dem Tarsus, dem Lidknorpel, in den die etwa 40 (oben) bzw. 20 (unten) Meibomschen Drüsen eingelagert sind, dem M. tarsalis Mülleri, dem inneren Lidhebermuskel, der vom Sympathicus innerviert ist und der Tarsusbindehaut zusammen.

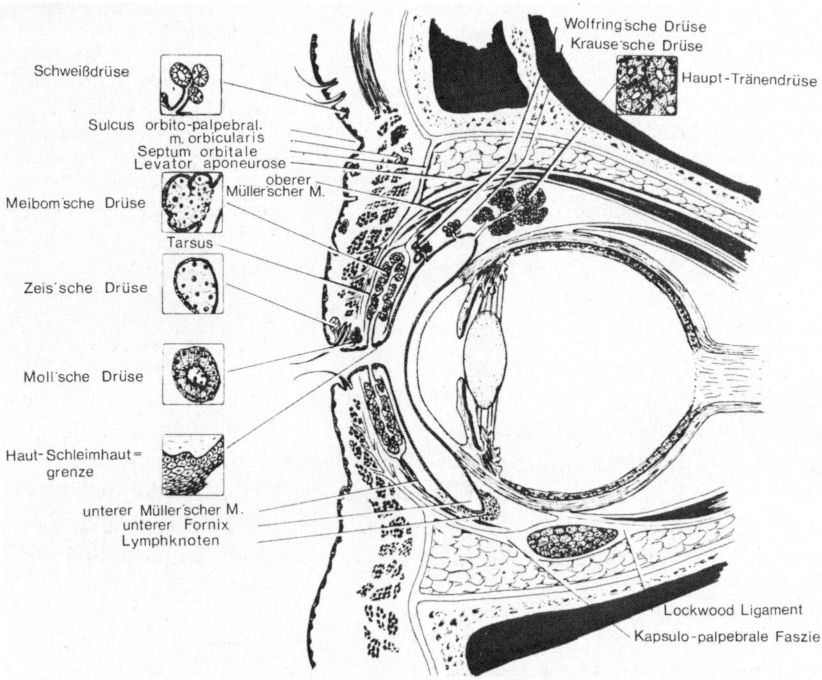

Abb. 39. Schematische Darstellung der Drüsen des Lides. (Nach Jakobiec, F.: Ocular Anatomy, Embryology and Teratology. Philadelphia: Harper and Row. 1982)

Gegen die Orbita wird das Lid durch das Septum orbitale abgegrenzt, eine straffe Bindegewebsmembran, die hinter dem M. orbicularis zwischen Tarsus und Periost des knöchernen Orbitarandes ausgespannt ist.

In die Lider sind eine Reihe von *Drüsen eingelagert* (Abb. 39):

Drüsenname	*Art*	*Lokalisation*
Meibom	holokrine Talgdrüsen	Tarsus
Zeis	Talgdrüsen der Wimpern	Lidrand, Haarbälge der Zilien
Moll	apokrine Schweißdrüsen	Lidrand, Haarbälge der Zilien
Krause	akzessorische Tränendrüsen	Fornix conjunctivae
Wolfring	akzessorische Tränendrüsen	Oberrand des Tarsus
Becherzellen	Schleimdrüsen	Tarsusbindehaut

Sensibel innerviert wird das Oberlid vom ersten Ast des N. trigeminus (des V. Hirnnervs), dem N. ophthalmicus und das Unterlid vom 2. Ast des N. trigeminus, dem N. maxillaris.

Die *Blutversorgung* leitet sich von Ästen der A. carotis externa ab (A. frontalis und A. lacrimalis), die in den Lidwinkeln in die A. temporalis und A. angularis übergehen. Gemeinsam bilden sie am Oberlid einen doppelten und am Unterlid einen einfachen arcus tarsalis. Der venöse Abfluß erfolgt über die V. temporalis und V. angularis (vom Oberlid) und die V. facialis ant. (vom Unterlid) gesichtswärts, es bestehen jedoch Anastomosen über V. ophthalmica superior und inferior zur Orbita und weiter zum Sinus cavernosus.

2. Physiologie

Funktion der Lider ist ein Schutz gegen mechanische Verletzungen, Austrocknung und übermäßige Lichteinwirkung, daneben wird mit jedem Lidschlag der abgerissene präkorneale Tränenfilm neu ausgebreitet. Die Kontraktion des M. orbicularis führt zum Auspressen der Tränenröhrchen in Richtung Tränensack, die Erschlaffung des Muskels erzeugt einen negativen Druck und damit einen Sog in den Tränenröhrchen, die die Tränenflüssigkeit aktiv im Sinne einer Tränenperistaltik abtransportieren.

3. Embryologie

Die Lider entwickeln sich ab der 6. Woche aus ektodermalen Hautfalten, die von oben und unten her über die Augenanlage vorwachsen. Dabei entsteht aus den inneren Anteilen der Falten das Epithel des spaltförmigen Bindehautsackes und der Hornhaut und aus den äußeren Teilen der ektodermalen Falte das der Lidhaut. Die freien Ränder der Lidanlagen verbinden sich im 3. Embryonalmonat zur Lidnaht, die sich in der 2. Hälfte der Fetalzeit zur Lidspalte öffnet.

4. Erkrankungen der Lider

Übersicht

1. Erkrankungen der Lidhaut
   a) Infektiöse Erkrankungen
      - Infektiöse Exantheme
      - Impetigo contagiosa
      - Erysipel
      - Zoster ophthalmicus
      - Molluscum contagiosum

b) Lidödeme
   Entzündliche
   Allergische
c) Lidhämatome
d) Lidabszeß

2. Erkrankungen des Lidrandes
   a) Blepharitis squamosa, Blepharitis ulcerosa
   b) Phthiriasis der Lider
   c) Distichiasis, Trichiasis
3. Erkrankungen der Liddrüsen
   Hordeolum
   Chalazion
4. Erkrankungen der Lidmotorik
   a) Ptosis
      congenita
      Ptosischirurgie
      sympathica
      paralytica
      bei Myasthenia gravis
      senilis
   b) Lagophthalmus
5. Störungen der Lidstellung
   a) Angeborenes Lidkolobom
   b) Epikanthus
   c) Ektropium
   d) Entropium
6. Lidtumoren
   a) Tumorartige Lidveränderungen
      Dermoidzyste
      Atherom
      Milium
      Verrucae seniles
      Cornu cutaneum
      Xanthelasma
   b) Benigne Tumoren
      Hämangioma simplex (Sturge-Weber-Syndrom)
      Hämangioma cavernosum
      (Neuro)-Fibrom
   c) Maligne Lidtumoren
      Basaliom
      Spinaliom
      Plattenepithelkarzinom
      Talgdrüsenkarzinom
      Metastatische Lidtumoren
      Malignes Melanom
7. Lidverletzungen
   Stumpfe Traumen
   Perforierende Lidtraumen
   Verbrennungen, Verätzungen

Einzeldarstellung

1. Erkrankungen der Lidhaut

a) Infektiöse Erkrankungen

An der Lidhaut können prinzipiell sämtliche dermatologische Prozesse auftreten. Einige davon nehmen lokalisationsbedingt eine Sonderstellung ein. Dazu zählen:

- *Infektiöse Exantheme*

  (Masern, Varizellen, Scharlach etc.)

- *Impetigo contagiosa*

  Beginn mit epidermalen Eiterbläschen, bekommt später einen hämorrhagischen oder seröskrustösen Charakter. *Therapie:* antibiotische Puder. Differentialdiagnose: *Impetiginöses Ekzem:* Ausdruck einer Überempfindlichkeit; lokal verabreichte Pharmaka: z.B. Atropin, Anästhetika, Antibiotika, Sulfonamide etc. *Therapie:* kühle Kamillenumschläge, Kortikosteroidcremen, Antihistaminika.

- *Erysipel*

  Scharf umgrenzte düstere Rötung der Lidhaut + Schmerzhaftigkeit + Schwellung der regionalen Lymphknoten. *Erreger:* hämolytische Streptokokken. *Therapie:* antibiotische Salben + systemische Antibiotikatherapie.

- *Zoster ophthalmicus* (vgl. S. 117 u. 145)

  Eruptionen = zunächst bläschenhaft, nach Platzen der Bläschen entstehen Krusten, durch Sekundärinfektion Ulzerationen, schließlich Narben. Strenge Begrenzung der Hauteffloreszenzen auf das Versorgungsgebiet des I. oder II. Trigeminusastes (Abb. 40 A). Zusätzliche Manifestationen des Zoster ophthalmicus: Konjunktivitis, Keratitis, Iridozyklitis, Sekundärglaukom, Neuritis n. optici, Ophthalmoplegie. *Erreger:* Zoster-Varicellen-Viren (im Ganglion semilunare Gasseri). *Therapie:* antibiotische Puder, Watteverband, Vitamin-B-Komplex, Analgetika (gegen die Zosterneuralgie), Virostatika, wie z.B. Zovirax.

- *Molluscum contagiosum* (Abb. 40 B).

  Kleine transluzide Knötchen mit zentraler Delle, am Lidrand und dessen Umgebung lokalisiert. *Erreger:* DNR-Virus aus der Familie der Pockenviren. Tritt bevorzugt bei

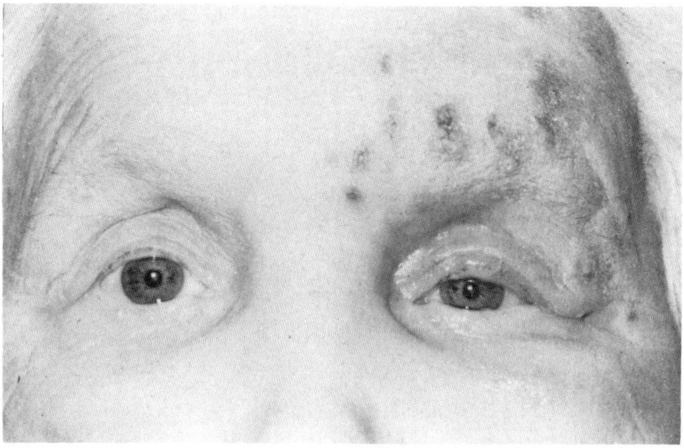

Abb. 40 A

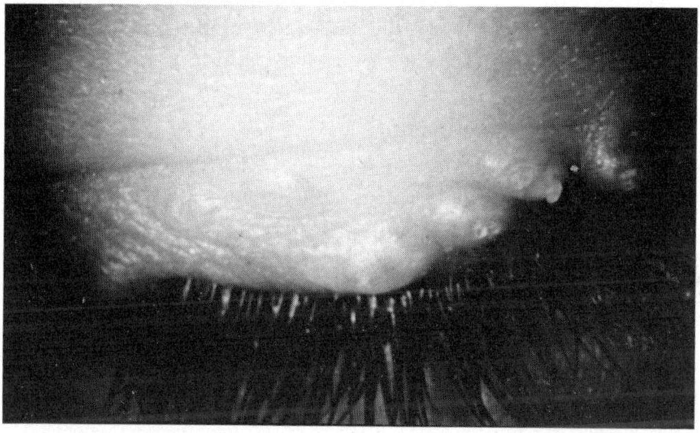

Abb. 40 B

Abb. 40. A Zoster ophthalmicus V/1 links, **B** Molluscum contagiosum

Kindern auf. Selbstlimitierend. Inkubationszeit 2 bis 7 Wochen. *Komplikation:* Sekundärinfektion + toxische Konjunktivitis. *Therapie:* Kauterisation + Auspressen des weißlichen, käsigen Materials durch den zentralen Krater mit der Pinzette.

b) Lidödeme

- *Entzündliche Ödeme*

Entzündliches Ödem bei allen Infektionen der Liddrüsen, des Tränensackes, der Nebenhöhlen und der Orbita sowie bei Diphtherie, Influenza, Malaria und bei parasitären Erkrankungen.

• *Allergische Ödeme*

– Quincke-Ödem, Urticaria bei allergischer Diathese.
– Stauungsödeme mit blasser Gesichtshaut bei Niereninsuffizienz und Herzinsuffizienz.
– Traumatisches Ödem nach Lidverletzungen
– Lidemphysem, Luftdurchtränkung des lockeren Lidgewebes nach Fraktur der Siebbeinzellen, das beim Schneuzen zunimmt und schmerzhaft wird. Bei Palpation wird ein Knistern (Krepitation) fühlbar. *Therapie:* antibiotische Abschirmung.

c) Lidhämatome

Brillenhämatom nach Schädelbasisfraktur. Monokelhämatom nach stumpfen und durchbohrenden Lidverletzungen.

d) Lidabszeß

Das gesamte Lid umfassende Rötung, Schwellung und Schmerzhaftigkeit verbunden mit einer konsekutiven Ptosis, die bis zum völligen Verschluß der Lidspalte führen kann. Schwellung und Schmerzhaftigkeit der präaurikulären Lymphknoten.

Ursache: Ausbreitung lokalisierter eitriger Entzündungen des Lides (Hordeolum, eitrige Dacryoadenitis). Sekundärinfektion von Lidverletzungen und Insektenstichen. Fortgeleitet von einer eitrigen Sinusitis oder Osteomyoelitis des knöchernen Orbitarandes. Metastatisch bei ferngelegenen Eiterherden (sehr selten). Als Komplikation eines Liderysipels. *Komplikationen:* Orbitalphlegmone, Sinus-cavernosus-Thrombose. *Therapie:* trockene Wärme, solange keine Fluktuation besteht. Bei Fluktuation lidrandparallele Inzision (vom Gesunden in das Gesunde), ausgiebige Drainage, Einlegen eines Drains, hochdosierte systemische Antibiotikabehandlung (Antibiogramm).

2. Erkrankungen des Lidrandes

a) Blepharitis squamosa, Blepharitis ulcerosa

– *Blepharitis (Lidrandentzündung) squamosa* = chronisch entzündliche Rötung der Lidränder, kleieartige Schuppenbildung, Madarosis = Ausfall der Zilien durch Lockung des miterkrankten Zilienbodens (Abb. 41). *Ursache:* konstitutionell bedingte Seborrhoe der Lider mit Hypersekretion der Talgdrüsen. *Ausgelöst* wird die Blepharitis entweder durch Staphylokokken oder durch fortgesetzte äußere Reize, wie Staub, Rauch, Strahleneinwirkung etc. bei Dysfunktion der Talgdrüsen oder durch intestinale Störungen oder durch nicht auskorrigierte Ametropien (Astigmatismus, Hypermetropie). *Therapie:* Entfernung

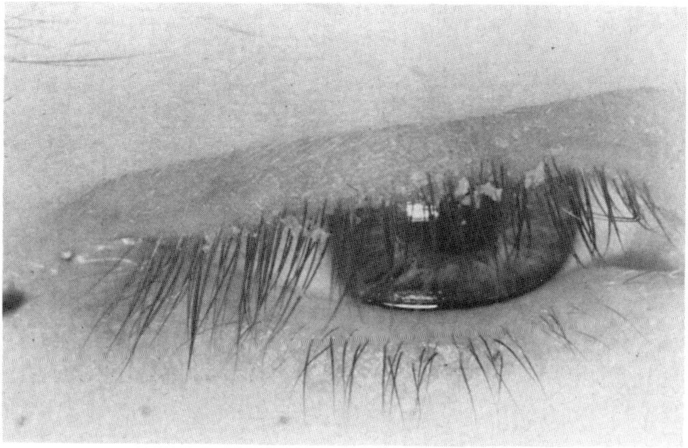

Abb. 41. Blepharitis squamosa

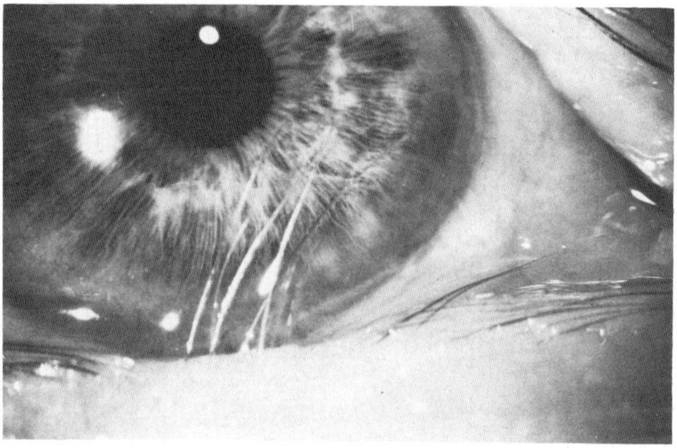

Abb. 42. Trichiasis

der Schuppen nach Aufweichen der Borken durch Paraffinum liquidum mit der Zilienpinzette. Danach: Noviformsalbe (= Desinfiziens) oder bei nachgewiesener Staphylokokkeninfektion (Abstrich) Antibiotikasalben. Bei hartnäckigen Fällen: Antibiotika-Kortison-Salbenkombination.

– *Blepharitis ulcerosa:* Rötung + Schwellung der Lidränder + gelbliche Krusten und Borken. Nach Entfernung der Krusten werden kraterartige Ulcera sichtbar. *Komplikation:* Madarosis, Trichiasis. *Ursache:* Infektion der Talgdrüsen der Zilien durch Staphylokokken. *Therapie:* Aufweichen und Entfernung der Borken + antibiotische Salben (Terramycin).

b) Phthiriasis oder Pediculosis der Lidränder

Zilien und Ausführungsgänge der Meibomschen Drüsen sind mit Filzläusen und Nissen besetzt, der Lidrand ist leicht gerötet und geschwollen. *Komplikationen:* Conjunctivitis. *Ursache:* Filzläuse, die den Wimpernboden befallen. *Therapie:* mechanische Entfernung von Filzläusen + Nissen mit der Zilienpinzette oder 2 Stieltupfern (vor und hinter dem Zilienkranz) + 2% Quecksilberpräzipitatsalbe oder 2% Pilocarpinsalbe.

c) Distichiasis, Trichiasis

– *Distichiasis* = Fehlbildung im Bereich der Lidränder: zweite Zilienreihe an der inneren Lidrandkante mit nach innen gerichteten Zilien. Nicht zu verwechseln mit der

– *Trichiasis* = Einwärtswendung der normal entwickelten Zilien mit Schleifen der trichiatischen Zilien an der Bulbusoberfläche (Abb. 42) (siehe: Entropium).

3. Erkrankungen der Liddrüsen

• *Hordeolum oder Gerstenkorn*

= Eitrige Staphylokokken- oder Streptokokkenentzündung der Meibomschen Drüsen = *Hordeolum internum* oder der Zeisschen oder Mollschen Drüsen = *Hordeolum externum.* Zuerst diffuse, später umschriebene Rötung, Schwellung und Schmerzhaftigkeit des Lides in der Umgebung des Lidrandes (Abb. 43). Eventuell Eiterpünktchen am Lidrand. Paragraphenförmige Deformierung des Lidrandes, kollaterales Lidödem, symptomatische Ptose, Schwellung der präaurikulären Lymphknoten. *Komplikationen:* Lidabszeß, Orbitalphlegmone, Sinus-cavernosus-Thrombose. *Ursache:* Staphylokokken, selten Streptokokken. Bei wiederholten Hordeola an Diabetes mellitus denken!

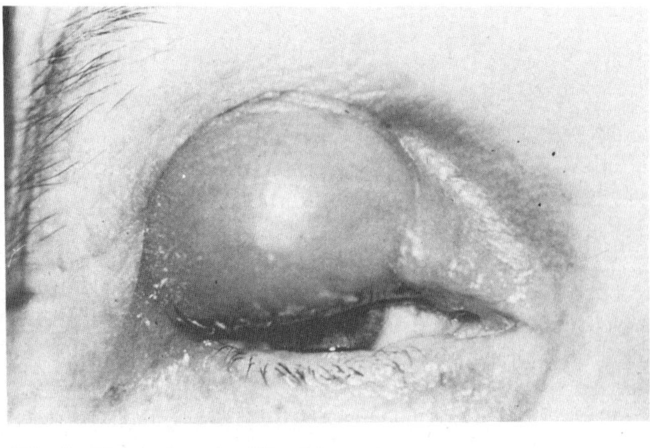

Abb. 43. Hordeolum des Oberlides

Therapie: heiße, feuchte Umschläge zur Förderung der eitrigen Einschmelzung („Reifung“) mit Spontanperforation + antibiotische oder antiseptische Salben. Bei Eiterpünktchen am Lidrand: Inzision mit einer schmalen Lanze. Bei Fluktuation: Einschnitt der Tarsusbindehaut senkrecht zum Lidrand.

- *Chalazion oder Hagelkorn*

Chronische Entzündung durch Sekretstau in den Meibomschen Drüsen mit Bildung von Granulationsgewebe um den ektatischen Drüsensack (= Balg). Schmerzfreie, hagelkorngroße, blasse oder leicht rötliche (= inflammiertes Chalazion) Schwellung. *Ursache:* wie beim Hordeolum. *Komplikationen:* symptomatische Ptose, Hornhautastigmatismus durch Druck auf die Hornhaut. *Therapie:* Exkochleation (Ausschälung), Schnittführung: bei Eröffnung von innen: senkrecht zum Lidrand, Balg wegen Rezidivgefahr mitentfernen. Bei Tumorverdacht: histologische Untersuchung des Exzidates!

4. Erkrankungen der Lidmotorik

a) Ptosis

= Herabhängen des Oberlides. Das gesunde Oberlid bedeckt 1 bis 2 mm Limbus + periphere Hornhaut. Der M. frontalis ist beim Blick geradeaus und nach unten entspannt.

- *Ptosis congenita*

Selten einseitig, meist beidseitig. Häufig familiäres Vorkommen. Meist abnorm enge Lidspalte mit kompensatorischer Kopfhaltung: nach hinten mit vorgestrecktem Kinn und Anspannung des M. frontalis. Bei verdeckter Pupille Gefahr der beidseitigen Amblyopie. Häufig kombiniert mit Blepharophimose (= Verkleinerung der Lidspalte) und Insuffizienz des M. rectus superior (dessen atropher Kern dem des M. levator benachbart ist). Die Lidspalte verengt sich nicht beim Blick nach unten (= Differentialdiagnostikum gegenüber anderen Formen der Ptose). *Ursache:* Hypoplasie des M. levator palpebrae superioris und/oder Aplasie des entsprechenden Oculomotorius-Kerngebietes (Moebius). Der M. tarsalis Mülleri bleibt funktionstüchtig.

- *Ptosischirurgie*

Die Ptosischirurgie orientiert sich zu allererst an der *Funktion des M. levator palp. sup.:* Funktionsprüfung durch Messung der Differenz der Lidspaltenweite beim Blick nach unten gegenüber der beim Blick nach oben bei gleichzeitig entspanntem Stirnmuskel (Abb. 44):

normale Levatorfunktion	=	15 bis 18 mm
gute Levatorfunktion	=	8 bis 10 mm
mäßige Levatorfunktion	=	6 bis 7 mm
schlechte Levatorfunktion	=	4 bis 5 mm
fehlende Levatorfunktion	=	< 4 mm

Neben der Levatorfunktion ist aber auch noch der Grad der Ptose für das operative Vorgehen ausschlaggebend. Als Synopsis dieser beiden Komponenten ergibt sich folgendes *Prinzip für die Ptosischirurgie:*

- Levatorfunktion
  - > 10 mm
    - Grad der Ptose
      - < 2 mm
        - Fasanella-Servat
      - > 2 mm
        - Aponeurosischirurgie
  - < 10 mm
    - Levatorfunktion
      - > 4 mm
        - Levatorresektion
      - < 4 mm
        - Suspension am M. frontalis

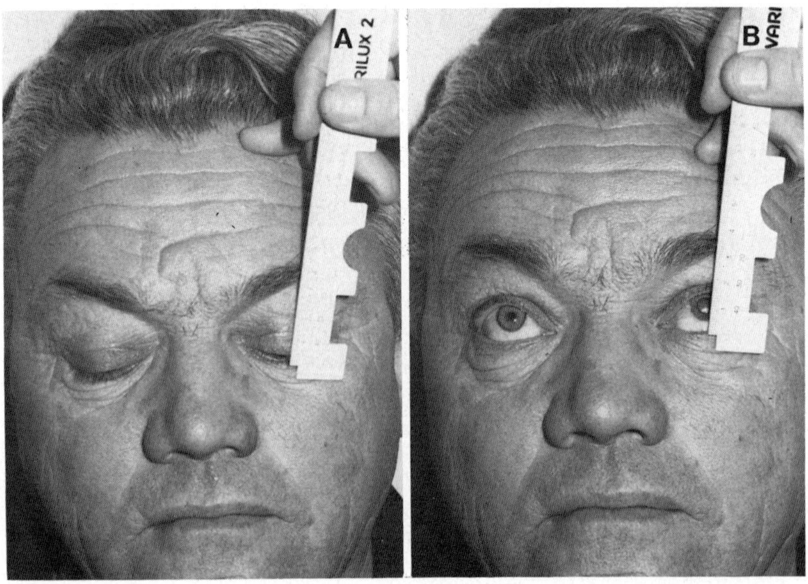

Abb. 44. Levatorfunktionsbestimmung. **A** Lidspaltenweite beim Blick nach unten 2 mm, **B** beim Blick nach oben 17 mm

Aus diesem Schema ergeben sich folgende Ptosisoperationen:

1. *Fasanella-Servat-Operation:* Transkonjunktivale Resektion eines schmalen Streifens des Tarsus und des Levator palpebrae mit nachfolgender Nahtvereinigung der Wundränder (Abb. 45). *Indikation:* Levatorfunktion besser als 10 mm also bei: milder kongenitaler Ptose und bei Horner-Syndrom.

2. *Aponeurosen-Chirurgie:* Die desinserierende Aponeurose des Levatormuskels wird bei transkonjunktivalem Zugang am oberen Rand des Tarsus befestigt, wobei die Nähte an der Lidhaut geknüpft werden. *Indikation:* defekte Aponeurose bei guter Levatorfunktion (~ 10 mm).

3. *Levator-Resektion:* Transkonjunktivale oder transkutane Freilegung des Levatormuskels und Resektion je nach dem Grad der Rest-

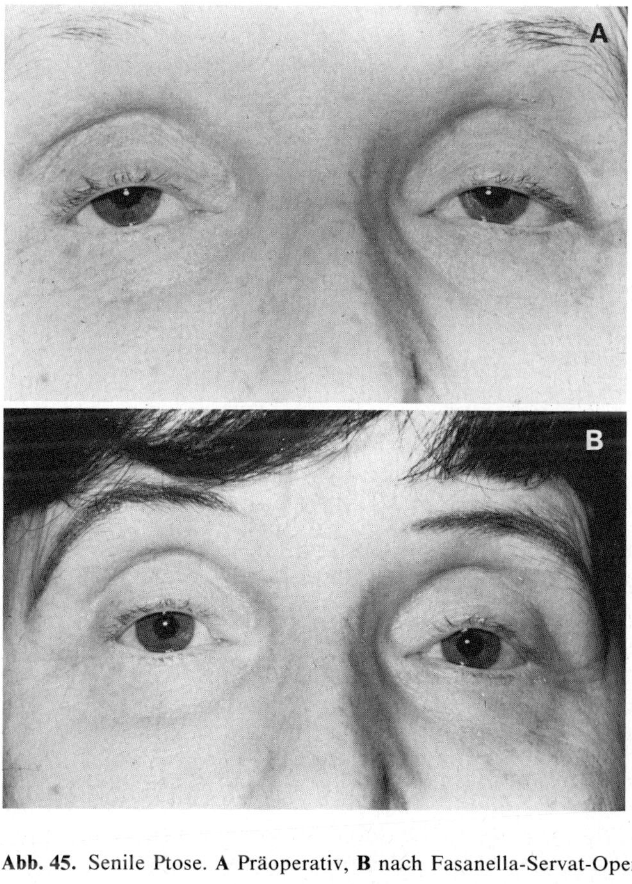

Abb. 45. Senile Ptose. **A** Präoperativ, **B** nach Fasanella-Servat-Operation

funktion des Muskels zwischen 14 und 26 mm (Abb. 46). Die den Tarsus mit dem Muskelrest vereinigenden Nähte werden über der Lidhaut geknüpft, um sie bei Überkorrektur nachlassen zu können. *Indikation:* Levatorfunktion von mindestens 4 mm, besser > 6 mm.

4. *Lidsuspension am M. frontalis* (Prinzip nach Friedenwald–Guyton): Der Oberlidrand wird durch eine subkutane Schlinge aus einem Streifen von Fascia lata mit dem M. frontalis im Bereich des oberen

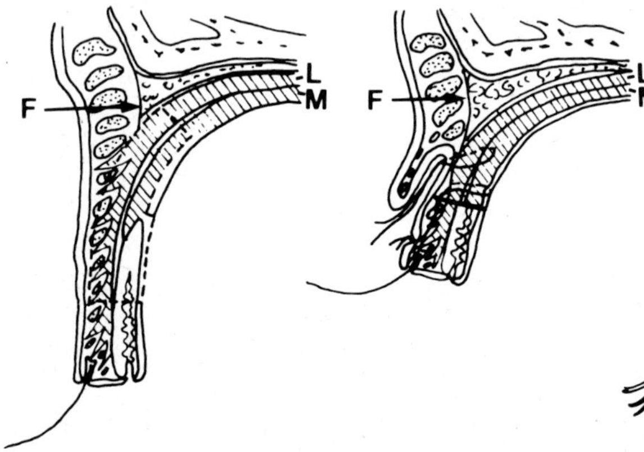

Abb. 46

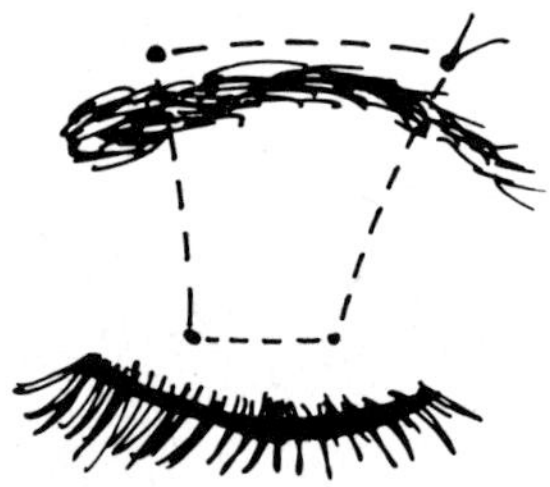

Abb. 47

Abb. 46. Prinzip der Verkürzung des M. levator palpebrae *(L)* und des Tarsus nach Blaskovics. *F* Fascia tarsoorbitalis, *M* Müllerscher Muskel (= M. tarsalis)

Abb. 47. Ptosisoperation nach Friedenwald–Guyton

Brauenrandes verbunden (Abb. 47). Der M. frontalis ist physiologischerweise der Heber der Augenbraue, der nach dieser Operation nun das Lid mithebt. *Indikation:* Ptosis mit einer Levatorfunktion von 4 mm und weniger. Häufig ultima ratio nach erfolglosen Levatorresektionen. Meist die wirksamste Operation bei kongenitaler Ptose.

Vor jeder Ptosisoperation muß das Vorhandensein des *Bellschen Phänomens* geprüft werden (bei intendiertem Lidschluß bewegt sich der Bulbus nach außen oben). Bei fehlendem Bellschen Phänomen darf die Ptosisoperation nicht so ausgiebig ausfallen wie bei intaktem Bellschen Phänomen, um bei geringgradigem postoperativem Lagophthalmus das Auftreten einer Keratitis e lagophthalmo zu verhindern. Die Fasanella-Servat-Operation und die Levatorresektion gehen auf das klassische Verfahren von Blaskovics zurück, die Lidsuspension am M. frontalis auf die Operation von Hess. Das Motaissche Prinzip der Verbindung des geschwächten oder funktionslosen Levatormuskels mit dem M. rectus superior ist heute weltweit verlassen worden.

- *Ptosis sympathica*

Symptom des Horner-Syndroms (inkomplette Ptosis, Miosis, Enophthalmus) (Abb. 48). *Ursache:* einseitige angeborene (Status dysrhaphicus nach Passow) oder erworbene (Tumoren, Halsrippe, Struma, Aneurysma der A. carotis interna) Störung des sympathischen zervikalen Grenzstranges. Konsekutive Paralyse der sympathisch innervierten Mm. tarsalis, dilatator pupillae und orbitalis (→ Enophthalmus).

Nach Einträufeln von 3% Kokainlösung in den Bindehautsack tritt auf der betroffenen Seite keine Mydriasis auf, wohl aber auf der kontralateralen Seite (zusammen mit einer minimalen Protrusio bulbi). *Therapie:* nur wenn aus kosmetischen Gründen erwünscht: Fasanella-Servat-Operation.

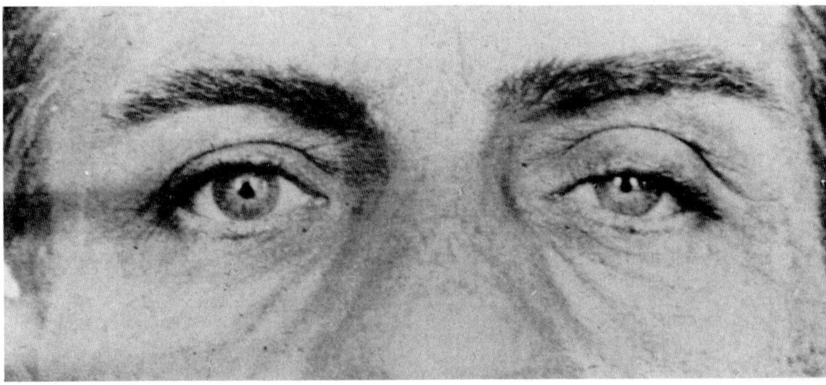

Abb. 48. Ptosis sympathica links

- *Ptosis paralytica*

Stets einseitige, meist komplette Ptose (= die Lidspalte ist geschlossen) (Abb. 49). Meist kombiniert mit einer Parese der ebenfalls vom N. oculomotorius innervierten äußeren Augenmuskel: der Bulbus ist nach außen (M. rectus lateralis = vom N. abducens innerviert) und unten (M. obliquus superior = vom N. trochlearis innerviert) abgewichen = Vollbild der *ophthalmoplegia externa.*

Sind noch zusätzlich die mit dem N. oculomotorius mitziehenden parasympathischen Faserzüge mit betroffen, so resultiert eine Parese der Mm. sphincter pupillae und ciliaris (weite reaktionslose Pupille + fehlende Akkommodation) = Vollbild der ophthalmoplegia totalis (= opththalmoplegia externa + interna). *Ursache:* Gefäßerkrankungen (Arteriosklerose, Embolie, Thrombose), Meningitis, Encephalitis, Lues, Tbc, Diabetes, Rheumatismus, Tumoren, Traumen, Vergiftungen (Pb, Co). *Therapie:* Behandlung des Grundleidens; operative Korrektur erst frühestens nach einem halben Jahr, Operationsmethode richtet sich nach Levatorfunktion und Grad der Ptose.

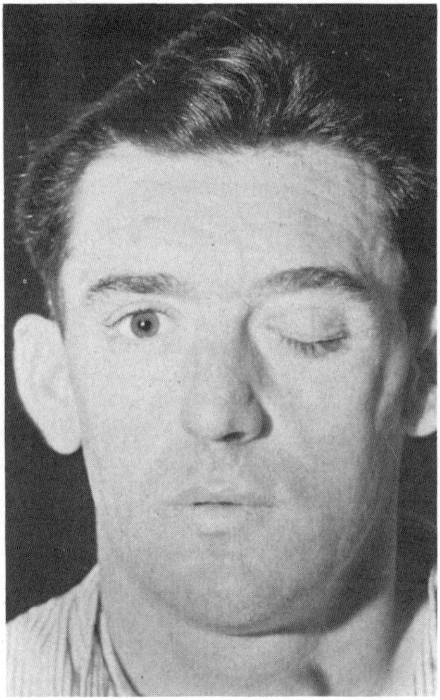

Abb. 49. Komplette Ptosis links

- *Ptose bei Myasthenia gravis*

Beidseitige meist inkomplette Ptose mit tageszeitlichen Schwankungen ihres Grades: in den Morgenstunden geringfügig, tagsüber zunehmend.

Progressives Leiden, das im mittleren Lebensalter auftritt und die Muskulatur des Auges, des Gesichts, der Schulter und selten der Extremitäten miteinschließt. *Ursache:* Störung der neuromuskulären Übertragung an der motorischen Endplatte. *Diagnostisch beweisend* ist 1. das Ansprechen auf 1 mg Prostigmin oder Tensilon intramuskulär, das die Ptose innerhalb von 10 Minuten aufhebt. 2. Eine positive repetitive Stimulation (Stimulation des Plexus brachialis und Ableitung wiederholter Reizantworten am M. deltoideus, die bei Myastenie immer schwächer werden). *Therapie:* Dauerbehandlung mit Mestinon.

- *Ptosis senilis*

Durch Atrophie des M. levator im Alter auftretende zunehmende beidseitige inkomplette Ptose.

Begünstigt wird diese Form der Ptose durch die Altersinvolution des Orbitagewebes (Fettschwund) mit konsekutivem senilen Enophthalmus. *Therapie:* je nach Levatorfunktion, meist Fasanella-Servat-Operation. Differentialdiagnostisch abzugrenzen von der *Ophthalmoplegia progressiva* (v. Graefe), die durch eine Atrophie des motorischen Kerngebietes des N. oculomotorius im Alter verursacht wird.

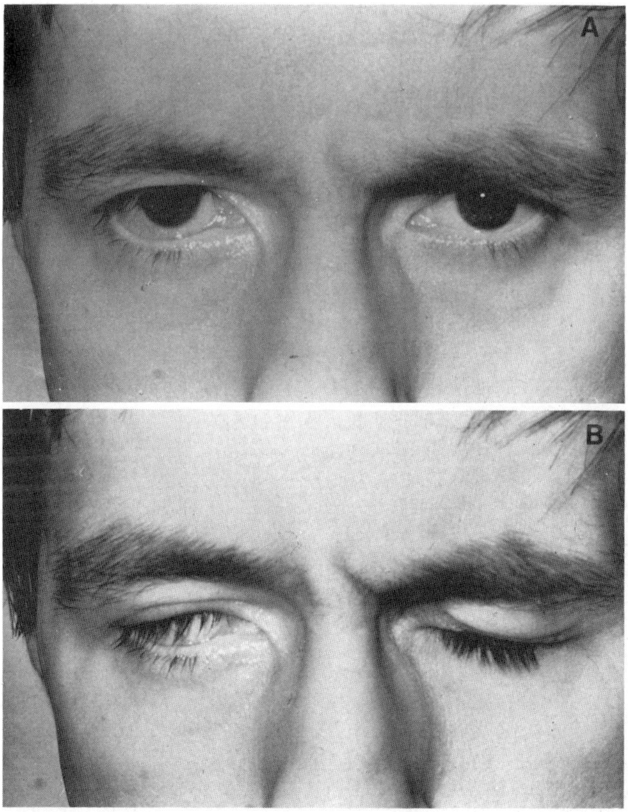

Abb. 50. Lagophthalmus bei VII Parese rechts. **A** bei geöffnetem Lid wird das Ektropium paralyticum sichtbar, **B** bei intendiertem Lidschluß → Bellsches Phänomen

b) Lagophthalmus

= Unvollständiger Lidschluß meist durch Parese des Schließmuskels, des M. orbicularis oculi, der vom N. facialis innerviert wird (Abb. 50). Das Übergewicht der Antagonisten, der Mm. levator und tarsalis, führt zum weiten Klaffen der Lider. Durch Erschlaffung des M. orbicularis kommt es zum Auswärtskehren des Unterlides (Ektropium paralyticum) und zur Protrusio bulbi paralytica. Subjektiv gestört ist der Patient durch die Epiphora (= Tränenträufeln). Weitere Ursachen des Lagophthalmus sind: Protrusio bulbi, exzessives Ektropium und komatöse Zustände (vgl. S. 150). *Komplikation:* Keratitis e lagophthalmo durch Austrocknen der Hornhaut mit halbmondförmigem Epithel-(+ Stroma-)Defekt in der unteren Hornhauthälfte, vor allem bei fehlendem Bellschen Phänomen. *Ursache:* rheumatisch, gefäßbedingt (arteriosklerotisch), infektiös-toxisch (Lues, Poliomyelitis, Zoster oticus), tumorös (Parotistumor, Kleinhirnbrückenwinkeltumor), traumatisch (Felsenbeinfraktur). *Prophylaxe:* dauernder Salbenfilm der Hornhaut, Uhrglasverband (Abb. 51), *Tarsorrhapie* (= Verengung der Lidspalte) erst bei massivem Ektropium paralyticum, Keratitis e lagophthalmo und fehlendem oder geringgradigem Bellschen Phänomen. Die Tarsorrhapie kann als temporärer Eingriff (bei Erholung der

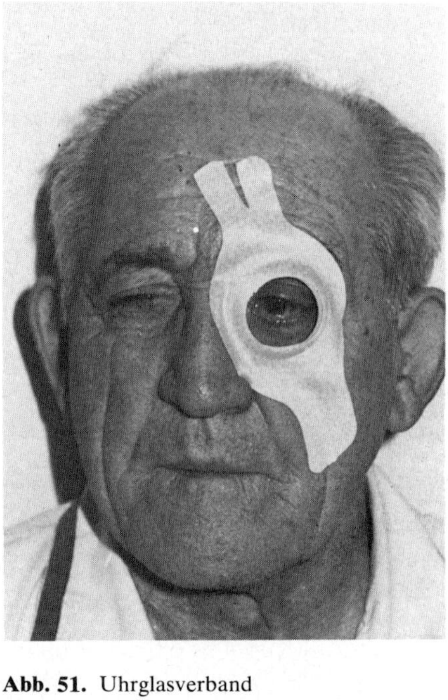

Abb. 51. Uhrglasverband

Muskelfunktion wird sie rückgängig gemacht) oder als permanenter Eingriff vorgenommen werden. *Therapie:* Behandlung des Grundleidens. Bei permanenter Paralyse (25% aller Facialisparesen) eventuell Transposition von Muskelfaserzügen des M. temporalis zur Reinnervation des M. orbicularis oder Transposition von Nervenfasern des N. facialis der gesunden Gesichtshälfte zum gelähmten Muskel. Differentialdiagnose: mechanischer Lagophthalmus bei Exophthalmus.

5. Störungen der Lidstellung

a) Angeborenes Lidkolobom

Dreieckiger Defekt im Ober- und/oder Unterlid, die mit der Becherspaltenbildung bei der Bulbusentwicklung nicht in Zusammenhang stehen. Meist einseitig, selten beidseitig. Manchmal kombiniert mit Gaumen- und Gesichtsspalten. *Therapie:* plastische Deckung.

b) Epikanthus oder Mongolenfalte

Doppelseitige aus der Deckfalte des Oberlides entspringende Hautfalte, die sichelförmig den inneren Lidwinkel überzieht (Abb. 52). Im Frühkindesalter *physiologisch* verliert sich diese Falte nach Wachstum der Schädelbasis und Anhebung des Nasenrückens. Bewirkt *Pseudostrabismus convergens* (→ Cover-Test schließt echten Strabismus aus; siehe S. 426). Physiologischer Epikanthus bei ostasiatischen und südamerikanischen Völkerstämmen. *Pathologisch* kommt der Epikanthus bei kongenitaler Ptose und bei der Trisomie des Chromosoms 21 (Downe-Syndrom = Mongolismus) vor.

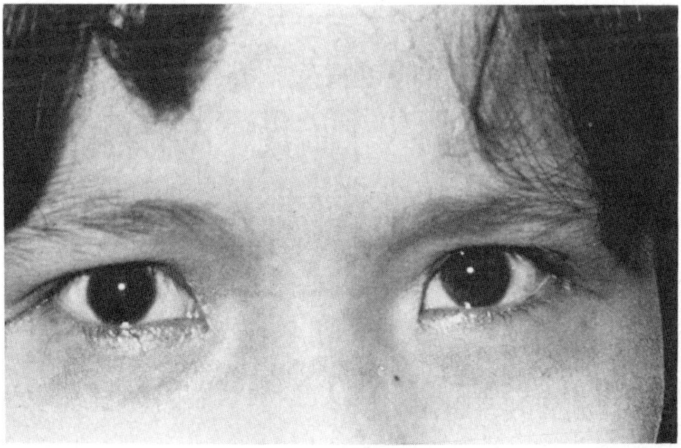

Abb. 52. Epikanthus medialis

c) Ektropium

Das Unterlid ist nach außen gekehrt und verliert dadurch seinen Kontakt mit dem Bulbus (Abb. 53).

Komplikationen:
– Störung des Aufbaues eines normalen präkornealen Tränenfilms
– Störung des Tränenabflusses durch Abstehen des unteren Tränenpünktchens. Folge davon: Epiphora, chronische Konjunktivitis: die untere Bulbusbindehaut überzieht sich mit einem verhornenden Plattenepithel, eventuell Keratitis durch defekten präkornealen Tränenfilm. Nach der verschiedenen Pathogenese werden *4 Formen des Ektropiums* unterschieden:

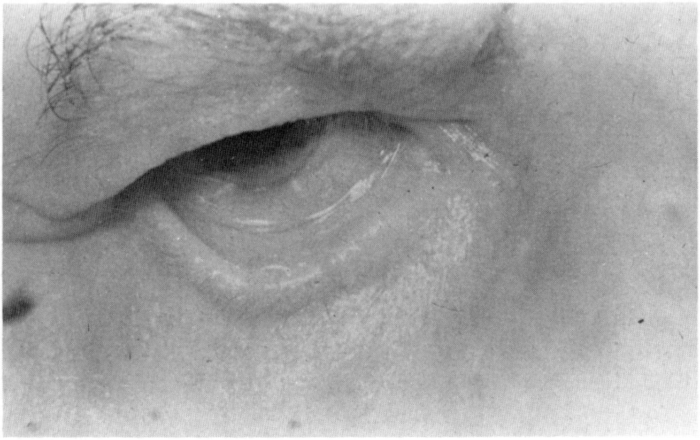

Abb. 53. Ektropium senile (Blepharochalasis des Oberlides)

– *Seniles = Involutionsektropium: Ursache:* allgemeine Erschlaffung aller Strukturen des Lides.

Vorstufe des senilen Ektropiums ist häufig ein Auswärtskehren des Tränenpunktes (= Eversio puncti lacrimalis), das Epiphora hervorruft. Durch Wischen wird das Lid immer wieder vom Bulbus abgezogen und damit die Erschlaffung des Lides begünstigt = *Wischektropium.*

Therapie:
– bei Eversio puncti lacrimalis: Kauterisation der Tarsusbindehaut unterhalb des Tränenpünktchens. Das damit erzeugte Entropium cicatriceum hebt das milde Ektropium auf;
– bei manifestem Ektropium: horizontale Verkürzung des Lides + Blepharoplastik nach dem Typ Kuhnt–Szymanowski (Abb. 54): aus dem inneren Lidblatt wird nach Spaltung des Lides ein Dreieck mit

der Basis am Lidrand exzidiert. Die überschüssige Haut wird nach temporal verschoben und schließlich im Schläfenbereich in Form eines Gegendreiecks ausgeschnitten.

– *Mechanisches Ektropium: Ursache:* Tumoren und Zysten in der Nähe des Lidrandes, die zur Ektropionierung des Lides führen.

Therapie: Exzision der verursachenden Veränderungen möglichst in vertikaler Richtung, um das Lid zu verkürzen. Wenn das nicht möglich ist, Kombination der Exzision mit einer horizontalen Lidverkürzung.

– *Ektropium cicatriceum = Narbenektropium: Ursache:* das Lid wird durch eine Verkürzung der Lidhaut vom Bulbus abgezogen. *Ätiologische Faktoren:* angeborene Lidverkürzung, Verätzungen, Verbren-

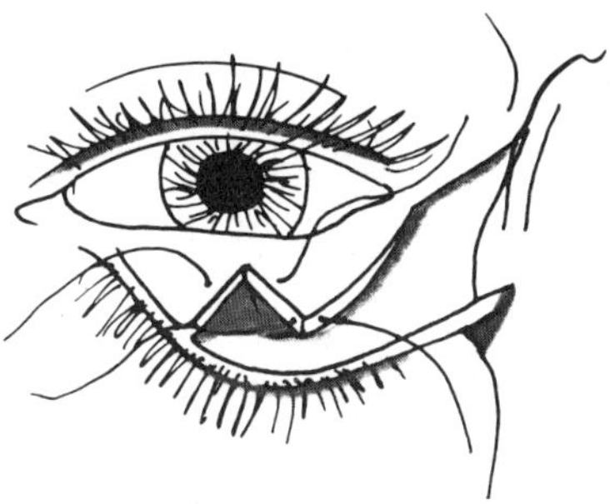

Abb. 54. Prinzip der Ektropiumoperation nach Kuhnt-Szymanovsky

nungen, vernarbende Hauttumoren, vernarbende Schnittwunden der Lid- und Gesichtshaut, allergische Exantheme der Gesichtshaut, die zur Spannung der Haut führen. *Therapie:* Behandlung des Grundleidens; plastische Operationen, um die Lidhaut zu entspannen: z.B. Z-Plastik oder Transplantation von Haut aus der Retroaurikularzone oder der Innenseite des Oberarmes.

– *Ektropium paralyticum: Ursache:* Lähmung des N. facialis. *Therapie:* Anheben des inneren und/oder äußeren Lidwinkels durch eine mediale und/oder laterale Kanthoplastik. Im übrigen siehe: Lagophthalmus.

d) Entropium

= Einwärtskehrung des Lides mit Schleifen des Zilienkranzes (Trichiasis) am Bulbus (Abb. 55). *Komplikationen:* Fremdkörpergefühl durch chronische Irritation von Bindehaut und Hornhaut. Die an der Hornhaut scheuernden Zilien erzeugen Hornhauterosionen und durch Sekundärinfektionen Ulcera der Hornhaut. Die Trichiasis bewirkt wiederum einen Spasmus des M. orbicularis, der Circulus-vitiosus-artig das Entropium verstärkt. Nach der unterschiedlichen Pathogenese werden *3 Formen des Entropiums* unterschieden:

– *Entropium senile = Involutionsentropium: Ursache:* Die Erschlaffung der Muskelsepten des fächerartig aufgebauten M. orbicularis

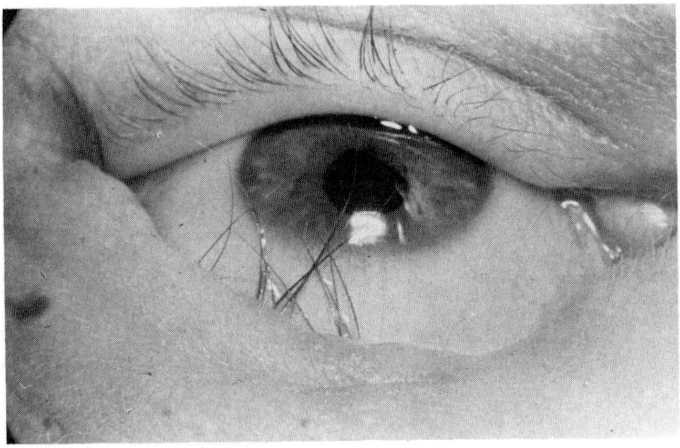

Abb. 55. Entropium senile mit Trichiasis

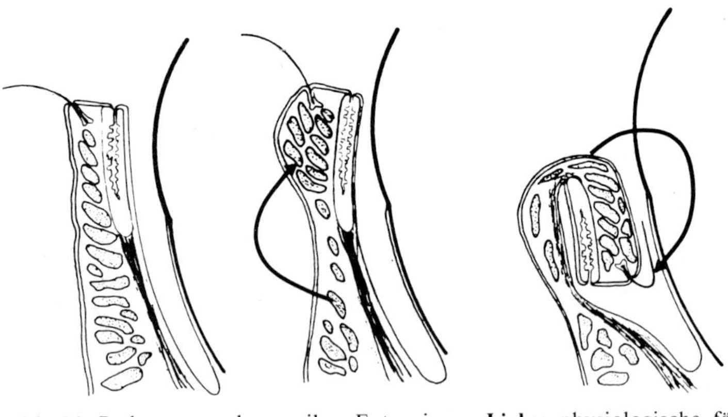

Abb. 56. Pathogenese des senilen Entropiums, **Links:** physiologische fächerförmige Anordnung der Muskelbündel des Orbicularis. **Mitte:** durch Atrophie der interfaszikulären Septen kommt es zur Anschoppung der Muskelbündel am Lidrand. **Rechts:** Umkippen des Lidrandes nach innen durch Kontraktion der lidrandnahen Muskelbündel

und der Lidhaut ermöglicht den präseptalen Anteilen des Muskels über die prätarsalen Anteile bis zum Lidrand hin zu gleiten (Abb. 56).

In der Folge entwickelt sich eine wulstartige Verdickung des Lidrandes, die mit der Kontraktur der auf engstem Raum zusammengeschobenen Muskelfasern den Lidrand nach innen umknickt. *Therapie:* erste Hilfe = Abziehen des Unterlides und Ruhigstellen mit einem fixierenden Heftpflasterstreifen. *Operative Therapie:* horizontale Verkürzung des lidrandentfernten Tarsusrandes durch Exzision eines Dreieckes aus dem inneren Lidblatt, dessen Spitze am Lidrand liegt (= Müllersche Operation (Abb. 57). Auswärtsstülpen des Lidrandes

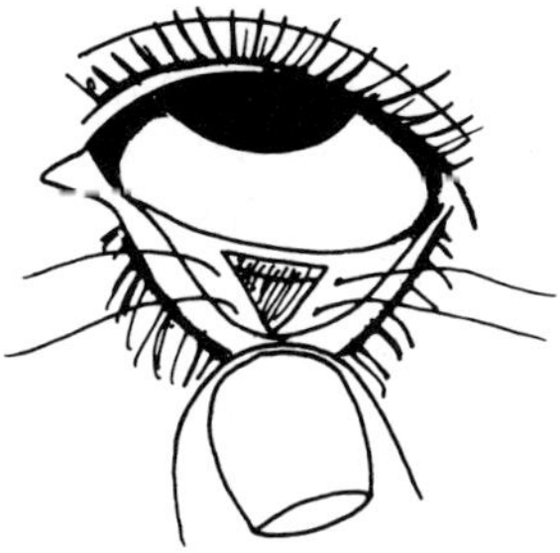

Abb. 57. Prinzip der Entropiumoperation nach Müller

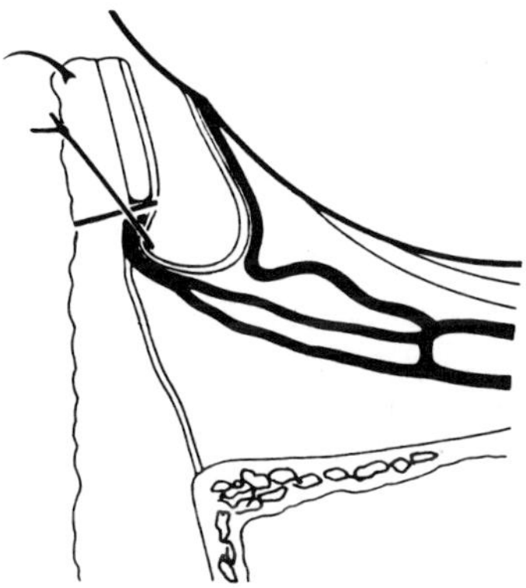

Abb. 58. Prinzip der Operation des Narbenentropiums nach Wies

durch U-förmig das Lid durchgreifende Nähte, deren innerer Einstich lidrandferne und deren hautseitiger Ausstich in unmittelbarer Lidrandnähe liegt (Schöpfernaht). Diese evertierenden Nähte können mit einer lidrandparallelen Durchschneidung des Lides in voller Dicke kombiniert werden (= Wiessche Operation). Darüber hinaus existieren noch zahlreiche Operationsmethoden gegen das Entropium, die alle zum Ziel haben, die fächerförmige Struktur des M. orbicularis zu restituieren (siehe einschlägige Literatur!).

– *Entropium cicatriceum: Ursache:* narbige Verkürzung der Tarsusbindehaut eventuell kombiniert mit einem Symblepharon posterius.

Der Tarsus wird dabei kahnförmig nach innen eingerollt. Ätiologie = Trachom, Verätzung, Verbrennung, Pemphigus conjunctivae, Stevens-Johnson-Syndrom. *Therapie:* Wiessche Operation (Abb. 58) eventuell kombiniert mit der freien Transplantation von Lippenschleimhaut oder von lyophilisierter Bindehaut (oder Amnion).

– *Kongenitales Entropium: Ursache:* hypertrophe Veränderung der Lidhaut und des Orbikularismuskels mit Erzeugung einer Hautfalte, die den Lidrand überdeckt = Epiblepharon.

Therapie: Exzision der Hautfalte, eines Teiles der Orbikularisfasern und eines kleinen Keiles aus dem Tarsus und Legen von Nähten, die den keilförmigen Defekt im Tarsus schließen, zur Haut hin, womit prätarsaler und präseptaler Teil des M. orbicularis separiert werden (Prinzip der Hotzschen Operation) (Abb. 59).

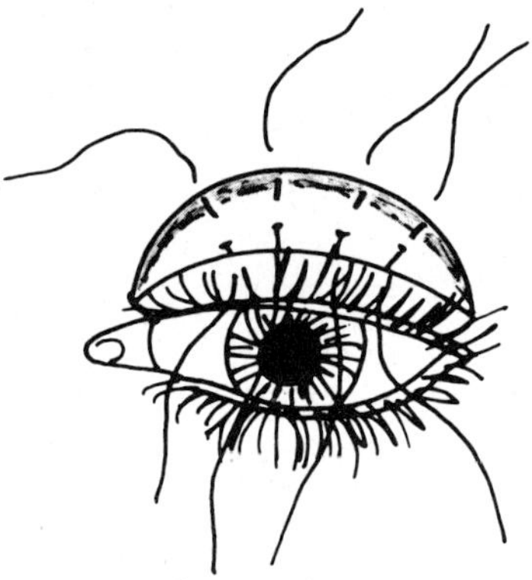

Abb. 59. Prinzip der Entropiumoperation (Redression) nach Hotz

6. Lidtumoren

a) Tumorartige Veränderungen (= Pseudotumoren)

Alle Pseudotumoren sind potentielle Tumoren (eventuell sogar maligne Tumoren) und bedürfen mit einigen Ausnahmen der Exzision mit anschließender histologischer Untersuchung zur Ermittlung der Dignität.

- *Dermoidzyste*

Kleine halbkugelige, prallelastische, leicht gegenüber der Haut, aber kaum gegenüber dem Periost verschiebliche Tumoren, die von Geburt an vorhanden sind (kaum tastbar bis kirschengroß), im Laufe des Kindesalters jedoch an Größe zunehmen (Walnußgröße). Manchmal fühlen sie sich dann knochenhart an. *Ursache:* Abschnürung dermaler Keime im Bereich der ehemaligen Gesichtsspalten: vor allem im Gebiet der Sutura zygomatico-frontalis (unter dem temporalen Rand der Braue), seltener in der Gegend der Sutura fronto-maxillaris (= oberhalb des inneren Lidwinkels = Kanthus medialis). *Histologie:* Der breiige Inhalt enthält nicht selten auch Haare. Fibröse Kapsel, die innen von Epidermis ausgekleidet ist. An der Außenwand der Zyste finden sich riesenzellhaltige Fremdkörpergranulome. Gelegentlich reicht ein Zwerchsack-Dermoid in die Orbita. *Therapie:* operative Ausschälung (bis zum 2. Lebensjahr kann gewartet werden). *Differentialdiagnose:* beim Kind: Enzephalomeningozele; beim Erwachsenen: Mucozele. → Echographie, Röntgen, CT.

• *Atherom*

Kugeliger, prallweicher Knoten im Bereich der Brauengegend. Die Haut ist darüber gut verschieblich, der Tumor ist auch gegenüber dem Periost gut verschieblich. *Ursache:* Sekretretention im Bereich der Ausführungsgänge der Talgdrüsen. *Therapie:* Exzision ohne Eröffnung der epithelialen Hülle.

• *Milium* (Hautgrieß)

Hirsekorngroße, weißliche, harte Knötchen im Hautniveau. *Ursache:* Retentionszysten der Mollschen Schweißdrüsen; wenn Granulationsgewebe einwächst, das zu Einblutungen führt, sieht die Zyste schwarz aus (Differentialdiagnose zum Melanom!). *Therapie:* Ausschälung mit dem Elektrokauter.

• *Verrucae seniles*

Umschriebene, rauhoberflächige, bräunliche, schuppende Hauterhabenheiten. Histologisch = Hyperplasie des Plattenepithels der Haut und Oberflächenverhornung (= Hyperkeratose) oder Parakeratose (die keratinisierten Zellen behalten ihren Zellkern). *Therapie:* Exzision.

• *Cornu cutaneum* (Hauthorn)

Extreme Hyperkeratose in hornartig gestielter Form. Hauptlokalisation: Lidrandnähe.

• *Xanthelasma*

Vom inneren Lidwinkel ausgehende, bogenförmig in das Ober- und Unterlid sich ausbreitende, gelbliche beetartige, flach erhabene Verdickung der Lidhaut (= Plaques), jenseits des 50. Lebensjahres (Klimakterium) überwiegend beim weiblichen Geschlecht. *Ursache:* lokale Stoffwechselstörung der Lider. Häufig bei Fettstoffwechselstörungen, Gallengangleiden, Diabetes mellitus.

Histologie: Deponierung von Cholesterin und Lipoproteinen in Adventitiazellen und Histiozysten. Mehrkämmriger Aufbau mit Aufblähung der fettspeichernden Zellen zu Schaumzellen. *Therapie:* Diese gutartige Veränderung stellt lediglich ein kosmetisches Problem dar. Rechtzeitige Exzision, solange der resultierende Hautdefekt noch plastisch gedeckt werden kann (Gefahr des iatrogen induzierten Narbenektropiums). Hohe Rezidivquote.

b) Benigne Tumoren der Lider

- *Hämangioma simplex*

Punktförmige, spinnenförmige (Nävus araneus) oder flächenförmige (Nävus flammeus) rötliche, leicht erhabene Verdickungen der Lidhaut.

Nävus flammeus im Ausbreitungsbereich eines Trigeminusastes signalisiert das *Sturge-Weber-Syndrom* (siehe S. 225).

1. Nävus flammeus mit scharfrandiger Begrenzung im Innervationsgebiet eines oder mehrerer Trigeminusäste;
2. Sekundärglaukom (eventuell Buphthalmus) durch Hypersekretion von Kammerwasser, durch angiomatöse Veränderungen der Kammerwinkelregion mit sekundärem Verschluß des Kammerwinkels durch vordere Synechien oder durch Abflußstau im Bereich der Wasservenen bei gleichzeitigen konjunktivalen Hämangiomen;
3. diffuse gemischte, aber vorwiegend kavernöse Hämangiome der Aderhaut;
4. epileptiforme Anfälle durch meningeale Hämangiome mit sekundären Verkalkungen. *Ursache:* Mesodermale Phakomatose. *Therapie:* beim Hämangioma simplex: 90% Spontanremissionen innerhalb des ersten Lebensjahres. Bei Weiterbestehen: Kauterisation oder Kryokoagulation. Behandlung des Sekundärglaukoms bei Nävus flammeus (siehe S. 287 bis 299) und der Hämangiome der Uvea (siehe S. 225).

- *Hämangioma cavernosum*

Weiche, blaßblaue Knoten in den Augenlidern, die nicht selten zu einer sekundären Ptose des Oberlides führen (Abb. 60). *Ursache:* lokalisierte mesenchymale Fehlbindung. *Therapie:* innerhalb des ersten Lebensjahres kann mit einer weitgehenden Spontanremission gerechnet werden. Bei Weiterbestehen ist die Exzision, Strahlentherapie (β-Strahler zur Schonung der Augenstrukturen vor Strahleneinwirkung, wobei zusätzlich eine Pb-Schale im Bindehautsack als Strahlenschild dient) oder Kryokoagulation nur dann angezeigt, wenn die Lidspalte verengt ist und Amblyopiegefahr droht.

- *Fibrom-Neurofibrom*

Weiche, knotenförmige, manchmal gestielte Geschwulst der Lider, häufig kombiniert mit Café-au-lait-Flecken der Lidhaut und generalisierten Knoten (M. Recklinghausen). Gelegentlich: Bindehauttumoren, Sekundärglaukom oder kongenitales Glaukom (Buphthalmus) durch Irisknoten und Papillentumor des N. opticus. Hochgradige Neigung zu malignen Melanomen der Aderhaut. *Ursache:* bindegewebiger, fibröser Tumor (Fibrom) oder Tumor der Schwannschen Scheidenzellen der Nervenscheiden (Neurofibrom). *Therapie:* Exzision wegen Rezidivgefahr zwecklos.

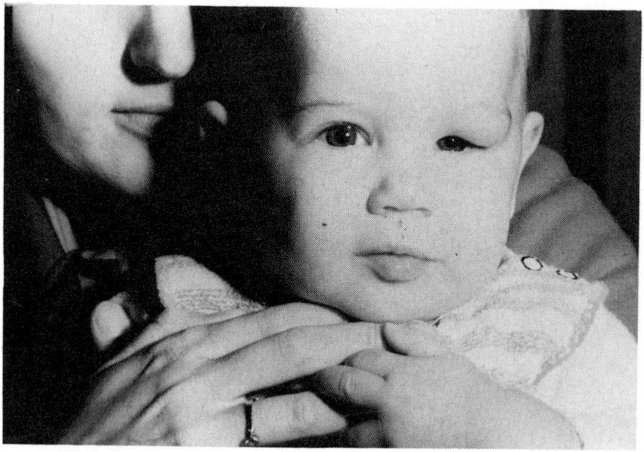

Abb. 60. Hämangioma cavernosum des linken Oberlides mit Pseudoptose

c) Maligne Lidtumoren

- *Basaliom*

Semimaligner Tumor (= lokal infiltrativ-destruktiv vorwachsend, ohne Neigung zur Metastasierung). Häufigster maligner Tumor der Lidregion. 45% der Basaliome sind am Unterlid, 24% am medialen Kanthus lokalisiert. Das Oberlid ist selten betroffen. Wallartig aufgeworfener Rand mit eingesunkenem, häufig exulzeriertem, mit Krusten bedecktem Zentrum (= Ulcus rodens des Lides) (Abb. 61). Unbehandelt wächst das Basaliom bevorzugt in die Orbita ein. *Ursache:* Basalzellkarzinom. *Therapie:* Exzision mit einem Sicherheitsabstand von mindestens 2 mm im Gesunden (die wahren Tumorgrenzen unter dem Spaltlampenmikroskop ermitteln!).

Die nachfolgende histologische Untersuchung des Operationspräparates gibt Aufschluß, ob der Tumor im Gesunden entfernt worden ist. Ist das nicht der Fall, so muß eine Nachexzision oder Nachbestrahlung erfolgen. Bei Lokalisation des Tumors am Lidrand und im inneren Kanthus in unmittelbarer Nachbarschaft der Canaculi lacrimales ist zur Erhaltung dieser Strukturen die *Kältebehandlung mit flüssigem Stickstoff* im Kontakt- oder Spray-freezing-Verfahren (Matthäus) vorzuziehen.

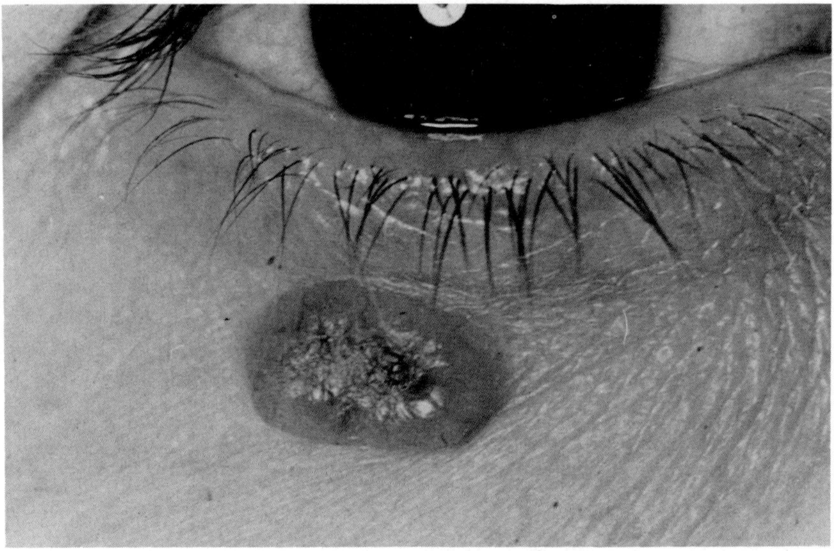

Abb. 61. Typisches klinisches Bild eines Basalioms des Lidrandes

• *Spinaliom*

Bei identischem klinischem Bild nur histologisch vom Basaliom differenzierbar. Im Gegensatz zum Basaliom neigt das Spinaliom in hohem Maße zur Metastasierung. *Ursache:* Stachelzellkarzinom. *Therapie:* identisch mit der des Basalioms.

• *Plattenepithelkarzinom*

Seltener, invasiver, unregelmäßig-höckrig oberflächengestalteter weißlichgrauer Tumor ohne Randbetonung mit unscharfer Begrenzung. Geringe Neigung zu geschwürigem Zerfall. Befall der regionären Lymphknoten + Fernmetastasierung. *Ursache:* nicht verhornendes oder verhornendes Plattenepithelkarzinom. *Therapie:* identisch mit der des Basalioms.

• *Talgdrüsenkarzinom*

Seltenes Lidmalignom bei Patienten jenseits des 45. Lebensjahres. In Mitteleuropa häufigster metastasierender Lidtumor. Am Oberlid doppelt so häufig wie am Unterlid (in Analogie zur Anzahl der Meibomschen Drüsen), charakteristischer gelblicher Farbton des früh ulzerierenden Tumors mit Ausfall der Zilien in der Tumornachbarschaft. *Differentialdiagnose: Basaliom, Chalazion, Blepharokonjunktivitis. Ursache:* vom Epithel der Meibomschen und Zeisschen Drüsen bzw. den Talgdrüsen der Caruncula lacrimalis ausgehendes Adeno-Karzinom. *Therapie:* identisch mit der des Basalioms.

• *Metastatische Lidtumoren*

Das Lid kann grundsätzlich Ziel für Fernmetastasen maligner Tumoren aller Ausgangsorte des Körpers sein. Die Metastasen ähneln dann meist dem Chalazion, sind aber im Rahmen einer disseminierten Metastasierung insgesamt sehr selten (→ histologische Untersuchung der Chalazien!). *Therapie:* ordnet sich in die Therapie der generalisierten Metastasierung ein (Chemotherapie).

• *Malignes Melanom des Lides*

Dunkelbrauner bis braunschwarzer, oberflächlich glatter, glasig glänzender, runder oder nierenförmiger Tumor. Betroffen sind Patienten des mittleren Lebensalters. Leicht verletzlicher Tumor, der dann blutet. Rasche Exulzeration, früher Befall der regionären Lymphknoten. Metastasierung zunächst bevorzugt in der Leber. *Ursache:* maligne Entartung der Melanozyten eines Nävuszellnävus. *Therapie:* Entfernung des Melanoms 5 mm im Gesunden. Bei Befall der regionären Lymphknoten ausgiebige Exzision der Haut mit den entsprechenden Lymphbahnen + Lymphknoten.

7. Lidverletzungen

• *Stumpfe Traumen*

– *Lidhämatom:* Blutung in die Lidhaut entweder durch direkte Prellung (Ballverletzung, Faustschlag etc.) oder als Sickerblutung bei Schädelbasisfraktur. Daneben gibt es aber auch spontane Blutungen bei hämorrhagischer Diathese. Klinisch imponiert das Lidhämatom als blaurote pralle Lidschwellung, die zur sekundären Ptose führt, oft mit Verschluß der Lidspalte und entweder einseitig (Monokelhämatom) oder beidseitig (Brillenhämatom) auftreten kann. *Therapie:* kühle, feuchte, leicht komprimierende Umschläge + Heparinsalbe.

– *Lidemphysem:* Fraktur der Lamina papyracea des Siebbeins mit Eindringen der Luft aus den Nasennebenhöhlen in Orbita und Lidhaut (Krepitatio, Aufblähung der Geschwulst durch Schneuzen). *Therapie:* Schneuzen vermeiden, Röntgenuntersuchung und otorhinologische Untersuchung, antibiotische Abschirmung.

– *Rißquetschwunden der Lider:* Lidhämatom, Ein- oder Abriß der Lider bei entsprechender Lokalisation kombiniert mit Abriß der Tränenröhrchen. Wichtig ist der Ausschluß von Verletzungsfolgen der Prellung auf den Bulbus. *Therapie:* Verschluß der Lidwunden unter Einschluß der Wundversorgung des M. orbicularis durch feine (Seiden-)Nähte. Wiederherstellung der Kontinuität des Lidrandes durch eine Lidrand-U-Naht. Sondierung der Tränenröhrchen: bei Einriß

Einführung eines Plastikröhrchens über eine spiralig-gekrümmte „Pig-tail"-Sonde + Verschluß der Haut darüber. Die Schleimhautwunde der Tränenröhrchen schließt sich durch Vorwachsen der Epithelzellen entlang des Plastikschläuchleins, das mindestens 2 Monate intrakanalikulär belassen werden muß.

- *Perforierende Lidtraumen*

Tiefgreifende, scharfrandige Schnittwunden durch schneidende Gegenstände. *Therapie:* Wundrevision. Nach intrapalpebralen Fremdkörpern (etwa Glassplittern) fahnden! Ausschluß perforierender Verletzungen des Bulbus! Der Bulbus zeigt nach perforierenden Lidverletzungen bei kombiniertem schneidendem Prellungstrauma (Messer + Anprall des Messergriffs am Auge) auch Folgen des stumpfen Traumas. Wundverschluß durch Nähte wie bei Rißquetschwunden. Tetanusprophylaxe + systemischer Antibiotikaschutz.

- *Verbrennung und Verätzung der Lider*

Die Lidhaut zeigt bei:
Verbrennungen I. Grades = Rötung + Schwellung
Verbrennungen II. Grades = Blasenbildung
Verbrennungen III. Grades = weißliche Nekrosen.

Wichtig ist der Ausschluß einer Mitbeteiligung des Bulbus: Lidspalte nach Oberflächenanästhesie mit dem Lidlöffel nach Desmarres oder Grönholm spreizen! *Therapie:* Wundfläche offenhalten und nur mit Aristamidbrand- oder Wundgel abdecken. Ätzende Substanzen wie Kalkpartikel mit NaCl-Lösung abspülen. Bei Eindringen des ätzenden Agens in den Bindehautsack Spülung mittels einer Undine durch NaCl-Lösung und Einlegen einer Illig-Prothese (= Plastikschale) zur Vermeidung von Symblephara. Bei Verbrennungen III. Grades Früh- oder Spätlidhautplastik.

F. Tränenorgane

1. Anatomie (Abb. 62)

– *Tränenbildender Anteil:* orbitale, palpebrale und akzessorische Tränendrüsen.
– *Tränenableitender Anteil:* obere und untere Tränenpünktchen + Tränenkanälchen, Tränensack und Tränennasengang.

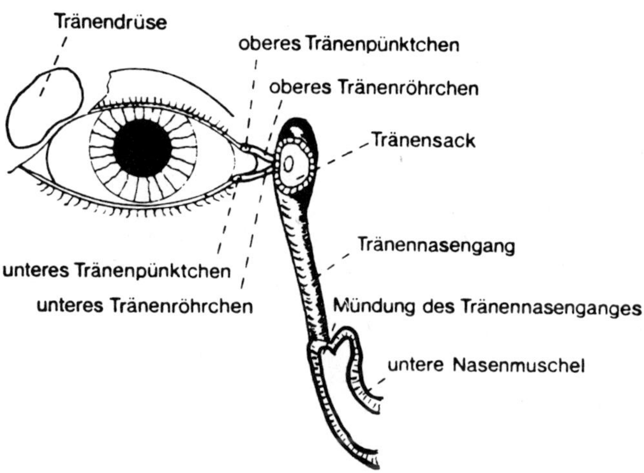

Abb. 62. Topographie der Organe der Tränenproduktion und Tränenableitung schematisiert. (Nach Axenfeld, Th., Pau, H.: Lehrbuch und Atlas der Augenheilkunde. Stuttgart-New York: G. Fischer. 1980)

Die *Tränendrüse* = eine tubulär-alveoläre Drüse mit etwa 6 bis 12 Ausführungsgängen, die temporal in den oberen Fornix conjunctivae münden. Der kleinere palpebrale Teil wird durch die Levatoraponeurose und die Fascia orbitalis von dem größeren orbitalen Teil der Tränendrüse getrennt. Der glanduläre Aufbau ähnelt dem der Parotis. Mit zunehmendem Alter wird das Drüsenparenchym allmählich durch Fettgewebe ersetzt. Die dünnwandigen *Tränenkanälchen* besitzen ein geschichtetes Plattenepithel, der Tränensack und der Tränennasengang ein zweireihiges kubisches Epithel mit Becherzellen. Der Tränennasengang mündet in die untere Nasenmuschel unter Bildung einer Schleimhautfalte, der Hasnerschen Klappe, welche die Nasenöffnung des Ductus nasolacrimalis ventilartig schließen kann.

2. Physiologie

Die Bildung der Tränenflüssigkeit erfolgt in den Tränendrüsen. Diese sind nicht rein seröse, sondern modifizierte Schleimdrüsen mit der Fähigkeit, neutrale Schleimstoffe und saure Mucopolysaccharide zu bilden. Die Tränenflüssigkeit wird durch den unwillkürlichen Lidschlag (3 bis 10 pro Minute) gleichmäßig über die Bulbusoberfläche verteilt und dient zur Befeuchtung und Reinigung des Bindehautsakkes und der Hornhaut. Die Tränenflüssigkeit besitzt durch den Lysozymgehalt bakterizide Wirkung. Schließlich dient der Tränenfilm auch der Ernährung des kornealen und konjunktivalen Epithels. Der Tränenabstrom erfolgt im Sinne einer aktiven Peristaltik durch Kontraktion des M. orbicularis bei jedem Lidschlag (siehe Lidphysiologie). Die in den Tränensack intermittierend einströmende Tränenflüssigkeit wird durch den Sog der Atemluft aus dem Tränensack und dem Tränennasenkanal abgesaugt.

3. Embryologie

Die Tränendrüse wird im 3. Monat durch zunächst solide, vom Konjunktivalsack ausgehende Epithelsprossen gebildet, die bald in tubuläre Schläuche umgewandelt werden. Die abführenden Tränenwege entstehen ab der 5. Woche als solide Epithelsäulen, die von der Epidermis ausgehen und sich von dieser beim Verschluß der Orbitofazialfalte abspalten. Die Epithelsprossen entwickeln sich dann in 2 Richtungen: zum Konjunkivalsack und zur Nase hin und werden kanalisiert. Im 7. Monat erreichen sie die Nasenhöhle und als Canaliculi den nasalen Lidrand. Bei der Geburt ist das nasale Ostium häufig noch nicht offen.

4. Erkrankungen der Tränendrüse und der tränenableitenden Wege

Übersicht

---

1. Erkrankungen der Tränendrüse
   a) Angeborene Veränderungen
      Ektopisches Drüsengewebe
      Luxation, Prolaps der Drüse
      Fistelbildungen
   b) Erworbene Veränderungen – Entzündungen
      Dacryoadenitis: acuta, chronica
   c) Degenerative Veränderungen
      Sjögren-Syndrom
      Funktionsprüfung der Tränensekretion
      Senile Atrophie
   d) Verletzungen der Tränendrüse

e) Tumoren der Tränendrüse
    Angeborene Pseudotumoren
    Benigne Tumoren
    Mischtumoren
    Maligne Tumoren, Zylindrom
2. Erkrankungen der tränenableitenden Wege
  a) Untersuchungsmethoden
    Fluoreszeinversuch
    Spülung
    Sondierung
    Röntgenkontrastmitteldarstellung
  b) Angeborene Veränderungen
    Dacryostenose
    Dacryocystitis neonatorum
  c) Erworbene Veränderungen
    Dacryocystitis acuta purulenta
    Dacryocystitis chronica
    Dacryo(peri)canaliculitis
    Tumoren
    Traumen
      Verätzung/Verbrennung
      Tränenröhrchenabriß

Einzeldarstellung

1. Erkrankungen der Tränendrüse

a) Angeborene Veränderungen

• *Ektopisches Drüsengewebe*

Lokalisation: Nachbarschaft der Drüse, aber auch weiter davon entfernt, im Fornix conjunctivae, in der Conjunctiva bulbi bis zum Limbus hin, an der Caruncula lacrimalis, ja sogar auch im Augeninneren (Iris und Aderhaut).

• *Luxation oder Prolaps der Tränendrüse*

Bei mangelhaft ausgebildetem Aufhängeapparat der Drüse.

• *Fistelbildungen*

Angeborene Fistelbildungen zur Lidhaut hin und *Zysten* in zwei Formen: als kleinzystische Degeneration und als großzystischer Dacryops.

b) Erworbene Veränderungen – Entzündungen

- *Dacryoadenitis acuta*

Ein- oder doppelseitige druckschmerzhafte Schwellung und Rötung des Oberlides (Abb. 63). Sekundäre Ptose + paragraphenförmige Deformation des Lidrandes. Bei Anheben des Oberlides und Blick von unten nach innen (das Abheben schmerzt!) wird die geschwollene hyperämische Pars palpebralis sichtbar. Schwellung der regionären Lymphknoten.

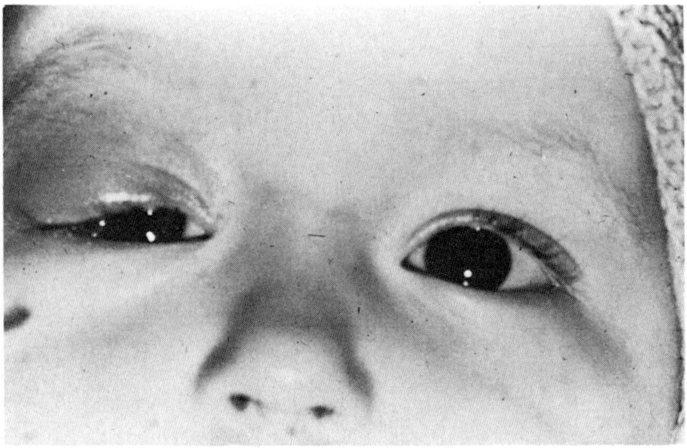

Abb. 63. Akute Dacryoadenitis des rechtes Auges

Meist auch Fieber. Differentialdiagnose: Hordeolum, Lidabszeß, Orbitalphlegmone. *Ursache:* a) selbständige Erkrankung typischerweise im Kindesalter (Erreger = Streptokokken, Staphylokokken, Viren, die entweder hämatogen metastatisch oder per continuitatem aus dem Bindehautsack in die Tränendrüse gelangen) oder b) metastatisch im Rahmen von Infektionskrankheiten (Mumps, Masern, Scharlach, Diphtherie, infektiöse Mononukleose, Gonorrhoe etc.). *Therapie:* heiße, feuchte Umschläge zur Abszeßbildung + Einschmelzung (dann eventuell Inzision) und lokale + allgemeine Antibiotikagaben.

- *Dacryoadenitis chronica*

Derbweiche, schmerzlose Schwellung des Oberlides + Paragraphenform des Lidrandes, keine Rötung. Die Schwellung der Tränendrüse ist durch das Lid palpabel oder nach Ektropionieren des Oberlides darstellbar. *Ursache:* chronische Allgemeinleiden, wie Tuberkulose, Boecksche Sarkoidose, Lues, Trachom Leukämie, Lymphogranulomatose, Makroglobulinämie. *Mikulicz-Syndrom* = chronische, schmerzlose Schwellung der Tränen- und Ohrspeicheldrüsen bei Leukämien und Retikulosen. *Therapie:* Behandlung des Grundleidens.

c) Degenerative Veränderungen

- *Sjögren-Syndrom* (Sjögren, 1933)

Atrophie der Tränen- und Ohrspeicheldrüsen + rheumatoide Arthritis, vorwiegend bei Frauen im Klimakterium. Am Auge äußert sich diese Erkrankung in Form der *(Kerato-)Conjunctivitis sicca* (vgl. S. 142): subjektive Symptome: Lichtscheu, Fremdkörpergefühl (Sandkörnchen im Auge), verdickter, wegwischbarer Schleim über dem Auge. Objektive klinische Symptomatik: chronische Konjunktivitis mit fadenziehendem schleimigem Sekret. Keratitis punctata superficialis (punktförmige Epitheldefekte) und filiformis (fadenförmige Abschilferung des Hornhautepithels (Abb. 64). *Ursache:* vermutlich Kol-

A B

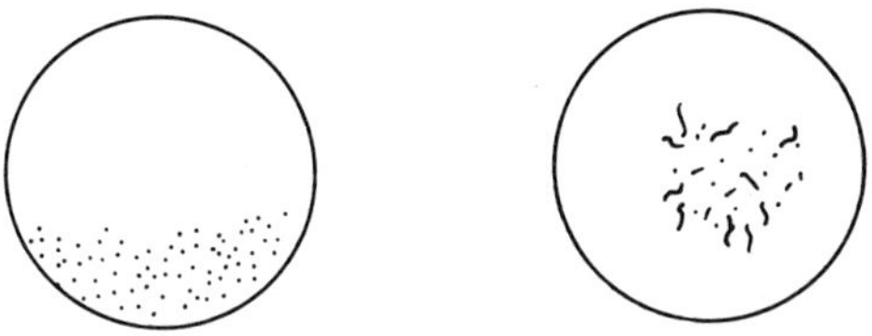

Abb. 64. Keratitis sicca. **A** Keratitis punctata superficialis, **B** Keratitis filiformis

lagenose (jedenfalls dem rheumatisch-allergisch-hyperergischen Formenkreis zuzuordnen). *Diagnose:* Antikörper gegen Epithel der Tränendrüsenausführungsgänge. *Histologie:* Desorganisation des Epithels, Zerfall der Tubuli, Rundzellinfiltrate, polyzystische Sklerose und Fibrose des Interstitiums. *Therapie:* symptomatische Substitutionstherapie gegen die Austrocknung des Auges gerichtet: künstliche Tränenflüssigkeit = Polyvinylalkohol als Benetzungsmittel (= Lubrikans), Befeuchtung durch Methylzellulose, physiologische NaCl-Lösung, Gelatine.

Chirurgische Therapie: Verschluß der Tränenpünktchen mit dem Elektrokauter, um die wenige Tränenflüssigkeit möglichst lange im Bindehautsack zu halten.

Funktionsprüfung der Tränensekretion

Messung des Ausmaßes der Tränensekretion:

– *Schirmer-Test* (Abb. 65): Ein 30 mm langer und 5 mm breiter Filterpapierstreifen wird an einem Ende 5 mm abgeknickt. Dieses Ende wird in den unteren Bindehautsack mit dem Knick am Lidrand eingelegt. Die Lider werden nun 5 Minuten geschlossen gehalten. Der Normwert der Befeuchtung des Streifens ist 15 mm. Der Streifen wirkt als Fremdkörper, der eine reflektorische Tränensekretion auslöst.

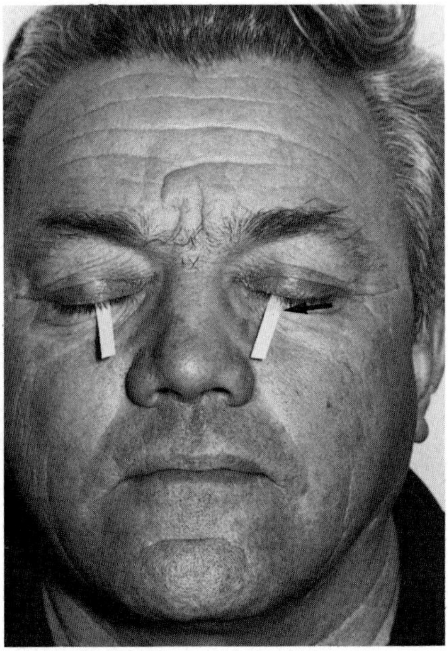

Abb. 65. Schirmer-Test: der Pfeil zeigt auf die Grenzzone des befeuchteten Anteils des Filterpapierstreifens

– *Fluorescein-Verdünnungstest* nach Nover und Jäger: quantitativ genauer. Ein Tropfen einer 2% Fluoresceinlösung wird in den Bindehautsack eingebracht. Nach 2 Minuten wird die Flüssigkeit mit einem Filterpapierstreifen abgesaugt und der Grad der Verdünnung der ursprünglichen Lösung durch Vergleich mit einer Farbskala bekannter Fluoresceinkonzentration abgelesen, der dann mit dem Ausmaß der Tränensekretion korreliert.

- *Senile Atrophie*

Die senile Atrophie tritt in 2 Formen auf:

– *Dacryoptose:* durch Atrophie und Elastizitätsverlust des Band- und Membransystems des septum tarso-orbitale. Die Drüse kommt zwischen Bulbus und Oberlid zu liegen. Meist setzt gleichzeitig oder bald danach eine Fibrose der Drüse ein, so daß sich keine Reiz-Hypersekretion einstellt.

– *Involution der Tränendrüse:* Fibrose, Lipomatose und Atrophie des Interstitiums mit Vermehrung des kollagenen Bindegewebes. Konsekutives kontinuierliches Nachlassen der Tränensekretion mit der bei Sjögren-Syndrom angeführten subjektiven und objektiven Symptomatik. *Therapie:* identisch mit der des Sjögren-Syndroms.

d) Verletzungen der Tränendrüse

Stets in Zusammenhang mit Verletzungen des Oberlides und der Orbita: Luxation der Drüse unter die Lidhaut, Hämatom, Ödem, eventuell nachfolgende Atrophie. Bei nicht sachgemäßem Verschluß von Lidwunden können eventuell äußere Tränendrüsenfisteln resultieren

e) Tumoren der Tränendrüse

• *Angeborene Pseudotumoren*

– kleinzystische Degeneration } Retentionszysten bei Atresie
– großzystischer Dacryops } von Drüsengängen
– Dermoidzysten

Therapie: Totalexstirpation der Zysten.

• *Benigne Tumoren*

Benigne Tumoren unterscheiden sich nicht von denen der Speicheldrüsen. 3 bis 40% aller Orbitatumoren. Zur Hälfte mesenchymale (Angiome, Lymphangiome, Retikulo-Histiozytome, Plasmazytome, Onkozytome) zur anderen Hälfte epitheliale (adenoide) Tumoren. Die Hälfte der Tränendrüsentumoren ist benigen, die andere Hälfte maligen.

• *Mischtumoren*

= Mit 85 bis 90% häufigste Geschwulst der Tränendrüse. Überwiegend epithelialer Tumor, teils benigen, teils maligen. Langsames, über Jahre verlaufendes Wachstum, zunächst kleine Vorwölbung des temporalen Oberlides, am Ende besteht Proptosis + Exophthalmus, Dislokation des Bulbus nach unten und medial mit Diplopie. *Therapie:* möglichst frühzeitige Totalexstirpation des Tumors. Hohe Rezidivneigung, die nicht selten eine Exenteratio orbitae notwendig macht.

• *Maligne Tumoren*

Rasches infiltratives Wachstum (innerhalb weniger Wochen). Rasch einsetzende Motilitätsstörungen des Bulbus mit Diplopie sind meist das Initialsymptom. *Zylindrom* = häufig als maligne Abart des Mischtumors angesehen. Histologie = mit Zylinderzellen ausgekleidete Zysten, die von Schleim erfüllt sind. Die Histioarchitektonik verleiht dem Tumor einen siebartig-durchlöcherten Aspekt. Der Mischtumor besitzt einen sehr unregelmäßigen Aufbau mit typischen Schleim- und knorpeligen Umwandlungszonen, die dem Zylindrom fehlen. *Verlauf*

= rasch progredient, destruktiv, die knöcherne Orbita infiltrierend; frühzeitige lokale- und Fernmetastasierung. Hohe Letalitätsquote. *Therapie:* frühzeitige Exstirpation im Gesunden + nachfolgende Radiotherapie.

2. Erkrankungen der tränenableitenden Wege

a) Untersuchungsmethoden

- *Inspektion*

Feststellung, ob das Tränenpünktchen in den Tränensee eintaucht, um diesen abzusaugen oder ob es absteht (Eversio puncti lacrimalis); Feststellung, ob die Tränenpunkte geöffnet oder atresiert sind.

- *Palpation*

Ausdrücken des Tränensackes von unten nach oben hinter dem leicht tastbaren knöchernen Orbitarand der Crista lacrimalis anterior: Beobachtung ob seröses, schleimiges oder eitriges Sekret retrograd aus den Tränenpünktchen ausgepreßt werden kann.

- *Fluoresceinversuch*

Eintropfen eines Tropfens einer 2% Fluoresceinlösung in den Bindehautsack. Beim Schneuzversuch unter Zuhalten der anderen Nasenöffnung färbt sich das Nasensekret grün.

- *Spülung der Tränenwege*

Tropfanästhesie des Bindehautsackes, Erweiterung der Tränenpunkte mit einer konischen Sonde; Einführung der stumpfen Tränenwegskanüle, an die eine mit physiologischer NaCl-Lösung gefüllte 2-ccm-Injektionsspritze angeschlossen ist (Abb. 66). Unter *physiologischen Abflußbedingungen* läßt sich die Spritze unter leichtem Druck entleeren. Die Spülflüssigkeit fließt je nach Kopfhaltung: bei aufrechtem Kopf in den Rachen und bei vorgeneigtem Kopf aus der Nase. Liegt eine *Stenose* vor, so muß der Spüldruck erhöht werden. Liegt ein *Verschluß* der Abflußwege vor, so entweicht die Spülflüssigkeit bei Spülung über den unteren Canaliculus aus dem oberen Canaliculus.

- *Sondierung der Tränenwege*

Die Sonde oder Sondenkanüle wird zunächst senkrecht in das Punctum lacrimale eingeführt, dann um 90° umgelegt und in den Canaliculus vorsichtig vorgeschoben, bis ein fester Widerstand (= die mediale Wand des Tränensackes an der Fossa lacrimalis) auftritt, der ein weiteres Vorschieben verhindert. Im Tränensack wird nun die Sonde wieder vertikal aufgestellt und durch den Tränensack und den Tränennasengang vorgeschoben (Abb. 66). Bei Verwendung einer Sondenkanüle kann nun eine Spülung vorgenommen werden. Die Spülflüssigkeit entleert sich durch die Nasenöffnung.

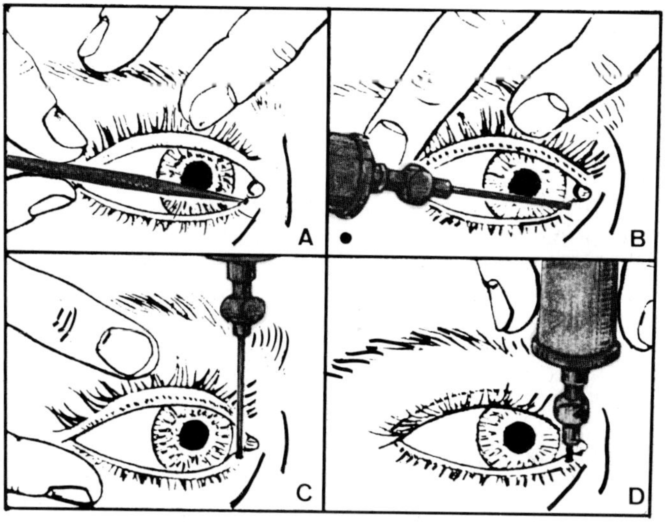

Abb. 66. Tränenwegssondierung und -spülung. **A** Aufdehnung des P. lacrimale inf. mit einer konischen Sonde, **B** Spülung durch den unteren Canaliculus lacr., **C** nach Sondierung des Tränensackes wird die Kanüle vertikal aufgestellt und **D** bei kongenitaler Dakryostenose zur Durchstoßung der Hasnerschen Klappe benutzt

• *Röntgenologische Untersuchung mit einem Kontrastmittel*

Vor allem bei Voroperationen am Tränensack ratsam. Nicht zu empfehlen ist die Methylenblaufärbung der ableitenden Tränenwege vor einer Tränensackoperation, da bei Verletzung des Tränensackes der Farbstoff ausrinnt und das Operationsgebiet gleichmäßig blau einfärbt.

b) Angeborene Veränderungen

- Atresie der Tränenpünktchen
- Aplasie der Tränenpünktchen oder -röhrchen
- Verdoppelung der Tränenpünktchen
- äußere Fistelbildung
- angeborenes Ektropium der Lider mit Eversio puncti lacrimalis

• *Dacryostenose*

Angeborener Verschluß (Atresie) der Hasnerschen Klappe = kongenitale Dacryostenose = bei weitem die häufigste angeborene Fehlbildung der tränenableitenden Wege. Führt zur

• *Dacryocystitis neonatorum* (vgl. S. 110)

Meist einseitige Epiphora, Konjunktivitis, schleimig eitriges Sekret aus den Tränenpünktchen, Schwellung und Rötung der Haut über der Tränensackgegend. *Therapie:* innerhalb der ersten Lebenswochen kann mit einer spontanen Öffnung der Hasnerschen Klappe gerechnet werden: zur Prophylaxe einer eitrigen Entzündung werden antibiotische Augentropfen instilliert. Ab dem 3. Monat ist die Spontanöffnung auszuschließen: die Therapie der Wahl ist die *Sondierung und Perforation der Hasnerschen Klappe* mit der Spülkanüle. Bei Vornahme dieses Eingriffes innerhalb des ersten Lebensjahres kann mit einem dauernden Offenbleiben des duktonasalen Ostiums gerechnet werden (wichtig: diesen Zeitraum nicht ungenützt verstreichen lassen!). Je älter das Kind ist, umso häufiger schließt sich das perforierte Ostium wieder.

c) Erworbene Veränderungen

• *Dacryocystitis acuta purulenta*

Hochrote, schmerzhafte Schwellung der Tränensackgegend mit Epiphora und Entleerung schleimig eitrigen Sekrets aus den Tränenpünktchen. Chronische eitrige Konjunktivitis mit Gefährdung der Hornhaut (→ Ulcus serpens corneae). Nach Penetration der Tränensackwand breitet sich die Entzündung im Unterhautzellgewebe als *Tränensackphlegmone* aus (Abb. 67). Schließlich kann durch eitrige Einschmelzung als eine Art Spontanheilung eine *Tränensackfistel* entstehen, aus der sich nun der Eiter entleert. *Ursache:* Dacryostenose des älteren Menschen meist im Bereich des Ductus nasolacrimalis (eventuell Divertikelbildung, posttraumatisch oder aber auch durch Narbenstrikturen nach Herpesinfektion). Haupterreger = Pneumokokken, seltener Staphylokokken und andere Keime (wie Tbc, Lues etc.). *Therapie:* bei der eitrigen Dacryocystitis: Wärmeapplikation durch Bestrahlung, Spülung mit antibiotischen Lösungen, systemische Antibiotika; bei Fluktuation des Tränensackempysems: Inzision des Tränensackes. Alle antibiotischen Maßnahmen haben ein Abklingen der akut eitrigen Phase der Entzündung zum Ziel, um dann in einem entzündungsfreien Intervall eine *Dacryo-Zysto-Rhinostomie* (von außen: Verfahren nach Toti, von der Nase her: Verfahren nach West) durchführen zu können.

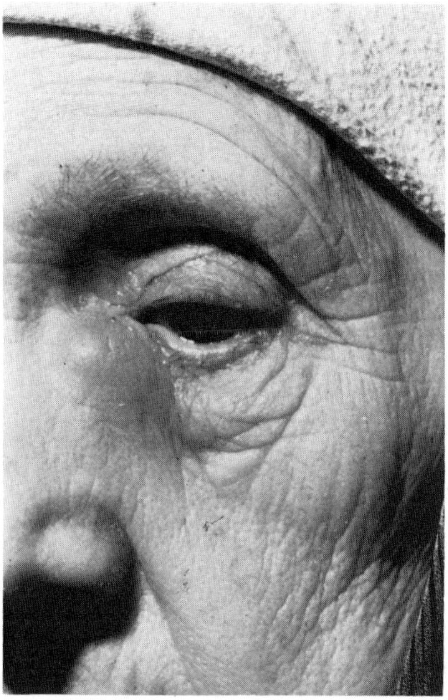

Abb. 67. Dacryocystitis acuta

- *Dacryocystitis chronica*

Jahrelang bestehende einseitige Epiphora mit schleimig eitriger Sekretion aus den Tränenpünktchen. Bei Druck auf den Tränensack entleert sich massenhaft zähschleimiges Sekret aus den Tränenpünktchen. Die Tränensackgegend ist häufig bland und schmerzfrei geschwollen (= ektatischer Tränensack), gelegentlich eitrige Schübe. *Ursache:* Dacryostenose des Ductus nasolacrimalis durch chronische Rhinitis oder nach Gesichts-Nasen-Verletzungen. Selten Konkrementsteine (wie die dunklen Konkremente nach chronischer Adrenalintherapie). *Therapie:* chirurgische Behandlung wie bei der akuten Dacryocystitis. Die chronische Applikation von Antibiotika und abschwellenden Tropfen ist ebenso wirkungslos wie die wiederholten Spülungen und Sondierungen. Bei sehr alten Patienten mit Tränenhyposekretion ist die Tränensackexstirpation der Dacryo-Zysto-Rhinostomie vorzuziehen, wenn ein geschrumpfter atretischer Tränensack vorliegt.

- *Dacryocanaliculitis oder Pericanaliculitis*

Rötung und Schwellung der Tränenpunkte und/oder Haut über den Canaliculi mit Epiphora. Auf Druck entleert sich ein zähes bröckeliges, grauweißliches oder gelbliches Sekret, das wie ein Ausguß der Canaliculi geformt ist. *Ursache:* meist Mykosen: Aktinomykose, Aspergillose, Candidamykosen, Sporotrichose etc. *Therapie:* Curettage der Tränenröhrchen mit dem scharfen Löffel, eventuell + Schlitzung der Innenwand der Canaliculi. Antimykotische Therapie nach Maßgabe des Ausstriches bzw. der Pilzkultur.

- *Tumoren*

Benigne und maligne Tumoren der tränenableitenden Wege sind extrem selten, ihr Verlauf ist nur aus Einzelkasuistiken der Literatur bekannt.

- *Traumen*

– *Verätzungen und Verbrennungen:* mit Atresie der Tränenpunkte und Eversio puncti lacrimalis bzw. Narbenektropium.
– *Stumpfe und schneidende Traumen:* Abriß der Tränenröhrchen (siehe Lid).

G. Bindehaut

1. Anatomie

Die Bindehaut ist der zarte, glatte, glänzende Schleimhautüberzug der Innenfläche des Lides *(= Conjunctiva tarsi)* und der Oberfläche des Bulbus *(= Conjunctiva bulbi)*. Am Übergang der Tarsus- in die Bulbusbindehaut entsteht ein sackartiger Rezessus, die *Conjunctiva fornicis*.

Reservefalten erlauben die freie Beweglichkeit des Bulbus. Conjunctiva bulbi und tarsi sind nur durch einen kapillaren Flüssigkeitsspalt voneinander getrennt. Die nasal gelegene Plica semilunaris ist als Rudiment der Nickhaut der Tiere, die Karunkel als Rest einer stehengebliebenen Lidbrücke im inneren Lidwinkel anzusehen.

Histologisch betrachtet setzt sich die Bindehaut aus einem Epithel und einem mesenchymalen Stroma zusammen. In das mehrschichtige nicht verhornende Plattenepithel sind im Bereich der Tarsus- und Fornixbindehaut wenige, im Bereich der Bulbusbindehaut reichliche merokrin schleimproduzierende Becherzellen eingelagert. Umgekehrte Verhältnisse liegen bei der Konzentration von Lymphfollikel vor, die wiederum in der Tarsusbindehaut reichlicher vertreten sind. Die Tarsusbindehaut ist fest auf ihrer Unterlage fixiert, die Bulbusbindehaut ist durch einen lockeren Aufbau des Stromas frei verschieblich.

2. Physiologie

Dank ihrer Glätte, ihrer Elastizität und ihrer feucht-schlüpfrigen Oberfläche ermöglicht die Bindehaut die freie Beweglichkeit des Bulbus in der Lidspalte. Die oberflächliche Feuchtigkeit ist Resultat des präkonjunktivalen Tränenfilms, der sich als präkornealer Tränenfilm auf die Hornhautoberfläche fortsetzt. Der von den Becherzellen gebildete muzinöse Schleimfilm vermittelt den Kontakt zwischen der hydrophoben Bulbusoberfläche und der wäßrigen Phase des Tränenfilms. Dieser Flüssigkeitsfilm erlaubt auch das reibungslose Gleiten der Lider über die Bulbusoberfläche bei jedem Lidschlag und beim Lidschluß.

Der bei jedem Lidschlag neu überziehende Tränenfilm reinigt den Bindehautsack stets aufs neue. Die bakterizide Wirkung der Lysozyme des Tränenfilms und das Lymphsystem der Tarsusbindehaut sind das Substrat der Infektabwehr des Bulbus.

3. Embryologie

Das Epithel der Bindehaut entwickelt sich aus dem Ektoderm der den Augenbecher deckenden Haut, das Stroma aus der mesodermalen Hülle des embryonalen Augenbechers.

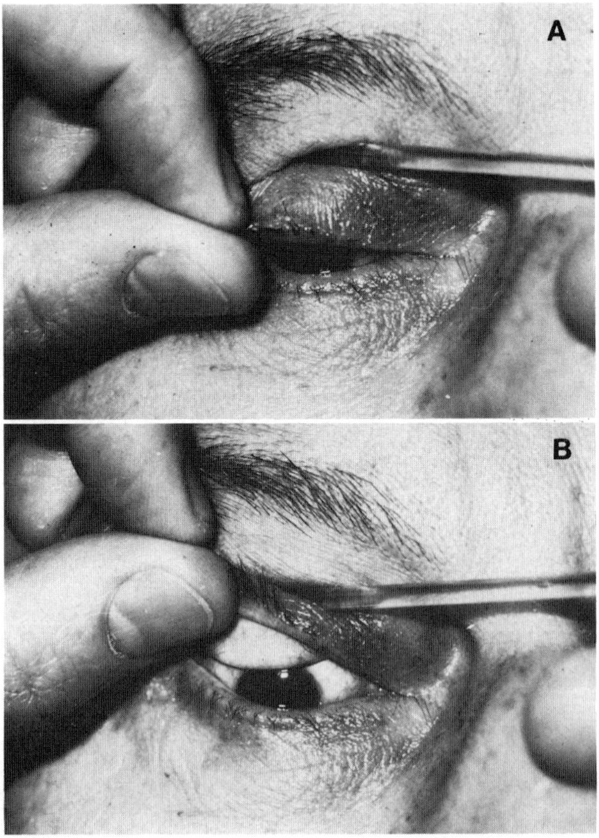

Abb. 68. Einfaches Ektropionieren des Oberlides. **A** Fassen des Zilienkranzes und **B** Stülpen des Lides um ein Glasstäbchen als Hypomochlion

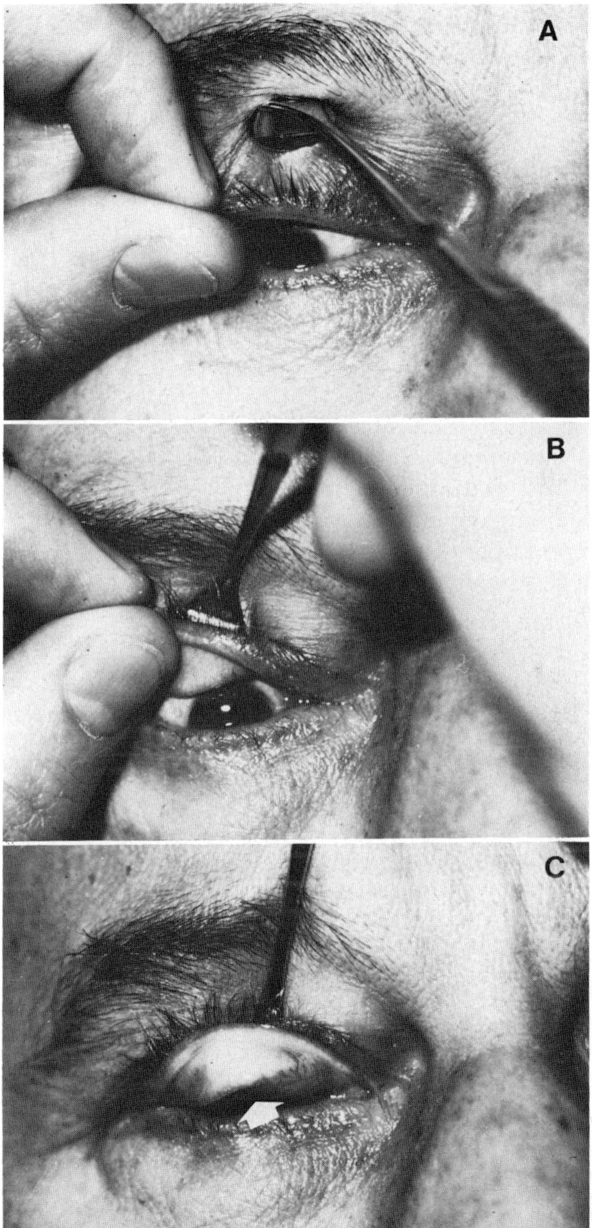

Abb. 69. Doppeltes Ektropionieren des Oberlides unter Verwendung eines Lidlöffels. Nach dem einfachen Ektropionieren **(A)** wird der Lidlöffel stirnwärts gekippt **(B)** und so **(C)** der obere Fornix conjunctivae sichtbar gemacht (Pfeil)

4. Untersuchungsmethoden der Bindehaut

Die Conjunctiva tarsi et fornicis wird erst durch *Ektropionieren* (= Umstülpen) *der Lider* sichtbar gemacht:

– *Ektropionieren des Unterlides:* das Lid wird mit dem Daumen nach unten abgezogen, während das Auge nach oben blickt

– *einfaches Ektropionieren des Oberlides* (dabei wird die Tarsusbindehaut, nicht der Fornix conjunctivae dargestellt): der Untersuchte blickt nach unten, der Untersucher faßt die Wimpernreihe mit Daumen und Zeigefinger, zieht das Lid nach unten und stülpt es schließlich über den als Hypomochlion benützten Daumen der anderen Hand oder ein Glasstäbchen um (Abb. 68)

– *doppeltes Ektropionieren des Oberlides* mit Hilfe des Desmarresschen oder Groenholmschen Lidlöffels, der die Funktion des Daumen-Hypomochlion übernimmt. Durch Schwenken seines Griffes nach oben wird das Lid ektropioniert und vom Bulbus abgezogen. Beim Blick des Patienten nach unten kann nun der Fornix conjunctivae, die obere Kuppel des Bindehautsackes, dargestellt werden (Abb. 69).

– *Bindehautabstrich:* mit einer sterilen Platinöse wird Epithel mit dem bedeckenden Sekret entnommen und auf einem sterilen Objektträger zur mikroskopischen Untersuchung abgestreift. Das Abstrichpräparat wird dann mit Methylenblau, nach Gram (zum Bakteriennachweis) oder nach Giemsa (zum Nachweis von Zelleinschlüssen), gefärbt. Im physiologischen Abstrichpräparat finden sich Epithelzellen, wenig Leukozyten und Lymphozyten und apathogene Keime, wie Xerosebakterien, Corynebakterien, Staphylococcus albus, ja selbst pathogene Keime wie Colibakterien, Pseudomonaden, Pneumokokken, Viren und Pilze (Candida).

5. Erkrankungen der Bindehaut

Übersicht

1. Angeborene Erkrankungen
   - Dermoid
   - Lipodermoid
2. Bindehautentzündung
   - a) Allgemeines klinisches Bild
   - b) Klassifikation nach Klinik und Ätiologie
     - b1) Infektiöse Konjunktivitis

b 1a) Bakterielle Konjunktivitiden
Akute profus-eitrige Konjunktivitiden
Staphylo-, Strepto-, Pneumokokkenkonjunktivitis
Gonoblennorrhoe
Konjunktivitiden ohne profuse eitrige Sekretion
Gramnegative Bakterien
Blepharoconjunctivitis angularis
Koch-Weeks-Konjunktivitis
Tularämie der Bindehaut
Pseudomonaden-Konjunktivitis
Grampositive Bakterien
Conjunctivitis diphtherica
Tuberkulose der Bindehaut
Spirochätenkonjunktivitis
Rikettsienkonjunktivitis
Chlamydienkonjunktivitis
Trachom
Paratrachom
b 1b) Viruskonjunktivitis
Adenovirenkonjunktivitis
Keratoconjunctivitis epidemica
Herpesviruskonjunktivitis
Pockenviruskonjunktivitis
b 1c) Pilzkonjunktivitis
b 1d) Parasitenkonjunktivitis
Loa-Loa-Larvenkonjunktivitis
Onchocercosis
Bilharziose
Echinococcus / Cysticercuskonjunktivitis
Ophthalmomyiasis
b 2) Allergische Konjunktivitis
Heufieberkonjunktivitis
Follikularkatarrh
Phlyktänuläre Konjunktivitis
Keratoconjunctivitis scrophulosa
Conjunctivitis vernalis
Konjunktivitis bei Kontaktdermatitis
Konjunktivitis bei generalisierter Überempfindlichkeit
Anaphylaktische und atopische Konjunktivitis
b 3) Nichtinfektiöse Konjunktivitis
Okulo-muko-kutanes Syndrom
Pemphigus vulgaris
Pemphigus conjunctivae
Traumatische Konjunktivitis
bei Verätzungen und Verbrennungen
bei Strahlung
Konjunktivitis beim Reiter-Syndrom
Konjunktivitis bei Rosacea

Fortsetzung →

Conjunctivitis sicca
Konjunktivitis bei unkorrigierten Ametropien und Fusionsschwäche

3. Einlagerung von Fremdstoffen in die Bindehaut
   - Argyrose
   - Epinephrinablagerungen
   - Chlorpromazinablagerungen
   - Kosmetika
4. Degeneration der Bindehaut
   - Pinguecula
   - Pterygium: echtes Pterygium, Narbenpterygium
   - Pannus
   - Symblepharon
5. Zirkulationsstörungen der Bindehaut
   - Blutungen
   - Chemose
6. Tumoren der Bindehaut
   - Benigne Tumoren
     - (Häm-)Angiome
     - Lymphangiome
     - Zysten
     - Leukoplakie
     - Intraepitheliales Epitheliom
       - Nävus conjunctivae
       - Papillome
   - Maligne Tumoren
     - Karzinome
     - Malignes Melanom

Einzeldarstellung

1. Angeborene Erkrankungen

• *Dermoid*

Die häufigste Mißbildung der Bindehaut: halbkugelige, erbsengroße, gelblichweiße Geschwulst am Limbus. Keine Tendenz zur malignen Entartung, aber kosmetisch störend und hornhautastigmatismusinduzierend.

• *Lipodermoid*

Flacher Tumor meist zwischen den Ansätzen des M. rectus superior und lateralis.

2. Bindehautentzündung = Konjunktivitis

a) Klinisches Bild

– allgemeine klinische Symptomatik: Lichtscheu, Tränen, Brennen
– subjektive Symptomatik: Jucken, Kratzen, Fremdkörpergefühl, Verklebtsein der Lider, vor allem morgens beim Erwachen
– objektive Symptomatik: *konjunktivale Injektion* (Injektion = Rötung des physiologischerweise blassen Bulbus) = Hyperämie der Bindehautgefäße, am Limbus bleibt ein blasser zirkumkornealer Streifen bestehen (der bei ziliarer Injektion einen livid-rötlichen Farbton annimmt). Die Oberfläche der Lidbindehaut verliert ihre Glätte infolge *Schwellung* durch Vermehrung der lymphoiden Zellen. *Follikel* sind runde Erhabenheiten in der Tarsusbindehaut auf der Basis lymphoider Hyperplasien mit Gefäßen am Follikelrand. *Papillen* sind rechtekkige, „pflastersteinartige" Erhabenheiten in der Tarsusbindehaut auf der Basis einer umschriebenen Epithel- und Stromahyperplasie mit Gefäßen im Papillenzentrum. Im subkonjunktivalen Gewebe der Bulbusbindehaut kann sich seröse Flüssigkeit ansammeln und die Bindehaut blasig vortreiben = *Chemose* (= Ödem der Bindehaut). *Sekretion* = wäßrig-serös, schleimig, schleimig-eitrig, rahmig-eitrig = Blennorrhoe, fibrinös = Pseudomembranen.

b) Klassifikation nach Klinik und Ätiologie

• *b1) Infektiöse Konjunktivitis*

b1a) Bakterielle Konjunktivitiden

Akute profus-eitrige Konjunktivitiden

– Staphylokokken-, Streptokokken-, Pneumokokkenkonjunktivitis: *Ursache:* Staphylococcus aureus, Pneumokokken, hämolysierende Streptokokken. *Klinisches Bild:* beidseitige Rötung und Schwellung der gesamten Bindehaut, serös-schleimiges später profus-eitriges Sekret. *Therapie:* Antibiotika: Tetrazyklin- und Chloramphenicol-Augentropfen und Augensalben.
– Gonoblennorrhoea neonatorum oder -adultorum: *Ursache:* Gonokokken (gramnegative semmelförmige intrazellulär gelegene Diplokokken). *Klinisches Bild:* Inkubationszeit = 2 bis 4 Tage post partum, beim Erwachsenen kürzer, oft nur einige Stunden. Akut einsetzende beidseitige ödematöse Schwellung der Bindehaut (Chemose) mit massiver konjunktivaler Injektion. Lidödem, Blepharospasmus, profuses, rahmig-eitriges Sekret (Abb. 70). Tendenz zur eitrigen Einschmelzung der Hornhaut durch die proteolytischen Fermente der Leukozyten. *Therapie:* Prophylaxe nach Credé (= gesetzlich vorgeschrieben): 2% $AgNO_3$-Lösung (besser 1% Silberazetat) nach der Geburt in beide

Augen einträufeln. Eigentliche Therapie: nach dem Nachweis der Gonokokken im Abstrich!

Neugeborenenblennorrhoe: Abspülen des Eiters mit körperwarmer NaCl-Lösung. Alle 10 Minuten Penicillinlösung (100.000 I.E./ml) einträufeln! 200.000 I.E. Depot-Penicillin intramuskulär täglich.

Erwachsenenblennorrhoe: Schutz des nichtbefallenen Auges mit einem Uhrglasverband. Lokale Behandlung wie beim Neugeborenen. Allgemeine Penizillintherapie in höherer Dosierung (etwa 1 Mill. I.E. Depot-Penizillin intramuskulär täglich).

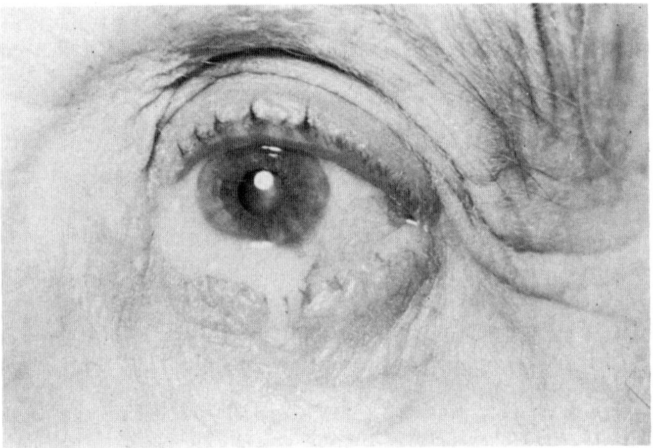

Abb. 70. Gonoblennorrhoe

Differentialdiagnose der Neugeborenenblennorrhoe (wichtigstes Kriterium = Erregernachweis):

- *Gonoblennorrhoe* (siehe S. 109).
- *Einschlußblennorrhoe* (vgl. S. 113) (Chlamydia oculogenitalis): Inkubationszeit 6 bis 10 Tage, negativer Gramabstrich, im Giemsaabstrich Einschlußkörperchen; zunächst ödematöse, später follikuläre Schwellung (erst nach 6 bis 8 Wochen Dauer) der Bindehaut, vorwiegend Befall der unteren Übergangsfalte, flockig-eitriges Sekret. *Therapie:* Aureomycinsalbe, Tetrazykline, Chloramphenicol, Sulfonamide.
- *Argentum-Katarrh* (= Folge der Credéschen Prophylaxe) Rötung + Schwellung der Bindehaut, wäßrig-eitriges Sekret, negativer Abstrich. *Therapie:* Spülung des Bindehautsackes mit abschwellenden Tropfen (Coldan, Privin, Otrivin etc.).
- *Dacryocystitis neonatorum* (vgl. S. 100): 1 bis 4 Wochen post partum auftretende, meist einseitige eitrige Sekretion, Ausdrückbarkeit des Tränensackes, Bindehaut auffallend reizfrei. *Therapie:* Tränensondierung (Perforation der Hasnerschen Klappe) + Spülung.

Konjunktivitiden ohne profus-eitrige Sekretion

Gramnegative Bakterien

– *Blepharoconjunctivitis angularis: Ursache:* Diplobazillus Morax-Axenfeld. *Klinisches Bild:* Rötung und Schwellung der Bindehaut und der Lidränder im Bereich der Lidwinkel. Komplikation = Randulcus der Hornhaut, subakuter bis chronischer Verlauf. *Therapie:* Antibiotika (Chloramphenicol, Gentamycin). *Differentialdiagnose:* einfache Blepharitis (Abstrich!).

– *Koch-Weeks-Konjunktivitis: Ursache:* Koch-Weeks-Bakterien. *Klinisches Bild:* Inkubationszeit = 24 bis 26 Stunden, schleimig-eitrige Sekretion, akute Verlaufsform, Bindehautblutungen, Pseudomembranen, in Europa selten, in Ägypten sehr häufig. *Therapie:* nach Abstrich! Antibiotika: Tetrazyklin + Chloramphenicol-Augentropfen und -salben.

– *Tularämie der Bindehaut: Ursache:* B. tularense (Überträger = kleine Nagetiere). *Klinisches Bild:* Inkubationszeit 3 bis 4 Tage, akuter Verlauf mit der Allgemeinsymptomatik Fieber, Kopfschmerz, Erbrechen, Apathie; Einseitigkeit, Lidödem, Chemose, gelbliche Knötchen + Exulzerationen der Tarsusbindehaut. Einseitige regionäre Lymphknotenschwellung + einseitige lokalisierte Konjunktivitis = *okulo-glanduläres Syndrom nach Parinaud* (= keine einheitliche Ätiologie: Katzen-Kratzkrankheit, Tbc, Lues, M. Boeck, infektiöse Mononukleose, Aktinomykose). Nachweis = Tularämie-Agglutinationsprobe. *Therapie:* systemisch und lokal Antibiotika (Chloramphenicol + Tetrazykline).

– *Pseudomonaden-Konjunktivitis: Ursache:* Pseudomonas aeruginosa. *Klinisches Bild:* ähnlich der Pneumokokkenkonjunktivitis; gesunde Bindehäute erkranken sehr selten; kann Proteinasen bilden und daher Hornhautulcera hervorrufen. *Therapie:* nach Abstrich! Polymyxin + Gentamycin.

Grampositive Bakterien

– *Conjunctivitis diphtherica: Ursache:* Diphtheriebakterien meist bei Rachen- und Nasendiphtherie. *Klinisches Bild:* Inkubationszeit 2 bis 3 Tage. Lider bretthart infiltriert, blaurötlich verfärbt; auf der Conjunctiva tarsi schmutziggraugelbe Beläge = „Membranen". *Komplikationen:* Narbenentropium, Trichiasis.

Differentialdiagnose: pseudomembranöse Konjunktivitis (Streptokokken, Adenoviruskonjunktivitis im Kleinkindesalter)

– Conjunctivitis lignosa = in ihrer Ätiologie unbekannte chronische pseudomembranös-granulomatöse Konjunktivitis. *Therapie:* nach Abstrich! Diphtherieantitoxin lokal und systemisch (10.000 bis 100.000

i. E. intravenös), Penizillin, Erythromycin oder Tetrazykline intramuskulär.

– *Tuberkulose der Bindehaut: Ursache:* Mycobacterium tuberculosis. *Klinisches Bild:* Inkubationszeit 3 bis 6 Wochen. Miliare Knötchen in der hyperämischen Bulbusbindehaut, Tuberkulome in der Bulbusbindehaut, tiefe Infiltrate in der Episklera, Ulcera in der Conjunctiva tarsi, regionäre Lymphknotenschwellung. *Therapie:* Erregernachweis im Abstrich! Allgemeine und lokale tuberkulostatische Therapie. Eventuell lokale Therapie mit Betastrahlern (Sr^{90}, Y^{90}, Ru^{106}) bei tumorösen Veränderungen (Tuberkulome).

– *Spirochäteninfektion: Lues der Bindehaut: Ursache:* Spirochäta pallida. *Klinisches Bild:* An der Bindehaut können sich grundsätzlich alle Stadien der Lues manifestieren. Der Primäraffekt ist extrem selten (Inkubationszeit = 3 Wochen), das 2. Stadium (7. bis 8. Woche) tritt unter dem Bild der einfachen Konjunktivitis oder der Sklerokonjunktivitis (meist zusammen mit Iritis und Chorioiditis) oder der granulär-papulösen Konjunktivitis auf. Die Gummen des 3. Stadiums imponieren als glatte, rosarote Tumoren, die rasch an Größe zunehmen. *Diagnose:* serologische Tests (WAR, TPI, FTA etc.). *Therapie:* Allgemeinbehandlung mit Penizillin-G.

– *Konjunktivitis durch Rikettsien: Ursache:* Rikettsien bei Flecktyphus, Q-Fieber, 5-Tage-Fieber etc. *Klinisches Bild:* Rötung, Schwellung, eventuell granulomatös-ulzeröse Veränderungen. *Therapie:* nach serologischer Diagnose: Chloramphenicol + Tetrazykline lokal + systemisch.

– *Konjunktivitis durch Chlamydien:* früher PLT oder TRIC-Viren bezeichnet. *Ursache:* Chlamydien = Mikroorganismen, die eine Zwischenstellung *zwischen Bakterien* (enthalten DNS und RNS, besitzen eine Zellmembran aus Muraminsäure + hochentwickeltes Enzymsystem) und *Viren* (intrazelluläre Reduplikation + Filtrierbarkeit) einnehmen. Empfindlichkeit gegen antibakterielle Chemotherapeutika. Chlamydien sind die Erreger der Psittakose, des Trachoms, der Einschlußblenorrhoe und der Lymphopathia venerea.

a) Trachom: Ursache: TRIC-Chlamydien, Übertragung von Mensch zu Mensch oder durch Fliegen, besonders bei unhygienischen Verhältnissen. *Krankheitsbild:* Vorkommen: nur mehr selten in Osteuropa, aber häufig (= endemisch) in Ägypten, ganz Afrika, Indien, China. Inkubationszeit = 7 Tage. *4 Stadien* nach MacCallan (1908): 1. Stadium: subakute Konjunktivitis mit lymphoider Hyperplasie = embryonale Follikel); 2. Stadium: Follikelbildung in der Tarsusbindehaut (= lymphoide Zellhaufen) (Abb. 71 A), Pannus (von oben); 3. Stadium: Abheilung durch Platzen der Follikel + Vernarbung der Mukosa und Submukosa. Zunehmende Austrocknung der Bindehaut;

4. Stadium: Vernarbungsstadium mit den Folgezuständen des Vernarbungsprozesses: lineare Narben der Tarsusbindehaut (Abb. 71 B), Verkürzung der Übergangsfalte, kahnförmige Verkrümmung des Tarsus, Ptosis trachomatosa, Entropium cicatriceum + Trichiasis, Symblepharon, Xerophthalmus (= Austrocknung der Bindehaut + Überzug der Hornhaut mit verhornendem Plattenepithel). *Therapie:* nach Diagnose durch Abstrich (Prowazek-Halberstädtersche Einschlußkörperchen): lokal = Tetrazykline, Chloramphenicol (Tropfen und Salbe); systemisch = Sulfonamidbehandlung (Orisul); im Narbenstadium: okuloplastische Maßnahmen = Schleimhautplastik, Entropiumoperation, Keratoplastik, Umleitung des Ductus parotidicus in den Bindehautsack. Lokale Kortikosteroidtherapie = kontraindiziert!

Differentialdiagnose der follikulären Konjunktivitiden

- Schwimmbadkonjunktivitis
- Einschlußblennorrhoe
- eigentliche Conjunctivitis follicularis
- Conjunctivitis vernalis.

b) Paratrachom: Einschlußblennorrhoe: siehe Gonoblennorrhoe (Differentialdiagnose) (vgl. S. 110).

– *Einschlußkonjunktivitis der Erwachsenen = Schwimmbadkonjunktivitis: Ursache:* TRIC-Chlamydien bei subklinischer Zervizitis (perinatale Infektion) und Prostatitis. Aus dem Urogenitaltrakt infizierter Individuen gerät das Chlamydium dann in das Badewasser. *Krankheitsbild:* Inkubationszeit = 8 bis 14 Tage. Meist Doppelseitigkeit, subakuter Verlauf mit papillärer Hyperplasie in der *unteren Fornix- und Tarsusbindehaut.* Follikelbildung ohne wesentliche eitrige Sekretion und ohne Vernarbungstendenz. Eventuell Mikropannus bei langer Krankheitsdauer (ohne Behandlung 3 bis 12 Monate). *Therapie:* nach Bindehautabstrich (Einschlußkörperchen) wie beim Trachom. *Differentialdiagnose:* wie beim Trachom.

Differentialdiagnose: Conjunctivitis follicularis = Sammelbegriff: *Follikularkatarrh: Ursache:* uneinheitliche Ätiologie: Bacterium folliculosis (Rieger), lymphatische Diathese, Adenoviren, chronische physikalisch-chemische Schädigung (Staub, Rauch), chronischer Nasennebenhöhlenkatarrh, unkorrigierte Ametropie, Störung des Augenmuskelgleichgewichts. *Krankheitsbild:* (= akuter Follikularkatarrh) durch Adenovirus 1 bis 11, 14 bis 17, 20, 22, 26, 27, chronische Schwellung und Rötung der Lidbindehaut mit Follikelbildung überwiegend im Unterlid. *Therapie:* nach Ausschluß von Chlamydieninfekten vasokonstringierende Augentropfen (Coldan, Privin, Otrivin etc.), kortikosteroidhältige Augentropfen (eventuell mit Neomycin-Zusatz).

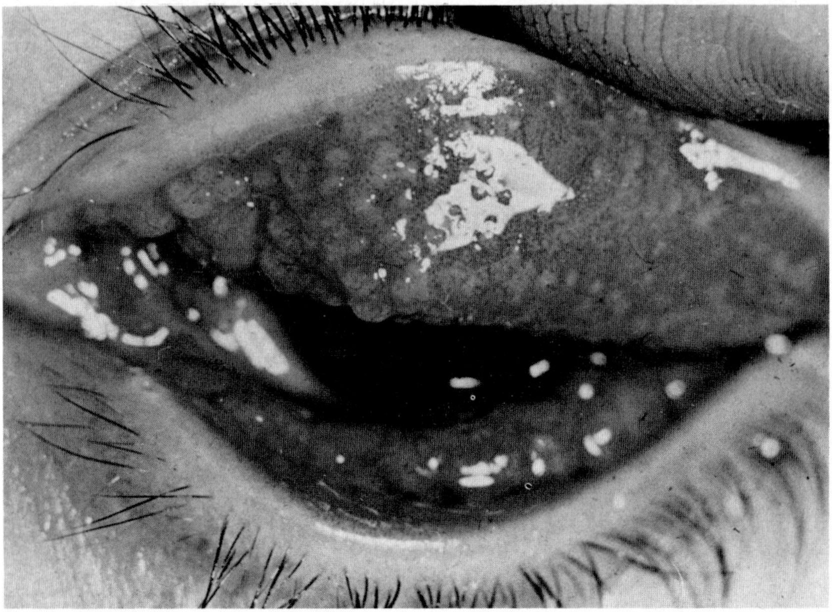

Abb. 71 A

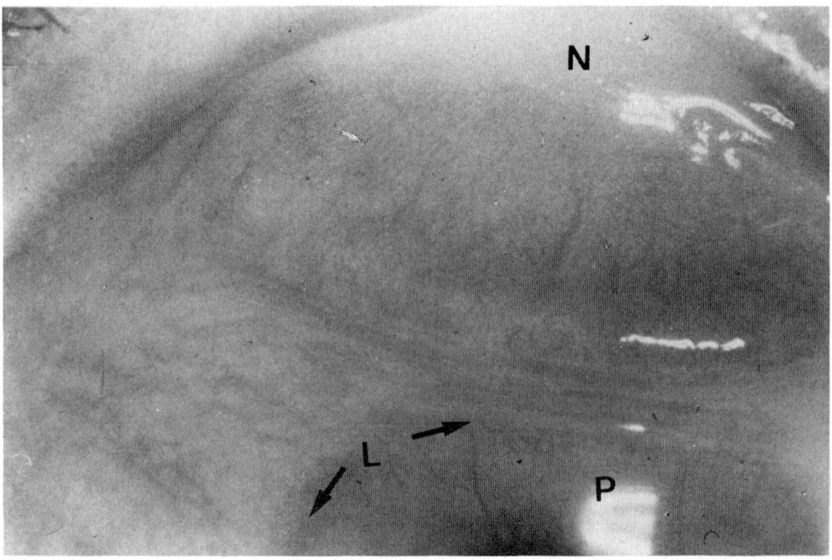

Abb. 71 B

Abb. 71. A Trachom: Stadium 2 nach MacCallan = Follikelkatarrh. **B** Narbentrachom, *N* subtarsale Narben im ektropionierten Oberlid, *L* Limbus, *P* Pannus trachomatosus

b1b) Viruserkrankungen der Bindehaut

Adenoviren

33 Virustypen, die zu Infektionen der oberen Atemwege (2 bis 5% aller dieser Infekte beim Erwachsenen, 10% beim Kind) und der Bindehaut führen.

– *Akuter Follikularkatarrh durch Adenoviren:* siehe oben u. S. 113.

– *Pharyngokonjunktivales Fieber: Ursache:* Adenovirus Typ 3 (seltener 1, 4, 5, 6, 7, 9 und 14). *Klinisches Bild:* Inkubationszeit = 3 bis 5 Tage. Trias = Pharyngitis, Fieber, Konjunktivitis (+ regionäre Lymphknoten). *Therapie und Differentialdiagnose:* wie Keratoconjunctivitis epidemica.

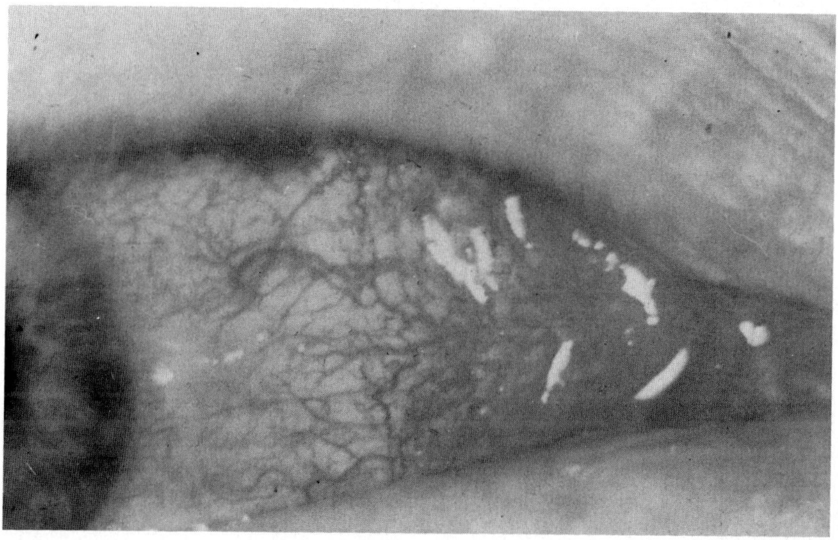

Abb. 72. Conjunctivitis epidemica. Das Maximum der konjunktivalen Injektion konzentriert sich auf die Caruncula lacrimalis und die Plica semilunaris

– *Keratoconjunctivitis epidemica: Ursache:* Adenovirus Typ 8 (9 und 11). Übertragung durch feuchten Kontakt (Handgeben, Tensionmessen). *Krankheitsbild:* Inkubationszeit 8 (5 bis 12) Tage. Beginn meist einseitig; 2 Stadien: 1. Stadium = akute follikuläre Konjunktivitis: Pseudoptose (verklebte Lider), auffallende Schwellung + Rötung der Plica semilunaris und der Karunkel = Leitsymptom (Abb. 72), wäßriges Sekret, regionäre Lymphknotenschwellung. 2. Stadium = (nur bei

50% der Befallenen) nach 10- bis 14tägiger Konjunktivitis Abklingen der akuten Entzündung: Keratitis = nur wenige Stunden und Tage als Keratitis punctata superficialis, danach als Keratitis nummularis (kleine, münzenförmige, schneeflockenartige, lockere Infiltrate aus mononukleären Zellen subepithelial im Niveau der Bowman-Membran) (Abb. 73), häufig Ausbildung zarter, Monate bis Jahre bestehender

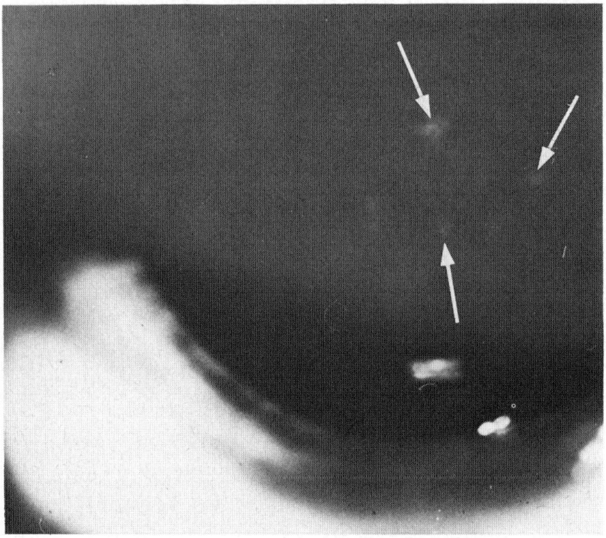

Abb. 73. Keratitis epidemica mit den typischen oberflächlichen schneeflockenartigen Hornhautinfiltraten

Narben an Stelle der Infiltrate, die das Sehen im Gegensatz zu den akuten Infiltraten kaum beeinträchtigen. Das 2. Auge erkrankt fast immer später und wesentlich schwächer. *Diagnose:* beweisend ist das klinische Bild (Virusisolierung + -kultivierung + serologische Tests erbringen den Beweis erst Monate nach Abheilung dieser selbstlimitierenden Erkrankung). *Therapie:* = symptomatisch: im konjunktivalen Stadium = vasokonstringierende Augentropfen; im Keratitisstadium = Kortikosteroide (+ Antibiotika-)Augentropfen, da die Infiltrate als allergische Reaktion auf das in der Bindehaut, *nicht* in der Hornhaut anwesende Virus aufzufassen sind.

Häufig Keratitisrezidive nach Absetzen der lokalen Kortikosteroidtherapie. Virostatika wie IDU sind unwirksam. Möglichst *keine* Sonnenbrille tragen, da die Adenoviren photosensibel sind! *Prophylaxe:* Hauptakzent liegt auf hygienischen Maßnahmen (eigenes Handtuch, Unterlassung von Augendruckmessungen, Handdesinfektion).

Differentialdiagnose:
- follikuläre Konjunktivitis
- Keratitis nummularis Dimmer: dystrophische, chronische nummuläre zur Eindellung führende Hornhautinfiltrate bei der Landbevölkerung der Steiermark
- Herpes conjunctivae.

Herpesvirenkonjunktivitis

– *Herpeskonjunktivitis: Ursache:* Herpes-simplex-Virus. *Klinisches Bild:* follikuläre oder pseudomembranöse Konjunktivitis. *Therapie:* Virostatika (siehe Herpes corneae).
– *Varizellen-Zosterkonjunktivitis: Ursache:* Varizellen-Zostervirus, Befall des Ganglion semilunare Gasseri. *Krankheitsbild:* wenig follikuläre Reaktion, konjunktivale Injektion, Lidschwellung + charakteristische Hauteffloreszenzen der Lidhaut, Chemose, selten Zosterbläschen der Bindehaut. Komplikationen: siehe Zoster ophthalmicus (S. 66 u. 145). *Therapie:* symptomatisch vasokonstriktorisch.

Pockenviruskonjunktivitis

– *Variolakonjunktivitis:* bei echten Pocken am 5. Tag, subkonjunktivale Blutungen, Lidödem, Chemose, selten Pustelbildung (mit rasch einsetzender Nekrose).
– *Vakzinekonjunktivitis:* direkter Kontakt mit Pockengeimpften (Inkubationszeit = 3 Tage): Schwellung der Lider + Pustelbildung an Lidern und Bindehaut, die zu nekrotisierenden Geschwüren führen, eitrige Sekretion. *Therapie:* Antiserum, Immunglobulin, lokale Therapie mit Virostatika + Antibiotika (gegen Superinfektion).

– *Epstein-Barr-Virus-Konjunktivitis: Ursache:* Epstein-Barr-Virus = Erreger der Mononukleose (= Pfeiffersches Drüsenfieber). *Krankheitsbild:* follikulär granulomatöse Konjunktivitis, Lidödem, Dacryoadenitis, auffallende massive Schwellung der präaurikulären Lymphknoten. *Therapie:* symptomatisch abschwellend.
– *Hämorrhagisch epidemische Konjunktivitis: Ursache:* Picornaviren. *Krankheitsbild:* hohe Infektiosität, Lidödem, Chemose, Lid- und Bindehautblutungen, regionäre Lymphadenose, Keratitis punctata superficialis. Vorkommen = weit verbreitet in Ostafrika, Ostasien, Japan, aber auch in London (Welttourismus). *Therapie:* symptomatisch abschwellend, bei Kortikosteroiden Gefahr der Ulkusbildung.
– *Viruskonjunktivitiden im Rahmen von allgemeinen Virusinfektionen:* durch: Arborviren (Gelbfieber, Denguefieber etc.), Myxoviren (Influenza, Mumps, Masern, New-Castle-Krankheit, Rubeolen).

b1c) Pilzkonjunktivitis

Mykosen der Bindehaut sind in Mitteleuropa selten. *Ursache:* Candida albicans, Cephalosporium, Dermatophyten (z.B. Trichophyten), Pityrosporen. *Krankheitsbilder:*

– umschriebene, tiefe gelbliche Infiltrate (Sporotrichon Schencki oder Penicillium)
– tumorartig proliferierende Bindehaut = Granulome (Blastomyces, Coccidioides, Rhinosporidium)
– seborrhoische Konjunktivitis (Pityrosporon + Staphylokokken). *Therapie:* Antimykotika (Amphotericin, Nystatin, Pimeracin, Griseofulvin).

b1d) Parasitenkonjunktivitis

– *Konjunktivitis durch Larven der Loa-Loa-Fliege:* subkonjunktivale Makrofilarien, Gefahr der intraokularen Ausbreitung. *Therapie:* chirurgische Entfernung, Antihelmintika.
– *Onchocercosis:* Larve des Onchocerca volvulus wird von Insekten der Simulia-Familie übertragen, Gefahr der intraokularen Ausbreitung! Manifestationsformen am Auge: meist noduläre Konjunktivitis, Keratitis punctata superficialis, sklerosierende Keratitis (→ Leukome der Hornhaut), vordere und hintere Uveitis, Chorioidalatrophie, Sekundärglaukom und Optikusatrophie. *Zweithäufigste Erblindungsursache der Welt nach dem Trachom. Therapie:* Diaethylcarbamacin = Hetrazan.
– *Bilharziose:* Cercarien des Saugwurms Schistosoma haematobium dringen aus dem Nilwasser in die Haut ein. Die Wurmeier lösen eine granulomatöse, tumoröse Entzündung der Bindehaut aus. *Therapie:* Antimontartrat.
– *Echinococcus- (= Bandwurm) und Cysticercus- (= Larve von Taenia solium) Manifestation:* bilden subkonjunktivale Zysten. *Therapie:* chirurgische Exzision.
– *Ophthalmomyiasis* = Fliegeneiererkrankung der Bindehaut: Larvenkonjunktivitis, granulomatöse Tumoren, nekrotisierende Ulcera, selten intraokulare Larvenausbreitung. *Therapie:* mechanische Entfernung der Eier oder Larven, Phosphorsäureester wirken larvizid.

• *b2) Allergische Konjunktivitis*

– *Heufieberkonjunktivitis: Ursache:* Pollen- und Gräserallergie. *Krankheitsbild:* Lidödem + Chemose der Bulbusbindehaut. *Therapie:* lokal: kühle Kompressen, Vasokonstriktoren-Augentropfen, Kortikosteroid-Augentropfen; systemisch: Antihistaminika.
– *Chronischer Follikularkatarrh:* siehe S. 113.
– *Phlyktänuläre Konjunktivitis: Ursache:* allergische Diathese, häufig im Zusammenhang mit Tbc, eventuell im Rahmen der Keratoconjunctivitis scrophulosa. *Krankheitsbild:* kleine, runde, gelbliche Erhebung in der Nähe des Limbus, die von hyperämischen Gefäßen zirkulär eingerahmt ist. *Therapie:* lokal: Kortikosteroide, eventuell, falls nachweisbar, Behandlung der Tbc-Grundkrankheit.
– *Keratoconjunctivitis scrophulosa* (= ekzematosa): *Ursache:* tuberkuloallergische Augenerkrankung. *Krankheitsbild:* chronisch rezidi-

vierender Verlauf der heute seltenen Kindeserkrankung: extreme Lichtscheu + Blepharospasmus. Blaß-gedunsenes Gesicht, Ekzeme an Nasenöffnung und Mundwinkeln, Lymphknotenpakete an Unterkiefer und Hals. Augensymptome: multiple Phlyktänen an Bindehaut und Hornhaut mit sektorenförmiger ziliarer Injektion, bauchförmige oder diffuse oberflächliche Hornhautinfiltrate mit bandförmiger oberflächlicher Gefäßeinsprossung: „die Infiltrate ziehen die Gefäße nach" = Gefäßbändchenkeratitis oder K. fascicularis, Pannus eccematosus

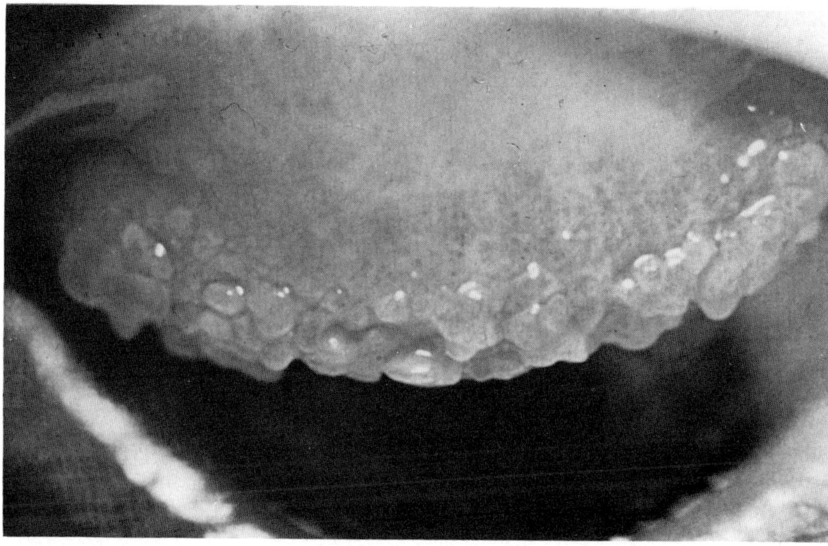

Abb. 74. Tarsale Form der Conjunctivitis vernalis

(kann von allen Seiten, nicht nur von oben, wie beim Trachom, in die Hornhaut eindringen). Gelegentliche Hornhaut-Ulcera (Ulcus scrofulosum + Begleitiritis). Ausheilung der Keratitis in Form oberflächlicher Hornhautnarben mit Aufhellungsstreifen (Fuchs) (Maculae eccematosae) und irregulärem Hornhautastigmatismus. *Therapie:* lokal: Kortikosteroide; systemisch: tuberkulostatische Behandlung.

– *Conjuncitivitis vernalis = Frühjahrskatarrh: Ursache:* noch nicht restlos geklärt: Licht und Wärme spielen eine bedeutende Rolle (Überempfindlichkeit gegen UV-Licht?). Diskutiert werden neben der Photoallergie eine Pollen- oder Hausstauballergie und konstitutionelle Faktoren. *Krankheitsbild:* im Kindheitsalter beginnende, jahrelang anhaltende Konjunktivitis, die meist in der Pubertät ausheilt. Exazerbationsphasen im Frühjahr. Starker Juckreiz. 2 Manifestationsformen: *1. palpebrale Form* = pflastersteinartige Exkreszenzen (entzündliches Granulationsgewebe + Hyperplasie der Submukosa) der

Tarsusbindehaut, die von einem milchigweißen, nicht abwischbaren Schleier überzogen sind (Abb. 74). Im Bindehautabstrich massenhaft eosinophile Leukozyten (allergische Ätiologie). *2. limbale Form:* grauweißliche, sulzige bis knötchenförmige Wucherungen der Bindehaut am Limbus im Lidspaltenbereich. *Therapie:* lokale Kortikoidtherapie während der akuten Schübe im Frühjahr, Kryoapplikation der Pflastersteinexkreszenzen und Radiotherapie mit Beta-Strahlern, wie Sr^{90}, etwa 1000 bis 3000 rad über mehrere Monate verteilt. In den Zwischenphasen adrenalinhältige Augentropfen. *Differentialdiagnose:* Trachom, Paratrachom.

– *Konjunktivitis bei Kontaktdermatitis* (= allergische Dermatokonjunktivitis): *Ursache:* Begleitkonjunktivitis bei Kontaktdermatitis durch entsprechende Antigene (Antibiotika, Atropin, Pilokarpin, Kosmetika etc.). *Krankheitsbild:* neben der umschriebenen Rötung und Schwellung der Lidhaut konjunktivale Injektion + Chemose + seröses Sekret, Juckreiz. *Therapie:* Antigenelimination, systemisch: Antihistaminika; lokal: kühle Kamillenumschläge + Vasokonstriktoren + Kortikoidaugentropfen.

– *Konjunktivitis bei generalisierter Überempfindlichkeit: Ursache:* Überempfindlichkeit gegen oral oder parenteral applizierte Medikamente (Antibiotika, Sulfonamide, Barbiturate etc.). *Krankheitsbild:* akute Konjunktivitis, eventuell mit Blasenbildung, Nekrose oder Pseudomembranen der Bindehaut. Daneben Hautsymptome im Sinne eines Erythema exsudativum multiforme. Die Gesamtsymptomatik des okulo-muko-kutanen Syndroms ist oft lebensbedrohlich. Spätfolge = *Symblepharon. Therapie:* Allergenelimination, dermatologische Therapie, lokale Kortikoidbehandlung, Interimsprothese gegen Symblepharonbildung, chirurgische Behandlung des Symblepharon (S. 125).

– *Anaphylaktische und atopische Konjunktivitis: Ursache:* IgE-Antikörper vermittelt durch

– Serumkrankheit
– Heuschnupfen- und Pollenallergiekonjunktivitis
– Nahrungsmittelallergene (Milch, Eier etc.)
– Medikamente (Antibiotika, Sulfonamide etc.)
– Kosmetika
– Tierhaare, Federn

Krankheitsbild: wie Heuschnupfenkonjunktivitis. *Therapie:* Allergenkarenz; lokal: Kortikoidtropfen; systemisch: Antihistaminika.

• *b3) Nichtinfektiöse Konjunktivitis*

Okulo-muko-kutanes Syndrom

– *Pemphigus vulgaris: Ursache:* unbekannt (Autoimmunkrankheit?). *Krankheitsbild:* katarrhalische oder purulente Konjunktivitis mit Blasenbildung der Bindehaut und Hornhaut im Rahmen der generalisierten Blasenbildung von Haut und Schleimhäuten. Tödliche Erkrankung meist alter Männer. *Therapie:* symptomatisch: Reinigung von Sekret, epithelisierende Salben.

– *Okuläres Pemphigoid:* Synonyma = essentielle Bindehautschrumpfung, Pemphigus conjunctivae, Pemphigus mucosae. *Ursache:* unbekannt: Virusinfekt, Autoimmunkrankheit (Antikörper gegen Basalmembranbestandteile). *Krankheitsbild:* Beginn: chronische Konjunktivitis mit zähflüssig-schleimiger Sekretion; dann: subkonjunktivale Blasen, die platzen und vernarben; immer neue Blasen mit der Weiterentwicklung: Platzen, Exulzeration, narbige Ausheilung führen zur massiven Bindehautschrumpfung mit Verstreichen der Übergangsfalte; fibrinartige Pseudomembranen auf Bindehaut + Hornhaut, Hornhautulzera mit Ausbildung eines vaskularisierten Leukoms der Hornhaut, Symblepharon, Xerophthalmus, Trichiasis durch Narbenentropium (Abb. 75). Betroffen sind Menschen im höheren Lebensalter.

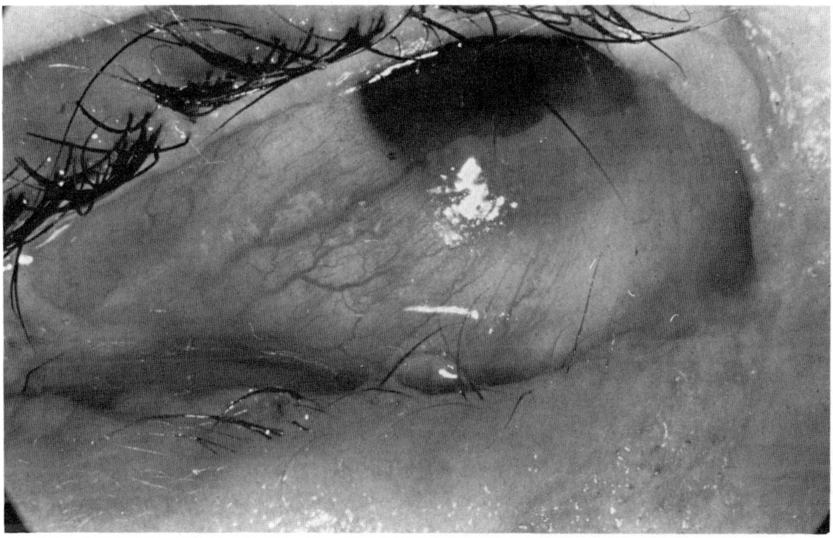

Abb. 75. Pemphigus conjunctivae: Symblepharon des Unterlides mit Trichiasis und Pseudopterygium in der unteren Hornhautperipherie

Mitbetroffen ist neben der Bindehaut: die Schleimhaut von Nase, Mund, Rachen, Larynx und Trachea. Keine Lebensgefahr. Prognose quoad visum infaust. *Therapie:* symptomatisch: im Beginnstadium lokale Kortikoidbehandlung; später: Epilation der scheuernden Zilien; im Symblepharonstadium: Schleimhautplastik mit Lippenschleimhaut, lyophilisierter Bindehaut oder lyophilisiertem Amnion. Keratoplastik = zwecklos wegen unausbleiblicher Transplantateintrübung. *Keratoprothese* nach Cardona oder Strampelli des vorher aphakisierten Auges, nur wenn es sich um das einzige Auge handelt (Abb. 76).

– *Ähnliche Bindehautveränderungen* wie beim okulären Pemphigoid ereignen sich in Form einer akuten stürmischen Entwicklung innerhalb von Stunden bzw. 1 bis 2 Tagen bei:
– Erythema exsudativum multiforme majus (= Fuchs-Syndrom, Stevens-Johnson-Syndrom): *Ursache:* unbekannt, Viruserkrankung? Arzneimittelallergie? bei Kindern.
– Akuter toxischer Epidermiolyse = *Lyell-Syndrom: Ursache:* Infekte bei Kindern (Staphylococcus aureus) oder Arzneimittelallergie (Butazolidin, Tanderil, Phenazetin, Sulfonamide, Penizillin etc.).
– Epidermiolysis bullosa hereditaria
– Dermatitis herpetiformis Duhring und bei
– traumatischer Konjunktivitis durch Verätzungen und Verbrennungen.

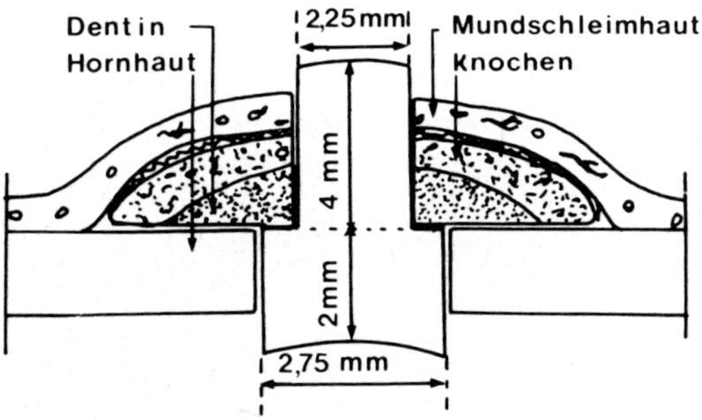

Abb. 76. Osteo-odonto-Keratoprothese nach Strampelli im schematischen Querschnitt

Traumatische Konjunktivitis durch Verätzungen und Verbrennungen

1. Stadium = einfache Rötung der Bindehaut; 2. Stadium = Chemose, Ischämie, Trübung und Hypästhesie der Hornhaut; 3. Stadium = „gekochtes Fischauge“: Hornhaut porzellanweiß, Bindehaut = gefäßfrei – völlig anämisch. *Therapie:*
– Ausspülung des ätzenden Agens mit der Undine (Oberlid doppelt ektropionieren! eventuell vorher Oberflächentropfanästhesie)
– mechanische Entfernung solider ätzender Substanz (Kalkbröckel) mit dem feuchten Stieltupfer
– Eintropfen des Chelatbildners Titriplex III (EDTA) bei Kalkverätzungen
– ab 2. Stadium: Peritomie der Bindehaut am Limbus nach Passow zum Ablassen des toxischen Transsudates
– subkonjunktivale Priscol-Injektion zur Hyperämisierung der anämischen Bindehaut
– Ersatz der nekrotischen Bindehaut durch Lippenschleimhaut (= Denigsche Frühplastik)
– Notkeratoplastik bei verdünnter diffusweißer Hornhaut

– Abschleifen der kalkimbibierten oberflächlichen Hornhaut mit der Diamantschleifscheibe
– epithelisierende Salben: Vitamin A + Bepanthen
– hyperämisierende Salben: Priscol- + Azetylcholinsalbe
– Antibiotikaschutz
– Einlegen einer Interimsprothese als Symblepharon-Prophylaxe.

Konjunktivitis beim Reiter-Syndrom

Ursache: weitgehend unbekannt, urethrale und enterale Primäraffektion, vermutete Erreger = Mykoplasmen, Viren, Chlamydien, eventuell Gonokokken. *Krankheitsbild:* klassische Trias: Urethritis, Arthritis, Konjunktivitis. *Therapie:* symptomatisch.

Konjunktivitis bei Rosacea

Ursache: multifaktorielle Ätiologie der Rosaceaerkrankung (Disposition + intestinale Störungen). *Krankheitsbild:* Bindehautgefäße = varikös erweitert + geschlängelt, knötchenförmige, gefäßreiche Infiltrate. Häufige Komplikation: Rosazeakeratitis. *Therapie:* Behandlung der Grundkrankheit, Vasokonstriktoren und Kortikoide als Augentropfen.

Conjunctivitis sicca: siehe Tränenwege (vgl. S. 95 u. 142)

Konjunktivitis bei unkorrigierten Ametropien und Fusionsschwäche: siehe S. 18

3. Einlagerungen von Fremdstoffen in die Bindehaut

– Argyrose (graubraune Verfärbung durch chronische Anwendung silberhaltiger Augentropfen)
– Epinephrin (schwarze Flecken durch subkonjunktivale Ablagerungen des Oxydationsproduktes der Grundsubstanz)
– Chlorpromazin (melaninartige Pigmentation)
– Kosmetika (Wimperntusche)

4. Degeneration der Bindehaut

Pinguecula = Lidspaltenfleck

Ursache: hyaline Degeneration der Submukosa im Lidspaltenbereich, besonders bei Vorhandensein exogener Reizfaktoren (UV-Licht, Wärme, Wind etc.). *Krankheitsbild:* limbusnahe, nasal häufiger als temporal, gelbweißliche umschriebene Elevation, manchmal Kalkablagerungen. *Therapie:* nicht zweckmäßig, lediglich kosmetische Beeinträchtigung, nach Exzision Rezidivneigung.

Pterygium

Ursache: chronische Einwirkung von UV-Licht (Tropen, Subtropen) und Dauerexposition für klimatische, radiologische, mechanische und thermische Reize (Landwirte, Seefahrer, Waldarbeiter, Bergführer etc.). *Krankheitsbild:* auf die Hornhaut vom nasalen Limbus überwachsende dreieckige Bindehautduplikatur mit der Tendenz, in das Hornhautzentrum vorzuwachsen (Abb. 77).

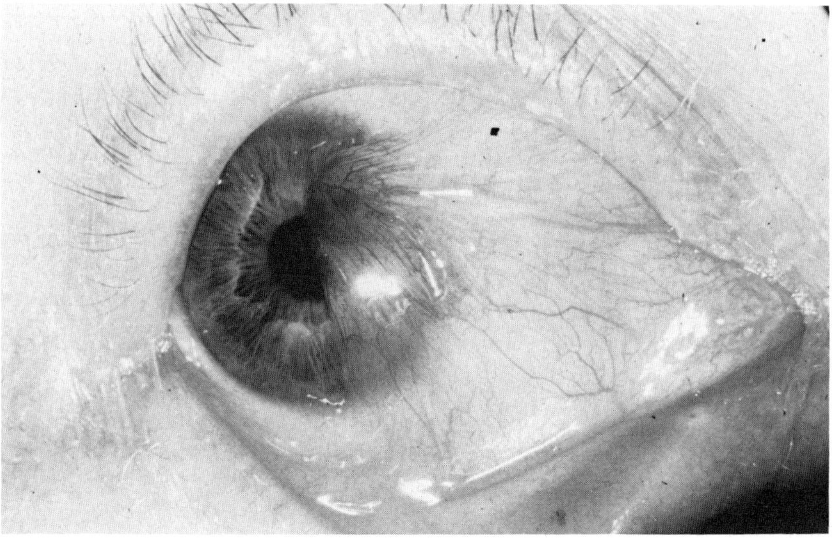

Abb. 77. Echtes Pterygium

Aufbau des Pterygiums: progredienter gefäßfreier graugelblicher Kopf, gefäßhaltiger Hals als Verbindungsglied des Kopfes zur limbalen Basis (= Körper). Kopf und Hals sind mit der Hornhaut fest verwachsen, die sich flügelförmig gegen die limbal-konjunktivale Basis ausbreitenden Bindehaut-faltenbildenden Taschen, die mit der Sonde unterfahrbar sind. Sehstörungen bei Vorwachsen in das Hornhautzentrum (bewirkt dann häufig einen hohen Hornhautastigmatismus). *Therapie:* Exzision durch Ablösen von Kopf und Hals + Einrollen des konjunktivalen Schnittrandes unter die Bindehaut. Hohe Rezidivquote. Bei oftmaligen Rezidiven: Radiotherapie mit Betastrahlern (Sr^{90}). Ultima ratio = periphere lamelläre Keratoplastik. *Differentialdiagnose:*

– *Narbenpterygium = Pseudopterygium: Ursache:* exulzerierende Randprozesse der Hornhaut durch Verätzung, Verbrennung oder

Entzündungen. *Krankheitsbild:* auf die Hornhaut überwachsende, allseits mit ihr fest verbundene Bindehautschürze: nicht mit der Sonde unterfahrbar, entsprechend der Ätiologie topographisch überall am Limbus situiert (nicht nur nasal), kein Aufbau in Kopf, Hals und Körper, keine Progredienz. *Therapie:* Abtragung wegen unausbleiblichen Rezidivs zwecklos, eventuell Radiotherapie mit Betastrahlern (Sr^{90}). Bei größerem Ausmaß: periphere lamelläre Keratoplastik. *Differentialdiagnose* zum Narbenpterygium:

Pannus

Subepitheliales Einsprossen eines vaskularisierten Bindegewebes zwischen Epithel und Bowman-Membran, das eine diffuse oberflächliche Hornhauttrübung mit Vaskularisation erzeugt (Abb. 71). Vorkommen: beim Trachom, bei der Keratitis ekzematosa und bei schwer veränderten Augen (Pannus degenerativus).

Das *Pseudopterygium* ist dagegen eine Bindehautauflagerung auf einer oberflächlich geschädigten Hornhaut. Die Bindehautgefäße lassen sich in ihrem Verlauf auf die Hornhaut verfolgen (Abb. 75).

– *Kalkinfarkte der Meibomdrüsen: Ursache:* Eintrocknung und Verhärtung des Talgsekretes in den Ausführungsgängen der Meibomdrüsen mit kalzinöser Degeneration. *Klinisches Bild:* gelbe, scharfkantige die Tarsusbindehaut nicht selten perforierende Konkremente, die zu Fremdkörpergefühl, gelegentlich sogar zu Erosionen des Hornhautepithels führen. *Therapie:* Entfernung der Kalkbröckel durch Schlitzen der Bindehaut in Richtung der Drüsengänge.

Symblepharon

Ursache: Verätzungen, Verbrennungen, nekrotisierende Entzündungen der Bindehaut mit narbiger Ausheilung (Trachom) und nicht entzündliche Bindehautnekrosen mit Narbenstrikturen bei allen Formen des okulo-muko-kutanen Syndroms (S. 120). *Klinisches Bild:* strangförmige oder flächenhafte Verwachsungen zwischen Bulbus- und Tarsusbindehaut = Symblepharon posterius (Abb. 78). Totale, feste Anheftung des Lides an den Bulbus mit komplettem Verstreichen des Bindehautsackes = Symblepharon totale (Abb. 79). Die konsekutive Motilitätseinschränkung führt zur Diplopie (Abb. 78). Häufig strahlen die Narbenstränge in die periphere Hornhaut ein = Pseudopterygium. *Therapie:* Prophylaxe durch Einlegen einer Interimsprothese bei allen potentiell Symblepharon auslösenden Erkrankungen; Durchtrennung der Narbenstränge und Einnähen derselben in den Fornix conjunctivae (so entsteht nur eine konjunktivale Wund-

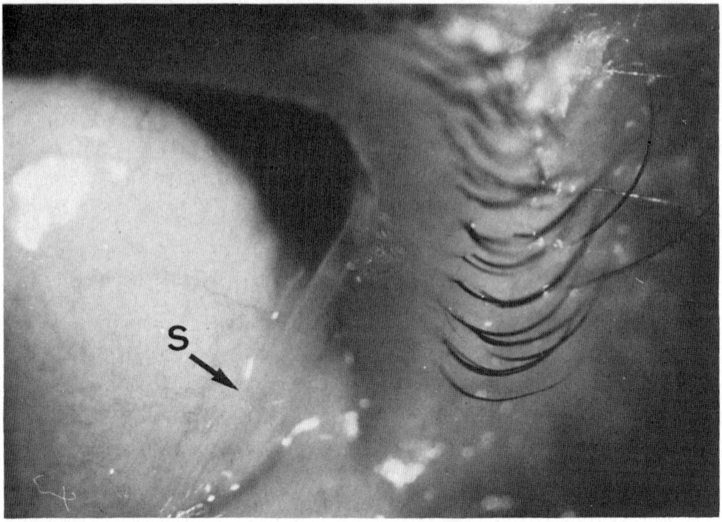

Abb. 78. Symblepharonstrang bei Symblepharon posterius *(S)*

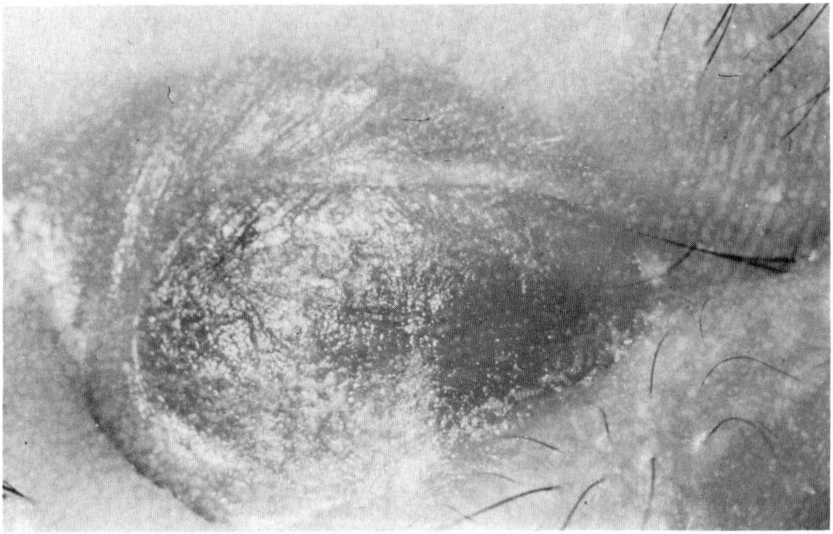

Abb. 79. Xerophthalmus mit totalem Symblepharon

fläche am Bulbus mit Verminderung des Anreizes zum neuerlichen Verwachsen). Bei ausgedehnten Symblephara: Ersatz der Bindehaut durch Lippenschleimhaut, lyophilisierte Bindehaut oder lyophilisiertes Amnion.

5. Zirkulationsstörungen der Bindehaut

Blutungen (= subkonjunktivales Hämatom = Hyposphagma)

Ursache: Eröffnung von Bindehautgefäßen durch spontanes Platzen (hämorrhagische Diathese, Sklerose der Gefäße) oder durch Erhöhung des Venendruckes in Situationen, die dem Valsalva-Preßversuch gleichkommen: Husten (Keuchhusten), bei den Preßwehen während der Geburt, beim Stemmen schwerer Lasten, beim Erbrechen etc.,

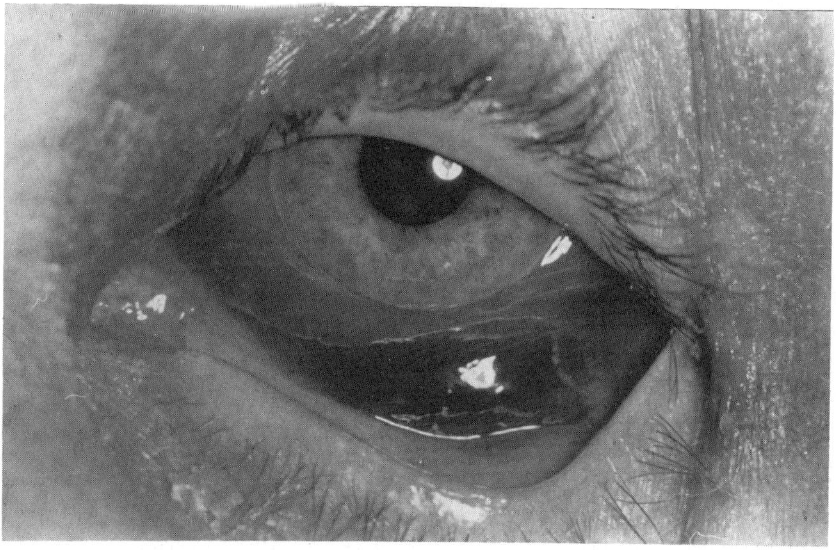

Abb. 80. Hyposphagma

darüber hinaus bei Hypertonie und nach stumpfen oder durchbohrenden Traumen der Bindehaut. *Klinisches Bild:* flache oder erhabene, hell- bis dunkelrote, schmerzlose Blutansammlung unter der Bindehaut (Abb. 80). Rückbildung wie bei Hämatomen der Haut über ein Stadium der Braun- und Gelbfärbung unter Verkleinerung des verfärbten Bezirkes. Bei stark wurstförmig durch Blut vorgetriebener Bindehaut nach stumpfen Traumen nach weiteren Verletzungsfolgen fahnden: Skleralruptur, Einblutung des Glaskörpers etc. *Therapie:* Beruhigung des Patienten über die Harmlosigkeit der Krankheit; im ersten Frühstadium der Blutung: kühle Kompressen, um die Blutung zu stoppen; eventuell systemisch Streptokinase zur raschen Resorption der Blutung (4 × 1 Varidase-Tablette). Abklärung der Ursache bei Spontanblutungen durch den Internisten.

Chemose der Bindehaut

Krankheitsbild: ödematöse, glasige, wulstartige Schwellung der Bulbusbindehaut, die dann oft durch die Lidspalte vorquillt und deren Oberfläche am Lidrand in Form eines Sulcus eingeschnürt wird, was zu einem Fortschreiten der Zirkulationsstörungen führt (Abb. 81).

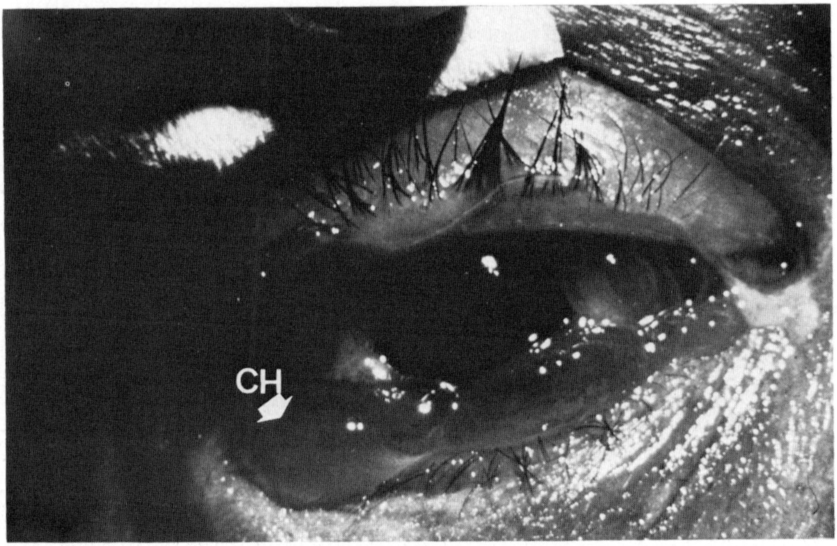

Abb. 81. Chemose der Bulbusbindehaut *(CH)*

Ursache: traumatische (Verätzung, Verbrennung), entzündliche und allergische Prozesse der Bindehaut sowie entzündliche Prozesse der Orbita: Orbitalphlegmone, Panophthalmie, Sinus-cavernosus-Thrombose, Lymphstauung bei Orbitatumoren und bei malignem Exophthalmus. *Therapie:* Behandlung der Grundkrankheit.

6. Tumoren der Bindehaut

Benigne Tumoren

– Angiome: Hämangioma simplex im Rahmen der Sturge-Weber-Erkrankung
– Hämangioma cavernosum: roter oder rotblauer Bindehautknoten, seit Geburt bestehend, häufig spontane Involution während der ersten Lebensjahre. *Therapie:* Rückbildung abwarten, Betastrahlung, Exstirpation.
– Lymphangiom: farblose Auftreibung der Bulbusbindehaut im Kindesalter mit Tendenz zur allmählichen Zunahme. *Therapie:* totale Exstirpation.
– Zysten:

– Implantationszysten (nach Entzündung + Trauma)
– Retentionszysten (der Tränendrüsen)
– Lymphzysten (mit Blutfüllung = Lymphangiektasia hämorrhagica)

– Leukoplakie: potentiell präkanzeröse, flache weiße, gelegentlich auf die Hornhaut überwachsende Tumoren bei Männern über 50. *Therapie:* Exzision, histologische Untersuchung, plastische Deckung des Bindehautdefektes.

– Intraepitheliales Epitheliom = Morbus Bowen, meist am Limbus lokalisiert, grauweißer, vaskularisierter, gelatinöser Tumor mit unregelmäßig höckriger Oberfläche. Meist bei älteren Männern. Präkanzerose: Übergang in Plattenepithelkarzinom möglich. *Therapie:* wie bei Leukoplakie, oft zusätzliche lamelläre, periphere Keratoplastik unumgänglich.

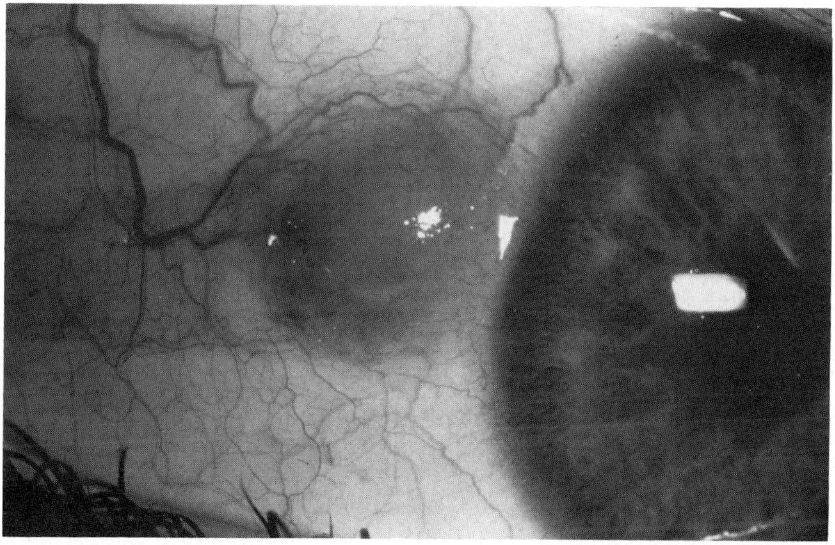

Abb. 82. Nävus conjunctivae

– Nävus conjunctivae: häufig angeboren, bis zur Pubertät Größenzunahme, dann meist stationär. Vaskularisierte bräunliche Erhabenheit, potentielle Vorstufe eines malignen Melanoms der Bindehaut (Abb. 82). *Feststellen eines Wachstums:* Photographieren (eventuell Infrarotphotographie zur genaueren Erfassung der Tumorränder) in festen zeitlichen Intervallen (3 Monate, 6 Monate, jährlich). Fluoreszenzangiographie zur Darstellung des nutritiven Gefäßsystems. Bei Feststellung eines Wachstums = Exstirpation 2 mm im Gesunden, histologische Untersuchung!

– Papillome = häufig gestielte, reichlich vaskularisierte (Gefäßbäumchen), graurötliche umschriebene Tumoren mit bevorzugter Lokalisation am Limbus; weiche Konsistenz, blumenkohl- und himbeerartige

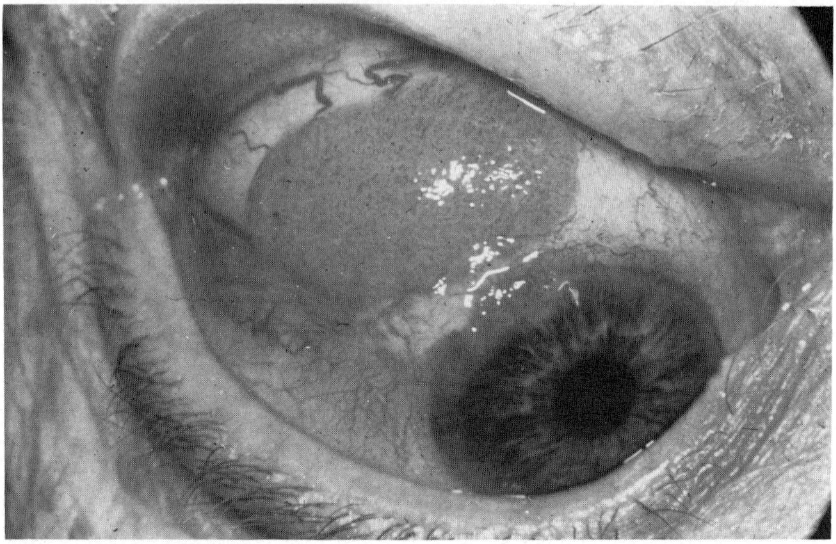

Abb. 83. Papillom der Bulbusbindehaut

Gestaltung (Abb. 83). *Therapie:* nach Exzision hohe Rezidivquote. Bei fehlendem Wachstum: belassen!

Maligne Tumoren

– Karzinom: aus Leukoplakien und Morbus Bowen, aber auch spontan entstehender weißlich-höckriger Tumor, meist unweit vom Limbus entfernt, oft von der Plica semilunaris ausgehend, mit Tendenz des Übergreifens auf Hornhaut und Orbita. Histologisch: meist Plattenepithelkarzinom oder Adenokarzinom der Karunkel (aus dem primär benignen Zystadenom = Onkozytom der Karunkel hervorgehend). *Therapie:* möglichst frühzeitige Exstirpation weit im Gesunden. Nach Bestrahlung mit Beta-Strahlern wie Sr^{90}, Mitentfernung der regionären Lymphbahnen und -knoten bei deren Befall.

– Malignes Melanom der Bindehaut: dunkelbrauner, erhabener Tumor mit raschem Wachstum und Ausbreitung auf die Hornhaut, eventuell Abklatschmetastasen auf der Bindehaut. Entsteht häufig auf dem Boden einer Melanosis conjunctivae oder eines Bindehautnävus (Feststellung des Wachstums!). *Therapie:* Tumorexstirpation weit im Gesunden + lamelläre Exzision von Sklera und Hornhaut, solange der Tumor umschrieben ist. Bei diffus infiltrierendem schrankenlosen Wachstum Exenteratio orbitae. Fahndung nach viszeralen Metastasen (erster Ort der Tochterabsiedlungen ist die Leber: Radio-Gold-Szintigraphie, Leberpunktion) und im gegebenen Fall systemische Zytostatika-Therapie.

H. Hornhaut

1. Anatomie

Die transparente Hornhaut besitzt eine stärkere Krümmung als die opake Sklera. Durchschnittlicher Krümmungsradius = 7,8 mm. Die zentralen 4 mm sind vollkommen sphärisch gekrümmt. Horizontaler Hornhautdurchmesser des Erwachsenen durchschnittlich 11,7 mm, vertikaler 10,6 mm. Hornhautdicke im Zentrum = 0,52 mm, am Limbus 0,67 mm. Zwischen dem 1. und 2. Lebensjahr besitzt die Hornhaut schon nahezu die Dimensionen des Erwachsenenauges.

Die gesunde Hornhaut verfügt über die *3 wichtigen Eigenschaften:* Ebenheit, Glanz und Transparenz. Der Ebenheit entspricht als anatomisches Substrat die Regelmäßigkeit der Epithelstruktur, dem Glanz der intakte präkorneale Tränenfilm und der Transparenz die regelmäßige Anordnung der kollagenen Fasersysteme des Hornhautstromas eingebettet in der mukopolysaccharidreichen Grundsubstanz.

Histologische Struktur der Hornhaut (Abb. 84)

– *Epithel:* 5 bis 6 Zellagen eines nicht verhornenden Plattenepithels von 50 μ Dicke mit hoher Mitoserate.

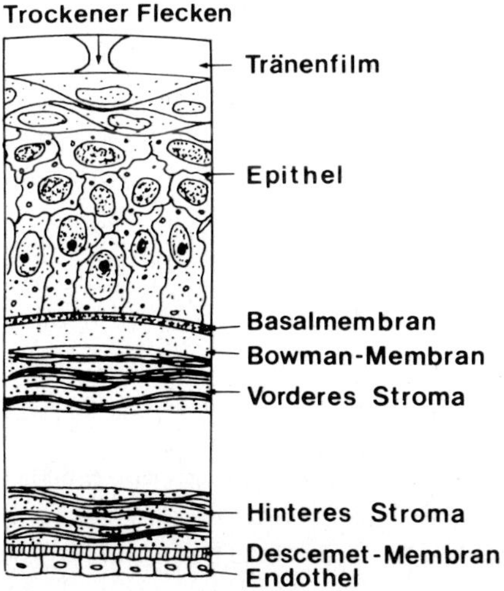

Abb. 84. Schematischer Querschnitt durch die Mikrostruktur der Hornhaut. (Aus Naumann, G. O. H.: Pathologie des Auges. Berlin-Heidelberg-New York: Springer. 1980)

Die Zellen der untersten Lage erscheinen kubisch, die Zellen der äußeren Lagen flachen sich zur Oberfläche zu ab. Nach innen wird das Epithel durch eine 480 nm dicke *Basalmembran* abgeschlossen, die mit der nächsttieferen Struktur der

– *Bowmanschen Membran* adhäriert: diese ist eine 8 bis 14 μ dicke, modifizierte Hornhaut-Stroma-Lamelle aus Kollagenfasern und Grundsubstanz.

– *Hornhautstroma:* ihre Dicke macht mit 500 μ neun Zehntel der Gesamtdicke der Hornhaut aus. Die kollagenen Faserbündel sind in Lamellen von 2 μ Dicke angeordnet und liegen innerhalb jeder Lamelle in gleichen Abständen vollkommen parallel (Transparenz!). Die Grundsubstanz besteht aus Keratosulfat, Chondroitinsulfat und Chondroitin. Zwischen den Stromalamellen befinden sich die Keratozyten (= modifizierte Fibroblasten) mit langen Zellausläufern. Die relative Dehydration des Stromas wird durch *Barriere* der Endo- und Epithelzellen erreicht.

– *Deszemetmembran:* ist die Basalmembran der Endothelzellen von 10 μ Dicke aus PAS-positivem Material.

– *Endothel:* einschichtiger Zellrasen von 4 μ Dicke. Die etwa 500.000 hexagonalen Zellen sind durch zonulae occludentes dicht miteinander verbunden (Abb. 25). Die Zelldichte beläuft sich beim Neugeborenen auf ca. 6000/mm^2 und nimmt während des Lebens kontinuierlich ab, sodaß mit 70 Jahren nur mehr eine Zelldichte von etwa 2 bis 3000/mm^2 zu erwarten ist. Die Zellen besitzen vermutlich keine Mitosefähigkeit. Der Verlust an Endothelzellen während des Alters wird durch eine Verdünnung und Ausdehnung der verbliebenen Zellen wettgemacht. Das Endothel ist das anatomische Substrat der *Kammerwasser-Hornhaut-Schranke,* das ein unkontrolliertes Eindringen von Kammerwasser mit einem Aufquellen des Hornhautstromas verhindert. Schon die leiseste Stromaquellung bewirkt eine Eintrübung der Hornhaut.

2. Embryologie

Nach Abschnüren des Linsenbläschens vom Ektoderm wandern Mesenchymzellen zwischen Ektoderm und Linse ein (12-mm-Stadium). Das Ektoderm differenziert sich zum Hornhautepithel, das Mesenchym zum Endothel und Stroma. Die Mesenchymzellen des Stromas bilden kollagene Fasern aus, die erst während der ersten Lebensmonate ihre typische lamelläre Struktur annehmen.

3. Physiologie

Der Hornhaut kommen 2 Grundfunktionen zu:
- Transparenz
- dioptrische Qualitäten.

Transparenz = das Produkt der
- Feuchtigkeit der Oberfläche (= präkornealer Tränenfilm)
- regelmäßigen Struktur (Abb. 85) und
- der relativen Dehydration (physiologische Membranfunktion).

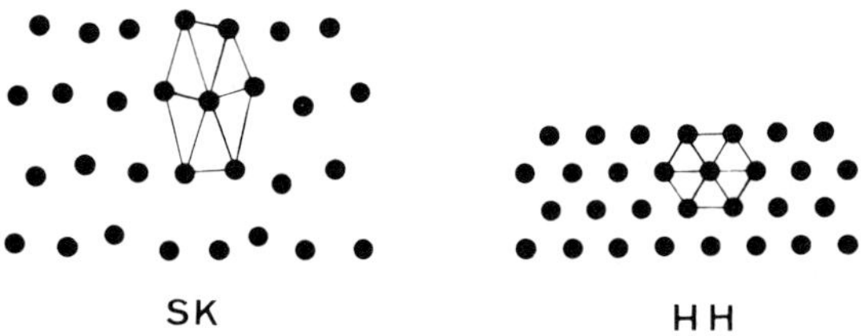

Abb. 85. Anordnung der Kollagenfasersysteme in Sklera *(SK)* und Hornhaut *(HH)*

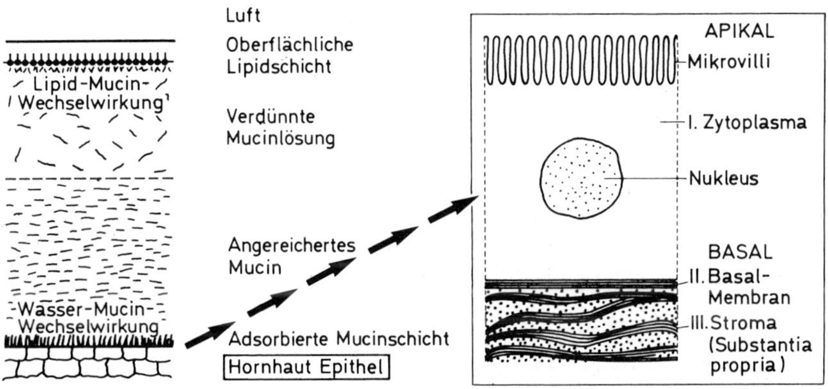

Abb. 86. Schematische Darstellung der Ultrastruktur des epikornealen Tränenfilmes. (Modifiziert nach Naumann, G. O. H.: Pathologie des Auges. Berlin-Heidelberg-New York: Springer. 1980)

Präkornealer Tränenfilm (Abb. 86)

Besteht von innen nach außen aus den 3 Schichten:
- Schleimschicht
- wäßrige Schicht
- Lipidschicht.

Er wird mit jedem Lidschlag neu geformt und auf 9 μ Dicke aufgebaut, reduziert sich dann bis zum nächsten Lidschlag auf 4 μ Dicke und bricht spontan auf. Dieses Zeitintervall zwischen letztem Lidschlag und Erscheinen der ersten trockenen Stellen auf der Hornhautoberfläche wird *Break-up-time* (BUT) oder Tränenfilmaufreißzeit bezeichnet. Unter physiologischen Bedingungen unterschreitet sie nicht 25 Sekunden. BUT läßt sich an der Spaltlampe nach Anfärben des Tränenfilms mit Fluoreszein (Filterpapierstreifen) unter Blaulicht bei geöffnetem Patientenauge mit der Stoppuhr messen.

Das Epithel der Hornhaut ist *hydrophob.* Zwischen den Mikrovilli spannt sich der von den Becherzellen produzierte, aus Mukoproteinen zusammengesetzte *Schleim* aus (= innerste Schicht).

Der Schleim macht die Hornhautoberfläche hydrophil und bindet die *wäßrige Schicht* = eigentlicher Tränenfilm (= mittlere Schicht). Die Tränenflüssigkeit wird von den eigentlichen und den akzessorischen Tränendrüsen sezerniert. Sie enthält anorganische Salze, Glucose, Glukoproteine und Lysozym bzw. β-Lysin als bakterizide Substanzen. Ihre Funktion = die Ernährung von Hornhautepithel und Stroma bzw. Erhaltung des Oberflächenglanzes als Garant der Transparenz und die Optimierung des Gleitens der Lider beim Lidschlag. Das Abdunsten der Tränenflüssigkeit wird durch die *Lipidschicht* (= äußerste Schicht) verhindert. Diese wird durch die Meibomschen Drüsen bzw. zum Teil auch durch die Mollschen und Zeisschen Drüsen produziert und besteht aus Lipiden, wie Cholesterolestern und Wachsen.

Funktionsproben des präkornealen Tränenfilms sind:

– Der Schirmertest für die Funktion der Tränendrüsen (siehe S. 95) und

– die BUT für die Funktion der Becherzellen, deren Zahl im Lauf des Lebens mehr und mehr abnimmt, was mit einer physiologischen Abnahme der Befeuchtung des Auges im Alter Hand in Hand geht. Eine sicher pathologische BUT ist 10 Sekunden und weniger. Beeinflußt wird die BUT auch durch eine gestörte Lipidabsonderung und -komposition im Alter. Herabgesetzte BUT führt trotz eines normalen Schirmertests durch herabgesetzte Benetzungsfähigkeit der Hornhautoberfläche zur Austrocknung des Auges, obwohl eine normale Tränensekretion vorliegt. Die Tränen gleiten ab und täuschen eine Dakryostenose vor. Den Patienten kann man in dieser „feuchten Situation" schwer begreiflich machen, daß sie ein zu trockenes Auge besitzen.

Dioptrik der Hornhaut

Der Brechungsindex (n_2) der Hornhaut beträgt 1,376, der Krümmungsradius (r) 7,8 mm. Daraus ergibt sich für die Vorderfläche der

Hornhaut eine Brechkraft $D = \frac{n_2 - n_1}{r}$ = 48 Dptr. Bringt man die etwas konkav gewölbte Hornhautrückfläche mit – 5 Dptr. in Abzug, so resultiert eine tatsächliche

Brechkraft der Hornhaut von 43 Dptr. = zwei Drittel der Gesamtbrechkraft des optischen Systems des Auges.

n_1 = Brechungsindex der Luft = 1.

Die Ernährung der avaskulären Hornhaut erfolgt durch den Tränenfilm, das Kammerwasser und das limbale Randschlingennetz. Die Sauerstoffversorgung für die aerobe Glukolyse wird zu zwei Drittel von der atmosphärischen Luft über Tränenfilm und Hornhautepithel hergestellt.

Die *Innervation* der Hornhaut vollzieht sich über die marklosen Nervenfasern des ersten Astes des N. trigeminus: des N. ophthalmicus. Die langen hinteren Ziliarnerven geben intrasklerale und konjunktivale Äste ab, die am Limbus konjunktivae episklerale und stromale Geflechte bilden und Axone in großer Dichte in die Hornhaut abgeben. Die normale Sensibilität ist einer der Motoren der Regenerationsfähigkeit der Hornhaut.

Die *Funktion der sensiblen Innervation* der Hornhaut wird mittels der *Sensibilitätsprüfung* festgestellt:

– Zur *groben Prüfung* genügt ein fein ausgezogener Wattefaden, der von der Seite kommend das Zentrum der Hornhaut des geradeaus blickenden Auges zart berührt. Bei physiologischer Berührungsempfindlichkeit setzt reflektorisch Lidschluß ein.

– Eine genauer abgestufte Prüfung ermöglicht die Sensibilitätsprüfung mit dem Freyschen Reizhaar. Neuerdings werden diese Untersuchungen mit standardisierten *Aesthesiometern* (Draeger) ausgeführt. Die Empfindlichkeit des gesunden Auges ist im Zentrum am höchsten, nimmt parazentral ab und steigt in der Peripherie nochmals an.

Verlust oder Herabsetzung der Berührungsempfindlichkeit kann zu unbemerkten Verletzungen und zu herabgesetzter Regenerationsfähigkeit (Ulcus neuroparalyticum) der Hornhaut führen. Neurotrope Viren heben die Hornhautsensibilität auf: Herpes-simplex-Virus, Zoster-Virus.

4. Untersuchungsmethoden der Hornhaut

(siehe Untersuchungsmethoden, S. 44 bis 48)

– Javalsches Ophthalmometer zur Messung der Hornhautkrümmung (Abb. 10)

– Keratoskop nach Placido = Scheibe mit konzentrischen Kreisen, deren Spiegelbild auf der Hornhautoberfläche beobachtet wird. Dient zur Beurteilung von Krümmungsveränderungen der Hornhaut (z.B. bei Keratokonus)

– einfache seitliche fokale Beleuchtung

– Spaltlampe

– Vitalfärbung der Hornhaut mit 2% Fluorescein-Na oder Bengalrosa: Epithel- und Stromadefekte färben sich im Gegensatz zu vitalem Epithel intensiv an.

5. Erkrankungen der Hornhaut

Übersicht

---

1. Entwicklungsanomalien der Hornhaut
   a) Abweichung von Form, Größe und Wölbung
   b) Kongenitale Hornhauttrübungen
2. Hornhautentzündungen (Keratitis)
   a) Exogene = überwiegend oberflächliche Hornhautprozesse
      Erosio corneae
      Rezidivierende Erosion
      Keratitis superficialis punctata
      Keratitis filiformis
      Virale Keratitis: Keratitis epidemica
        Herpes corneae simplex
        Zoster ophthalmicus
      Bakterielle Keratitis: Ulcus corneae serpens
        Ringabszeß der Hornhaut
        Keratitis ekzematosa
      Keratomykosen
      Hornhautrandentzündungen
      Ulcus rodens corneae
      Rosacea-Keratitis
      Keratitis e lagophthalmo
   b) Endogene Hornhauterkrankungen = überwiegend tiefe Hornhautprozesse
      Traumatische Hornhauttrübungen
      Keratitis neuroparalytica
      Keratomalazie
      Keratitis parenchymatosa
      Keratitis disciformis
      Sklerosierende Keratitis
3. Degenerationen und Dystrophien der Hornhaut
   a) Altersabhängige Degenerationen
      Arcus senilis
      Randfurchen (– Keratitis)
      Fuchssche Dellen
      Cornea guttata
      Epi-, Endotheldystrophie nach Fuchs
   b) Altersunabhängige Degenerationen
      Pterygium
      Gürtelförmige Hornhautdegeneration
      Fett-, Hyalin- und Kalkdegeneration

c) Hornhautveränderungen bei Stoffwechselstörungen
   Mukopolysaccharidosen
   Dysproteinämien
   Proteinstoffwechselstörungen
   Fettstoffwechselstörungen
d) Pigmentationen
   Melanin
   Hämatogene Pigmente
   Metallische Pigmente
   Medikamentöse Einlagerungen
e) Heredodystrophien
   Hornhautdystrophien von Epithel, Basalmembran und Bowman-Membran
   Familiäre Stromadystrophien: bröckelige, gittrige, fleckige, kristalline Dystrophie.

4. Tumoren der Hornhaut

Einzeldarstellung

1. Entwicklungsanomalien der Hornhaut

a) Abweichung von Form, Größe und Wölbung (Abb. 87)

- *Mikrokornea*

Der Hornhautdurchmesser < 10 mm. *Ursache:*
– *hereditär* = beidseitig, autosomal dominante Vererbung, häufig kombiniert mit: Katarakt, Pupillenektopien

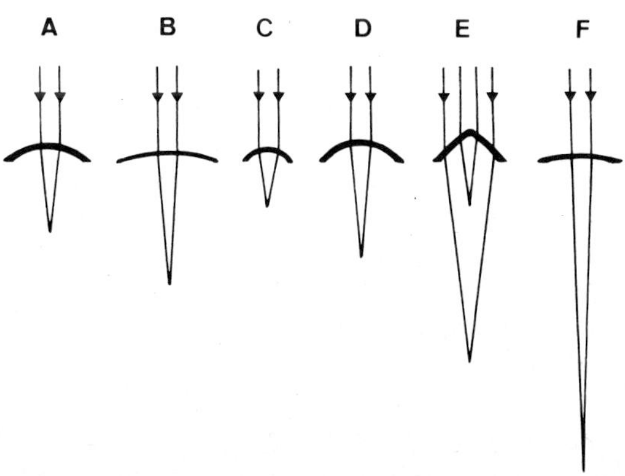

Abb. 87. Krümmungsanomalien der Hornhaut: **A** normale Hornhaut, **B** Hornhaut bei Buphthalmus, **C** Mikrokornea bei Mikrophthalmus, **D** Keratoglobus, *E* Keratokonus, **F** Cornea plana. (Nach Axenfeld, Th., Pau, H.: Lehrbuch und Atlas der Augenheilkunde. Stuttgart-New York: G. Fischer. 1980)

– *in Verbindung mit anderen Mißbildungen:* persistierender hyperplastischer primärer Glaskörper (siehe S. 303), Kammerwinkelanomalien; kolobomatöser Mikrophthalmus (mit und ohne orbitale Zyste).
– *exogen bedingt:* viral: Röteln; Zytomegalie; Toxoplasmose; „Contergan" (Thalidomid)
– *im Rahmen systemischer Mißbildungen:* klinische Bedeutung = häufige Kombination mit Glaukom.

• Megalokornea

Hornhautdurchmesser > 13 mm. *Ursache:*
– *hereditär:* beidseitig, geschlechtsgebunden rezessive Vererbung. Differentialdiagnose: *Buphthalmus* (siehe S. 292). Megalokornea hat normale Augentension, keine Haabschen Linien und eine normale Sehnervenpapille;
– *in Verbindung mit anderen Mißbildungen:* Megalophthalmus; Defektbildung des vorderen Augenabschnittes; Komplikationen: Linsenluxation, Katarakt.

• Cornea plana

Angeborene, häufig erbliche, hochgradige Abflachung der Hornhaut mit Herabsetzung der Brechkraft der Hornhaut = *korneale Hyperopie.* Die periphere Hornhaut = diffus skleraartig getrübt → Pseudomikrokornea.

• Keratokonus

Progressive axiale Ektasie der Hornhaut. *Ätiologie:* unklar, erbliche Faktoren, Trisomie 21, Enzymdefekte des Hornhautepithels. *Krankheitsbild:* Krankheitsbeginn postpubertär in der Jugend (2. Lebensdekade). Überwiegen des weiblichen Geschlechts. Progressiver myopischer irregulärer Astigmatismus mit axialer Vorwölbung und Verdünnung der Hornhaut (Abb. 88). *Keratoglobus* = Vorwölbung der gesamten Hornhaut (Abb. 89). *Keratokonus posterior* = isolierte konusartige Vorwölbung der Hornhautrückfläche (Abb. 90). Beginn meist einseitig, wird schließlich fast immer bilateral. Schubweiser Verlauf. Die zunehmende Verdünnung und Ektasie führt zum Einreißen von Endothel + Deszemetmembran → akutes Eindringen von Kammerwasser in das Hornhautstroma mit plötzlicher Eintrübung der Kegelspitze unter massiver Sehverschlechterung und Schmerzen = *akuter Keratokonus:* Therapie = lokale Osmotherapie mit 40%iger Glukosesalbe zur Dehydration + Druckverband. *Optische Korrektur* der konusbedingten Ametropien: Brillen (meist nur etwa 1 Jahr ausreichend), dann harte Kontaktlinsen (durchschnittlich 10 bis 15 Jahre ausreichend). Sobald die Konusspitze eine spitzkegelige Konfiguration annimmt, haftet die Kontaktlinse durch Adhäsion nicht mehr. Die Verdünnung der Hornhaut schreitet nun rasch peripher vorwärts. Therapie = *perforierende optische Keratoplastik.* Keratokonus = häufigste und günstigste Indikation zur Keratoplastik.

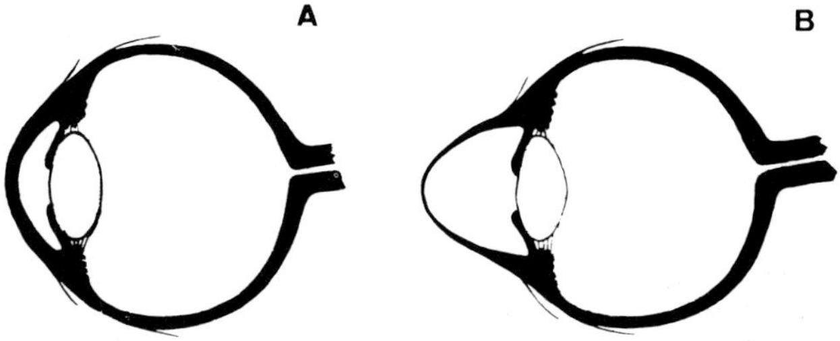

Abb. 88. Schematischer Querschnitt durch ein Auge mit Keratokonus **(B)** im Verhältnis zu einer normalen Hornhaut **(A).** (Aus Naumann, G. O. H.: Pathologie des Auges. Berlin-Heidelberg-New York: Springer. 1980)

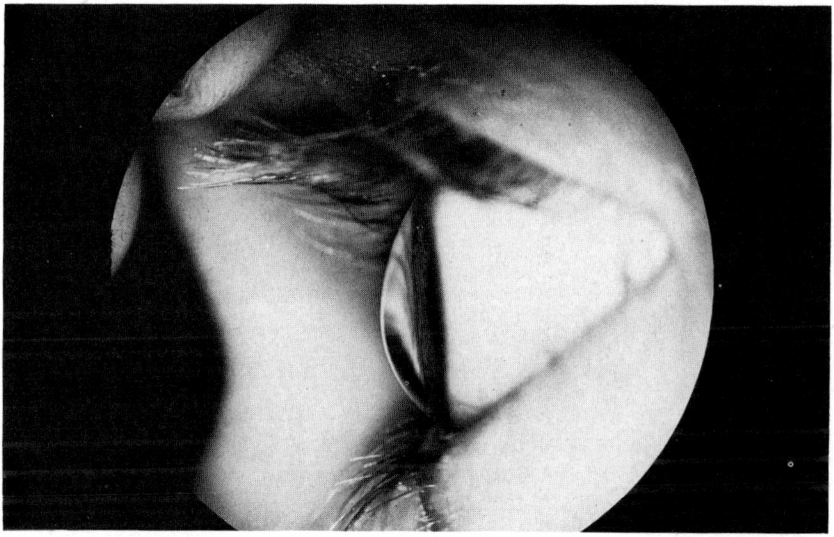

Abb. 89. Seitliches Spaltlampenbild eines Keratoglobus

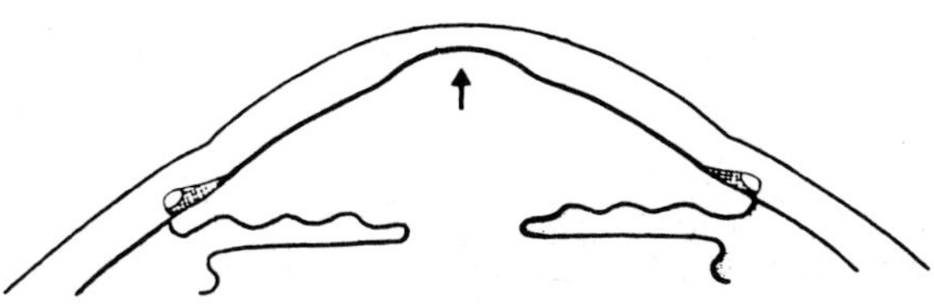

Abb. 90. Keratoconus posticus circumscriptus. (Aus Naumann, G. O. H.: Pathologie des Auges. Berlin-Heidelberg-New York: Springer. 1980)

b) Kongenitale Hornhauttrübungen

– *Kongenitales Leukom:* seltene Mißbildung; die Hornhaut nimmt das Aussehen der Sklera an (Sklerocornea). Histologie: unregelmäßige Lagerung der Kollagenfibrillen, Fehlen von Deszemet und Endothel.

– *Hereditäre Hornhautdystrophien:* siehe S. 161; können schon bei der Geburt manifest sein.

– *Embryontoxon posterius:* klinisch und pathologisch dem Arcus senilis entsprechende dichte ringförmige periphere Hornhauttrübung bereits zum Zeitpunkt der Geburt (siehe S. 193).

– *Kongenitales Hornhautstaphylom* (Abb. 91): die Hornhaut ist ein- oder beidseitig vorgewölbt und total getrübt mit Desorganisation des gesamten vorderen Bulbussegmentes.

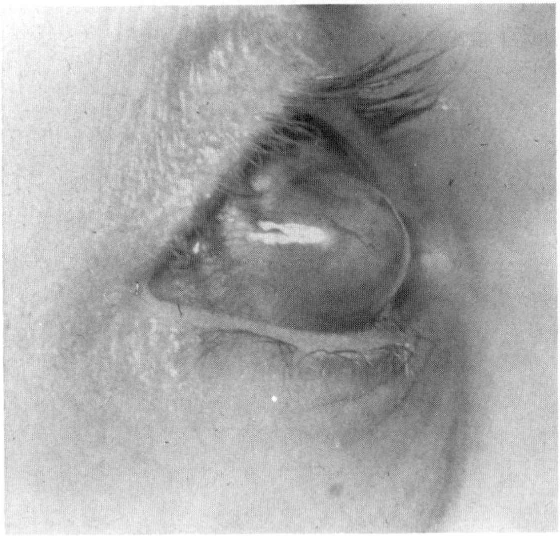

Abb. 91. Kongenitales Hornhautstaphylom

2. Hornhautentzündungen (= Keratitis)

a) Exogene Hornhautprozesse

• *Erosio corneae* (Epithelabschürfung)

Klinisches Bild: scharfrandige, umschriebene oder totale Epitheldefekte (mit Fluoresceinanfärbung des Tränenfilms auch makroskopisch in seitlicher fokaler Beleuchtung gut darstellbar) (Abb. 92). Subjektiv: Schmerzen, Epiphora, Blepharospasmus, Photophobie. *Ätiologie:*

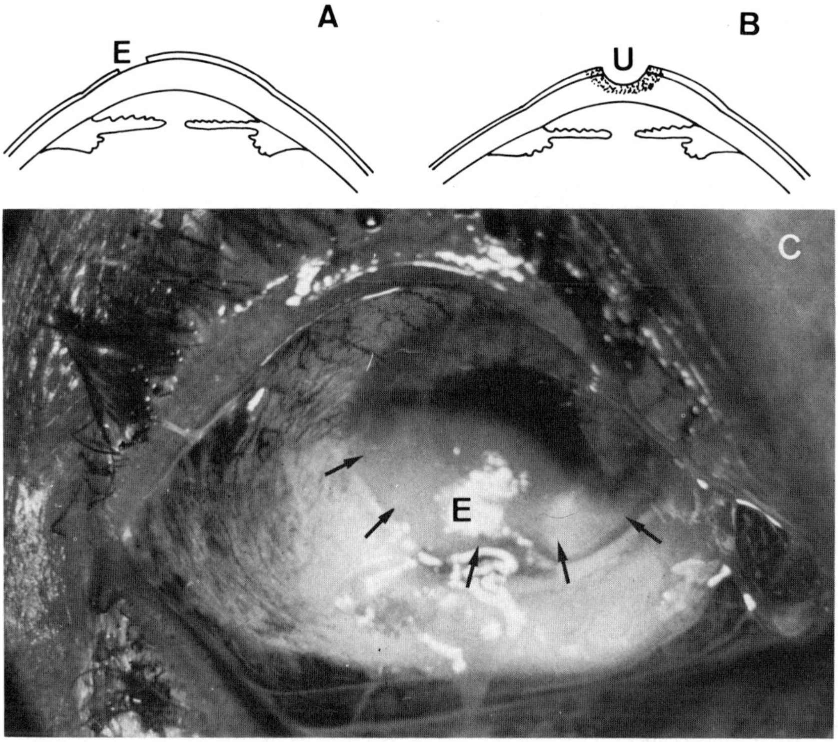

Abb. 92. Schematisierte Darstellung des Unterschiedes zwischen Erosio corneae *(E)* **(A)** und Ulcus corneae *(U)* **(B)** und Anfärbung einer Hornhauterosion *(E)* durch Fluorescein in **C.** *U* Ulcus corneae

Kratzdefekte durch Fingernägel, Zweige, Wimpern (Trichiasis) oder chemisch induzierte Epithelnekrose und -abstoßung nach Verätzungen oder Verbrennungen. *Komplikationen:* Sekundärinfektion, Ulcus corneae. *Therapie:* epithelisationsfördernde Augensalben mit Vitamin A + Bepanthen (Oleovit-Augensalbe) eventuell kombiniert mit einer antibiotischen Augensalbe zur Infektionsprophylaxe, Verband.

- *Rezidivierende Erosion*

Klinisches Bild: nach erfolgter Abheilung erneutes Auftreten von Hornhauterosionen. *Ätiologie:* nicht ganz klar: zu lockerer Zusammenhang des neugebildeten Epithels mit der Unterlage auf der Basis einer familiären Disposition, als Folge einer Verletzung der epithelialen Basalmembran (Thiel) oder bei Hornhautdystrophien; eine der Manifestationsformen des Herpes corneae. *Therapie:* Abrasio corneae + Therapie wie bei Erosio corneae simplex (siehe oben).

- *Keratitis superficialis punctata*

Klinisches Bild: kein einheitliches Krankheitsbild: die gesamte Hornhaut oder Teile der Hornhaut zeigen oberflächliche punktförmige Trübungen, die sich zumindest teilweise mit Fluorescein anfärben. Pathologisch-anatomisch handelt es sich um ein Ödem der tiefen Epithelschichten sowie um feine umschriebene subepitheliale Infiltrate.

Ätiologie: traumatisch durch UV-Licht Exposition = *Keratoconjunctivitis photoelectrica* (nivalis) = Verblitzen: nach Schweißen, Quarzlampenbestrahlung, im Hochgebirge und an der See mit einer Latenzzeit von mehr als 6 Stunden. Extremer Blepharospasmus (= Schneeblindheit), Epiphora, Schmerzen, Photophobie. Prophylaxe = UV-absorbierende Schutzbrillen; *Therapie:* vasokonstriktorische Augentropfen (Coldan, Otrivin, Privin etc.) eventuell Vitamin-A-hältige Augensalben + kurzfristig Kortikosteroidaugensalben.

- *Keratoconjunctivitis epidemica* (siehe S. 115)
- *Herpes corneae* (siehe unten)
- *Zosterkeratitis* (siehe S. 145)
- *langdauernde lokale Kortikosteroidtherapie*
- *Keratoconjunctivitis sicca* (siehe S. 95).

Therapie: entsprechend der Ätiologie.

- *Keratitis filiformis*

Klinisches Bild: uneinheitliches Krankheitsbild ähnlich der Keratitis superficialis punctata. Häufig von einer Keratitis superficialis punctata eingeleitet. Das Epithel hat die Tendenz zu proliferieren und sich abzulösen, wobei es durch den Lidschlag zu feinen festhaftenden Fädchen zusammengerollt wird, die mit Fluorescein anfärbbar sind. *Ätiologie: Keratoconjunctivitis sicca oder generell beim Mukus-(Schleim-) Mangel-Syndrom:* Sjörgen-Syndrom, nach Kalkverätzung, nach Röntgenbestrahlung im Orbitabereich, beim Lyell-Syndrom, beim okulären Pemphigoid, bei Vitamin-A-Mangel; Herpes corneae; postoperativ, vor allem nach intrakapsulärer Kataraktoperation. *Therapie:* entsprechend der Ätiologie und zusätzlich lokale Applikation des Heparinoids Eleparon (1 Amp. 1 : 10 mit physiologischer NaCl-Lösung verdünnt) stündlich eintropfen.

- *Virale Keratitis*

– *Herpes corneae:* das Herpesvirus bedingt verschiedene Formen der Keratitis (Abb. 93 A–E).

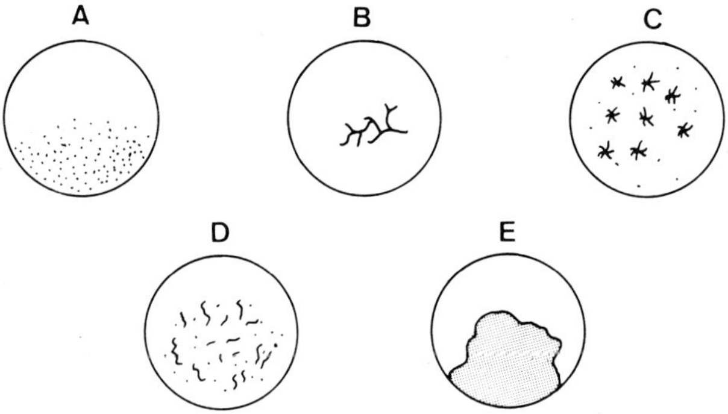

Abb. 93. Schematische Darstellung der Manifestationsformen der Herpes simplex-Keratitis. **A** Keratitis punctata superficialis, **B** Keratitis dendritica, **C** Keratitis stellata, **D** Keratitis filiformis, **E** rezidivierende Hornhauterosion, **F** tiefe Herpeskeratitis (Endotheliitis) mit Zusammenbruch der Kammerwasser-Hornhaut-Schranke und Ödembildung in Stroma und Epithel (Abb. 93 F siehe S. 144)

Anatomische Klassifikation des Herpes oculi nach Hogan:

I. Epitheliale *(Oberflächen-)Keratitis:*
- Keratitis punctata
- Keratitis stellata
- Keratitis dendritica

II. Stromale *(tiefe) Keratitis:*
- Keratitis disciformis (= stromale Keratitis ohne Ulzeration)
- Keratitis metaherpetica (= stromale Keratitis mit Ulzeration)

III. *Kerato-Uveitis* (mit und ohne Ulzeration)

IV. *Reine Herpesuveitis.*

I. Epitheliale (Oberflächen-)Keratitis

Ätiologie: die Durchseuchung der Gesamtbevölkerung erreicht fast 100%. Lokale Resistenzminderung (meist fieberhafte Infektionserkrankungen) führt zum Ausbruch der Keratitis. *Klinisches Bild:* punktförmig (K. punctata), sternchenförmig (K. stellata) bzw. astförmig (K. dendritica) verzweigte Epitheldefekte, die sich mit Fluorescein leuchtend grün anfärben. Schmerzen, Photophobie, 20% der Fälle neigen zu Rezidiven. Herabsetzung der Sensibilität (Prüfung mit Wattefaden zum Ausschluß nicht herpetogener Ursachen der Epitheldefekte). *Therapie:* bei Erstmanifestation: *Virostatika:* Azyklovir, Trifluorthymidin, Jod-Desoxy-Uridin (IDU); bei verschleppten (= auf Virostatika nicht ansprechenden Fällen) oder Rezidiven: *Abrasio corneae:* rein mechanisch oder mit einer 20%igen Zinksulfatlösung (bereits verlassen) bzw. mit Jodtinktur (ein Wattestäbchen wird mit dieser Lösung getränkt). Die rein mechanische Abrasio kann mit einer stumpfen Nadel oder einem Hockeymesser durchgeführt werden, thermogene Abrasio mit dem Dampfkauter nach Wessely oder dem Kryostift. Bei der Kryotherapie dürfte noch zusätzlich die Freisetzung von Interferon, die Inaktivierung von Virus-DNS und die Reduktion des energietransferierenden Enzyms ATP mit im Spiel sein. Die Abrasio kann mit einer nachfolgenden Virostatikatherapie kombiniert werden. Nach Abheilung der Keratitis empfiehlt sich die Antiherpesvakzination.

!!Lokale Kortikoidtherapie = absolut kontraindiziert!!

II. Stromale (tiefe) Herpeskeratitis

1. *Keratitis disciformis: Ätiologie:* Immunfaktoren gegen das in das Stroma eingedrungene Virus spielen sicher eine entscheidende Rolle. Daneben dürfte auch ein direkter zytopathischer Effekt der Viren auf die Endothelzellen wirksam werden, der zum Zusammenbruch der Endothelbarriere gegen das Kammerwasser führt (Abb. 93F). *Klini-*

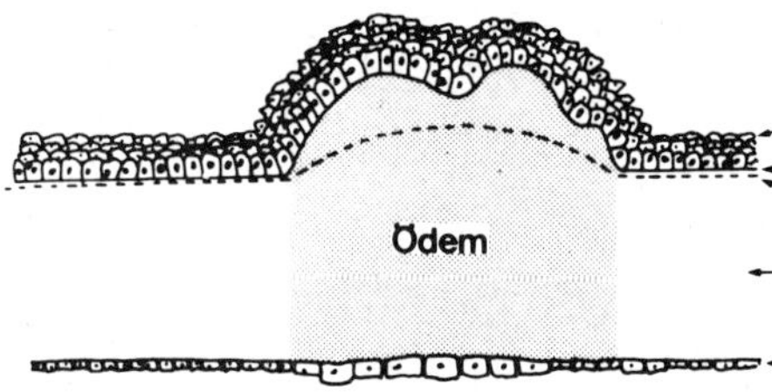

Abb. 93 F (Modifiziert nach Naumann, G. O. H.: Pathologie des Auges. Berlin-Heidelberg-New York: Springer. 1980)

sches Bild: Entweder im Anschluß an eine Oberflächenkeratitis mit einem Intervall von Wochen oder Monaten oder seltener ohne vorangegangene Oberflächenkeratitis wird eine grauweißliche scheibenförmige Trübung in den mittleren und tiefen Stromaschichten sichtbar. Hypästhesie der Hornhaut. Das Hornhautepithel ist darüber meist durch Ödem rauchiggrau getrübt. Deszemetfalten. Präzipitate an der Hornhautrückfläche bei begleitender Uveitis (Iridozyklitis). Rezidivneigung mit Ausbildung von Hornhautleukomen. *Therapie:* bei intaktem Epithel: lokale Kortikosteroidtherapie unter strenger augenärztlicher Kontrolle; bei defektem Epithel wie bei Oberflächenherpes.

2. *Metaherpetische oder tiefe Keratitis mit Ulzeration: Ätiologie:* Nekrose der Basalmembran, der Bowman-Membran und des Hornhautstromas vermutlich mitbedingt durch übermäßige Anwendung von Virostatika und Kortikosteroiden. Ausbildung eines Leukoms der

Hornhaut mit Gefäßeinsprossung. *Therapie:* Vitamin-A-hältige Augensalben + Antibiotikatherapie zur Infektionsprophylaxe.

!!Virostatika und Kortikosteroide = kontraindiziert!!

Bei Leukomen der Hornhaut: optische Keratoplastik.

III. und IV. (Kerato-)Uveitis (siehe Uvea, S. 198)

- *Weitere virale Keratitiden*

– *Keratoconjunctivitis epidemica* (siehe S. 115)
– *Zosterkeratitis:* siehe auch S. 66 und 117. *Ätiologie:* bei 40% der Fälle mit Zoster ophthalmicus kommt es zur Zosterkeratitis (= Zostererkrankung des Ganglion semulinare Gasseri). *Klinisches Bild:* Die Keratitis setzt meist einige Tage nach Aufschießen der Hauteffloreszenzen ein. Häufigste Manifestation: münzenförmige im oberflächlichen und tiefen Stroma befindliche Trübungen (Infiltrate), gelegentlich von Deszemetfalten und Präzipitaten begleitet. Seltener Keratitis superficialis punctata oder größere subepitheliale Infiltrate. Schleppender Verlauf über viele Monate. Geringe Neigung zu Narbenbildung. Hyposensibilität der Hornhaut. *Therapie:* symptomatisch lokale Kortikosteroide kombiniert mit Antibiotika (zur Prophylaxe einer Sekundärinfektion).

- *Bakterielle Keratitis*

Ulcus corneae serpens (Hypopyonkeratitis)

Ätiologie: Befallen sind meist Personen mittleren Alters, häufig im Anschluß an Verletzungen der Hornhautoberfläche, die oft sehr klein sein können und unbemerkt bleiben (Dauer-Kontaktlinsenträger bei Aphakie sind der heute besonders gefährdete Personenkreis). Intaktes Epithel verhindert in der Regel die Invasion von Bakterien und Pilzen. *Erreger* = Pneumokokken, Staphylococcus aureus, Pseudomonas aeruginosa, Proteus vulgaris, Escherichia coli, hämolytische Streptokokken. *Klinisches Bild* (Abb. 94): umschriebener Defekt der oberflächlichen Hornhaut, der bis in das mittlere Stroma reicht und dessen Grund durch leukozytäre Infiltration schmieriggrau belegt ist. Der obere Rand des Ulkus ist gelblich wallartig aufgeworfen und taschenförmig unterminiert (= progredienter Rand). Eiterspiegel am Grund der Vorderkammer = Hypopyon. Ziliare Injektion.

Gefährliche Augenerkrankung wegen der folgenden *Komplikationen:*
– Deszemetozele → Hornhautperforation mit Irisprolaps
– Endophthalmitis.

Therapie: – Abstrich (für ein Abstrichpräparat und für die Kultur) zur Ermöglichung des Erregernachweises (Antibiogramm). Dabei wird der progrediente Rand mitentfernt.

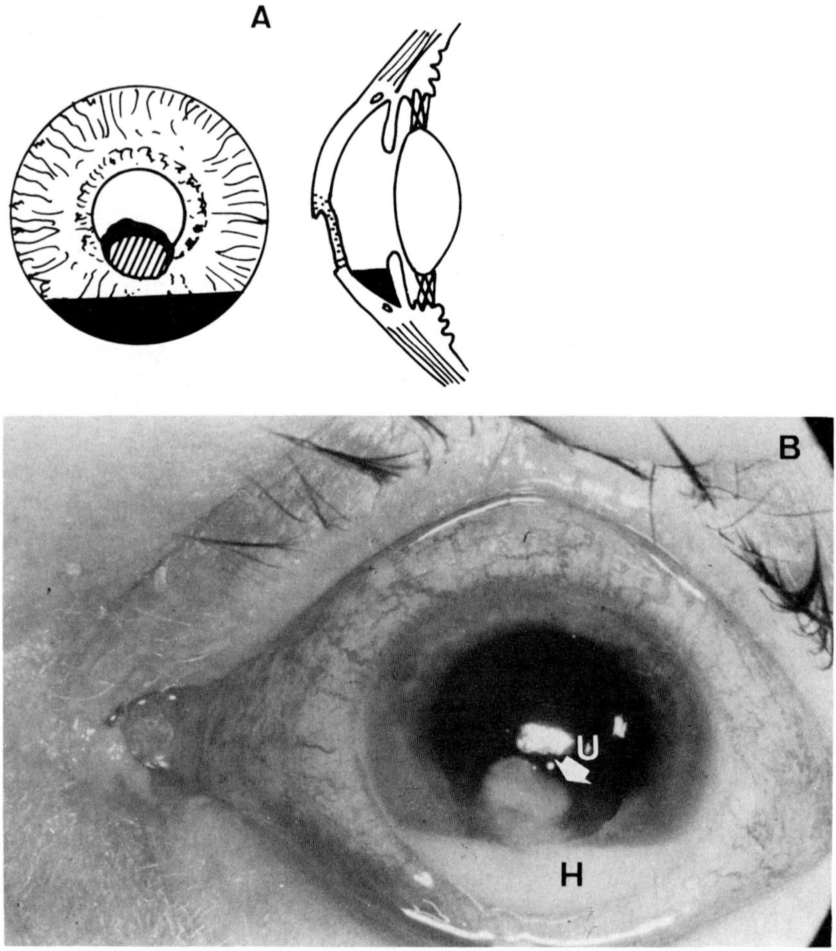

Abb. 94. Ulcus serpens. **A** Schematisierte Darstellung des Ulcus in der Aufsicht (links) und im Schnittbild (rechts). **B** klinisches Bild (*U* Ulcus, *H* Hypopyon)

– Spülung der Tränenwege zum Ausschluß einer eitrigen Dacryocystitis als Ursache des Ulcus serpens. Bei eitriger Dacryocystitis temporärer Verschluß der Tränenpunkte mit dem Kauter nach antibiotischer Spülung.
– Sofortige lokale Behandlung: Mydriatika: Atropin, Skopolamin, Breitbandantibiotika, bis das Ergebnis des Antibiogramms vorliegt (das ist frühestens nach 2 Tagen): etwa Gentamycin als Augentropfen und als subkonjunktivale Injektion.

– Sofortige systemische Antibiotikatherapie: etwa: 3 × täglich 5 g Ticarcillin als intravenöse Infusion. Nach Eintreffen des Antibiogramms: gezielte Antibiotikatherapie.

Maßnahmen gegen die Komplikationen

– Wenn das Hypopyon trotz dieser Therapie steigt: wird die Vorderkammer punktiert, der Eiter abgelassen und die Vorderkammer mit antibiotischen Lösungen gespült (etwa 200.000 i.E. Penizillin in 2,0 ccm NaCl-Lösung gelöst).
– Bei Ausbreiten der eitrigen Infiltration in die Tiefe mit Deszemetokele oder Perforation des Ulkus: tektonische Keratoplastik (= Keratoplastik à chaud) unter lokalem und systemischem Antibiotikaschutz.
– Bei eitriger Endophthalmitis: Vitrektomie unter Zusatz von Gentamycin in der Infusionslösung.

!!Lokale Kortikosteroide = kontraindiziert!!

Nach Ausheilung in Form eines zentralen Leukoms der Hornhaut = optische Keratoplastik.

Ringabszeß der Hornhaut

Ätiologie: Sekundärinfektion der verletzten Hornhaut (auch postoperative Infektion) durch Pseudomonas, Pyozyaneus, Proteus vulgaris oder Staphylokokken. *Klinisches Bild:* dichte eitrige ringförmige Infiltration mit eitriger Einschmelzung der Hornhautrandpartien (Abb. 95). *Therapie:* wie beim Ulcus serpens. Prognose = schlechter als beim Ulcus serpens (häufig entsteht eine eitrige Endophthalmitis).

• *Keratomykosen*

Ätiologie: durch wahllose Anwendung von Antibiotika und Kortikosteroiden in Augentropfen heute relativ häufiger als vor 3 Jahrzehnten. Kleine Verletzungen der oberflächlichen Hornhaut sind Voraussetzung für Keratomykosen. Erreger = Schimmelpilze (z.B. Aspergillus fumigatus), Hefepilze (z.B. Candida albicans) und Aktinomyzeten. *Klinisches Bild:* grauweißliche, dichte Infiltration mit Ulkusbildung (Abb. 96). Satelliteninfiltrate um das ursprüngliche Infiltrat. Trockenes Aussehen des Ulkusgrundes, weißliches Hypopyon. *Therapie:* identisches Vorgehen wie bei Ulcus serpens mit dem Unterschied, daß an Stelle der Antibiotika Antimykotika eingesetzt werden: Amphotericin-B, Nystatin, Pimeracin. Nach dem Pilznachweis durch Pilzkultur: spezifische Antimykotikatherapie. Ein negatives Abstrichpräparat und eine negative Kultur schließen allerdings eine Pilzinfektion nicht mit Sicherheit aus. Bei bestehenbleibender Ver-

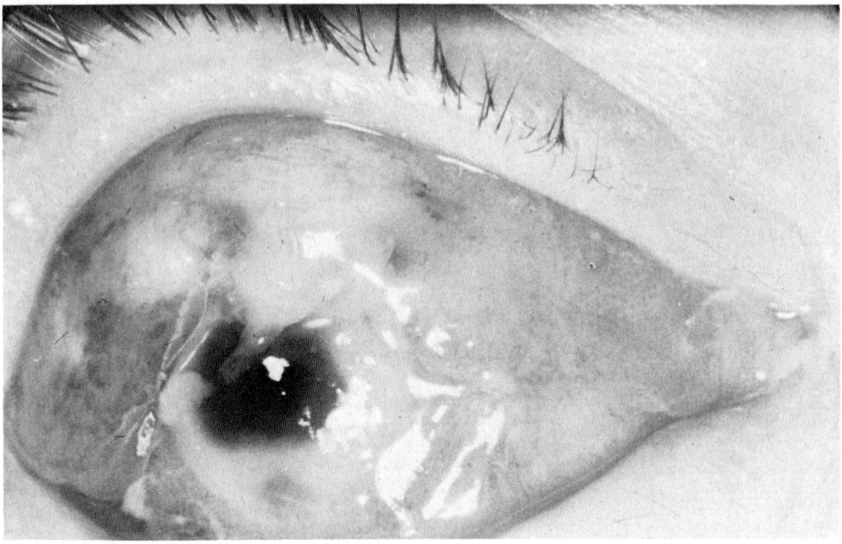

Abb. 95. Ringabszeß der Hornhaut

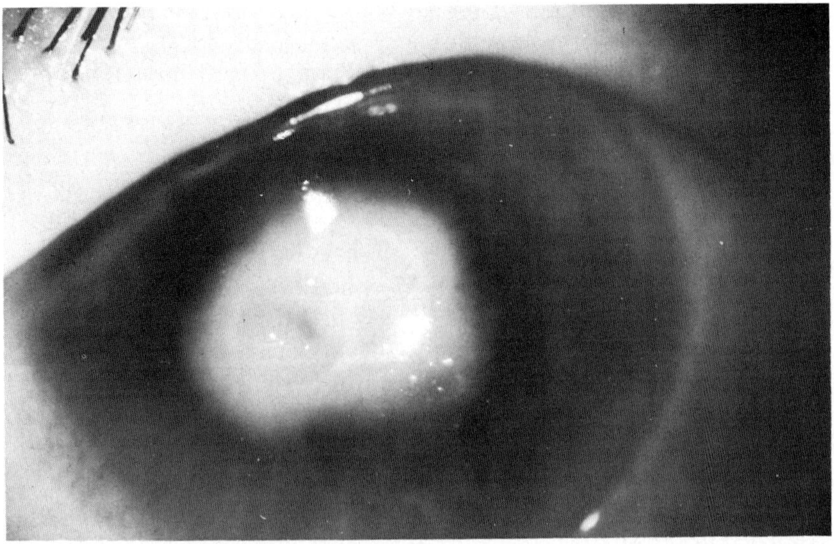

Abb. 96. Ulcus corneae mycoticum

dachtsdiagnose einer Keratomykose ist dann die Diagnose ex juvantibus (etwa mit Pimeracin) durchaus zu vertreten.

• *Hornhautrandentzündungen* = Morphologisch und ätiologisch uneinheitliche Gruppe von Hornhauterkrankungen

– *Hornhautrandgeschwür* = Ulcus marginale corneae. *Ätiologie:* im Rahmen akuter oder chronischer Konjunktivitiden auf toxischer oder allergischer Basis; metastatisch über den limbalen Gefäßplexus; traumatisch durch Kalkinfarkte der Bindehaut; trophisch: durch schlechte Benetzung der Hornhautoberfläche, z.B. nach Schieloperationen.

Krankheitsbild: a) Ulcus catarrhale marginale: bei älteren Personen 8 bis 10 Tage nach vorangegangener Bindehautentzündung meist durch Staphylokokken. Limbusnahe stecknadelkopfgroße graugelbe Infiltrate, die zu halbmondförmigen Ulzera konfluieren (Abb. 97). Rezidivneigung, narbige Ausheilung. *Therapie:* antibiotische Augensalben.

b) Randfurchenkeratitis (= Randektasie der Hornhaut nach Terrien) (Abb. 97 Bc):

Ätiologie: primär degenerativer Vorgang bei alten Menschen, bei dem entzündliche Reaktionen erst sekundär eine Rolle spielen. Fragliche rheumatogene Ätiologie. *Klinisches Bild:* rinnsteinartige Vertiefung am Hornhautrand in der Zone des Arcus senilis mit extremer Verdünnung der Hornhaut im befallenen Bereich (meist in der oberen Hälfte). Häufig Spontanperforation der Hornhaut mit Irisprolaps. *Therapie:* periphere anuläre perforierende Keratoplastik (lamelläre Transplantate heilen nicht an!).

• *Ulcus rodens corneae* (Mooren)

Ätiologie: unklar, vermutlich Autoimmunerkrankung. *Krankheitsbild:* bei älteren (> 60 Jahre) Patienten in 20% unilaterale, graue Infiltrate im Randbereich, aus denen sich Ulzera entwickeln. Die Ulzeration schreitet durch Nekrotisierung des Stromas und Unterminierung des Epithels fort, sodaß ein typischer grauinfiltrierter überhängender Saum entsteht. Chronisch-schubhafter Verlauf mit beschwerdefreien Intervallen über Monate. Gefäßeinsprossung. Terminalstadium = totales vaskularisiertes Leukom der Hornhaut. Die starken Schmerzen machen häufig die Enukleation erforderlich. *Therapie:* im Frühstadium lamelläre oder perforierende periphere Keratoplastik.

• *Rosacea-Keratitis*

Ätiologie: unbekannt; vermutet werden infektiöse, allergische und endokrine Störungen; daneben aber auch alimentäre Störungen (vor allem der Magen-Darm-Funktion). *Krankheitsbild:* im Rahmen der Akne rosacea des Gesichts treten im Randgebiet graue subepitheliale Infiltrate bei auffallender Schlängelung und Füllung der Limbusgefäße, die sich über die Hornhaut vorschieben. Neigung zur Ulzeration mit aufgeworfenen extrem dicht vaskularisierten Rändern. Abheilung in Form dicht vaskularisierter Leukome. Chronisch-schubhafter Verlauf mit Tendenz zur Ausbreitung in zentrale Hornhautbereiche. *Therapie:* Behandlung des Grundleidens durch diätetische Maßnahmen (Alkohol- und Nikotinverbot). Lokal Kortikosteroidaugentropfen. Bei zentraler Lokalisation perforierende Keratoplastik.

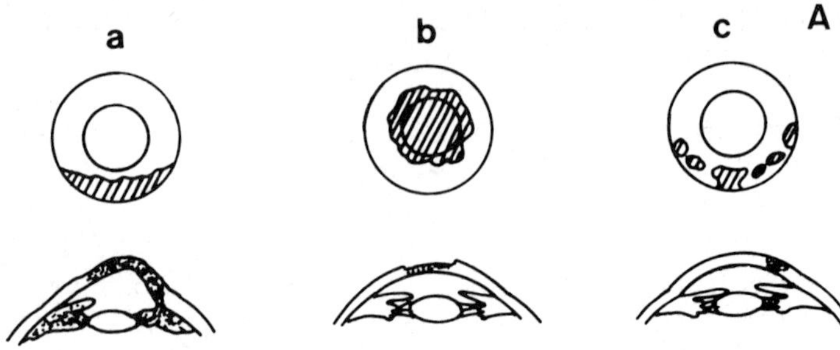

Abb. 97. Schematisierte Darstellung einer Keratitis e lagophthalmo mit Keratektasie **(Aa)**, eines Ulcus neuroparalyticum **(Ab)** und einer Keratitis marginalis **(Ac)**, oben in Aufsicht, unten als Schnittbild. Klinisches Bild einer Keratitis e lagophthalmo **(Ba)**, eines Ulcus neuroparalyticum **(Bb)** und einer Randfurchen-Keratitis **(Bc)**: *RF* Randfurche, *IP* Irisprolaps

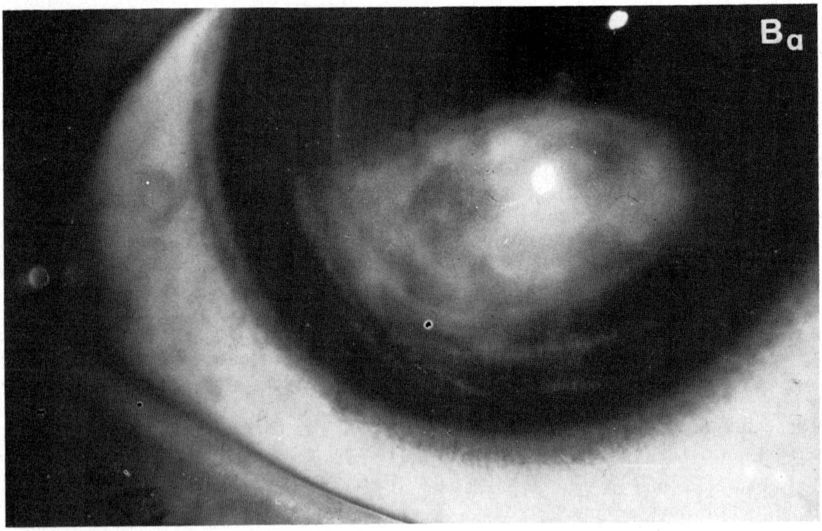

Abb. 97 Ba

• *Keratitis e lagophthalmo*

Ätiologie: Lagophthalmus durch Parese des N. facialis, Narbenektropium, Exophthalmus oder im Koma. Die Benetzung der Hornhautoberfläche durch den Lidschlag bleibt aus. *Krankheitsbild:* matte, zart getrübte, gestippte Hornhaut in der unteren Hälfte (Keratitis superficialis punctata). Beim Fortschreiten entstehen große Defekte in Epithel und Stroma (Abb. 97). Komplikation: Superinfektion,

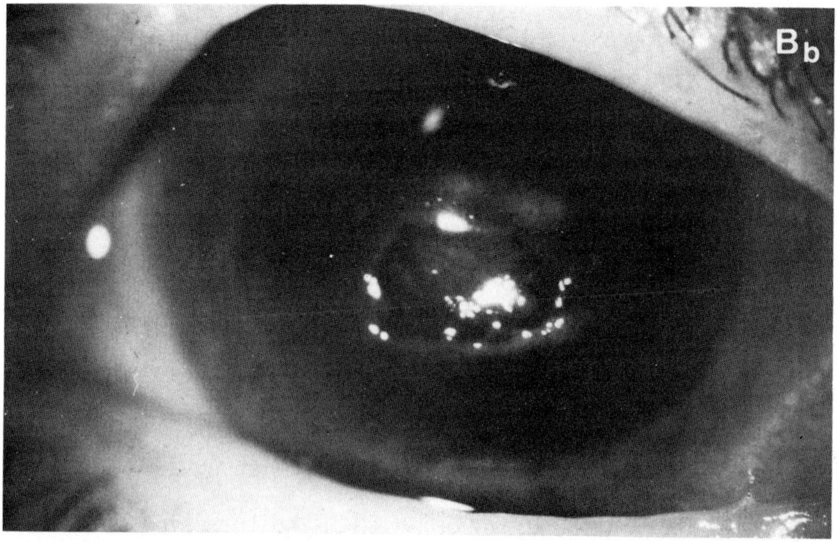

Abb. 97 Bb

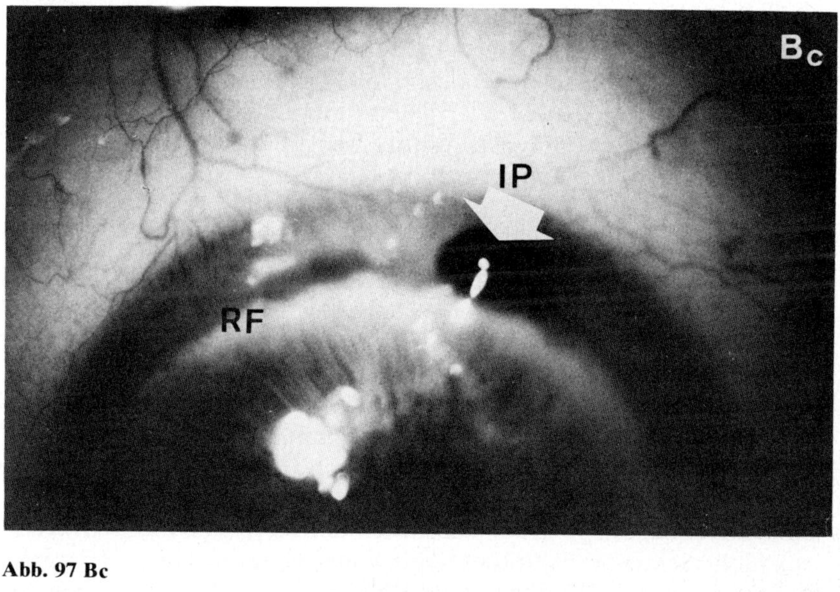

Abb. 97 Bc

Keratektasien, Perforation der Hornhaut. *Prophylaxe: Substitution des Flüssigkeitsfilms* der Hornhaut durch tagsüber oftmaliges Tropfen von Methylzellulose, künstliche Tränen etc. und nachts durch Vitamin-A-hältige Augensalben. Bei schweren Formen und unzureichendem oder fehlendem Bellschen Phänomen (10 bis 50%) *Uhrglasverband* mit garantiert luftdichtem Abschluß zur Vermeidung des Abdunstens des Tränenfilms (das ist am feuchten Beschlag des Uhrglases erkennbar). Bei Sekundärinfektion antibiotische Augensalben. Bei massivem Ektropium paralyticum *Tarsorrhaphie*. Daneben Behandlung des Grundleidens.

b) Endogene Hornhauterkrankungen

Dabei geht die Schädigung des Hornhautstromas von der Vorderkammer oder über den Blutweg von dem tiefen ziliaren (skleralen) Gefäßnetz aus. Oft erreicht die Noxe nicht selbst die Hornhaut, sondern veranlaßt von der Nachbarschaft aus eine Antigen-Antikörper-Reaktion, die sich im Hornhautstroma abspielt. Tiefe Hornhautprozesse können zur Hornhautoberfläche fortschreiten, oberflächliche können die tiefen Hornhautschichten involvieren.

- *Traumatische Hornhauttrübungen*

Ätiologie: Schädigung (Einreißen, Abscheren) des Endothels mit Verlust der Schrankenfunktion und subsequentem Einbruch von Kammerwasser in das Hornhautstroma. *Krankheitsbilder:* Hornhauttrübungen nach Zangengeburt: nach anfänglicher diffuser, weißlicher Trübung der Hornhaut hyperplastische Wucherungen der Deszemetmembran (= Deszemetleisten); lineare Hornhautnarben nach perforierenden Augenverletzungen; diffuse Leukome nach stromalen Verätzungen und Verbrennungen.

- *Keratitis neuroparalytica*

Ätiologie: bei aufgehobener Hornhautsensibilität (durch Lähmung des 1. Trigeminusastes) drohen rezidivierende Erosionen durch Mikrotraumen (sogar durch den normalen Lidschlag). Die Vulnerabilität des Epithels resultiert aus einer Benetzungsstörung der Hornhaut durch Absenz der spontanen Blinzelaktivität der Lider (= geringe Blinzelfrequenz). Ursache der Hyposensibilität sind Zoster ophthalmicus oder neurochirurgische Eingriffe mit Traumatisierung des Ganglion semilunare Gasseri. *Krankheitsbild:* rezidivierende zentrale Epitheldefekte mit Neigung zur Ulzeration des Stromas (Abb. 97). Komplikation: Sekundärinfektion (Hypopyoniritis), Perforation. *Therapie:* Befeuchtung der Hornhautoberfläche durch künstliche Tränen als Prophylaxe. Bei Ulzeration Antibiotika + Vitamin-A-hältige Augensalben. Feuchte Kammer = Uhrglasverband. Therapeutische Kontaktlinsen = hochhydrophile weiche Linsen. Bei narbiger Abheilung und bei Perforation(sgefahr) perforierende Keratoplastik.

• *Keratomalazie* (Xerophthalmie)

Ätiologie: Vitamin-A-Mangel durch fehlerhafte Ernährung oder Resorptionsstörung. In den Entwicklungsländern eine der Hauptursachen der Erblindung, vor allem bei unterernährten Kindern. *Krankheitsbild:* allgemeine Trockenheit von Haut und Schleimhaut, Hemeralopie.

Frühstadium = Präxerose: Verlust des Glanzes der Bindehaut, Auftreten von wie „mit Schaum bedeckten Flecken" (Bitôtsche Flekken), xerotische Hornhautflecken durch Verhornung des Plattenepithels. Spätstadium = Xerophthalmus: zentrale und periphere Infiltration der Hornhaut mit zentraler Ulzeration. Vaskularisation und Pannusbildung im epidermalisierten Hornhautepithel (Abb. 98). Schließlich Perforation + Erblindung. *Therapie:* Vitamin-A-Zufuhr: bei schweren Fällen 100.000 i. E. täglich durch 3 Tage, dann Fortsetzung mit 30.000 i. E. täglich. Bei Leukom der Hornhaut: Keratoplastik.

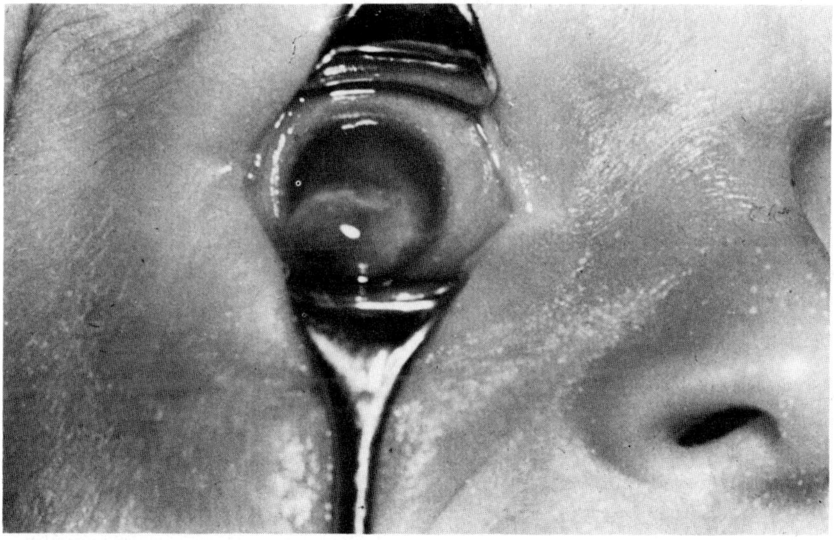

Abb. 98. Keratomalazie

• *Keratitis parenchymatosa* (= interstitialis)

Ätiologie: Lues, Tuberkulose, Lepra, Lymphogranuloma venereum, Virusinfektionen, Toxoplasmose; in 90% der Fälle Syphilis unter dem Krankheitsbild der

– *Keratitis parenchymatosa e lue connata:* Auftreten im Schulalter (7. bis 20. Lebensjahr), später (bis zum 40. Lebensjahr) seltener. Beidseitig wolkige, zungenförmige, später diffuse tiefe Keratitis, die sich vom Hornhautrand gegen die Mitte vorschiebt (Abb. 99).

Intakte Hornhautoberfläche, starke ziliare Injektion, tiefe, besenreiserartige Gefäßeinsprossung. Zuletzt weitgehende Aufhellung der Infiltrate und Narben unter Zurücklassung eines feinen Netzwerkes von Gefäßen in der Hornhaut (Gefäßschatten mit zarten bleibenden Trübungen). Komplikationen: begleitende Uveitis, Sekundärglaukom.

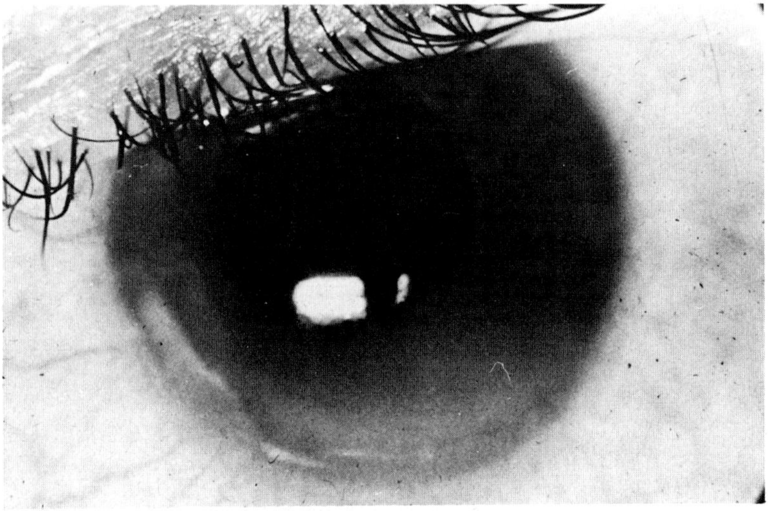

Abb. 99. Keratitis parenchymatosa

Neben den Augenbefunden der Lues congenita bestehen: Labyrinthtaubheit und Tonnenzähne = *Hutchinsonsche Trias.* Darüber hinaus Sattelnase und Säbelklingenform der Tibia. *Therapie:* nach positivem WAR- und/oder Nelson-(TPI-)Test: lokale Kortikosteroidbehandlung. Systemische Penizillinbehandlung durch den Pädiater. Die Keratitis bei erworbener Lues verläuft sehr ähnlich, ist aber meist unilateral. *Ätiologie:* vermutlich lokale Antigen-Antikörper-Reaktion ohne Anwesenheit von Spirochäten in der Hornhaut.

– *Keratitis ekzematosa* (phlyktänulosa): *Ätiologie:* tuberkulotoxisch, allergisch-hyperergische Entzündung von Bindehaut und Hornhaut. Vorbedingung: tuberkulöse Allgemeinerkrankung und exsudative allergische Diathese (vor allem bei „Pauperismus"), daher heute sehr selten. *Krankheitsbild:* befallen sind Kinder im vorschulpflichtigen Alter bis zum 15. Lebensjahr. Extreme Photophobie + Blepharospasmus. Blaßgedunsenes Gesicht: rüsselförmige Auftreibung von Haut und Schleimhaut von Nase und Lippen = Facies scrophulosa. Rhagaden und Ekzeme um Nase und Mund. *Keratitis scrophulosa:* im Randgebiet der Hornhaut knötchenförmige Infiltrate mit Neigung zur Ulzeration und Vaskularisation: Pannus ekzematosus (Abb. 100). *Keratitis phlyktänulosa:* grauweiße, subepitheliale Knötchen am Limbus (Sandkornphlyktäne). Schubhafter Verlauf. *Therapie:* lokal: Kortikosteroidbehandlung; allgemein: tuberkulostatische Therapie; Milieuveränderung (Verbesserung).

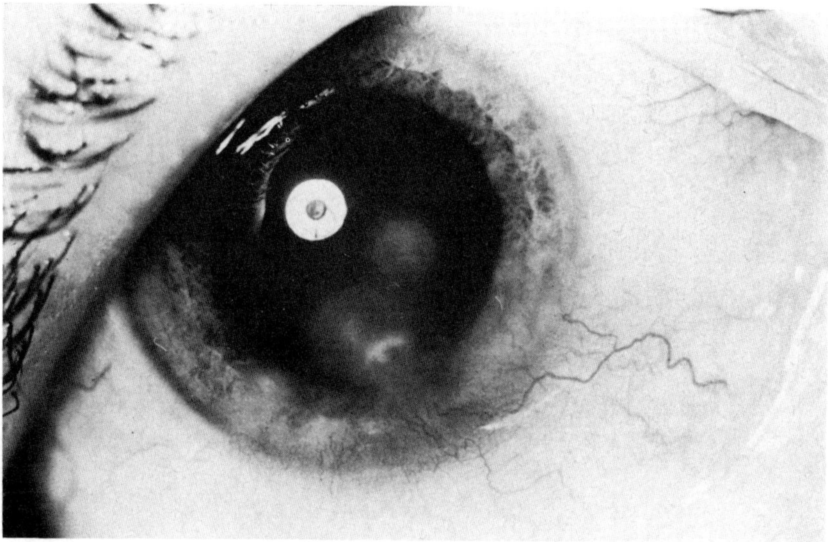

Abb. 100. Keratitis ekzematosa (Gefäßbändchenkeratitis)

• *Keratitis disciformis*

Ätiologie: meist Herpesvirus. Selten Vakzineinfektion, Variola, Varizellen, posttraumatisch. *Krankheitsbild und Therapie:* siehe Herpes corneae (S. 144).

• *Sklerosierende Keratitis*

Ätiologie: Keratitis zusammen mit oder im Anschluß an Skleritiden im Rahmen von Gicht, rheumatischen Erkrankungen, Fokalinfektionen oder Allgemeininfektionen, wie Tbc, Lues, Lepra. *Krankheitsbild:* vom Limbus ausgehende tiefe, zungenförmige Trübungen mit Tendenz zum zentripetalen Fortschreiten. Die Hornhaut wird in der Peripherie skleraartig weiß, als hätte sich der Limbus zentral vorgeschoben. Komplikationen: Iridozyklitis, Sekundärglaukom. *Therapie:* lokal: Kortikosteroide; allgemein: Behandlung des Grundleidens.

3. Degenerationen und Dystrophien der Hornhaut

a) Altersabhängige Degenerationen

- *Arcus senilis* (Gerontoxon)

Ätiologie: degenerative, den Metabolismus der peripheren Hornhaut beeinträchtigende Veränderungen bei älteren Menschen oder bei Fettstoffwechselstörungen jüngerer Patienten. *Krankheitsbild:* schmaler, grauweißer Ring im Stroma der peripheren Hornhaut mit perluzider Randzone zum Limbus (Abb. 101). *Therapie:* nicht erforderlich.

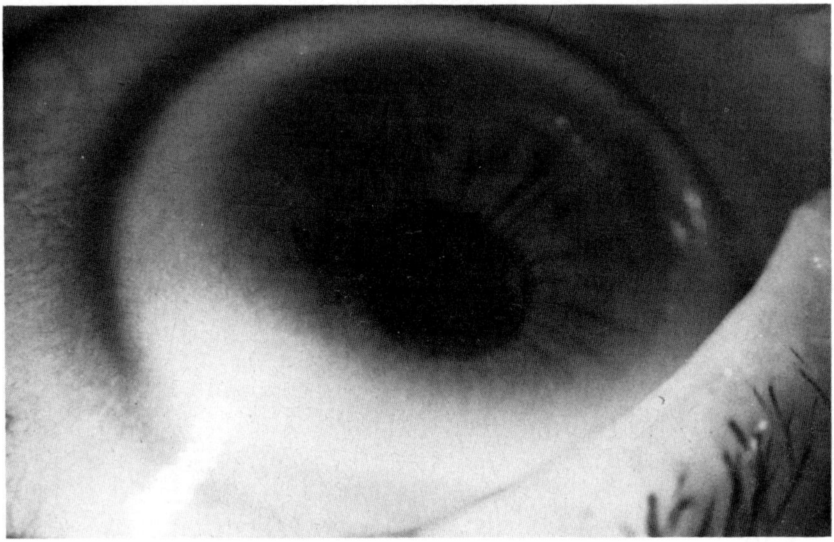

Abb. 101. Arcus senilis

- *Randfurchenkeratitis (-ektasie)*
  (siehe unter Keratitis, S. 149)

- *Fuchssche Dellen*

Krankheitsbild: flache, umschriebene Eindellung der peripheren Hornhaut mit zarten Trübungen und Vakuolen des geschlossenen Epithels (Fluoresceinprobe = negativ = keine Anfärbung, lediglich Ansammlung des Farbstoffes in der Delle, daher Ausspülung mit NaCl-Lösung nach Anfärbung erforderlich!). *Ätiologie:* unvollständige Benetzung der Hornhautoberfläche durch Erhabenheiten des Lides (Chalazion) oder der Bindehaut (Episkleritis, Schwellung der

Bindehaut nach Augenoperationen), die ein komplettes Aufliegen des Lides am Bulbus unter Bildung eines vollständigen kapillären Flüssigkeitsspaltes unmöglich machen (Abb. 102). *Therapie:* Beseitigung der Lid- und Bindehautelevationen.

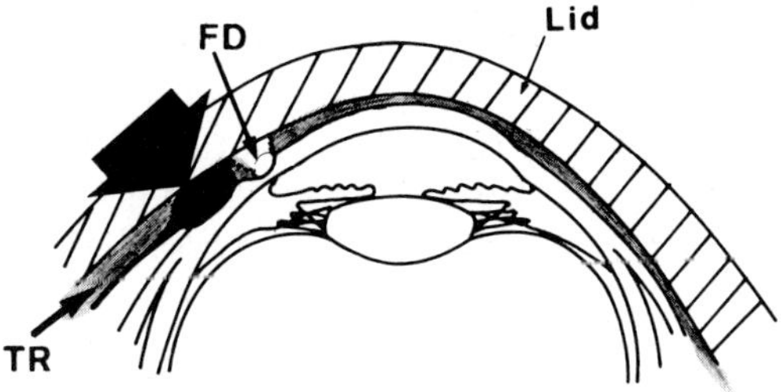

Abb. 102. Schematisierte Darstellung der Pathogenese einer Fuchsschen Delle *(FD)* durch einen defekten Tränenfilm *(TR)* infolge einer Erhabenheit der limbalen Bindehaut, etwa durch eine Episkleritis, einen Lidtumor oder ein Filterkissen nach Glaukomoperationen etc. (dicker Pfeil)

- *Fuchssche Endo-Epitheldystrophie der Hornhaut*

Ätiologie: über die Cornea guttata (Abb. 103) hinaus vorgeschrittene Endotheldystrophie, die zur Dekompensation des Endothels führt → Zusammenbruch der Kammerwasser-Endothelschranke

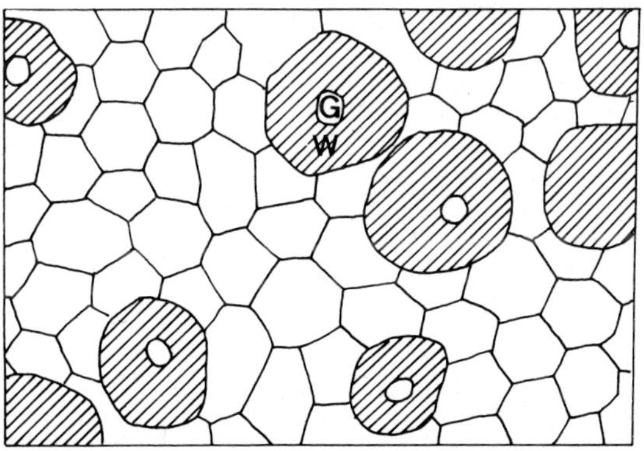

Abb. 103. Endothelmikroskopisches Bild bei Cornea guttata: *W* Warze der Deszemetmembran, *G* Gipfel der Warze (vgl. auch Abb. 27)

(Abb. 104). Folge davon ist die ödematöse Durchtränkung von Stroma und Epithel. *Krankheitsbild:* Erkrankung älterer Menschen; Frauen sind 3mal so häufig betroffen wie Männer; subjektive Symptome = Sehverschlechterung, Schmerzen, Fremdkörpergefühl. Objektive Symptome = Hornhaut ist zentral rauchig-grau und verdickt mit unregelmäßig gestalteter Oberfläche.

Dem Bild entspricht an der Spaltlampe ein Ödem von Stroma und Epithel. Das Epithelödem kann mikrozystisch bis bullös ausgebildet sein. Platzen der bullae führt zu starken Schmerzen, eventuell zur Sekundärinfektion. *Therapie:* im Frühstadium osmotische Entquellung der Hornhaut durch hypertonische Lösungen (hypertone NaCl- und Glukoselösung; im Spätstadium (bei medikamentös unbeeinflußbarem Dauerödem): perforierende Keratoplastik (= dritthäufigste Indikation zur optischen Keratoplastik nach Keratokonus und Hornhautnarben). Ähnlich wie die Fuchssche Dystrophie imponiert das klinische Bild der sekundären *bullösen Keratopathie* nach allen endotheltraumatisierenden Prozessen.

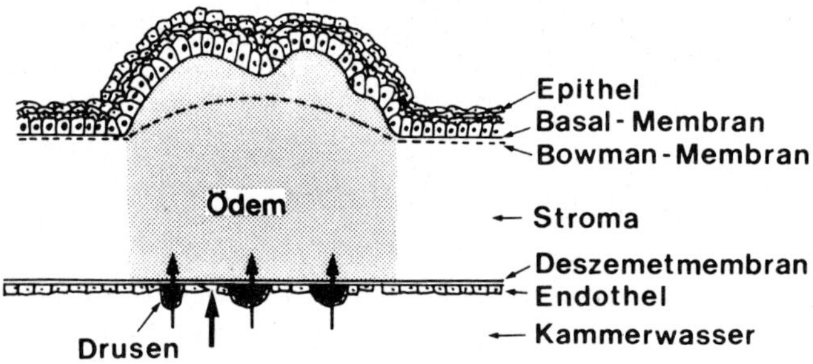

Abb. 104. Schematischer Querschnitt durch die Hornhaut zur Erklärung der Pathogenese der Fuchsschen Hornhautdystrophie. (Nach Naumann, G. O. H.: Pathologie des Auges. Berlin-Heidelberg-New York: Springer. 1980)

b) Altersunabhängige Degenerationen

- *Pterygium* (Flügelfell)
  (siehe Bindehaut, S. 124)

- *Gürtel- oder bandförmige Hornhautdegeneration*

Ätiologie: auf dem Boden chronischer Uveitiden bei Phthisis bulbi; bei Kindern im Rahmen der Iridozyklitis-Morbus-Still-Chauffard; selten als eigenständiges Krankheitsbild in gesunden Augen bei älteren Personen. *Krankheitsbild:* bandförmige Trübung der oberflächlichen Hornhautschichten im Lidspaltenbereich (Abb. 105). *Histologie:* körnig-kalkige Ablagerungen im Bereich der Bowman-Membran und der obersten Stromaschichten (Kalkphosphate und -karbonate). *Therapie:* Abrasio des Epithels und Auflösung der Kalkinkrustationen durch Dinatrium-Äthylendiamintetraacetat (EDTA) in 0,4- bis 1,38%iger neutraler Lösung.

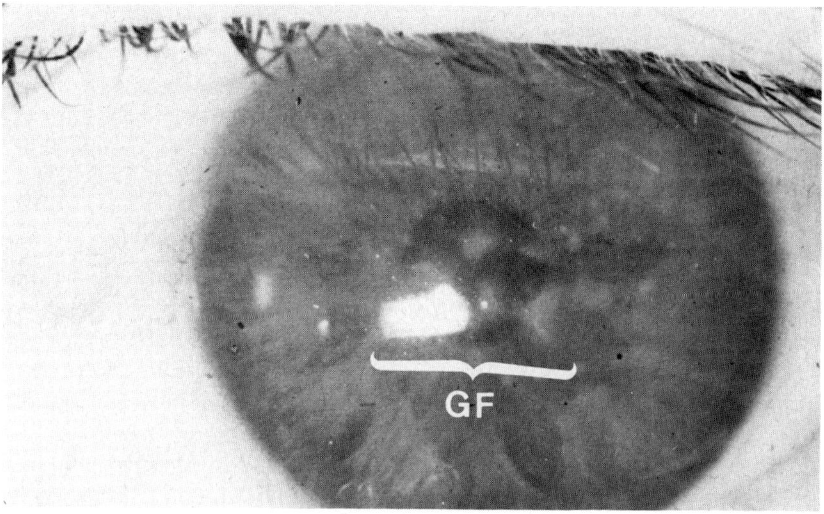

Abb. 105. Gürtelförmige Hornhautdystrophie *(GF)*

- *Fett-, Hyalin- und Kalkdegeneration*

Ätiologie: sekundäre Ablagerungen von Fett, Hyalin, Amyloid und Kalk in alten Hornhautnarben und in einem vaskularisierten Pannus (siehe S. 125). *Krankheitsbild:* gelblich-weißliche Einlagerungen in leukomatöser, meist auch vaskularisierter Hornhaut mit unregelmäßiger Oberfläche. *Therapie:* perforierende Keratoplastik.

c) Hornhautveränderungen bei Stoffwechselstörungen

Bei Mukopolysaccharidosen, Zystinose, Alkaptonurie (Ochronose) und Gicht finden sich kristalline Ablagerungen der entsprechenden Stoffwechselprodukte im Hornhautstroma. Bei Fettstoffwechselstörungen treten wirbelartige (geschwungene linienförmige) Trübungen im Hornhautstroma auf.

d) Pigmentationen der Hornhaut

- *Melanin*

Melaninablagerungen im Epithel (nach Traumen und operativen Eingriffen) und Endothel (bei Endotheldystrophie, Myopie, Diabetes, Glaukom). Krukenbergspindel: in Form einer vertikalen Spindel am Endothel abgelagertes Melanin beim *Pigmentdispersionssyndrom* (= Verlust der Pigmentepithelschicht der peripheren Iris in Form radiärer spaltförmiger Depigmentationen und Ablagerung von Pigmentgranula auf dem Trabekelwerk, dem Irisstroma und der peripheren vorderen Linsenkapsel). Melanindeposition in der Kammerwinkelregion beim Pigmentglaukom (siehe dort, S. 289).

• *Hämatogene Pigmente*

Blutige Imbibitionen des gesamten Hornhautstromas (= „Schokoladehornhaut" oder Hämatocornea) nach Einbruch eines Hyphämas in das Hornhautstroma durch stumpfes Trauma oder nach bulbuseröffnenden Operationen. Sekundärglaukom. Über Monate und Jahre sich hinziehende Resorption von der Peripherie her.

• *Metallische Pigmente*

Eisen-(Hämosiderin-)Ablagerungen innerhalb des Epithels in Form von dünnen braunen Linien *(Hudson-Stählische Linien)* im gesunden Auge oder am zentralen Rand von Pterygien und Filterkissen nach Glaukomoperationen oder zirkulär um die Kegelspitze bei Keratokonus. Kupferablagerungen *(= Chalkosis)* in Form eines peripheren braunroten bis smaragdgrünen Ringes *(= Kayser-Fleischer-Ring)* im Bereich der Deszemetmembran bei: kupferhältigen intraokularen Fremdkörpern und Morbus Wilson. Eisenablagerungen *(Siderosis)* in Form eines peripheren rostbraunen Ringes analog dem Kayser-Fleischer-Ring = Rostring bei eisenhältigen intraokularen Fremdkörpern. Auch Gold *(Chrysosis)* und Silber *(Argyrosis)* kann in kristalliner Form in Hornhautstroma und Deszemetmembran bei entsprechender Exposition abgelagert sein.

• *Medikamentöse Einlagerungen*

Die wichtigste einschlägige Erkrankung ist die *Cornea verticillata*, die Einlagerung von Chloroquin in Form wirbelförmiger weißlicher Linien im oberflächlichen Hornhautstroma mit umschriebenen Zellnekrosen im betroffenen Bezirk (Abb. 106).

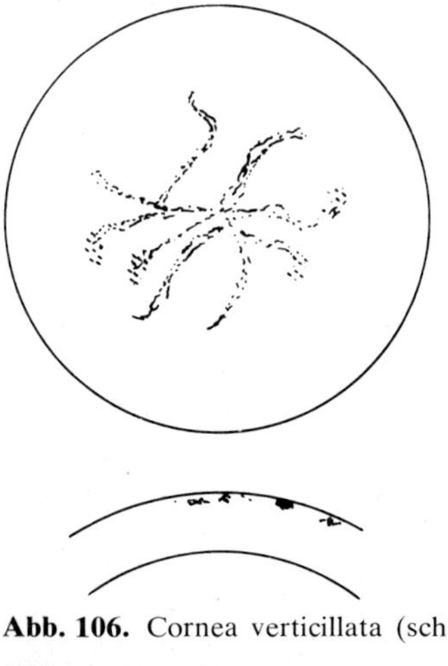

Abb. 106. Cornea verticillata (schematische Darstellung)

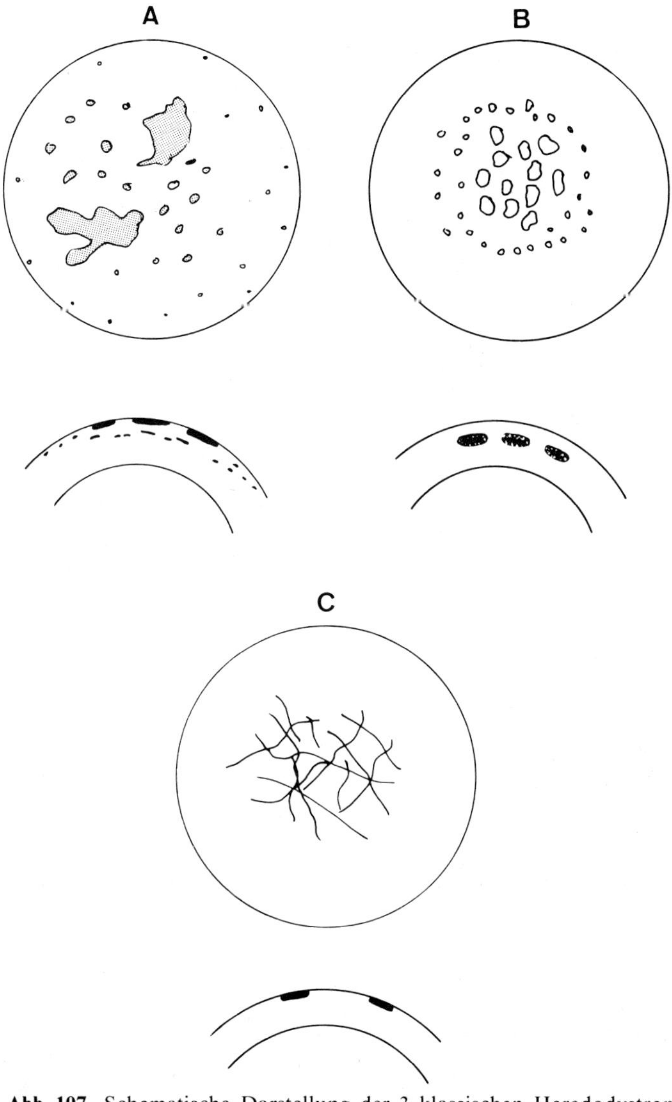

Abb. 107. Schematische Darstellung der 3 klassischen Heredodystrophien der Hornhaut. **A** bröckelige, **B** fleckige, **C** gittrige Hornhautdystrophie, jeweils in der Aufsicht (obere Bilder) und im Schnittbild (untere Bilder)

e) Heredodystrophien der Hornhaut

Die 3 klassischen Heredodystrophien nach der Trübungsform als

- granuläre bröckelige (Abb. 107A)
- fleckige (Abb. 107B)

– gittrige Dystrophie (Abb. 107 C) klassifiziert, sind stromale Dystrophien, die im ersten Lebensjahrzehnt beginnen. Die epithelialen, basalmembranösen und Bowman-membranösen Heredodystrophien verlaufen als punktförmige, fingerabdruckähnliche und rezidivierend erosive oberflächliche Hornhautveränderungen.

Die *bröckelige Hornhautdystrophie* ist dominant erblich, läßt die Hornhautperipherie frei, beeinträchtigt das Sehvermögen bis in das mittlere Lebensalter nicht und geht mit normaler Hornhautsensibilität einher.

Die *fleckige Hornhautdystrophie* ist rezessiv erblich, befällt die gesamte Hornhaut, beeinträchtigt das Sehvermögen früh und geht mit defekter Hornhautsensibilität einher.

Die *gittrige Hornhautdystrophie* ist dominant erblich, zeigt kreuzende Linien in allen Stromaschichten, beeinträchtigt früh das Sehvermögen und geht mit defekter Hornhautsensibilität einher. *Therapie:* optische Keratoplastik.

Neben den 3 klassischen Heredodystrophien der Hornhaut gibt es eine Reihe seltenerer erblicher Stromadystrophien, von denen die *kristalline Dystrophie* (nadelähnliche Kristalle im vorderen Stroma) und die *Cornea farinata* (feinfleckige, weißliche Ablagerungen im tiefen Stroma) die bedeutendsten sind.

4. Tumoren der Hornhaut

– *Dermoide* am Limbus = erbsgroß, weißlich-gelbe mit der Unterlage verwachsene Geschwülste, die histologisch aus Fett, Hautanhangsgebilden und selten aus Knorpel bestehen. *Therapie:* Tumorexzision + lamelläre Keratoplastik aus kosmetischen Gründen.
– *Papillome:* benigne, graurötliche limbale Tumoren.
– *Intraepitheliales Epitheliom* (M. Bowen): Prädilektionsstelle = Limbus. Breitbasig der Unterfläche aufsitzender, flach prominenter, weißlicher Tumor mit unregelmäßiger Oberfläche. Die Ausbreitung vom Entstehungsort am Limbus kann zirkulär, oberflächlich oder in das Stroma penetrierend erfolgen. *Therapie:* ausgedehnte Tumorexzision + lamelläre Keratoplastik.

Sehr selten sind sekundäre Tumoren der Hornhaut wie Nävi oder maligne Melanome.

---

6. Keratoplastik (= Hornhauttransplantation)

Seit 1905 Zirm die erste erfolgreiche Hornhautübertragung mit einem homologen Transplantat durchführte, hat sich die Keratoplastik durch eine stetige Verbesserung
– der Operationstechnik
– der Auswahl und Präservation des Spendermaterials

– der Kenntnis und Beherrschung der immunologischen Probleme und schließlich
– der Indikationsstellung zu einem verläßlichen operativen Verfahren entwickelt. Die Keratoplastik ist heute ein *mikrochirurgischer Eingriff,* der unter dem Operationsmikroskop mit einem miniaturisierten Instrumentarium und einem extrem feinen Nahtmaterial (der 10 × 0-Nylon- oder Prolenefaden von 30 bis 40 μ Dicke ist mit einer 2 bis 3 mm langen Nadel armiert (Abb. 108).

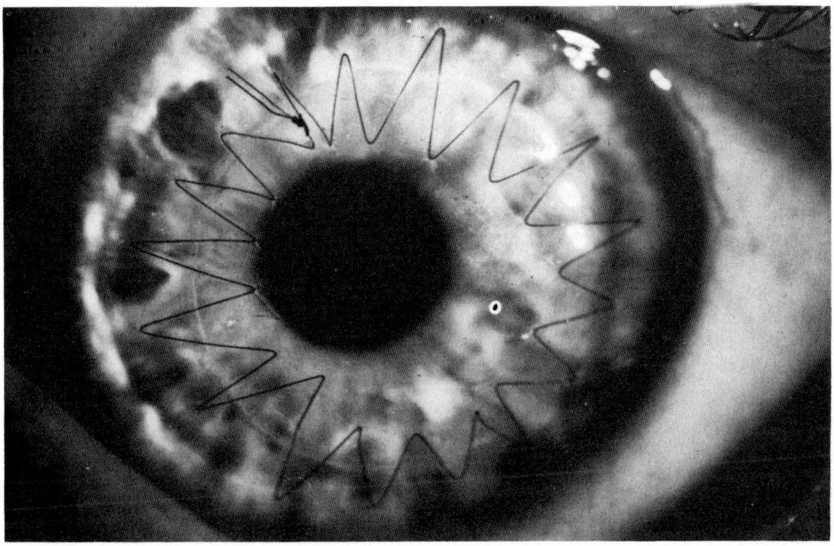

Abb. 108. 7 mm breites Hornhauttransplantat mit einer 10 × 0 fortlaufenden Nylonnaht

Mit Hilfe eines motorischen Rotortrepans werden runde Scheibchen verschiedener Tiefe und Ausdehnung (Explantat) ausgestanzt und durch ebenso große oder minimal größere Spenderhornhautscheibchen (Transplantat) ersetzt. Die Wundränder werden durch eine fortlaufende Naht verschlossen.

Operationstechniken (Abb. 109)

Klassifikation nach der *Schichtdicke* des Transplantates bzw. Explantates:
– lamelläre Keratoplastik (in halber Dicke der Hornhaut)
– penetrierende (perforierende) Keratoplastik (in der vollen Dicke der Hornhaut)

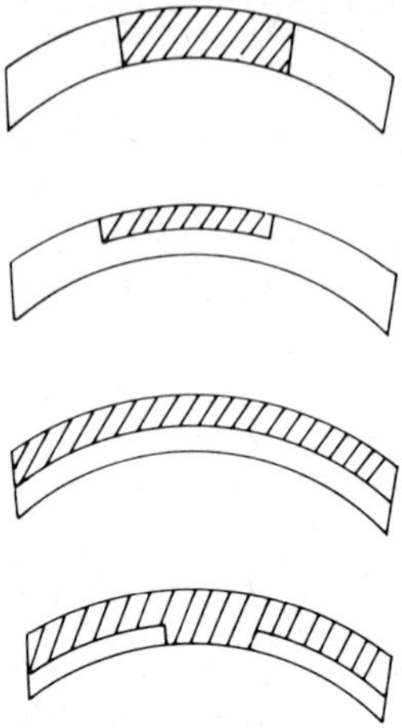

Abb. 109. Typen der Keratoplastik

Klassifikation nach der *Ausdehnung* des Transplantates (Explantates):

- totale Keratoplastik
- partielle Keratoplastik
- pilzförmige Keratoplastik

Klassifikation nach der *Indikation:*

- optische Keratoplastik: zur Verbesserung der Transparenz oder Normalisierung der Wölbung
- kurative Keratoplastik (à chaud): bei rezidivierendem Herpes corneae, Abszedierung der Hornhaut, perforierendem Ulkus etc.
- tektonische Keratoplastik: bei einschmelzenden Prozessen zur Herstellung der Integrität der harten Augenhülle
- kosmetische Keratoplastik bei Leukomen der Hornhaut von Augen, bei denen von dieser Operation kein Funktionsgewinn erwartet werden kann.

Klassifikation nach *Lokalisation:* zentral, exzentrisch, marginal

Klassifikation nach *Form:* zirkulär, dreieckig, ringförmig (= anulär).

Indikation zur lamellären Keratoplastik

- rezidivierendes Pterygium
- limbale Tumoren
- eventuell bei Terrienscher Randfurchenkeratopathie
- bei allen oberflächlichen Trübungen des Hornhautstromas, z.B. nach Verätzungen oder Verbrennungen
- bei Morbus Bowen.

Indikation zur perforierenden Keratoplastik in Zusammenhang mit der Prognose

Die Prognose der klaren Einheilung eines Transplantates hängt von der Grundkrankheit der Wirtshornhaut und von der Qualität der Spenderhornhaut ab, sofern eine adäquate atraumatische Operationstechnik vorausgesetzt werden kann, um eine *„Autograft-Reaktion“* = Eintrübung des Transplantates aus nicht immunologischen Gründen, zu vermeiden. Jede „Autograft-Reaktion“ bahnt eine *„Allograft-Reaktion“* = immunologisch bedingte Eintrübung des Transplantates.

Faktoren der Empfängerhornhaut, die die Prognose beeinflussen

– Vorhandensein der Bowman-Membran (= bessere Prognose als bei deren Fehlen)
– Grad der Vaskularisation (hoher Vaskularisationsgrad = schlechte Prognose)
– Durchmesser und Position des Explantates = Limbusnähe (je limbusnäher, umso schlechter ist die Prognose)
– Rekeratoplastik (= schlechtere Prognose als Erstkeratoplastik)
– Dicke der Wirtshornhaut (die sehr verdünnte Hornhaut bei vorgeschrittenem Keratokonus ist dünner als die Spenderhornhaut und erschwert so die optimale Wundrandadaptation.
– Möglichkeit der Reetablierung der Grundkrankheit im Transplantat: Heredodystrophien der Hornhaut, Herpes corneae, Ulcus neuroparalyticum, extrem selten Keratokonus.

Generell gilt, daß Blutgefäße in der Nähe des Transplantates wegen des Heranbringens sensibilisierter T-Lymphozyten Immunreaktionen begünstigen.

Immunologische Transplantatreaktionen = Allograft-Reaktion setzen frühestens nach 3 Wochen ein, können aber auch noch 15 Jahre postoperativ auftreten. Die 2 Typen der Allograft-Reaktion sind:
– die akute diffuse Reaktion (= *„Abstoßungsreaktion“* = Infiltration aus Lymphozyten + Plasmazellen): diffuse Eintrübung des Transplantates 3 Wochen nach Keratoplastik *mit* Uveitis. Meist in dicht vaskularisierter Wirtshornhaut;
– die chronisch fokalprogressive Form: Beginn der Eintrübung am peripheren Transplantatrand, wo Gefäße in der Wirtshornhaut sind.
Bei beiden Formen kommt es zu einer Endothel-Dekompensation mit ödematöser Verdickung und Trübung der Hornhaut. Die akute Form ist eine Stroma-, die chronische eine Endothel-Abstoßungsreaktion.

Prophylaxe der Allograft-Reaktion: postoperative lokale und systemische Kortikosteroidtherapie. Lokale Therapie: Kortikosteroidaugentropfen und -salben; systemische Therapie: 10 bis 20 mg Prednisolon peroral durch 6 bis 8 Wochen, danach bei klarem Transplantat Therapie allmählich abbauen.

Therapie der Allograft-Reaktion: lokale Therapie: stündlich Kortikosteroidaugentropfen; systemische Therapie: täglich Infusionen mit 100 mg Prednisolon durch 1 Woche, dann fortsetzen mit oraler Therapie 25 bis 50 mg pro Tag. Eventuell Kombination mit Immunosuppressiva etwa 200 mg Endoxan täglich (Blutbildkontrollen) und neuerdings Cyclosporin A.

Nahtentfernung nach perforierender Keratoplastik: bei straffem Faden: ein halbes bis ein Jahr postoperativ; bei lockerem Faden oder Gefäßeinsprossung: entsprechend früher. Einige Tage vor der Nahtentfernung lokale Kortikosteroidtherapie absetzen!

Geforderte Qualität der Spenderhornhaut

- klare Hornhaut mit
- vitalem Endothel (Endothelzellzahl > 2.000/mm²) und
- bei schlechter Prognose (= High-risk-Patienten) vollständige Übereinstimmung der Histokompatibilitätsantigene (HLA-Antigene) von Spender- und Empfängerhornhaut.

Prognosegruppen bei der Indikation zur Keratoplastik

Exzellente Prognose

- Keratokonus (< 8 mm)
- zentrale, nicht vaskularisierte Leukome
- zentrale Fuchssche Dystrophie (< 7 mm)

Gute Prognose

- Keratokonus (> 8 mm)
- Heredodystrophien der Hornhaut
- vorgeschrittene Fuchssche Dystrophie (> 7 mm)
- inaktive metaherpetische Keratitis ohne wesentliche Vaskularisation
- bullöse Keratopathie im aphaken Auge
- Retransplantation bei Keratokonus

High-risk-Patienten – zweifelhafte Prognose

- metaherpetische Keratitis mit dichter Vaskularisation
- bakterielle und mykotische Ulzera mit diffuser Infiltration
- Retransplantation bei anderen Grundkrankheiten als Keratokonus
- vaskularisierte Leukome nach Säureverätzung

Sehr schlechte bis infauste Prognose

- vaskularisierte Leukome nach Laugenverätzungen (z. B. Kalkverätzung)
- xerophthalmische Leukome (Trachom, Keratomalazie etc.)
- okuläres Pemphigoid (= Xerophthalmus + Symblephara)

Vorgehen bei High-risk-Patienten

- bei zweifelhafter Prognose: perforierende Keratoplastik unter vollständiger Übereinstimmung der HLA-Antigene von Spender- und Empfängerhornhaut
- bei infauster Prognose: Keratoprothese.

Keratoprothetik

Ende der sechziger Jahre von *Cardona,* New York, eingeführt. Historisch betrachtet alte Operationsmethode: Quengsy befestigte bereits 1789 ein konvexes Glasstück mit einem Silberring und Nähten in einer menschlichen Hornhaut.

Voraussetzung sind aphake Augen. Die Prothese besteht aus einem *zentralen optischen Teil* = 2 mm breiter, einige Millimeter langer Zylinder aus Polyakrylat und einem perizentralen *haptischen Teil,* der durch eine interlamelläre Scheibe innerhalb der Hornhaut oder durch eine Schraube (an der Hornhautinnenfläche) befestigt wird (Abb. 110 A). Bewährt hat sich lediglich die *Osteo-odonto-Keratoprothese von Strampelli,* die den optischen Teil mit autologem Zahnschmelz + Alveolarknochen als Haptik gegen die Hornhaut abschirmt und so Abstoßungsreaktionen gegen das Fremdmaterial vermeidet (Abb. 76). Die Lidspalte wird von Strampelli verschlossen, sodaß die Optik durch das Oberlid durchgesteckt werden muß. Die reinen Plastik-Keratoprothesen mit interlamellären Teflonstützscheiben lockern sich meist und führen zu einer chronischen Uveitis mit all ihren Komplikationen.

Refraktive Keratoplastik

Ursprünglich von J. Barraquer (1964) zur Emmetropisierung, vor allem bei Aphakie und Myopie angegeben, ist heute trotz der mancherorts vorhandenen Ablehnung einer der zukunftsträchtigsten Zweige der Ophthalmologie geworden.

– *Keratomileusis:*

Exzision einer oberflächlichen Hornhautlamelle, die dehydriert, tiefgefroren, maschinell verdünnt (bei Myopie im Zentrum, bei

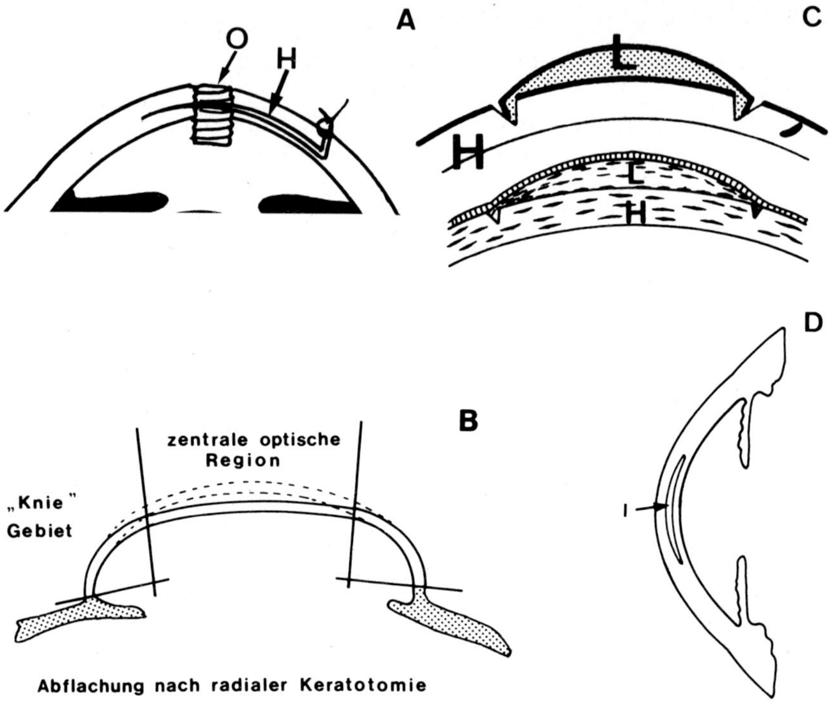

Abb. 110. **A** Keratoprothese nach Cardona mit intralamellärer Verankerung: *O* optischer Teil, *H* Haptik, **B** radiäre Keratotomie (strichliert = normale Hornhautkurvatur), **C** Epikeratophakie, schematisierte Schnittbilder, oben: Grundkonzept, unten: nach Einheilung des Lenticulus *(L)*, *H* Hornhaut, *D* Intrastromale Hornhaut-Inlays *(I)*

Hyperopie in der Peripherie) und schließlich nach Rehydratation retransplantiert wird.

– *Keratophakie:*

In ein lamelläres Wundbett wird im aphaken Auge ein entsprechend dimensioniertes, homologes Transplantat als Ersatz der entfernten Linse implantiert.

– *Epikeratophakie* (Kaufman, 1980):

Auf der Keratomileusis fußend, aber ohne Exzision einer oberflächlichen Hornhautlamelle = „lebende Kontaktlinse". Der Spenderhornhaut-Lentikulus wird nach Maßgabe der Ametropie in einer Gefrierdrehbank vorgefertigt und auf die entepithelisierte Hornhaut in eine periphere Keratektomiefurche eingenäht (Abb. 110). Indikation: Myopie $>$ 6 Dptr.; Aphakie, Keratokonus, hohe Hypermetropie.

– *Radiäre Keratotomie:* ein sehr einfaches Verfahren, von Fyodorov 1978 zur Emmetropisierung bei Myopie angegeben. Durch multiple tiefe (= bis zur Deszemet reichende) radiäre Einschnitte mittels eines Diamantmessers, dessen Schneide mit einer Mikrometerschraube verstellbar ist, oder eines Excimer-Lasers, wird eine narbeninduzierte Abflachung der zentralen Hornhautkurvatur erzielt, die über eine Minderung der Hornhautbrechkraft zu einer Herabsetzung der Gesamtbrechkraft und damit der Myopie führt (Abb. 110). Indikation: bei Myopien $<$ 6 Dptr. besteht eine gute Voraussagbarkeit der angestrebten Emmetropisierung (PERK-Study, 1985).
– *Intrastromale Inlays:* In das lamellierte Hornhautstroma werden gemäß der Vorberechnung des erwünschten Korrektureffektes dimensionierte Plastikscheibchen aus Polysulfon-Material implantiert. Dieses Material ist für die diffundierenden Metaboliten permeabel. Indikation: Aphakie, Myopie $>$ 6 Dptr. und Keratokonus (Abb. 110).

I. Lederhaut = Sklera

1. Anatomie

Die Lederhaut ist der porzellanweiße undurchsichtige Teil der festelastischen Bulbushülle.

Die Sklera besitzt nahezu Kugelgestalt mit einem Innendurchmesser von etwa 22 mm. Grenzmembranen und Epi- bzw. Endothel fehlen. Am Limbus geht die Lederhaut in die klare Hornhaut über. Der Skleralsporn ragt in die Kammerwinkelregion vor. Am hinteren Augenpol ist die Lederhaut am Durchtritt des Sehnervs in die Lamina cribrosa (dünne Skleraspangen) umgewandelt, die den Sehnervenfasern Platz zur Passage der derben Bulbushülle freigeben. Die Außenfläche der Sklera steht in nahem Kontakt zur Tenonschen Kapsel, die im Bereich des Sehnervs in dessen Durascheide übergeht. Der Sklerainnenfläche liegt die Uvea mit der Lamina suprachorioidea an (Ziliarkörper + Aderhaut). Die Sklera macht vier Füntel der Bulbusoberfläche aus. Ihre Dicke erreicht am Limbus 0,8 mm und am hinteren Pol sogar 1 mm. Die dünnsten Stellen liegen unter den Muskelansätzen (0,3 mm). Die Sklera ist als bradytrophes Gewebe nahezu gefäßfrei.

Nach der Schichtung von außen nach innen besteht die *Sklera aus 3 Anteilen:*

– *Die Episklera:* dichtes vaskularisiertes Bindegewebe, das in enger Beziehung zum Sklerastroma steht.

Ihre Verdickung im vorderen Bulbusabschnitt geht auf die Inkorporation von Tenonscher Kapsel und gefäßreichem Begleitgewebe der äußeren Augenmuskel zurück.

– Das *Sklerastroma:* besteht aus kompakt gelagerten kollagenen Bündelsystemen, in die Fibroblasten eingelagert sind.

Die kollagenen Bündel schwanken im Gegensatz zur Hornhaut in Größe, Form und Ausrichtung. Der Anteil der Grundsubstanz ist geringer als bei der Hornhaut.

– *Die Lamina fusca* = innerste Skleralage, die mit dünnen Bündeln in das Supraziliar- und Suprachorioidalgewebe einstrahlt.

Diese Fasersysteme sind von Melanozyten und pigmentierten Makrophagen reichlich durchsetzt, was zur Namensgebung geführt hat.

2. Embryologie

Die Lederhaut entwickelt sich zusammen mit der Aderhaut aus dem Mesoderm, das die Augenblase umgibt. Im 20-mm-Stadium beginnt allmählich die Differenzierung dieser Struktur in Lederhaut und Aderhaut, aber erst im 4. Monat umgibt die Lederhaut als derbe äußere Augenhaut den gesamten Bulbus. Ab dem 5. Monat nimmt ihre Dicke mehr und mehr zu.

3. Physiologie

Hauptfunktion der Sklera ist, um den Bulbus eine feste, aber elastische Hülle zu bilden, um die intraokularen Strukturen zu schützen. Der intraokulare Druck verleiht der Lederhaut eine stabile sphäroide Form vergleichbar einem Ballon. Das bedingt auch eine stabile Position der intraokularen Strukturen.

Die Visko-Elastizität der kollagenen Fasersysteme gleicht durch Distension und Kontraktion limitierte Schwankungen des intraokularen Druckes bzw. des intraskleralen Volumens aus. Das Verhältnis von Druckänderungen zu Volumsänderungen wird *Rigidität* genannt. Über den Einfluß der Rigidität auf die Tonometrie siehe S. 52 und 289. Dauernde Drucksteigerungen wie beim kongenitalen Glaukom und verminderte Rigidität wie bei der Achsenmyopie führen zu einer Dehnung der Sklera über ihre elastischen Grenzen hinaus.

Zur Frage der *Undurchsichtigkeit der Sklera* gegenüber der nahezu identisch strukturierten Hornhaut gibt es eine Reihe von Hypothesen:

- geringerer Gehalt der Sklera an elastischem Gewebe als die Hornhaut
- geringerer Wassergehalt und Mukopolysaccharidanteil (ein Viertel von dem der Hornhaut)
- irreguläre Anordnung der kollagenen Fasersysteme (siehe S. 133).

Der gelbe Farbton der Sklera älterer Menschen geht auf Fetteinlagerungen zurück. Auch Kalkeinlagerungen, die die Sklera transparenter machen können, sind altersphysiologische Erscheinungen.

4. Erkrankungen der Sklera

Übersicht

1. Angeborene Anomalien der Sklera
   - Blaue Skleren
   - Melanosis sclerae
2. Entzündungen der Sklera = Skleritis
   a) Episcleritis
      - fugax
      - nodularis

   b) Skleritis
      - anterior
      - anularis
      - Sklerosierende Keratitis
      - Skleroperikeratitis progressiva

Nekrotisierende Skleritis
Granulomatöse Skleritis
Eitrige Skleritis
posterior

3. Formveränderungen der Sklera
   a) Staphyloma posticum
   b) Sklerektasie
   c) Skleralstaphylome
      Intrakalar
      Ziliar
      Äquatorial
4. Degenerationen der Sklera
   Senile hyaline Plaques
   Skleromalazie
   Atrophia und Phthisis bulbi
5. Tumoren der Sklera
   Neurofibrome
   Fibrosarkome
   Osteome
   Dermoidzysten
   Teratome
6. Verletzungen der Sklera
   a) Perforierende Skleraverletzung
   b) Sklerarupturen nach Kontusion

Einzeldarstellung

1. Angeborene Anomalien der Sklera

• *Blaue Skleren*

Ätiologie: autosomal dominant vererbtes Leiden: Persistenz der früh-foetalen Sklera mit hornhautähnlichen Strukturen. *Krankheitsbild:* blaue Skleren, vermehrte Knochenbrüchigkeit (Osteogenesis imperfecta), Taubheit (Otosklerose). *Therapie:* nicht möglich.

• *Melanosis sclerae*

Ätiologie: unklar, Einlagerungen von Melanozyten in oder zwischen die Sklerafasern. *Krankheitsbild:* bräunlich-blaue mehr diffuse Flecken, keine Progredienz. *Therapie:* nicht möglich.

2. Entzündungen der Sklera = Skleritis

a) Episkleritis

Ätiologie: in Verbindung mit rheumatischen Erkrankungen (P.C.P.), Kollagenosen (Lupus erythematodes, Sklerodermie, Dermatomyositis, Periarteriitis nodosa), Tbc, Lues, Herderkrankungen, Gicht, Diabetes. *Krankheitsbild:*

- *Episcleritis periodica fugax*

flüchtige, sektorenförmige, ziegelrote subkonjunktivale Hyperämie + flache Erhabenheit (lymphozytär-monozytäre Infiltration). Photophobie, Epiphora, Berührungsschmerz.

- *Episcleritis nodularis*

chronische Symptomatik wie oben mit zusätzlich stärkerer Erhabenheit des Entzündungsareals und stärkerer Schmerzhaftigkeit.

Therapie: symptomatisch: lokale Kortikosteroide; kausal: sofern die Grundkrankheit aufgeklärt werden kann.

b) Skleritis

Ätiologie: wie bei der Episkleritis. *Krankheitsbild:*

– *Skleritis anterior:* sektorenförmige oder diffuse dunkelrote bis blaurötliche Verfärbung des Bulbus mit Druckschmerzhaftigkeit, Chemose oder Lidschwellung. Meist *kombiniert mit:* Iridozyklitis im akuten Stadium und mit sklerosierender Keratitis im chronischen Stadium.

Sonderformen

– *Anuläre Skleritis:* ringförmige Anordnung des Krankheitsareals im prääquatorialen Bulbus.

– *Sklerosierende Keratitis:* siehe unter Keratitis, S. 155.

– *Skleroperikeratitis progressiva:* anuläre Skleritis + periphere Keratitis mit Ulzerationen, Vaskularisation und Vernarbung der peripheren Hornhaut (zusätzliche Iridozyklitis obligatorisch).

– *Nekrotisierende Skleritis:* auf die Nekrose folgt die Perforation der Sklera mit Prolaps von Uvea.

– *Skleromalazia perforans:* hauptsächlich betroffen sind ältere Patientinnen (50 bis 75 Jahre), die an chronischem Rheumatismus leiden. Die großen, rundlichen, dunklen Uvealprolapse sind häufig nur von Bindehaut bedeckt.

– *Granulomatöse Skleritis:* massive Verdickung der Sklera durch Granulombildung im nekrotischen Gewebe mit sulziger tumorartiger Schwellung der Sklera.

– *Eitrige Skleritis = Skleraabszeß* durch exogene oder hämatogen metastatische Infektion mit Staphylokokken, Streptokokken, seltener Pilze. Meist etabliert sich die eitrige Skleritis sekundär in nekrotischer Sklera nach Netzhautablösungsoperationen (Diathermie und episklerale Plomben aus Silikonschwamm) oder im Bereich der Skleranähte von Schieloperationen. Gelblicheitrige Infiltration der Sklera mit Iridozyklitis, gelegentlich auch Hypopyon.

– *Skleritis posterior:* retroäquatoriale Lokalisation der Skleritis, die ophthalmoskopisch als graue Schwellung der Aderhaut imponiert (Differentialdiagnose: Aderhauttumor).

Therapie:

– bei den nichtnekrotisierenden und nichteitrigen Formen: lokale und systemische Kortikosteroide + Behandlung des Grundleidens;

– bei den nekrotisierenden Formen: Verschluß der Skleraöffnungen durch lyophilisierte Dura oder Skleraltransplantate;
– bei den eitrigen Formen: Entfernung der episkleralen Plomben und Fäden + lokale und systemische Antibiotikabehandlung.

3. Formveränderungen der Sklera

a) Staphyloma posticum

Ätiologie: bei exzessiven Dehnungsprozessen der Sklera im Rahmen der hohen Myopie und des primären bzw. sekundären Buphthalmus oder Hydrophthalmus. *Krankheitsbild:* umschriebene Sklerektasie mit Skleraausstülpung im Bereich des hinteren Augenpols. *Therapie:* nicht möglich.

b) Sklerektasie

Ätiologie: Skleraverdünnung. *Krankheitsbild:* verdünnte, gedehnte, wenig nach außen vorgewölbte Sklera mit dunkel durchschimmernder Uvea im Skleraniveau. *Therapie:* meist nicht erforderlich.

c) Skleralstaphylome (Abb. 111)

Krankheitsbild: nach außen ausgestülpte verdünnte Sklera mit Vorfall der Uvea über das Skleraniveau nach außen. Nach der Lokalisation Unterteilung in: *interkalares* Staphylom: zwischen Limbus und

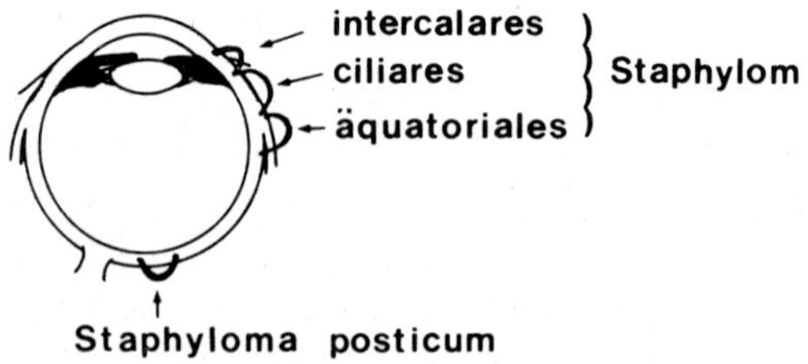

Abb. 111. Typen der Skleralstaphylome

Ziliarkörper; *ziliares* Staphylom: über dem Ziliarkörper; *äquatoriales* Staphylom: in der Äquatorregion des Bulbus. *Ätiologie:* Zustände nach Skleritis, perforierenden Verletzungen, Skleralruptur, Zyklodialyse. *Therapie:* plastische Deckung durch lyophilisierte Dura oder Skleraltransplantation.

4. Degenerationen der Sklera

- *Senile hyaline Plaques*

Umschriebene schwarzblaue Flecken vor oder zwischen den Ansätzen der äußeren Augenmuskel: die hyaline Sklera wird semitransparent und läßt die Uvea durchscheinen.

- *Skleromalazie*

(Siehe S. 173)

- *Atrophia bulbi*

Ätiologie: Endzustand schwerer Verletzungen des Auges (insbesondere mit ausgedehnter Zerstörung des Ziliarkörpers), chronischer Uveitiden (vor allem exogen eitriger Endophthalmitiden), chronischer Glaukome, ungeheilter Netzhautabhebungen.

Klinisches Bild:

– Atrophia bulbi ohne Schrumpfung = persistierende Hypotonie eines Bulbus, der normale Maße besitzt. Atrophie der retinalen Ganglienzellschicht, der Choriokapillaris und der Pars plicata des Ziliarkörpers.

– Atrophia bulbi mit Schrumpfung = Verkleinerung des Bulbus (oft nur an der echographisch meßbaren Verkürzung der Bulbusachse feststellbar). Der Bulbus erleidet infolge der Einschnürung durch die geraden Augenmuskeln eine warenballenförmige Deformation (= Bulbus quadratus). Die Sklera = normal dick oder verdünnt, die Hornhaut ist abgeflacht, die Vorderkammer extrem seicht, die Linse ist stets getrübt. Häufig begleiten Schmerzen dieses Krankheitsbild (Perineuritis ciliaris?). Pathohistologisch besteht eine diffuse Atrophie aller Augenstrukturen.

- *Phthisis bulbi*

Der Bulbus ist extrem verkleinert, meist unter 16 bis 18 mm. Sklera und Hornhaut sind extrem verdickt, das Augeninnere kann nicht mehr eingesehen werden. Pathohistologisch lassen sich nun die einzelnen Augenstrukturen nicht mehr voneinander differenzieren: Proliferation von Gliagewebe und metaplastischem Pigmentepithel füllt den gesamten Bulbus aus.

Therapie: nur im Atrophiestadium ohne Schrumpfung sinnvoll: entzündungshemmende Therapie mit Kortikosteroiden und Prostaglandinhemmern, Zykloplegie mit Atropin, Immunsuppressiva bei chronischen Uveitiden ohne bekannte Erreger, Vitrektomie bei entzündlichen Glaskörperveränderungen, Amotiochirurgie bei ungeheilten Netzhautabhebungen.

5. Tumoren der Sklera

– Neurofibrome – Fibrosarkome – Osteome – Dermoidzysten – Teratome	extrem seltene Tumoren

Therapie: je nach Dignität und Ausdehnung des Tumors: Exzision oder Enukleation.

6. Verletzungen der Sklera

a) Perforierende Skleraverletzung

Ätiologie: Bulbusverletzung durch scharfe schneidende Gegenstände. *Klinisches Bild:* subkonjunktivale Blutung, klaffende Sklerawunde mit Vorfall von Uvea und eventuell Glaskörper. *Therapie:* rekonstruierende mikrochirurgische Deckung der Wunde, Infektionsprophylaxe, Tetanusprophylaxe.

b) Prellungsverletzungen mit Skleralruptur

Ätiologie: Bulbusverletzung durch stumpfe Gewalteinwirkung (Faustschlag, Ball, Holzscheit etc.). *Krankheitsbild:* Hyposphagma, das oft wurstförmig dick imponiert. Die Bindehaut ist oft intakt. Die Lederhaut reißt meist limbusparallel in 2 mm Abstand vom Limbus ein *(= vordere Skleralruptur).* Durch die Skleraldehiszenz können Uvea, Glaskörper, ja sogar die luxierte Linse, vorfallen. Massive Hypotonie.

Die seltene *hintere Skleralruptur* verläuft meist vom Äquator radiär nach hinten (echographische Diagnose, weil der Glaskörperraum meist vollgeblutet ist = *Hämophthalmus*). *Therapie:* mikrochirurgischer Wundverschluß nach Reposition oder Abtragung der vorgefallenen Strukturen.

J. Uvea = Iris + Ziliarkörper + Aderhaut (Pupille, Vorderkammer, Kammerwasser)

I. Regenbogenhaut – Iris

1. Anatomie (Abb. 112)

Die Iris bildet ein frontal ausgespanntes elastisches Diagphragma mit einer zentralen kreisrunden blendenartig vereng- und erweiterbaren Öffnung, der *Pupille,* für den Durchtritt der abbildenden Strahlen. Die Iris trennt die vordere von der hinteren Augenkammer. Ihr Durchmesser ist 12 mm, ihre maximale Dicke etwa 0,6 mm an der Iriskrause, einer pupillarrandparallelen Verdickung der Irisoberfläche hervorgerufen durch den Circulus arteriosus iridis minor. Die *Iriskrause,* ca. 1,5 mm vom Pupillarsaum entfernt, teilt die Iris in 2 Zo-

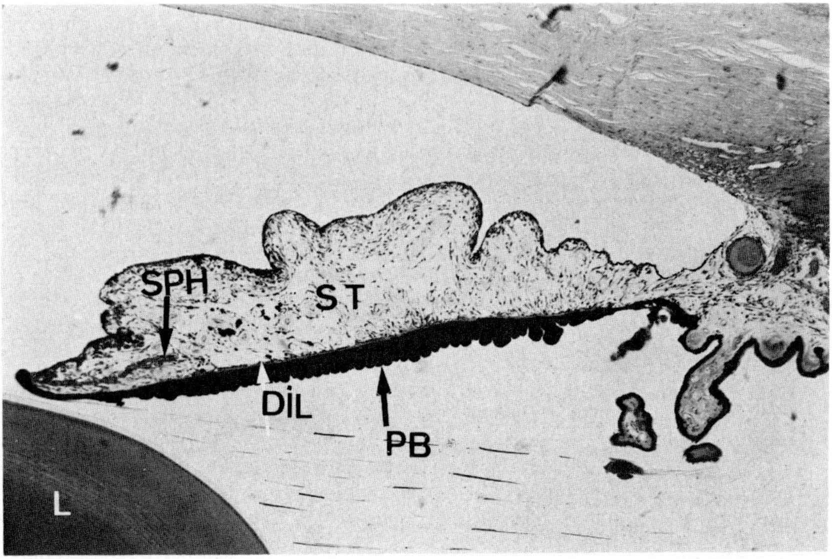

Abb. 112. Histologisches Schnittbild der Iris: *SPH* Sphincter pupillae, *DIL* Dilatator pupillae, *ST* Irisstroma, *PB* Pigmentblatt, *L* Linse (Vergrößerung 80fach)

nen: die Pars pupillaris (ein Drittel) und die Pars ciliaris (zwei Drittel der Irisbreite). Die Iriswurzel haftet an der anteromedialen Oberfläche des Ziliarkörpers. Die Irisoberfläche (Zeichnung, Struktur) weist radiär strähnenartige Erhabenheiten (die Iristrabekel) und analoge Vertiefungen (die Iriskrypten) auf.

Die Iris besteht aus 2 Blättern: dem vorderen Irisstroma und dem hinteren Pigmentblatt.

Das Irisstroma: baut sich aus einem dichten Geflecht von Blutgefäßen eingebettet in lockeres Bindegewebe aus kollagenen und elastischen Fasern auf, das von glatten Muskelfasern durchzogen wird. Dazwischen sind reichlich Chromatophoren (= Melanozyten) eingestreut.

Der *Musculus sphincter pupillae,* der dicke Schließmuskel der Pupille, läuft als 1 mm breiter und 0,1 mm dicker gewellter Muskelring konzentrisch zum Pupillarsaum. Der viel dünnere *Musculus dilatator pupillae,* der Pupillenöffner, setzt sich aus zahlreichen radiär verlaufenden Muskelfasern zusammen. Beide Muskel liegen dicht vor dem Pigmentblatt und hängen miteinander durch arkadenförmige Verbindungszüge zusammen.

Die *Blutversorgung der Iris* erfolgt über den Circulus arteriosus iridis major in der Iriswurzel, der sich aus den langen hinteren und vorderen Ziliararterien speist. Von dort aus ziehen in den Iristrabekel zahlreiche radiäre Irisgefäße zur Iriskrause, um dort den kleinen Irisarterienkreis zu formieren.

Das *hintere Pigmentblatt der Iris* ist aus zwei dicht gereihten und intensiv pigmentierten, eng aneinanderliegenden Zellschichten aufgebaut. Beide Irisblätter gehen am Pupillarsaum ineinander über (= vordere Umschlagkante des embryonalen Augenbechers).

Die *Farbe der Regenbogenhaut* resultiert aus der Dichte und der Lokalisation der Pigmentierung in der Iris. Das Pigmentblatt weist beim Gesunden ziemlich konstant eine dunkelbraune Farbe auf. Im Stromablatt variieren Dichte und Anordnung des Pigments von Fall zu Fall hingegen beträchtlich. Bei *brauner* Iris ist das Stroma dicht mit uvealen Melanozyten (Chromatophoren) durchsetzt. Bei *blauer* Iris ist das Stroma hypopigmentiert und läßt das einfallende Licht zum Teil durch bzw. wirft es zum Teil zurück, am stärksten Licht des kurzwelligen Spektralendes, also Blau.

2. Embryologie

Das Pigmentepithel der Iris geht aus dem ektodermalen Augenbecherrand, das Stroma aus dem davorgelegenen Mesoderm hervor (12- bis 17-mm-Stadium). Aus dem gleichen Neuroektoderm entwickeln sich die Mm. sphincter und dilatator pupillae. In der 7. Embryonalwoche (17 bis 24 mm) beginnen die Irisgefäße einzusprossen und im Pupillarbereich die dicht vaskularisierte Pupillarmembran zu formieren, die als Tunica vasculosa lentis von der Iriskrause ausgeht. Die beiden Gefäßarkaden entstehen in der 9. Woche (24 bis 40 mm). Bis zur 12. Woche (59 bis 70 mm) ist das Neuroektoderm an der Irisrückfläche zum Pupillarsaum vorgewachsen. Im 4. Monat (70 bis 110 mm) differenziert sich der Sphinktermuskel, im 5. Monat der Dilatatormuskel aus dem Neuroektoderm. Im 7. Monat (200 bis 240 mm) ist die Irisentwicklung praktisch abgeschlossen und die Pupillarmembran beginnt sich zurückzubilden. Zum Zeitpunkt der Geburt sind meist noch spärliche nicht mehr vaskularisierte Reste davon sichtbar.

3. Physiologie

Die Funktionen der Iris umfassen:

- Lichtblendenfunktion (Pupille) und
- Trennwandfunktion = Irislinsendiaphragma: alle davorliegenden Augenstrukturen werden unter dem Terminus: *vorderes Augensegment* subsumiert, alle dahinterliegenden als hinteres *Augensegment* bezeichnet.

Die *Blendenfunktion (Pupille)* wird durch das Pupillenspiel ermöglicht, welches die Menge des in das hintere Augensegment einfallenden Lichtes reguliert. Die Verengung der Pupille verhindert chromatische und sphärische Aberration durch die peripheren Linsenanteile und bewirkt die Tiefenschärfe des optischen Systems. Die Pupillenweite schwankt zwischen 1,5 und 8 mm.

Der *Sphinktermuskel* verringert die Pupillengröße durch Kontraktion, die mit maximal 87% seiner Länge im relaxierten Zustand die stärkste Kontraktionsfähigkeit aller glatten Muskel des Körpers darstellt. Die Innervation zur Kontraktion erfolgt über parasympathische Fasern, die vom Ganglion ciliare über die kurzen hinteren Ziliarnerven an die Iris kommen. Die sympathische Innervation bewirkt eine Muskelerschlaffung und somit eine Pupillardilatation.

Der *Dilatatormuskel* ist ein integraler Bestandteil des vorderen Anteiles des Pigmentblattes der Iris. Die Innervation zur Muskelkontraktion erfolgt über sympathische Fasern des Halssympathikus (Ganglion cervicale), die periadventitiell über die A. carotis interna und A. ophthalmica zu den langen hinteren Ziliarnerven gelangen. Einige Fasern kommen über das Ganglion ciliare und die kurzen hinteren Ziliarnerven an die Iris. Auch der Dilatatormuskel besitzt Nervenendigungen des antagonisierenden Parasympathikus, der eine Erschlaffung des Muskels bewirkt.

Der *Sphinktermuskel* antwortet auf cholinerge und parasympathikomimetische Substanzen, die wegen ihrer pupillomotorischen Miosis *Miotika* genannt werden. Der Hauptvertreter der *Parasympathikomimetikagruppe* ist das Pilocarpin. *Cholinesterasehemmer,* die den Abbau des Azetylcholins hemmen, stärken die Parasympathikuswirkung und führen dadurch ebenso zur Miosis: Physostigmin (Eserin), Mintacol, Tosmilen. Schließlich bewirken auch *Sympathikolytika* eine Miosis: Ergotamin, Yohimbin.

Pupillenreflexbahn: Afferente Bahn = Netzhaut → Sehnerv → Chiasma → Tractus opticus → Corpora geniculata lateralia → Abzweigung zum Edinger-Westphalschen Kern des Okulomotorius-

Kerngebietes, das Impulse von der Trigeminuswurzel im Mittelhirn, von den subkortikalen Naheinstellungszentren, von den kortikalen Sehzentren und von psychosensiblen Zentren empfängt. Vorher kreuzen die makularen Fasern teilweise und führen zur pupillomotorischen Doppelversorgung der Makula. *Efferente Bahn* = parasympathischer Anteil des N. oculomotorius → Ganglion ciliare → Nn. ciliares breves → M. sphincter pupillae. Siehe auch S. 404.

Die *pupillomotorische Erregbarkeit* der Netzhaut nimmt von der Makula, wo sie am stärksten ist, zur Peripherie hin ab; bei herabgesetzter Sehfunktion ist sie herabgesetzt, bei fehlender Sehfunktion fehlt sie (amaurotische Pupillenstarre), siehe S. 406.

II. Die vordere Augenkammer

1. Anatomie

Die vordere Augenkammer wird vorne vom Hornhautendothel, hinten von der Oberfläche des Irisstromas und von der vorderen Linsenkapsel und peripher zirkulär von den Strukturen der Kammerwinkelregion (trabekuläres Netzwerk, Skleralsporn, Ziliarkörperband und periphere Iriswurzel) begrenzt. Dadurch erhält die Vorderkammer eine ellipsoide Raumkonfiguration.

Axial besitzt die Vorderkammer im emmetropen Auge eine *Tiefe* von rund 3,6 mm. *Der transversale Durchmesser* erreicht im emmetropen Auge 11,3 bis 12,4 mm. *Die Tiefe der Kammerwinkelbucht* schwankt beim emmetropen Auge zwischen 2,6 und 4,4 mm, mit einer Durchschnittstiefe von 3,5 mm. Diese Tiefe nimmt im Laufe des Lebens kontinuierlich ab.

2. Embryologie

Die Vorderkammer beginnt sich ab dem Ende der 6. Embryonalwoche (= 18 mm) zu formieren, nachdem im 12-mm-Stadium eine dünne mesodermale Scheide das Linsenbläschen vom Ektoderm separiert hat. Zwischen dem 12- und 18-mm-Stadium setzt eine 2. Welle mesodermalen Wachstums ein, die zur Ausbildung des Hornhautstromas führt. In einer 3. Welle wächst ab dem 18-mm-Stadium neuerlich mesodermales Gewebe vor der Linse ein, das eine lose azelluläre Matrix fibrillären Materials zwischen diesem Gewebe und dem Endothel der Hornhaut bildet. Diese Matrix verflüssigt sich nach dem 5. Monat hinter der zentralen Hornhaut, wodurch die Entstehung der eigentlichen Vorderkammer eingeleitet wird. Erst im 6. Embryonalmonat beginnen sich die Strukturen des Kammerwinkels zu differenzieren, nachdem der Schlemmsche Kanal als Leitstruktur angelegt worden ist. Das kammerseitige Mesoderm vor dem Schlemmschen Kanal wird zum trabekulären Netzwerk (siehe auch Glaukom).

III. Kammerwasser

Die vordere Augenkammer ist von Kammerwasser erfüllt, das für die Aufrechterhaltung eines möglichst konstanten intraokularen Druckes verantwortlich ist. Das Kammerwasser wird in den Ziliarzotten (Pars plicata des Ziliarkörpers) in die Hinterkammer hineinproduziert, zirkuliert durch die Pupille in die Vorderkammer und wird über das trabekuläre Netzwerk, den Schlemmschen Kanal und die episkleralen Wasservenen mit Abstrom in die V. ophthalmica aus dem Auge abgeleitet.

Das Kammerwasser enthält notwendige Ingredientien für den Stoffwechsel von Linse und Hornhaut (Zucker, Aminosäuren, O_2) und transportiert Endprodukte des Metabolismus zu den Irisgefäßen und zum Trabekelwerk. Der Hauptlieferant des O_2 für die Hornhaut ist allerdings die atmosphärische Luft (siehe Hornhaut!). Das Kammerwasser ist völlig klar, die gelösten Bestandteile machen nur ein Zehntel derer des Blutserums, vor allem wegen seines geringen Proteingehalts (spezifisches Gewicht = 1,0035) aus. Das Verhältnis der Albumine zu den Globulinen ähnelt dem im Blutserum (der Gammaglobulingehalt ist allerdings geringer als der des Blutserums). Proteingehalt des Kammerwassers: 0,019 bis 0,034 g/100 ml, Proteingehalt im Blutserum: 7 g/100 ml. Der Glukosegehalt des Kammerwassers ist geringer, der Ascorbinsäuregehalt wesentlich höher als der des Serums (vermutlich wegen eines aktiven Transportes dieser Substanz durch das Ziliarepithel).

IV. Ziliarkörper (Strahlenkörper)

1. Anatomie (Abb. 113)

Der Ziliarkörper ist wegen seiner retroiridalen Position am lebenden Auge nur durch eindellende Spiegelkontaktgläser oder Gonioskope sichtbar zu machen. Seine Außenfläche bedeckt in voller Ausdehnung die Sklera. Sein vorderster Anteil inseriert am Skleralsporn, der sich etwa 1,5 mm hinter dem Limbus befindet. Seine hintere Grenze fällt mit der Ora serrata zusammen, die 6,5 bis 8 mm hinter dem Limbus zirkulär verläuft.

Der vordere Anteil des Ziliarkörpers ist die 2 mm breite *Pars plicata* mit 70 bis 80 prominenten Falten, den Ziliarzotten (0,5 bis 1 mm Höhe). Die Einziehung zwischen Iriswurzel und Ziliarzotten wird *Sulcus ciliaris* genannt. Der hintere Anteil des Ziliarkörpers ist die 3,5 bis 4 mm breite *Pars plana.* Die Pars plicata ist wesentlich dicker als die Pars plana. Sie besitzt einen äußeren Muskelanteil (Ziliarmuskel) und einen inneren Teil, der das Stroma und die Ziliarzotten enthält.

Der innere Epithelüberzug des Ziliarkörpers grenzt innen mit der Pars plicata an die Hinterkammer und mit der Pars plana an den Glaskörperraum. Im Bereich der *Glaskörperbasis* ist die innere Epithellage auf 2 mm Breite vor der Ora serrata mit der Glaskörperrinde verwachsen. Die Glaskörperbasis setzt sich dann noch einmal 1,5 bis 2 mm weit hinter der Ora serrata auf die periphere Netzhaut fort, wobei in dieser Zone eine ebenso feste Verbindung zwischen Membrana limitans interna der Netzhaut mit der Glaskörperrinde vorliegt, wie im ziliaren Anteil der Glaskörperbasis.

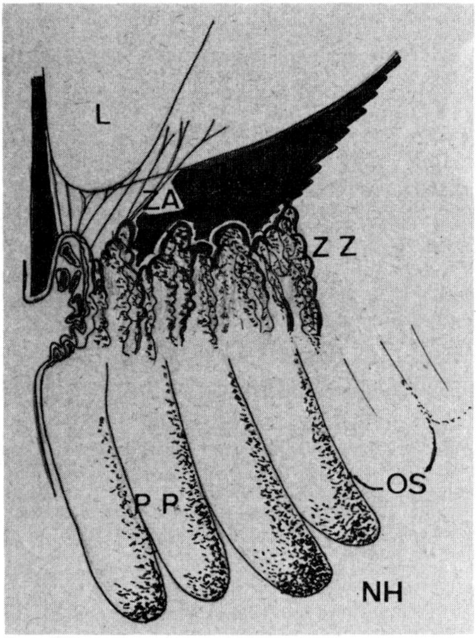

Abb. 113. Schematische Darstellung der Syntopie von Linse *(L)*, Zonuloapparat *(ZA)*, Ziliarzotten *(ZZ)*, Pars plana des Ziliarkörpers *(PP)*, Ora serrata *(OS)* und Netzhaut *(NH)*

Das *Ziliarepithel* (Abb. 114) ist aus 2 Zellagen aufgebaut, dem inneren ungefärbten Ziliarepithel, das jenseits der Ora serrata in der Netzhaut seine Fortsetzung findet und dem äußeren pigmentierten Ziliarepithel, das sich hinten in das Pigmentepithel der Netzhaut fortsetzt. Beide Pigmentepithelblätter sind wiederum Fortsetzung der beiden Epithellagen des Pigmentblattes der Iris und haften fest aufeinander. Der *Ziliarmuskel* stellt die Hauptmasse des Ziliarkörpers dar. Im Querschnitt besitzt er die Form eines langgestreckten rechtwinkeligen Dreiecks von maximal 0,6 mm Breite. Dieser quergestreifte Muskel reicht mit einer Spitze des Dreiecks in die Kammerwinkelregion, wo er am Skleralsporn und am Trabeculum corneosclerale aufgehängt ist (= vordere Fixation). Die lange Seite des Dreiecks liegt der Sklera an. Nach hinten zu verjüngt sich der Muskelkörper bis zu seinem Übergang in elastische Sehnen, die in die Aderhaut einstrahlen (= hintere Fixation).

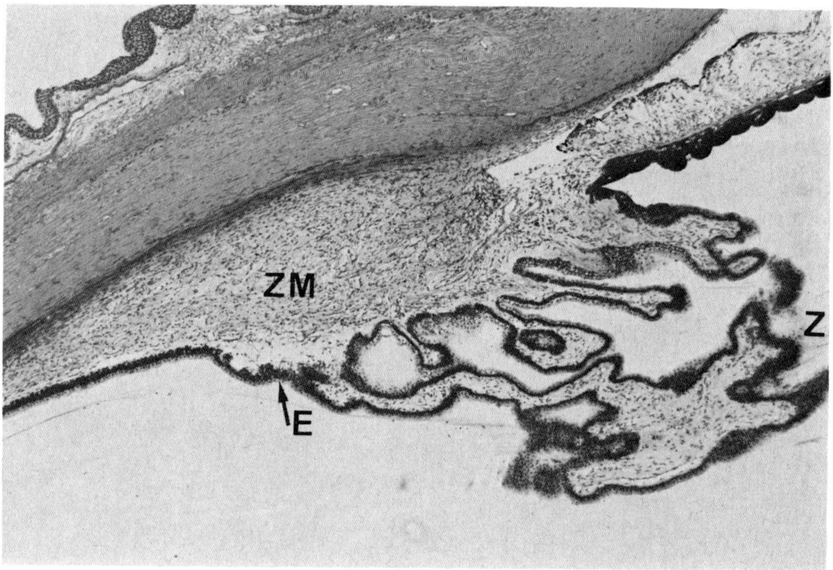

Abb. 114. Histologisches Schnittbild durch den Ziliarkörper-Iriswurzelbereich mit Ziliarmuskel *(ZM)*, dem zweireihigen Ziliarepithel *(E)* und Zonulafasern *(Z)* (Vergrößerung 80fach)

Die in alten Anatomiebüchern beschriebenen *3 Schichten des Ziliarmuskels:* äußerer meridionaler Anteil, innerer zirkulärer Anteil und intermediärer radiärer Anteil bilden nach Rohen tatsächlich ein einheitliches zusammenhängendes System. Bestimmte Verlaufsrichtungen herrschen allerdings vor, die sich aus der funktionellen Umformung bei der Kontraktion ergeben. Die äußeren, vorwiegend längsorientierten Fasersysteme gehen über eine mittlere Verflechtungszone in innere vorwiegend zirkulärorientierte Fasersysteme über, wo jede der 3 Lagen für sich Gitternetze bildet. Der Ziliarmuskel ist an seinem Vorderende fest am Trabeculum corneosclerale verankert und setzt sich hinten in die elastische Grundmembran der Aderhaut bis zum Sehnerveneintritt fort. Es handelt sich also um ein muskulös-elastisches System, bei dem die elastischen Fasern durch Muskelkontraktion gespannt werden. Bei Dilatation entspannen sich die elastischen Fasern und ziehen den Muskel wieder in seine Ausgangslage zurück. Ein Antagonist erübrigt sich so (Abb. 115).

2. Embryologie

Der Ziliarkörper leitet sich von 2 Gewebsarten ab:

- Stroma, Ziliarmuskel, Blutgefäße und Suprachorioidallamellen vom Mesoderm
- Ziliarepithel vom Neuroektoderm des Augenbechers.

Der Ziliarkörper wird spät angelegt, erst ab dem 50-mm-Stadium (= 3. Monat), wenn sich erste Falten am inneren Rand des Augenbechers zu bilden beginnen. Der Ziliarmuskel ist zum Zeitpunkt der Geburt noch nicht voll differenziert.

3. Physiologie

Der Ziliarkörper besitzt *3 Hauptfunktionen:*

- die Akkommodation
- die Produktion des Kammerwassers und
- die Freisetzung von Mukopolysacchariden an den Glaskörper.

Muskuläre Akkommodation: (siehe auch unter Funktionsprüfungen). Aus anatomischer Sicht kommt es bei der Akkommodation zu einer zunehmenden Umlagerung der meridionalen in zirkuläre Faserzüge, vor allem im Bereich der inneren Kante des Muskels. Die scherengitterartige Anordnung der Muskelfasern ermöglicht diesen Prozeß: die Fasern werden vorne innen auseinandergespreizt (Abb. 115).

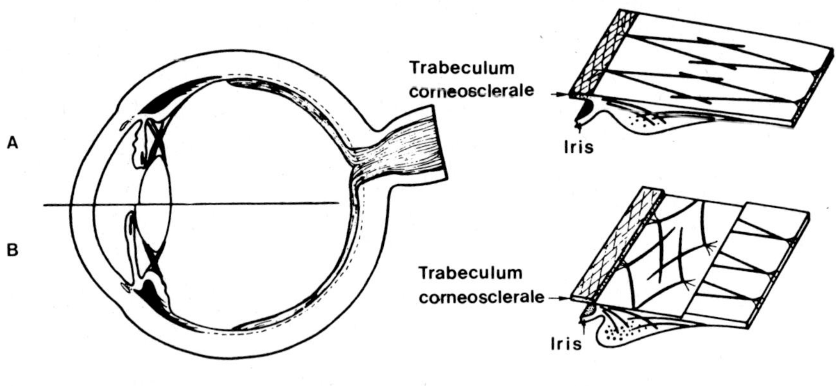

Abb. 115. Schematische Darstellung des Akkommodationsvorganges. **A** Entakkommodation, **B** Akkommodation. (Aus Velhagen, K.: Der Augenarzt, Bd. 1, Rohen, J.: Anatomie des Auges. Leipzig: G. Thieme. 1958)

Der Muskel bewegt sich damit nach vorne und innen und führt über die Erschlaffung der Zonulafasern zu einer stärkeren Krümmung der Linse.

Die anatomische Entwicklung des Akkommodationsapparates ist zum Zeitpunkt der Geburt noch nicht ganz abgeschlossen. Erst mit 15 Jahren ist der Ziliarkörper voll differenziert. Ab dem 35. Lebensjahr degenerieren die Muskelfasern zunehmend und werden durch kollagenes Bindegewebe ersetzt.

Ab dem 55. Lebensjahr tritt eine regelrechte Atrophie des Ziliarmuskels ein: das intramuskuläre Bindegewebe nimmt zu und hyalinisert.

Der Atrophieprozeß erfaßt vielmehr die zirkulären als die meridionalen Fasern, die am Trabeculum corneosclerale ansetzen und im kontrahierten Zustand das Maschennetz der Trabekel öffnen, um den Kammerwasserabfluß zu erleichtern.

Kammerwasserproduktion: Das Kammerwasser wird in der Pars plicata des Ziliarkörpers in fenestrierten epithelnahen Kapillaren des Stromas gebildet. Durch Sekretion oder aktiven Transport durch die beiden Epithelzellagen gelangt dann das Kammerwasser in die Hinterkammer. Ein gewisser Anteil von Kammerwasser (bis zu einem Viertel) nimmt nicht die Hauptabflußroute über Pupille, Vorderkammer und Kammerwinkel, sondern einen Nebenabflußweg durch transziliare oder transuveale Diffusion in den Supraziliar- oder Suprachorioidalraum, von wo es durch die dort verlaufenden Venen abtransportiert wird.

V. Aderhaut – Chorioidea

1. Anatomie (Abb. 116)

Die Aderhaut ist eine extrem dicht vaskularisierte, pigmentierte Gewebsschicht von 0,1 bis 0,2 mm Dicke, die sich unter dem Pigmentepithel der Netzhaut an die Lederhaut anschmiegt und sich im direkten Anschluß an die Pars plana des Ziliarkörpers zwischen Ora serrata und Sehnerv erstreckt.

Histologisch betrachtet setzt sich die Aderhaut aus *5 Schichten* zusammen:

– die äußerste Schicht, die *Suprachorioidea,* besteht aus bandartig geformten verzweigten und miteinander verbundenen Kollagenlamellen als Übergangszone zur Sklera

– nach innen folgt die 2. Schicht der großen Blutgefäße *(Lamina vasculosa chorioideae),* an deren Innenseite sich

– in der *3. Schicht* der Aderhaut die 15 bis 20 kurzen hinteren Ziliararterien und die beiden langen hinteren Ziliararterien in kurze anastomosierende Arteriolen verzweigen, von denen jede ein lappenartig geformtes engmaschiges Kapillarsystem besitzt. In der Summe ergibt dieses dichte Kapillarnetz die

– *Choriokapillaris,* die 4. Schicht der Aderhaut. Das Kapillarvolumen der Aderhaut erreicht das 36fache der Netzhaut. Aus den venösen Kapillaren fließt das Blut über langgestreckte, konvergent angeordne-

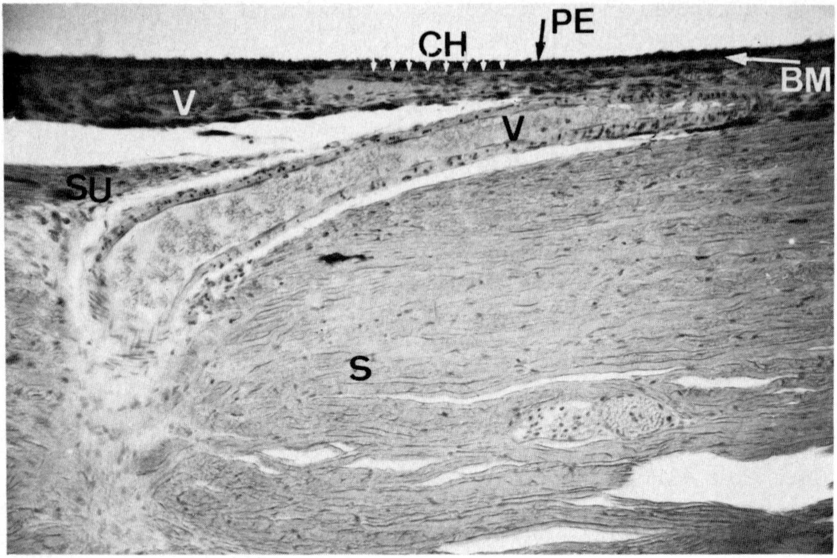

Abb. 116. Histologisches Schnittbild durch Aderhaut und Sklera. *S* Sklera, *SU* Suprachorioidea, *V* Lamina vasculosa (mit einer aus der Sklera in die Aderhaut einschwenkenden hinteren Ziliararterie), *CH* Choriokapillaris, *BM* Bruchsche Membran, *PE* Pigmentepithel

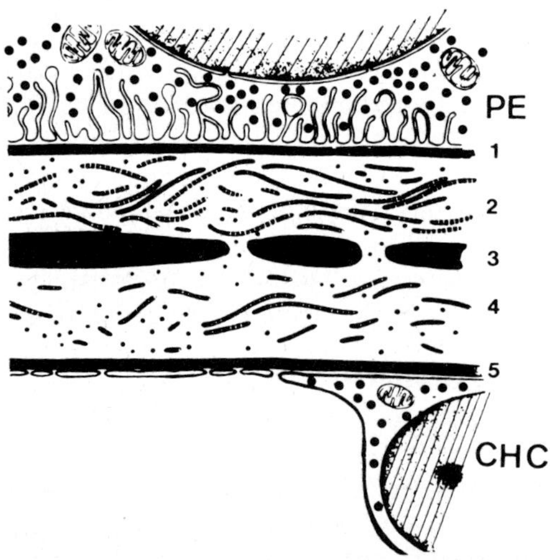

Abb. 117. Ultrastruktur der Bruchschen Membran in schematischer Darstellung. **1** Basalmembran des Pigmentepithels *(PE)*, **2** und **4** innere und äußere Kollagenschicht, **3** elastische Faserschicht, **5** Basalmembran der Choriokapillaris *(CHC)*. (Nach Hogan, M., Alvarado, E., Weddell, J.: Histology of the Human Eye. Philadelphia-London–Toronto: Saunders. 1976)

te, anastomosierende durch Zusammenfluß immer größer werdende Venolen wiederum über die 3. Schicht den 4 bis 6 Vortexvenen der 2. Schicht (die knapp retroäquatorial liegen) zu. Die Vortexvenen beginnen mit einer chorioidal gelegenen Ampulle, setzen sich in einem schrägen intraskleralen Anteil fort und vereinigen sich schließlich extrabulbär zu den oberen und unteren Vv. ophthalmicae.

– Die innerste = 5. Schicht der Aderhaut, die *Bruchsche Membran* oder Lamina vitrea, ist 2 µ dick und besteht ihrerseits ultramikroskopisch aus *5 Lagen* (Abb. 117):

der äußersten = Basalmembran der Choriokapillaris, der die fenestrierte Endothelseite der Aderhautkapillaren aufliegt, einer äußeren kollagenen, der mittleren elastischen und einer inneren kollagenen Schicht, an die die Basalmembran des retinalen Pigmentepithels anschließt. Die Bruchsche Membran ist mit der retinalen und choriokapillären Basalmembran, zwischen die eine Pufferzone kollagener und elastischer Fasern gelagert ist, eine echte Grenzmembran zwischen Netzhaut und Aderhaut, durch die allerdings der nutritive Plasmatransport zur äußeren Netzhaut erfolgt.

2. Embryologie

Vor dem 5-mm-Stadium (4. Woche) ist das den Augenbecher umgebende Mesoderm noch undifferenziert. Während der 4. Woche differenzieren sich Endothelzellen zur Choriokapillaris, die dem Augenbecher außen aufliegt. Die Vortexvenen beginnen sich ab der 6. Woche zu formieren. Im 50- bis 60-mm-Stadium (11. Woche) bildet sich die 2. und 3. Schicht der Aderhaut, die vermutlich der Neuralleiste entstammen, also ektodermalen Ursprungs sind.

3. Physiologie

Die *Grundfunktionen der Aderhaut* sind:

- die Ernährung der äußeren gefäßlosen Netzhautschichten und
- die Bereitstellung eines Raumes für die großen Gefäße und Nerven, die der Ernährung und Innervation der inneren Augenhäute dienen.

Drei *Gefäßsysteme* speisen den Chorioidalkreislauf: die kurzen hinteren Ziliararterien (hinterer Augenpol bis Äquator), die langen hinteren Ziliararterien (Äquator bis Ora serrata), die vorderen Ziliararterien (Iris und Ziliarkörper).

Der *Blutgehalt der Uvea* spielt neben der Ernährungsfunktion auch für die Erhaltung des intraokularen Druckes keine unbedeutende Rolle. Schließlich schafft die Bruchsche Membran eine glatte Unterlage für das Pigmentepithel und die innen angelagerte sensorische Netzhaut. Nur so kann die enge Beziehung zwischen den Außensegmenten der Sinnesrezeptoren und den als Scheide dieser Zellfortsätze funktionierenden Pigmentepithelzellen garantiert werden.

Die *Innervation der Uvea* erfolgt durch 3 Nervensysteme:

- das *parasympathische Nervensystem* über die Nn. ciliares breves (= die postganglionären Fasern des Ganglion ciliare), die sich vom N. oculomotorius ableiten und M. ciliaris und M. sphincter pupillae innervieren;
- das *sympathische Nervensystem,* das Fasern des Ganglion cervicale enthält, die über den Plexus der Aa. carotis interna und ophthalmica durch die Fissura orbitalis superior in die Augenhöhle zum Ganglion ciliare gelangen. Die postganglionären sympathischen Fasern, die Nn. ciliares longi, innervieren den M. dilatator pupillae, der sympathische Anteil der Nn. ciliares breves zieht zu den Gefäßen und Chromatophoren der Uvea;
- das *sensible Nervensystem* der Uvea stellt der N. trigeminus über das Ganglion semilunare Gasseri und den N. nasociliaris, der durch die Fissura orbitalis superior die Orbita erreicht. Diese Nervenfasern durchziehen das Ganglion ciliare und begleiten postganglionär die autonomen Nervenfasern der Nn. ciliares breves für die sensible Innervation von Uvea und Hornhaut.

VI. Erkrankungen der Uvea

Übersicht

---

1. Mißbildungen der Uvea
   - Membrana pupillaris persistens iridis
   - Aniridie
   - Uveale Kolobome
   - Korektopie
   - Irisanomalien bei kongenitalen Leukomen (Dysgenesis mesodermalis corneae et iridis)
   - Kongenitale Melanose
   - Albinismus
2. Entzündungen der Uvea = Uveitis
   - a) Vordere Uveitis
     - Akute Iritis und Iridozyklitis
     - Chronische Iridozyklitis
     - Chronische Zyklitis
   - b) Intermediäre Uveitis
     - Pars-plana-Syndrom
   - c) Hintere Uveitis (Chorioiditis, Chorioretinitis)
     - Monofokal
     - Multifokal
     - Disseminiert
     - Diffus
   - d) Endophthalmitis – Panuveitis
     - Akute Endophthalmitis (+ metastatische Ophthalmie)
     - Subakute oder chronische Panuveitis

3. Dystrophien und Degenerationen der Uvea
   a) Dystrophien bei Allgemeinerkrankungen
      Diabetes mellitus
         Iridopathia diabetica
         Rubeosis iridis diabetica
      Marfan-Syndrom
   b) Isolierte Dystrophien und Degenerationen
      Iris und Ziliarkörper
         Progressive essentielle Irisatrophie
         Iridoschisis senilis
         Dysgenesis mesodermalis corneae et iridis (Rieger)
         Horner-Syndrom
         Pupillotonie und Adie-Syndrom
      Aderhaut
         Angioid streaks
         Atrophien der Choriokapillaris
         Atrophien aller Aderhautschichten

4. Folgen von Augenverletzungen auf die Uvea
      Zustand nach Prellungsverletzungen
      Zustand nach perforierenden Verletzungen

5. Tumoren der Uvea
   a) Gutartige Tumoren
      Iriszysten
      Irisnävi
      Leiomyome
      Hämangiome
      Naevoxanthoendotheliome
      (Neuro-)Fibrome
   b) Bösartige Primärtumoren
      Maligne Melanome
      Diktyome
      Zylindrome
      Leukosarkome
   c) Metastatische Tumoren

Einzeldarstellung

1. Mißbildungen der Uvea

• *Membrana pupillaris persistens iridis*

Klinisches Bild: von der Iriskrause ausgehendes fädiges Stromagewebe, das die Pupille überspannt (Abb. 118). Im geringsten Ausprägungsgrad vereinzelt oder rasenförmig auf der vorderen Linsenkapsel angeordnete Melanozyten (= Sternchenzellen).

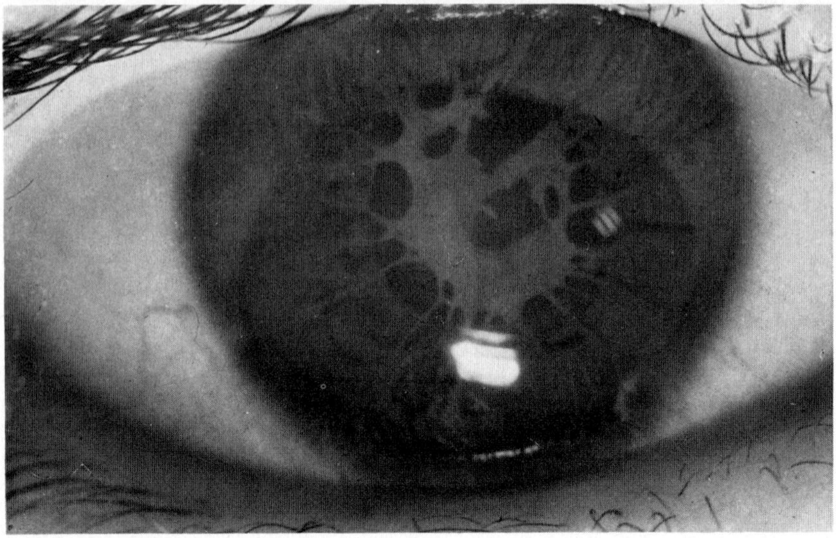

Abb. 118. Membrana pupillaris persistens

• *Aniridie*

Klinisches Bild: Biomikroskopie: bilateral auftretendes Fehlen des Irisdiaphragmas. *Gonioskopie:* peripherer Irissaum mit rudimentärem M. sphincter pupillae. Zusätzlich häufig Linsentrübungen und Linsenkolobome. *Ätiologie:* dominant vererbliche oder sporadisch auftretende kongenitale Mißbildung im Sinne einer extremen Hypoplasie der Iris.

• *Uveale Kolobome*

Klinisches Bild:

a) Iriskolobom (Abb. 119): einseitige oder beidseitige nach unten gerichtete Spaltbildung der Iris mit birnenförmiger Deformierung der Pupille (Abb. 119B). Meist kombiniert mit Ziliarkörper- und Aderhautkolobomen, manchmal mit Linsenkolobomen.

b) Aderhautkolobom: Defektbildung der Aderhaut in der unteren Fundushälfte: scharf begrenztes leuchtendweißes (= reflektierende Lederhaut), nach oben zu bogenförmig begrenztes Areal, dessen Konvexität zur Papille weist (Abb. 120). Den Rand säumen häufig körnige Pigmentationen (= Hyperplasie des Pigmentepithels) ein. Manchmal unterteilen sattrot gefärbte Streifen normalen Aderhautgewebes das große weiße Gebiet in kleinere weißliche Inseln = *Brükkenkolobom.* Die befallenen Augen sind meist amblyop. *Ätiologie:* Hemmungsmißbildung in der Verschlußphase der fetalen Augenbecherspalte (siehe S. 9).

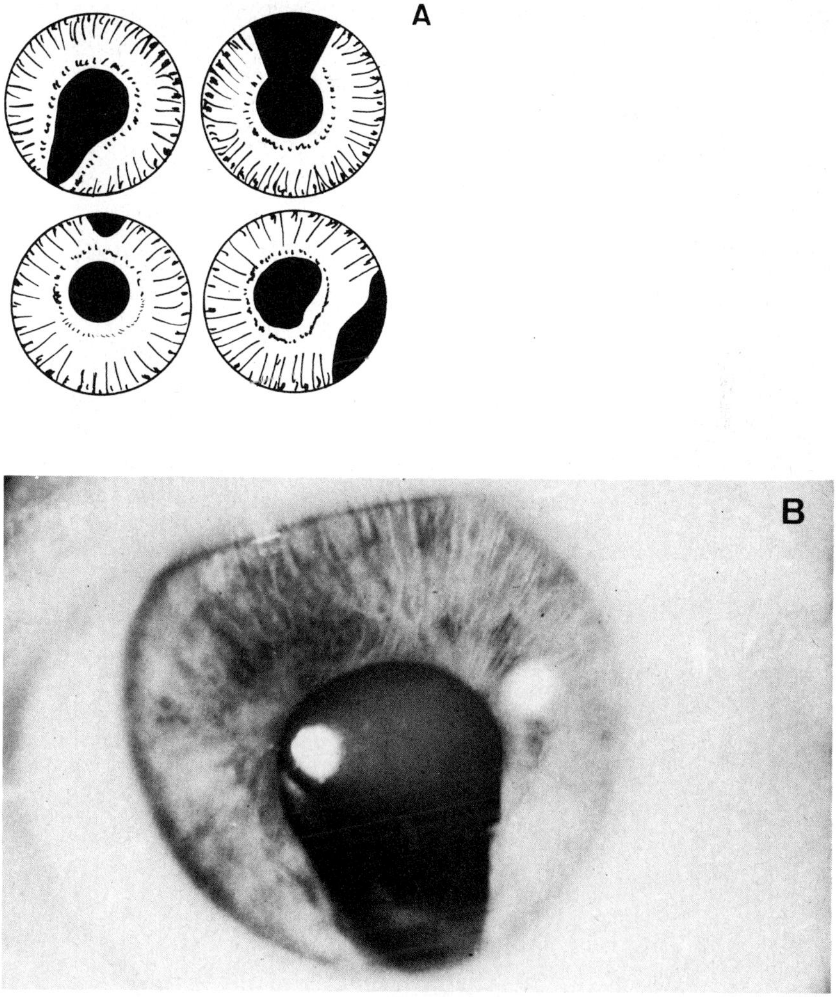

Abb. 119. Schematische Darstellung typischer Defektbildungen der Iris. **A** Kongenitales Iriskolobom (links oben), totales Operations-Iriskolobom (rechts oben), peripheres Iriskolobom (links unten), Iridodialyse (rechts unten), **B** klinisches Bild eines kongenitalen Iriskoloboms. (Nach Sachsenweger, R.: Kompendium und Atlas der Augenheilkunde. Stuttgart: G. Fischer. 1976)

• *Korektopie, Dyskorie, Polykorie*

Klinisches Bild: exzentrische Verlagerung der Pupille (Abb. 121), schlitzförmige Pupille oder mehrfache Pupillen. *Ätiologie:* gestörter Verschluß der fetalen Augenbecherspalte.

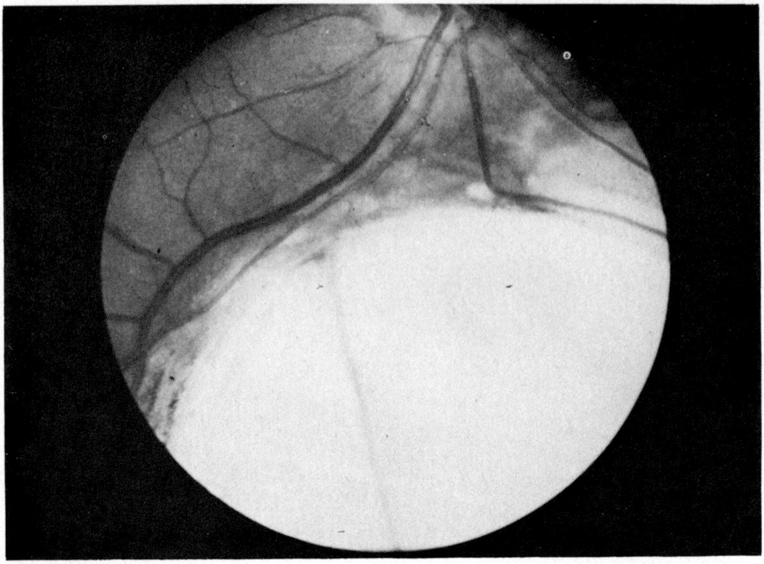

Abb. 120. Kongenitales Aderhautkolobom

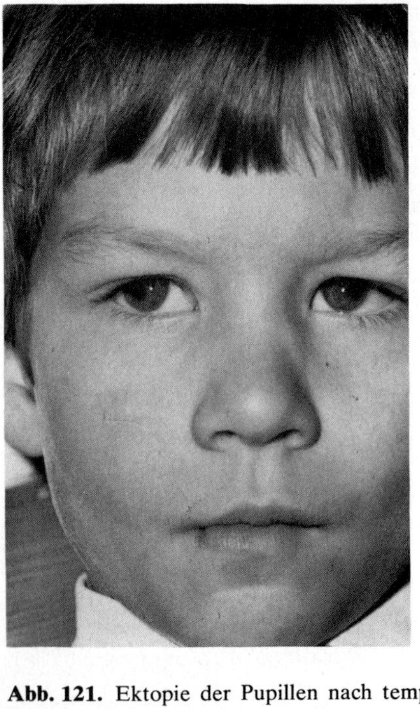

Abb. 121. Ektopie der Pupillen nach temporal

• *Irisanomalien bei kongenitalen Leukomen (Dysgenesis mesodermalis corneae et iridis)*

Klinisches Bild (Abb. 122):
– *Axenfeldsyndrom:* Embryontoxon posterius (siehe S. 140) + mesodermale Stränge zwischen peripherem vorderem Irisstroma und Schwalbeschem Grenzring (in 50% mit juvenilem Glaukom).
– *Rieger-Syndrom:* Axenfeldsyndrom + periphere iridokorneale Adhärenzen + Hornhautstromatrübungen (in 50% mit juvenilem Glaukom).

A

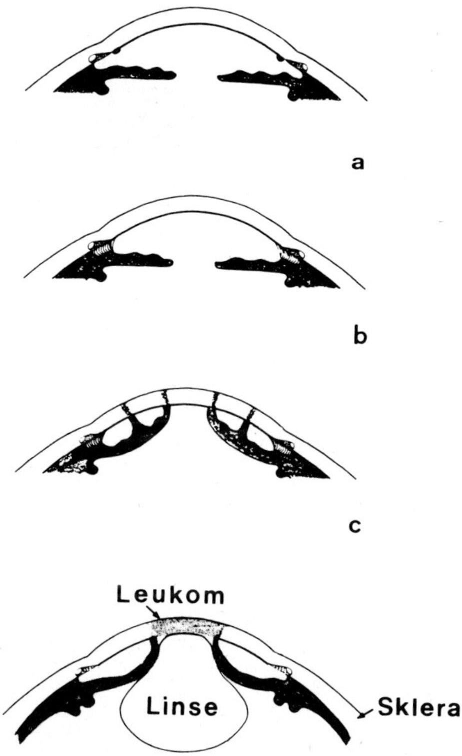

d

Abb. 122 A

Abb. 122. Kongenitale Leukome der Hornhaut. **A a** Embryontoxon posterius (= prominente Schwalbesche Linie), **b** Axenfeldanomalie (a + mesodermale Irisfortsätze), **c** Rieger-Syndrom (b + vordere Synechien mit Trübungen des Hornhautstromas), **d** Peters-Anomalie (c + vordere Linsensynechie mit zentralem Hornhautleukom), **B** klinisches Bild einer Axenfeldanomalie. (Aus Naumann, G. O. H.: Pathologie des Auges. Berlin-Heidelberg-New York: Springer. 1980)

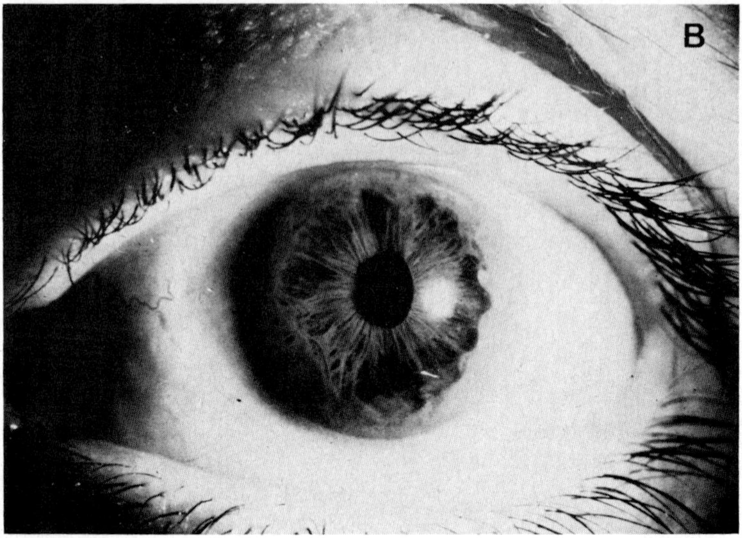

Abb. 122 B

– *Peters-Syndrom:* zentrales Hornhautleukom + zentrale vordere Synechien von Iris und Linse. 20% unilateral (in > 50% mit juvenilem Glaukom). Häufig Mikrophthalmus.

Ätiologie: Erbleiden: Axenfeld-Syndrom = Vererbungsmodus unbekannt; Rieger-Syndrom: autosomal dominante Vererbung; Peters-Syndrom: autosomal rezessiver und dominanter Erbgang.

• *Kongenitale Melanose*

Einseitige dunkelbraune Verfärbung und Verdickung der Iris. Die Sklera erscheint durch einen dünnen episkleralen Rasen von Melanozyten schiefergrau.

• *Albinismus*

Klinisches Bild: doppelseitig, weißlich-rötliche Iris mit hellrot aufleuchtender Pupille. Häufig kombiniert Fehlen von Melanin im Ziliarepithel und retinalem Pigmentepithel (damit häufig mit einer Dysplasie der Makula). Lichtscheu, Nystagmus, Amblyopie. *Ätiologie:* rezessiv-geschlechtsgebundener Erbgang: Störungen der Melaninsynthese (Umwandlung des Thyrosins in das Melanin unterbleibt) in den Pigmentepithelien und Melanophoren der Uvea.

2. Entzündungen der Uvea = Uveitis

a) Vordere Uveitis

- *Akute Iritis und Iridozyklitis*

Subjektive Beschwerden: starke Schmerzen im Auge, vor allem nachts, mit Ausstrahlung in die Umgebung des Auges. Photophobie. Herabsetzung des Sehvermögens. *Klinisches Bild* (Abb. 123): *Ziliare Injektion, Irisstruktur verwaschen,* grünlicher Farbton der Iris (durch Ödem und Hyperämie), Reizmiosis mit herabgesetzter Licht- und

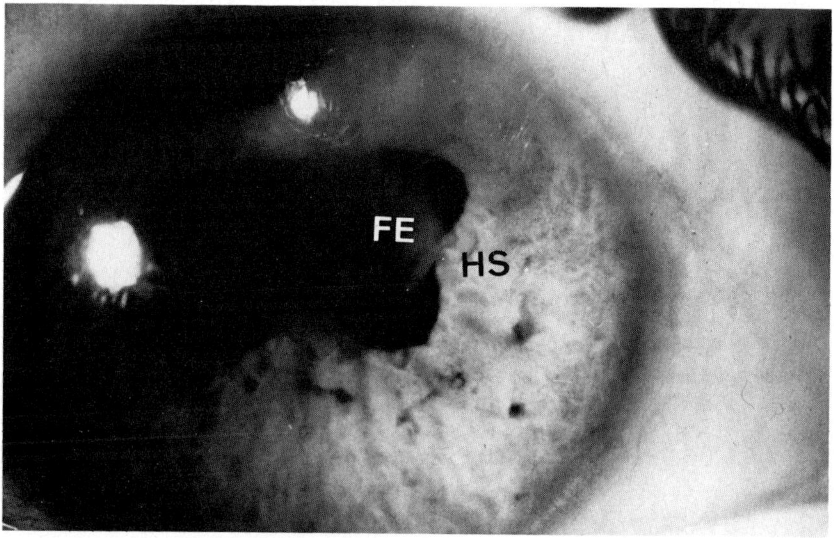

Abb. 123. Akute Iritis mit hinteren Synechien *(HS)* und pupillärem Fibrinexsudat *(FE)*

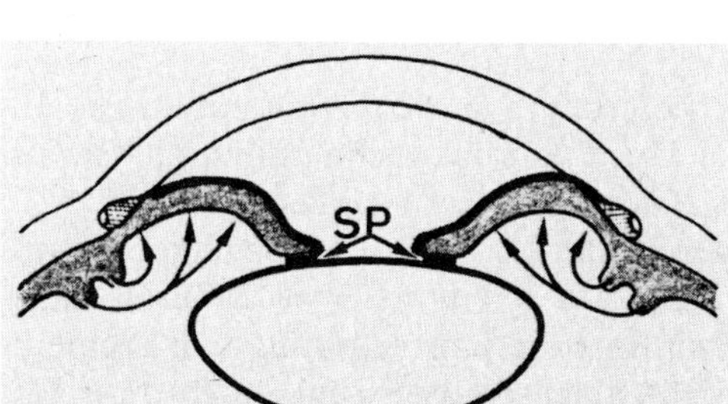

Abb. 124. Schematische Darstellung der Pathogenese der Iris bombé durch Seclusio pupillae *(SP).* (Aus Naumann, G. O. H.: Pathologie des Auges. Berlin-Heidelberg-New York: Springer. 1980)

Konvergenzreaktion. Zipfelförmige Verklebungen des Pupillarsaums mit der vorderen Linsenkapsel = *hintere Synechien.* Zirkuläre Synechierung des gesamten Pupillarsaums = Seclusio pupillae. Dadurch wird die Kammerwasserzirkulation zwischen Hinterkammer (= Produktionsstätte des Kammerwassers) und Vorderkammer blockiert, die Iris napfkuchenartig vorgewölbt *(= Iris bombé)* (Abb. 124) und durch die Iris der Kammerwinkel blockiert, was zu einem massiven Sekundärglaukom führt. *Exsudation* von Entzündungsprodukten aus den Iris- und Ziliarkörpergefäßen in das Kammerwasser.

Klassifikation der akuten Iritis nach der Art des Exsudates (Abb. 125)

– *Seröse Iritis:* Eiweißvermehrung im Kammerwasser → Tyndallphänomen. Häufig Beimengung korpuskulärer Elemente = „Kammerstaub mit verstärkter Wärmeströmung" (= Aufsteigen des Kammerwassers an der warmen Irisoberfläche + Absinken an der 1 bis 2° kühleren Innenfläche der Hornhaut).

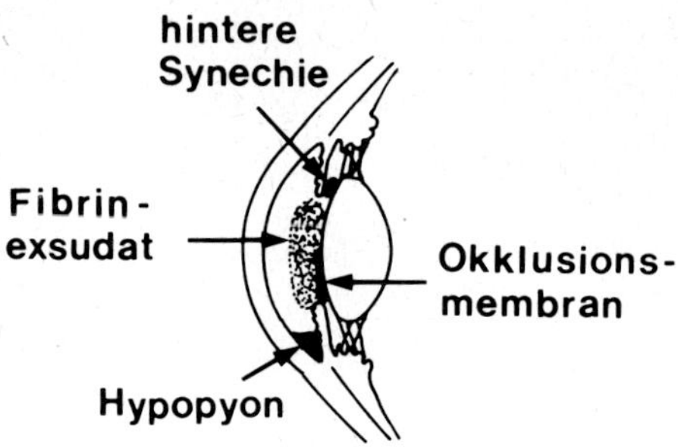

Abb. 125. Schematische Darstellung der Exsudation bei Iritis

– *Präzipitate* (Abb. 126): Anlagerung von Konglomeraten aus Eiweiß, Zellen und Fibrin an der Hornhautrückfläche = immer als Ausdruck der Mitbeteiligung des Ziliarkörpers zu bewerten.

Im akuten Stadium imponieren die Präzipitate als speckige, graue, klumpige Gebilde. Ältere Präzipitate sehen wie von Mäusen angeknabbert aus und werden bräunlich (durch Anlagerung von Pigmentepithelien und Chromatophoren), flachschütter, schließlich punktförmig.

– *Fibrinöse Iritis:* grauweißliche Fäden, Schleier und Segel (vor der Pupille gewissermaßen als Verschluß der Pupille = Occlusio pupillae) oder sogar gelatinöse linsenförmige Gebilde (= lentikuläres Exsudat).

– *Purulente oder Hypopyon-Iritis:* gelblich eitriges Exsudat, das sich unter Spiegelbildung am Boden der Vorderkammer absetzt = *Hypopyon.*

– *Hämorrhagische Iritis:* Ansammlung von Erythrozyten am Boden der Vorderkammer = Hyphäma (meist mit Fibrin oder eitrigem Exsudat vermischt).

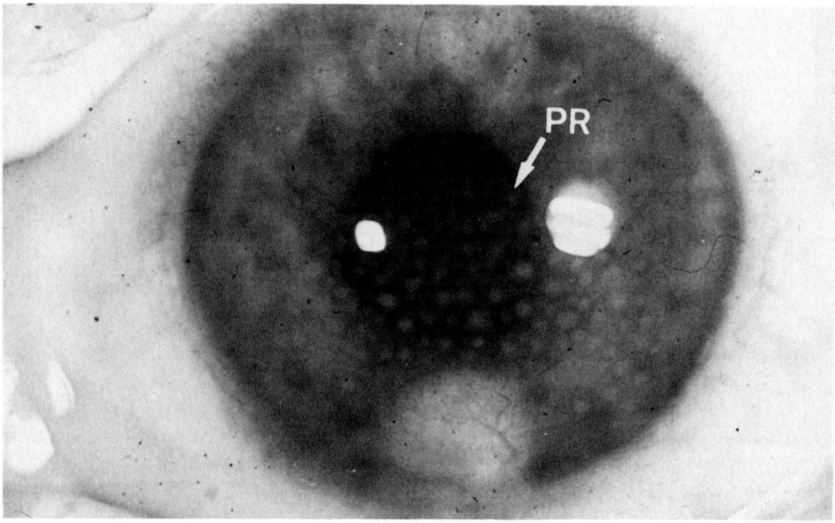

Abb. 126. Zyklitis mit speckigen Präzipitaten der Hornhaut *(PR)*

Klassifikation der Iritis nach:

– Verlaufsform	akute chronische	Iritis (Iridozyklitis)
und		
– Gewebereaktion	exsudative (siehe oben) granulomatöse	Iritis

• *Chronische Iridozyklitis*

Wenig subjektive Beschwerden, keine Schmerzen, langsam zunehmende Herabsetzung der Sehschärfe. *Klinisches Bild:* geringe ziliare Injektion, positives Tyndallphänomen des Kammerwassers, speckige Präzipitate, zipfelige hintere Synechien, Rezidivneigung!

• *Chronische Zyklitis*

Keine Injektion. Auffallend viele Präzipitate, wenig Tyndallphänomen des Kammerwassers. Exsudation in den Glaskörperraum: grauweißliche Punkttrübungen oder Pigmentklümpchen ziliarkörpernahe.

Komplikationen der Iritis und Iridozyklitis

- hintere Synechien
- Seclusio pupillae
- Occlusio pupillae
- Sekundärglaukom durch Iris bombé oder durch Exsudation und Zellaggregation im Trabekelwerk des Kammerwinkels
- Cataracta complicata (= hintere subkapsuläre Linsentrübung) durch Entzündungsprodukte aus dem Ziliarkörper) (siehe S. 250)
- zystoides Ödem der Macula lutea durch toxische Schädigung der
- Netzhautkapillaren (siehe S. 370)
- toxische Neuritis n. optici = entzündliche Papillenschwellung auf toxischer Basis.

Ätiologie der akuten Iritis und Iridozyklitis

Grundsätzlich im Rahmen bakterieller und viraler Infektionskrankheiten oder systemischer Entzündungskrankheiten unbekannter Ursache.

– *Bakterielle Ursachen:* Gonorrhoe, Lues, Lepra, Tuberkulose, Leptospirosen, Listeriosen, Brucellosen, Toxoplasmose (immer in Kombination mit hinteren Uveitiden), Shigellen.

– *Virale Ursachen:* Herpes simplex, Zoster ophthalmicus, Parotitis epidemica, Masern, Varicellen, Influenza, infektiöse Mononukleose.

– *Entzündliche Systemerkrankungen:* Boecksche Sarkoidose, M. Bechterew (HLA B-27 in 96% positiv), kindliche rheumatoide Arthritis (HLA B-27 negativ, aber oft positive antinukleäre Antikörper), Reiter-Syndrom (Erreger = Mykoplasmen?, HLA B-27 in hohem Maße positiv), arthropoetische Psoriasis, Behčet-Syndrom (Hypopyoniritis + hintere Uveitis), Gichtanfall (→ fibrinöse Iritis).

Therapie der akuten Iritis und Iridozyklitis

Oberster *Grundsatz* nach Diagnose einer akuten Iritis oder Iridozyklitis: *zuerst Therapie, dann Klärung der Ätiologie* (= zeitaufwendig!)

a) *Symptomatische Therapie*

– *maximale Erweiterung der Pupille* = zur Ruhigstellung der Iris und zur Sprengung bzw. Verhinderung hinterer Synechien: 1 bis 2%

Atropin-, $1/4$% Scopolamin-, Phenylephrin-, L-Glaukosan-(= Noradrenalin-)Augentropfen. Lindnersche Mischung aus Atropin, Cocain und Adrenalin āā zur subkonjunktivalen Injektion.
– Kortikosteroide: in Form von Augentropfen, Augensalben und subkonjunktivalen Injektionen (= bessere Penetration der Augenhülle als bei Tropfen- und Salbenapplikation).
– Antiphlogistika: in Form von Augentropfen (Indomethazin) und parenteralen (Butazolidininjektionen) oder peroralen Applikationen (Indomethazinkapseln).

b) *Kausale Therapie:* entsprechend der Ätiologie. *Ätiologie der chronischen Iritis und Iridozyklitis:* weitgehend ungeklärt! Boecksche Sarkoidose (erhöhtes Angiotensin-konvertierendes Enzym), Lepra, Tuberkulose, rheumatische Erkrankungen.

Therapie der chronischen Iritis und Iridozyklitis

Wie die der akuten Verlaufsform.

- *Granulomatöse Iritis*

Klinisches Bild: gemischte Injektion, Knötchen und Knoten (= herdförmige Infiltrationen und Granulome) in der Iris (Abb. 127). Daneben Exsudationen in das Kammerwasser und in den Glaskörper, Präzipitate, hintere Synechien. *Ätiologie:* Boecksche Sarkoidose, sel-

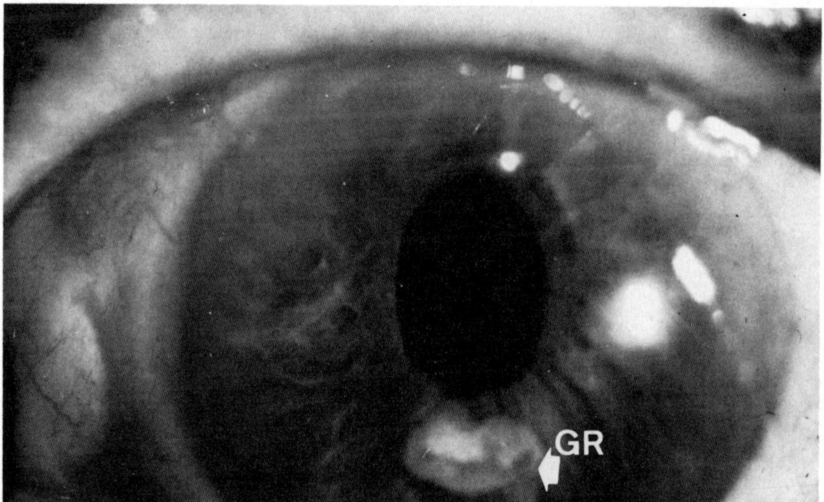

Abb. 127. Granulomatöse Iritis *(GR)*

tener Tbc (intrakutane Tuberkulinreaktion, pulmologischer Befund). *Therapie:* wie bei der akuten exsudativen Iritis.

- *Heterochromia complicata (Fuchs)* (Abb. 128)

Definition: unilaterale chronische (Irido-)Zyklitis bei Heterochromie gelegentlich als einzige Beteiligung an dem *Symptomenkomplex von Passow* (= embryonale Entwicklungsstörung bei der Bildung des zervikothorakalen Anteils des Medullarrohres → Läsion des Halssympathikus): – Horner-Syndrom (siehe S. 75 und 211) – dysraphische Störungen (Hemiatrophia faciei, Trigeminus-, Abduzens-, Facialisparese).

Als wahrscheinliche *Ätiologie* werden heute gegenüber einer (dys)trophischen Ursache immunologischen Faktoren der Vorrang eingeräumt: durch B-Lymphozyten bestimmtes Krankheitsbild, hervorgerufen durch eine lokale Depression der Suppressor-T-Zell-Aktivität (O'Connor, 1985). *Klinisches Bild:* meist spielt sich die chronische Iridozyklitis im hypochromen Auge (Oculus coeruleus) ab, seltener (= inverse Form nach Franceschetti) im hyperchromen Auge. Die Heterochromiezyklitis wird in annähernd gleich kolorierten braunen Augen häufig übersehen. Die Symptome der Zyklitis überwiegen stets: fehlende Injektion, Präzipitate, Irisatrophie + Gefäßneubildungen, keine Synechien, Cataracta complicata (80%), Sekundärglaukom (20%). *Therapie:* Kortikosteroide als Dauertherapie unwirksam und umstritten, nur für die Behandlung akuter Schübe geeignet. Die Kataraktoperation ist meist nicht zu umgehen. Die Implantation von Kunststofflinsen ist wegen der chronischen Uveitis kontraindiziert.

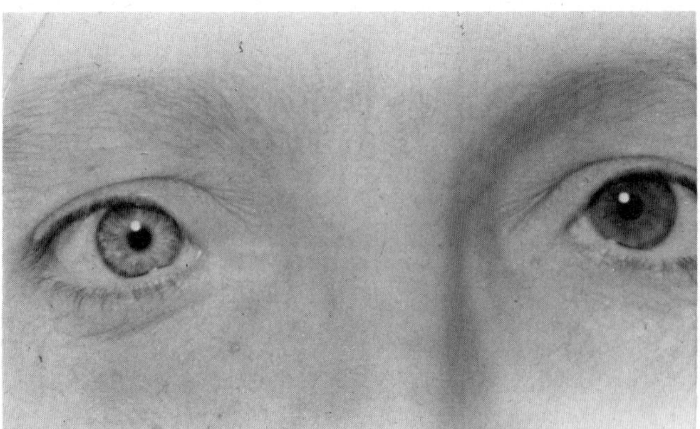

Abb. 128. Heterochromiezyklitis: rechtes Auge = oculus coeruleus

Bei gleichzeitig vorliegendem Sekundärglaukom: kombinierte Katarakt-Glaukom-(fistulierende Verfahren-)Operation. Bei Sekundärglaukom allein als lokale Therapie 0,5% Timolol oder Piladrentropfen.

b) Intermediäre Uveitis

Definition: meist beidseitige chronische Entzündung entweder der Pars plana allein, der Pars plana + der peripheren Aderhaut oder der peripheren Aderhaut allein. Dementsprechend spricht die Terminologie von einer Pars planitis, Cyclochorioiditis oder peripheren Chorioiditis. *Klinische Symptome:* grauweiß, unscharf begrenzte Infiltrate häufig mit fibrinösen exsudativen Auflagerungen („Schneeverwehungen") in den erwähnten topographischen Zonen (Abb. 129). Zellige Einlagerungen in den Glaskörper, zystoides Ödem der Makula, Cataracta complicata. Befallen sind jüngere Menschen. Im mittleren Lebensalter schwindet meist die Krankheitsaktivität. *Therapie:* Kortikosteroide sind meist unwirksam, sollten nur bei akuten Schüben in Form parabulbärer Injektionen eingesetzt werden, dann aber über einige Wochen. Eventuell Immunosuppressiva (Cyclosporin A).

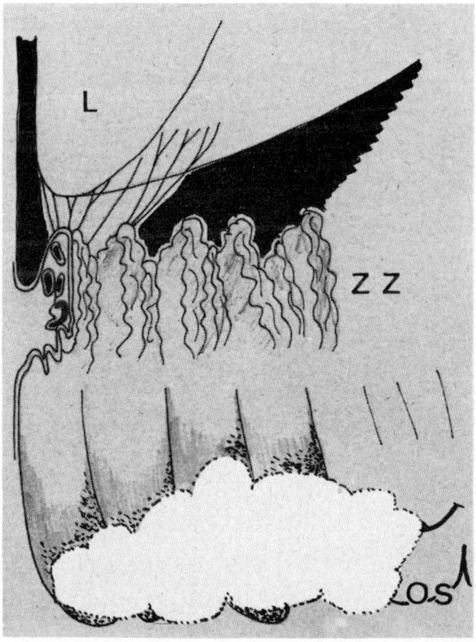

Abb. 129. Schematische Darstellung der schneebankartigen Exsudate bei intermediärer Uveitis (*L* Linse, *ZZ* Ziliarzotten, *OS* oras errata)

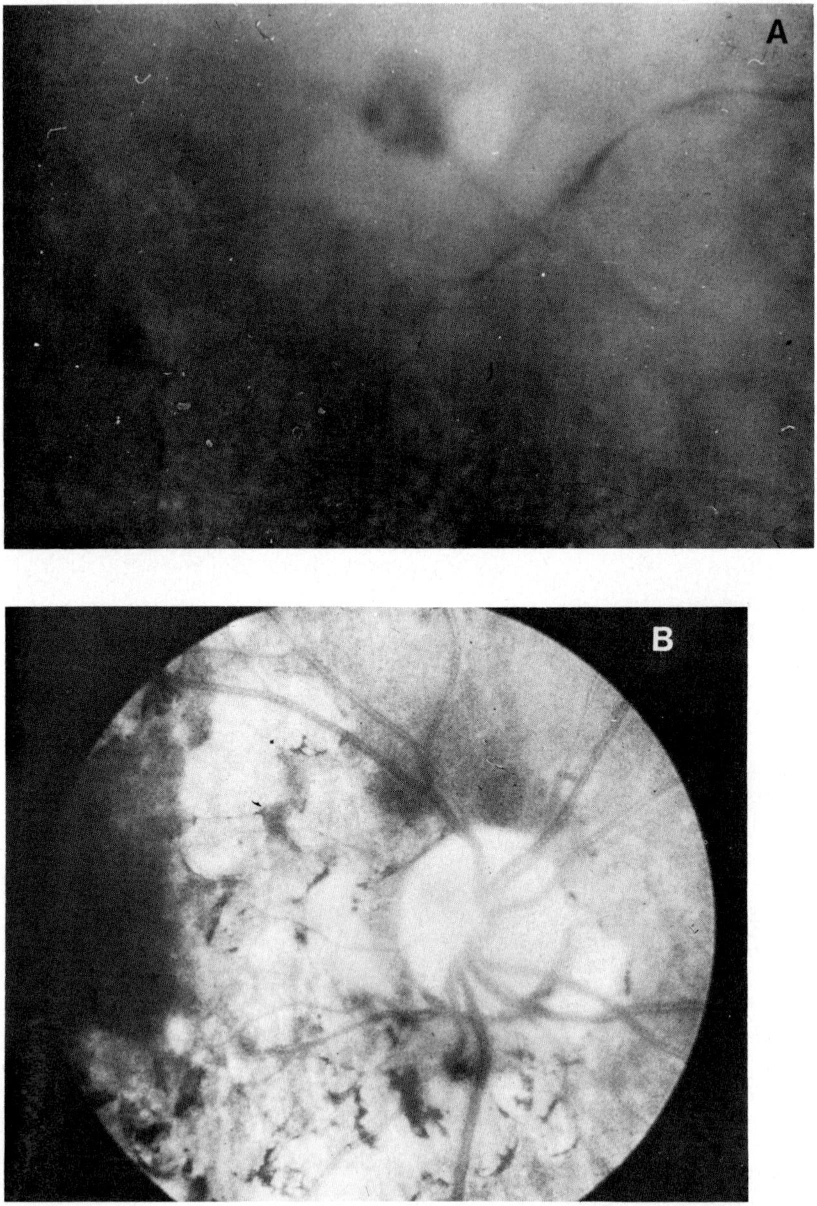

Abb. 130. Chorioretinitis. **A** akute Form, **B** narbige Abheilung

c) Hintere Uveitis = Chorioiditis oder Chorioretinitis

Klinisches Bild: im akuten Stadium meist grauweißliche, seltener graugelbliche, unscharf begrenzte und leicht erhabene Herde (Abb. 130).

Auf der Anordnung der Entzündungsherde basiert die *Klassifikation* der Chorioiditis in: monofokale, multifokale, disseminierte und diffuse (= flächenhafte) Chorioretinitis. Über den Herden ist der Glaskörper stets zellig infiltriert.

Subjektive Symptome: umschriebene Skotome entsprechend der Lokalisation dieser Herde. Eine Sonderstellung nimmt die juxtapapilläre Form ein, die zu einem Nervenfaserbündeldefekt im Gesichtsfeld, das heißt zu sektorenförmigen Skotomen, führt (siehe S. 35).

Im chronischen Stadium kommt es zur narbigen Abheilung in Gestalt depigmentierter Herde (= Fehlen des Pigmentepithels und Destruktion der Choriokapillaris) mit hyperpigmentierten Rändern (= Pigmentepithelhyperplasie – Pigmentaggregation). *Ätiologie:* Toxoplasmose, Zytomegalievirus, Candida-albicans-Infektion (die meist in eine Endophthalmitis übergeht), Lues, Tuberkulose, Histoplasmose, AIDS (die okulären AIDS-Manifestationen umfassen: Zytomegalie-Virus-Retinitis, Cotton-wool-Herde der Netzhaut, Candida-Endophthalmitis, Kaposi-Sarkom der Bindehaut, Parese des IV. bis VII. Hirnnerven). *Therapie:*

a) *Symptomatisch,* wenn die Ätiologie ungeklärt bleibt (= 70%)
- parabulbäre Injektionen mit Kortikosteroiden
- intravenöse Infusionen mit Kortikosteroiden
- Immunosuppressiva (Cyclosporin A).

b) *Kausale Therapie* bei bekannter Ätiologie (30%) durch Toxoplasmose oder Bakterien.

Bei *Toxoplasmose* Daraprim oder Bayrena bzw. andere Langzeitsulfonamide. Eventuell lokale Lasertherapie mit dem Ziel der Zerstörung der intraretinalen Parasiten. Während der inaktiven Phase ist der Parasit in einer Art Zyste abgekapselt, aus der er nach Ruptur der Kapsel eine neue Aktivitätsphase auslösen kann. Bei *bakterieller Ätiologie* ist eine gezielte Antibiotikatherapie einzuleiten. Bei Übergreifen der hinteren Uveitis auf den Glaskörperraum mit subsequenter *Endophthalmitis:* Vitrektomie mit intravitrealen Antibiotikainfusionen.

d) Endophthalmitis – Panuveitis

- *Akute Endophthalmitis*

Definition: akute eitrige Entzündung des gesamten Augeninneren durch virulente Keime oder durch wenig pathogene „opportunistische“ Keime bei herabgesetzter lokaler Abwehr (bei Immunosuppressivatherapie, Drogensucht, AIDS, Rubeolen-Virus etc.). *Klinisches Bild:* lichtscheu, dumpfer Schmerz, rasch verfallende Sehkraft, Lidschwellung, Chemose der Bindehaut, ziliare Injektion, Hypopyon, Präzipitate, gelblich schimmernder Glaskörperabszeß, der den Einblick auf die nekrotisierende Chorioretinitis verdeckt. Häufig zusammen mit Exophthalmus und Bewegungseinschränkung des Bulbus.

Ätiologie:

a) *Bakterielle Erreger,* die entweder auf *metastatischem* Wege oder *nach bulbuseröffnenden Operationen* (postoperative Endophthalmitis) und *nach perforierenden Verletzungen* (posttraumatische Endophthalmitis) vor allem mit intraokularen Fremdkörpern in das Augeninnere gelangen. Die *häufigsten Erreger* sind: Meningokokken, Staphylokokken, Pneumokokken und Escherichia Coli. *Seltene Erreger* sind: Hämophilus influenzae, Klebsiella pneumoniae, Proteusgruppe, Pseudomonas aeruginosa.

b) *Pilze* nach intensiver immunsuppressiver Therapie, langdauernden Antibiotikagaben, bei parenteraler Dauerernährung mit Venenkathetern, bei AIDS und bei Drogenkonsum. Aus weißlichen Netzhautinfiltraten entwickelt sich sehr rasch ein Glaskörperabszeß mit Hypopyon. Häufigste Pilzerreger: Candida albicans; seltenere Pilzerreger: Aspergillus fumigatus, Cryptococcus neoformans, Nocardia asteroides.

c) *Viren:* nicht unter dem klinischen Bild eines Glaskörperabszesses, sondern dem einer exsudativen (eventuell nekrotisierenden oder hämorrhagischen) Panuveitis mit exsudativer Netzhautabhebung und retinaler Vaskulitis. Der Glaskörper ist dabei meist dichtzellig infiltriert, der Fundus aber, wenn auch undeutlich, beurteilbar. Erreger einer viralen Panuveitis sind: das Zytomegalievirus, Herpes-simplex-Virus, Zoster-Virus, Rubeolen-Virus (siehe S. 246) und Masern-Virus.

Therapie der Endophthalmitis: im Vordergrund steht die Behandlung des Glaskörperabszesses:

– Vitrektomie unter der intravitrealen Dauerinfusion mit einem Breitbandantibiotikum wie Gentamycin

– Entnahme von eitrigem Glaskörper zum Zwecke eines Antibiogrammes

– gezielte lokale (parabulbäre Injektionen, Augentropfen) und systemische Antibiotikatherapie, die mit Steroiden (antiexsudativer Effekt) kombiniert wird.

Bei vorwiegend exsudativer Endophthalmitis ist die alleinige Kortikosteroidtherapie indiziert.

• *Subakute oder chronische Panuveitis*

Unterschied zur akuten Panuveitis: weniger rapider Verlauf, hohe Rezidivneigung, produktiv granulomatöser Charakter, wenig Neigung zu eitriger Infiltration des Glaskörpers, der Fundus bleibt meist beurteilbar, sofern keine zyklitischen Membranen vorliegen (siehe S. 206 u. 210).

Klinisches Bild:

– *Endogene Irido-Cyclo-Chorioiditis:* diffuse oder umschriebene zellige Infiltration aller Teile der Uvea mit Einschluß des Glaskörpers. Dazu kommen Papillenschwellung und zystoides Makulaödem. Ätiologie = unklar (Toxoplasmose?). Therapie = lokale und systemische Steroidtherapie.
– *Chronische Panuveitis bei bakteriellen Allgemeinerkrankungen:* Tuberkulose, Lues, Lepra, Brucellosen. *Klinisches Bild:* Irido-Cyclo-Chorioiditis mit zusätzlichen chorioidalen Tuberkeln oder Gummen und mit der Neigung zur Endophthalmitis (Glaskörperinfiltration). *Therapie:* tuberkulostatische und antiluetische Therapie, eventuell Vitrektomie.
– *Chronische Panuveitis durch Parasitosen:* Toxoplasmose (Irido-Cyclo-Chorioiditis), Toxocara canis, Cysticercus volvulus, Cysticercus cellulosae (Cyclo-Chorioiditis mit massiver Glaskörperexsudation, Papillenödem, Makulaödem).
– *Chronische Panuveitis bei Allgemeinerkrankungen unbekannter Ätiologie: Sarkoidose* (Iridocyclitis granulosa nodosa, Glaskörperinfiltration, Papillenschwellung), *M. Behčet* (Hypopyoniritis, oblitierende Vaskulitis der Netzhaut, Begleitneuritis, papulöse Effloreszenzen der Mund- und Genitalschleimhaut).

– *Sympathische Ophthalmie: Definition:* subakut-chronische diffuse Uveitis, die einer perforierenden Augenverletzung (meist unter Mitverletzung des Ziliarkörpers) oder einer bulbuseröffnenden Operation folgt. *Klinisches Bild:* Lichtempfindlichkeit, Abnahme der Sehschärfe, Akkommodationsschwäche. Schleichende *vordere Uveitis* (Iridozyklitis) am verletzten oder operierten Auge *(= sympathiefähigen Auge)* mit ziliarer Injektion, Tyndallphänomen des Kammerwassers, Präzipitaten, grünlichem Kolorit der Iris, hinteren Synechien, zelligen Glaskörperinfiltrationen, exsudativer Netzhautabhebung, Papillenschwellung, Netzhautvenendilatation, meist Hypotonie, selten Sekundärglaukom.

14 Tage posttraumatisch bzw. bis 6 Wochen nach der Enukleation eines sympathiefähigen Auges kann sich am unverletzten Partnerauge, dem *sympathisierten Auge,* eine völlig gleichartige schleichende Uveitis entwickeln = sympathische Ophthalmie. Unter den *Komplikationen:* Cataracta complicata, Hypotonie oder Sekundärglaukom können beide Augen an einer Phthisis bulbi zugrunde gehen, sofern eine rechtzeitige Behandlung unterbleibt. *Ätiologie:* zellulär bedingte Autoimmunkrankheit. Das Antigen ist nach experimentellen Studien das sogenannte S-Antigen, eine Polypeptidfraktion der Außenglieder der Sinneselemente. *Therapie:* möglichst frühzeitige Enukleation eines auf Sympathiefähigkeit verdächtigen verletzten oder operierten Auges. Kombinierte systemische Kortikosteroidtherapie mit Immunsuppres-

sion (Cyclosporin A, Endoxan bzw. Natulan). Lokale Therapie mit Atropin und Steroidaugentropfen.

– *Phakogene (phakoanaphylaktische) Uveitis: Definition:* nichtgranulomatöse chronische Uveitis nach jeder mechanischen Eröffnung der Linsenkapsel mit Austritt von Linseneiweiß in das Kammerwasser.

Klinisches Bild: im Anschluß an ein symptomfreies Intervall von 3 Wochen nach Eröffnung der Linsenkapsel durch ein perforierendes Trauma, durch Operationen an der Linse (Lensektomie oder extrakapsuläre Kataraktextraktion mit unvollständigem Entfernen von Rinden- oder Kernanteilen der Linse), tritt eine chronische schleichende Uveitis auf, die meist von massiver Hypotonie gefolgt ist: chronische Iridozyklitis, massive transvitreale Exsudation und zellige Infiltration des Glaskörpers, Papillen- und Makulaödem. Komplikationen: *zyklitische Membran* (Abb. 133) (= fibrovaskuläre Membran, die wie ein 2. Diaphragma hinter der Iris zwischen den Ziliarzotten oder der Pars plana des Ziliarkörpers ausgespannt ist) mit Traktionsamotio, Atrophia- und Phthisis bulbi. *Ätiologie:* Autoimmunkrankheit. Das Antigen ist das eigene Linsengewebe, das von der 3. Embryonalwoche an vom übrigen Auge durch eine Basalmembran (Linsenkapsel) isoliert ist. Das später entstehende immunologische Abwehrsystem faßt die Proteine aus dem Linseninneren daher als körperfremd auf. *Therapie:* möglichst sofortige, jedenfalls rechtzeitige operative Entfernung aller intrakapsulären Linsenanteile, vor allem des Kernes. Zusätzliche lokale und systemische Kortikosteroidtherapie, eventuell kombiniert mit Immunsuppression.

– *Das phakolytische Glaukom* tritt nach Austritt von verflüssigtem Linseneiweiß in die Vorderkammer (spontan oder während der Operation einer hypermaturen Katarakt bzw. bei Cataracta complicata oder Cataracta posttraumatica) auf. Das verflüssigte Linsenmaterial induziert das Einwandern von Makrophagen in die Kammerwinkelregion (Trabeculum corneo-sclerale) und damit ein sekundäres Offenwinkelglaukom.

3. Dystrophien und Degenerationen der Uvea

a) Bei Allgemeinerkrankungen

• *Diabetes mellitus*

– *Iridopathia diabetica: Definition:* vakuolige Auflockerung des Pigmentepithels der Iris mit subsequenter Pigmentdispersion in der Vorderkammer. *Klinisches Bild:* nach medikamentöser Mydriasis massive Melaninausschwemmung, die mit entzündlichem Exsudat verwechselt werden kann. Im regredienten Licht multiple punktförmige Defekte im Irispigmentepithel („Sternenhimmelbild“) sichtbar. *Ätiologie:* vakuolige Auflockerung des Irispigmentepithels durch Glykogenspeicherung bei Hyperglykämie.

– *Rubeosis iridis: Definition:* Gefäßneubildungen auf der Irisoberfläche bei gleichzeitig fortschreitender Atrophie des Irisstromas. *Klinisches Bild:* kapilläre Gefäßneubildungen auf der vorderkammerseitigen Irisoberfläche.

Der Ausbreitungstyp der Neovaskularisationen läßt eine Klassifikation der Rubeosis iridis in 4 Stadien (nach Wand u. Mitarb.) zu:

1. Gefäßneubildungen am Pupillarsaum, der Kammerwinkel ist frei.

2. Stadium 1 + Gefäßneubildung an der kleinen Iriskrause + in radiärer Richtung zur Irisperipherie hin. Der Kammerwinkel ist noch frei.

3. Stadium 2 + Gefäßneubildungen, die von den radiären Gefäßneubildungen oder von Gefäßen des Ziliarkörpers ausgehen und nun die Kammerwinkelbucht überziehen. Sekundäres Offenwinkelglaukom sehr häufig (Abb. 131).

4. Stadium 3 + Retraktion einer progressiv schrumpfenden präiridalen Kollagenmembran, die zu einer jalousieartigen Zusammenfaltung und Verpackung der Iris im Kammerwinkel führt. Sekundäres Winkelblockglaukom = obligat. Die präiridale Kollagenmembran läßt die darunterliegende Irisstruktur verschwinden. Das Pigmentepithel wird über den Pupillarsaum auf die Vorderseite der Iris gezogen = sekundäres Ektropium uveae (Abb. 132).

Ätiologie: Ischämie der Netzhaut, die für Diabetes mellitus mit der assoziierten diabetischen Retinopathie keineswegs allein pathognomonisch ist.

Rubeosis iridis: kommt vielmehr auch bei allen übrigen Netzhauterkrankungen vor, die zu schweren Ischämien führen, das sind: Thrombosen der Zentralvene, Periphlebitis retinalis, Sichelzellretinopathie, selten Zentralarterienverschluß etc. Die ischämische Netzhaut produziert den Ischämie- oder Angiogenesefaktor, der vermutlich mit dem Folkmanschen Tumorfaktor identisch ist und die Vasoproliferation stimuliert (Abb. 133). Dieser Faktor, vermutlich ein Protein, diffundiert durch den Glaskörper in das Kammerwasser und gelangt so auf die Irisoberfläche. Die Linse stellt für diesen Diffusionsvorgang eine gewisse Barriere dar. Deshalb ist die Rubeosis iridis in aphaken (linsenlosen) Augen weit häufiger anzutreffen als in linsenhältigen Augen. *Therapie:* Stadium I und II: – panretinale Photokoagulation (siehe Netzhaut), welche die ischämische in eine nekrotische Netzhaut umwandelt und damit die Bildung des Ischämiefaktors unmöglich macht.

Stadium III:

- Kryokoagulation des Ziliarkörpers (siehe Glaukom)
- partielle Ziliarkörperexzision (siehe Glaukom)
- fistulierende Glaukomoperation durch Silikonröhrchen (siehe Glaukom).

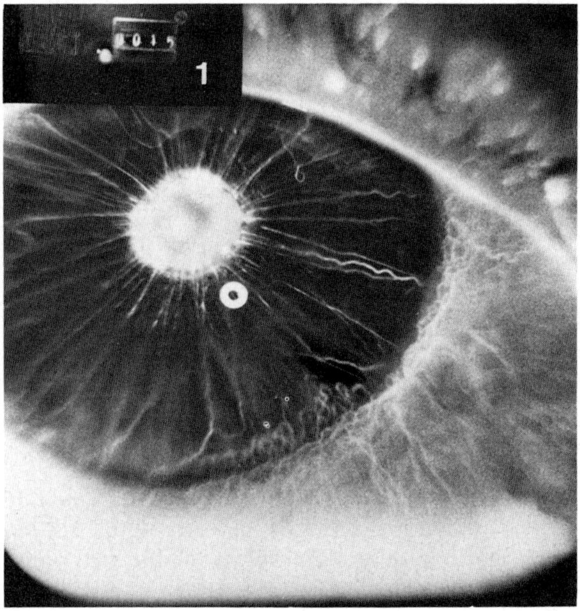

Abb. 131. 1

Abb. 131. Rubeosis iridis in fluoreszenzangiographischer Darstellung. **1** Arterieller Einstrom, **2** venöse Phase mit Darstellung der Neovaskularisationen peripupillär, intermediär und peripher, **3** Spätphase mit Farbstoffextravasaten

Komplikation: rezidivierende Blutungen aus den Neovaskularisationen in die Vorderkammer (= Hyphäma) oder im aphaken Auge in den Glaskörperraum + in die Vorderkammer = Hämophthalmus. Die *Prognose* der Rubeosis iridis ist in Stadium I und II trotz panretinaler Photokoagulation sehr ernst, in Stadium III schlecht, in Stadium IV infaust.

In Stadium III und IV erblinden die Patienten meist sehr rasch unter den Zeichen eines extrem schmerzhaften Sekundärglaukoms.

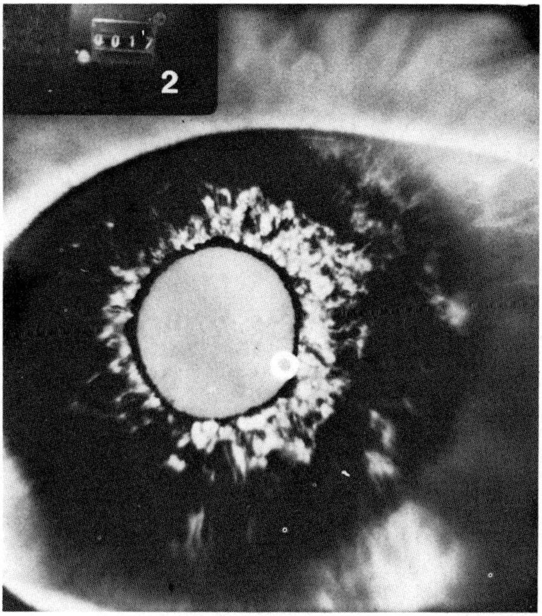

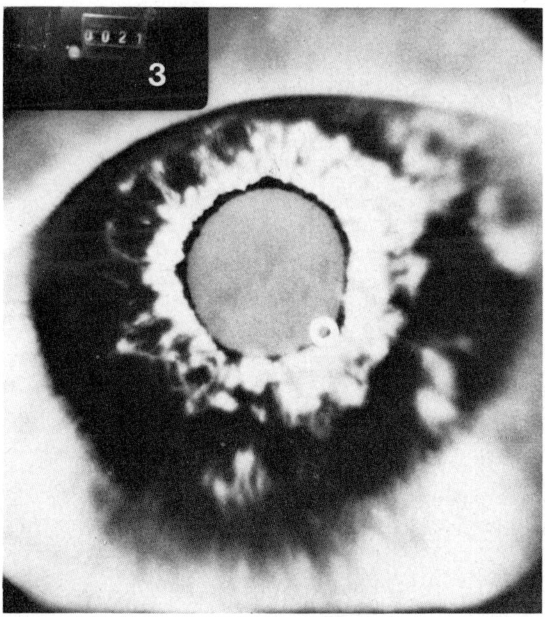

Abb. 131. 2, 3

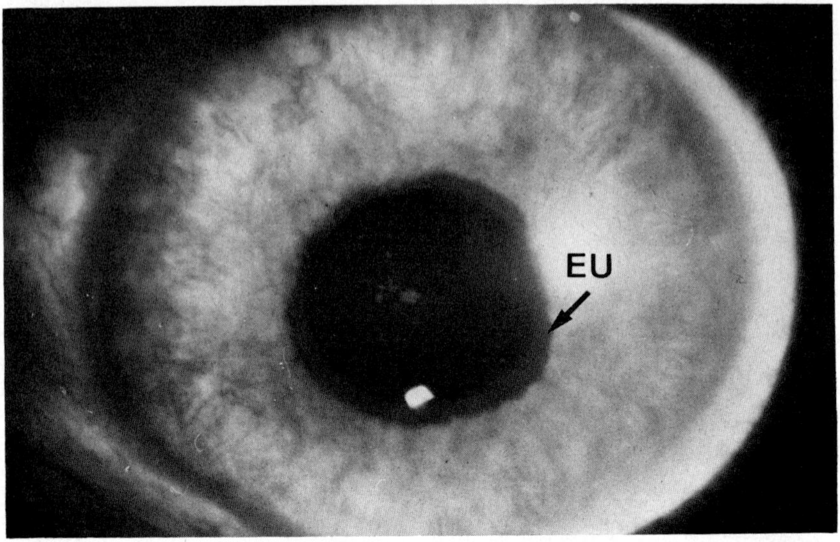

Abb. 132. Rubeosis-iridis-Stadium 4. *EU* Ektropium uveae

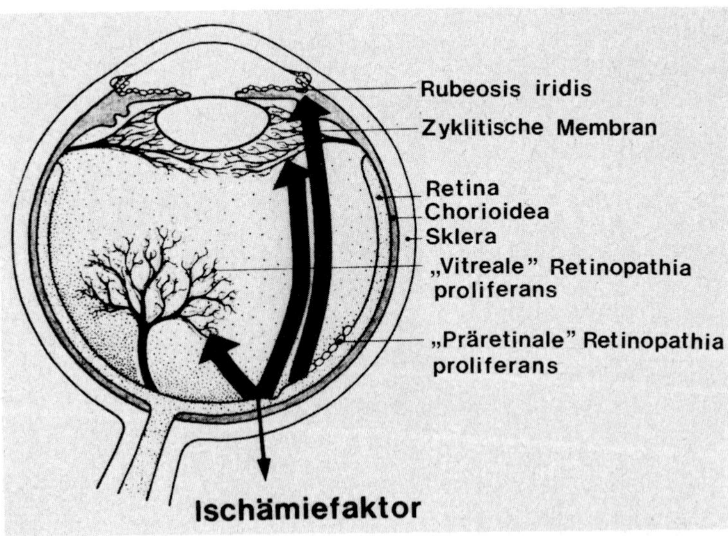

Abb. 133. Schematische Darstellung der Pathogenese von intraokulären Neovaskularisationen durch einen retinalen Ischämiefaktor. (Aus Naumann, G. O. H.: Pathologie des Auges. Berlin-Heidelberg-New York: Springer. 1980)

• *Marfan-Syndrom* (siehe auch S. 240)

Uveale Symptome: Hypoplasie des Dilatator pupillae (→ schlechte Dilatierbarkeit der Pupille) und des Irispigmentepithels (→ Durchleuchtbarkeit der Iris). Hyperplasie des uvealen Anteils des Trabekelwerkes + Ansatz einzelner Ziliarmuskelfasern am Schwalbeschen Grenzring statt am Skleralsporn (→ Sekundärglaukom).

b) Isolierte Dystrophien und Degenerationen

• *Iris und Ziliarkörper*

– *Progressive essentielle Irisatrophie: klinisches Bild:* meist einseitige, im 2. bis 3. Lebensjahrzehnt beginnende, Frauen bevorzugende Irisatrophie. Die bilaterale Irisatrophie betrifft meist Männer. Pupillenverlagerung, Stromaatrophie, sektorenförmige Defekte in der Iris (Abb. 134). Verlegung des Kammerwinkels → sekundäres Winkelblockglaukom.
– *Sekundäre Irisatrophie:* bei Heterochromia complicata, nach rezidivierenden Iritiden, nach länger dauerndem oder rezidivierendem Winkelblockglaukom, nach Blutungen in die Vorderkammer und nach Röntgenbestrahlung.
– *Senile Iridoschisis: klinisches Bild:* bilaterale Spaltung des Irisstromas in ein vorderes und ein hinteres Blatt im höheren Alter. Das vordere Irisblatt kann den Kammerwinkel verlegen → sekundäres Winkelblockglaukom (Abb. 135).

– *Dysgenesis mesodermalis corneae et iridis* (Rieger): siehe S. 193.
– *Horner-Syndrom:* Irisatrophie mit Hypochromie der Iris und der Aderhaut auf der befallenen Seite (übrige Symptomatik siehe S. 75 u. 200).
– *Pupillotonie und Adie-Syndrom: klinisches Bild:* einseitige Mydriasis, verlangsamte Licht- und Naheinstellungsreaktion (verzögerte Erweiterung beim Blick in die Ferne). Überschießende Mydriasis auf Kokain und überschießende Miosis auf Pilocarpintropfen. Augensymptome meist kombiniert mit Hypo- oder Areflexie der Beine, seltener der Arme. *Ätiologie:* unklar. Histopathologie = Atrophie des Sphincter pupillae und Fehlen der Schwannschen Fasern in den Ziliarnerven zusammen mit degenerativen Veränderungen im Ganglion ciliare.

• *Aderhaut*

– *Angioid streaks: klinisches Bild:* den Netzhautgefäßen ähnelnde, aber subretinal gelegene bräunliche Linien und Streifen, die meist radiär vom Papillenrand ausgehen. Diese Streifen entsprechen Brüchen und Verwerfungen des retinalen Pigmentepithels und der Bruchschen Membran. In diese Defektlinien wachsen später Gefäßsprossen aus der Choriokapillaris ein, die zu Blutungen unter das Pigmentepithel führen. Im Makulabereich entsteht durch diesen Pathomechanismus eine scheibenförmige Makulopathie (siehe S. 218). Angioid

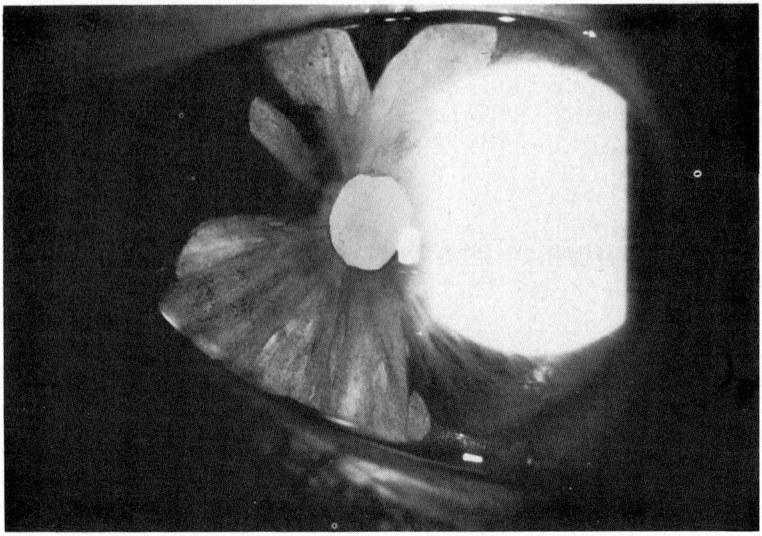

Abb. 134. Essentielle Irisatrophie im regredienten Licht

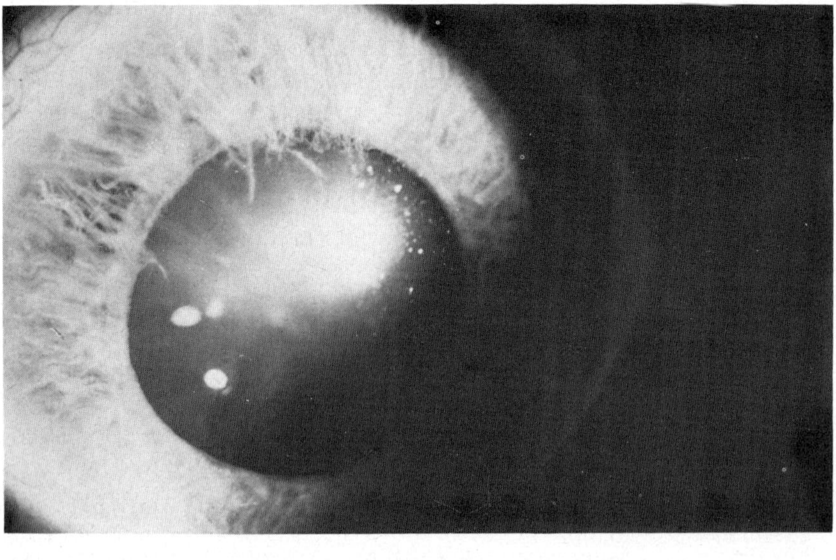

Abb. 135. Senile Iridoschisis

streaks kommen entweder isoliert am Auge vor oder im Rahmen des Pseudoxanthoma elasticum (Groenblad–Strandberg). *Therapie:* siehe scheibenförmige Makulopathie, S. 218.

– *Atrophien der Choriokapillaris: Definition:* große Gruppe degenerativer Erkrankungen des hinteren Augenpols, seltener der Fundusperipherie, bei denen es durch den Verlust der Choriokapillaris zum umschriebenen Untergang des retinalen Pigmentepithels kommt; mitbetroffen sind die korrespondierenden äußeren Netzhautschichten in der Ebene der Sinnesrezeptoren bis zur äußeren Körnerschicht. *Klassifikation* der Krankheitsgruppen nach (1) Lokalisation, (2) Erbgang und danach, ob sie (3) die Aderhaut primär oder sekundär befallen.

ad (1): Bei zentraler Lokalisation sprechen wir von *Makulopathie choriokapillären Ursprungs = senile Makuladegeneration.* Nach Sautter unterscheiden wir *2 prinzipielle Manifestationsformen der senilen Makulopathie:*

– die einfache senile Makulopathie oder „trockene Form" und
– die scheibenförmige = disziforme Makulopathie = „feuchte Form".

– *Die „trockene" Form: klinisches Bild:* allmähliche Verschlechterung bis zum Verlust des zentralen Sehens (= Lesevermögen) bei gut erhaltenem peripherem Sehen (= Orientierungssehen). Pigmentunre-

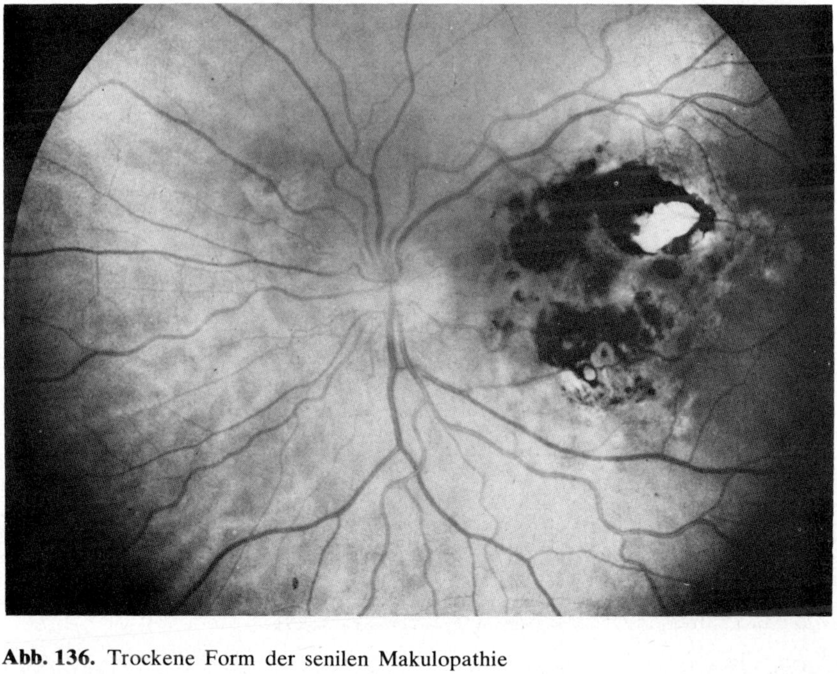

Abb. 136. Trockene Form der senilen Makulopathie

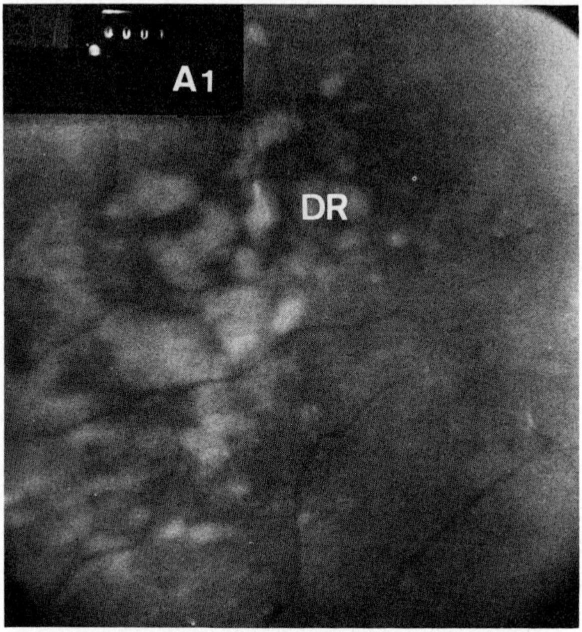

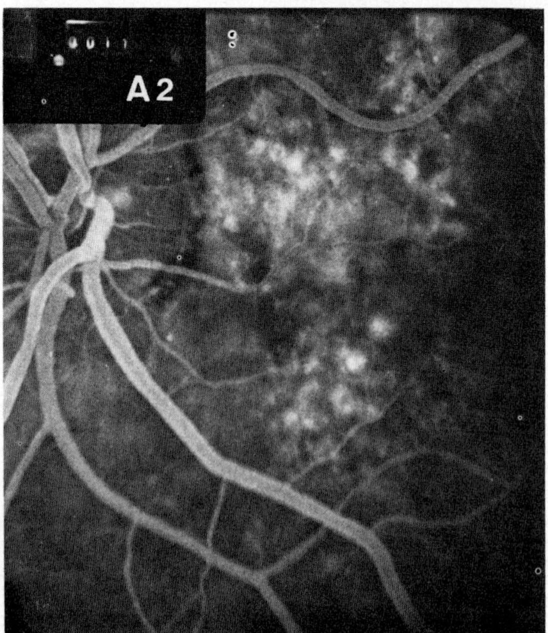

Abb. 137 A

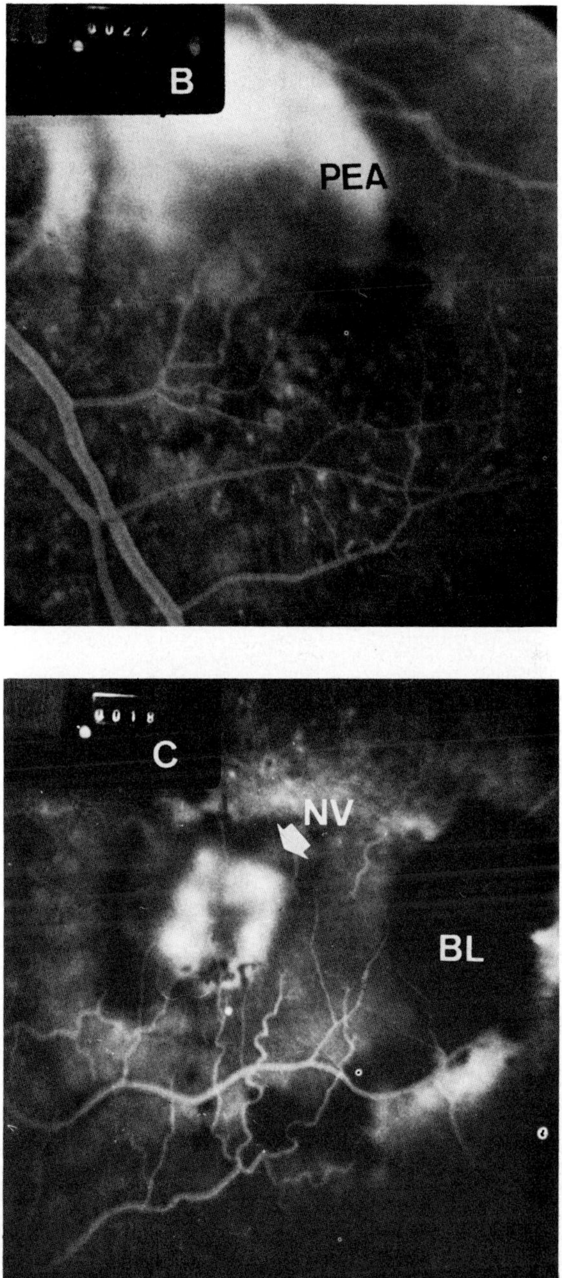

Abb. 137 B, C

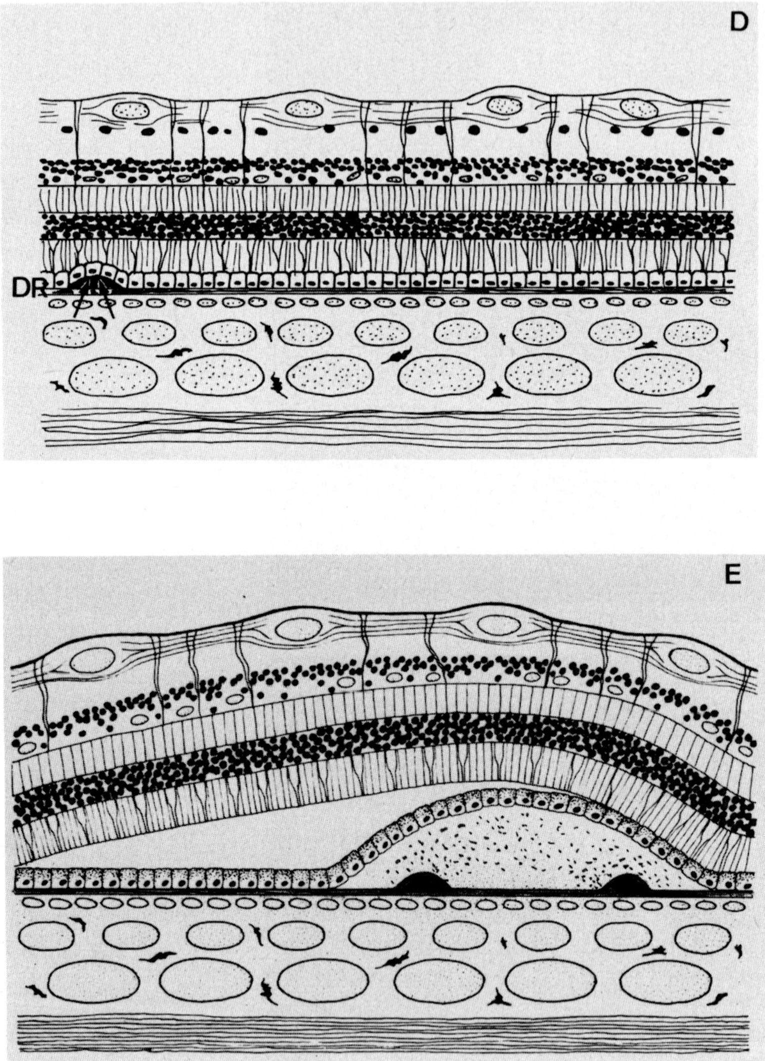

Abb. 137 D, E

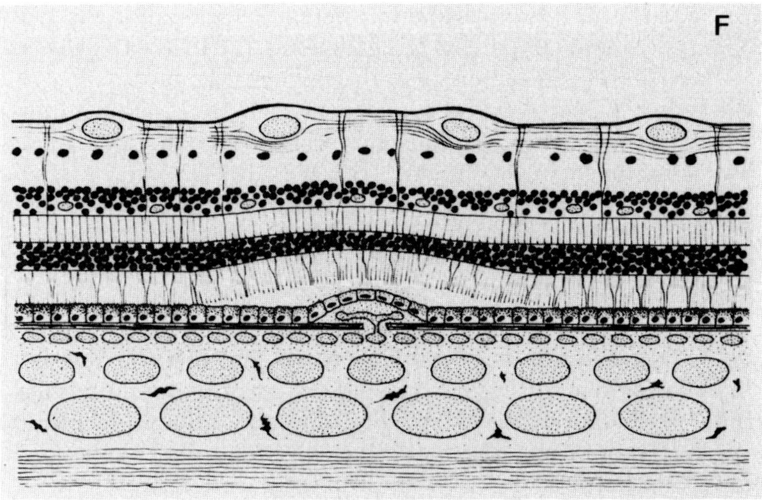

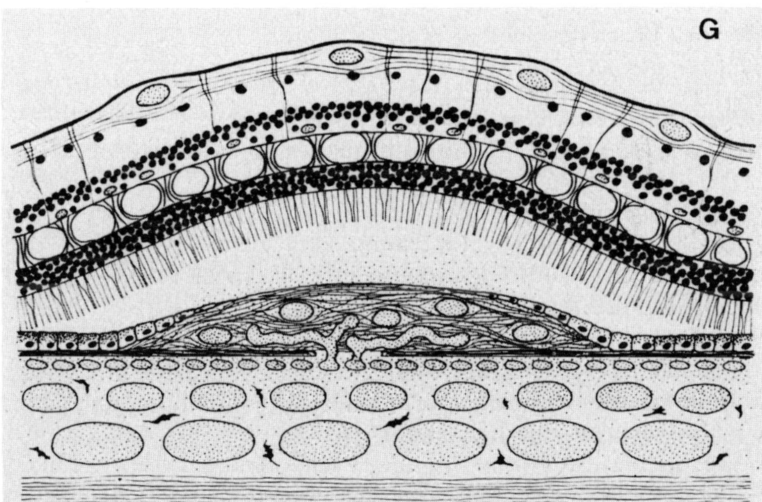

Abb. 137 F, G

Abb. 137. Feuchte Form der senilen Makulopathie. **A 1** Vorstufe = Drusen *(DR)*, **A 2** im Fluoreszenzangiogramm Undichtheit des Pigmentepithels um die Drusen, **B** Stadium 1 seröse Pigmentepithelabhebung im Angiogramm *(PEA)*, **C** Stadium 2 subpigmentepitheliale Gefäßeinsprossung *(NV)* mit Blutungen *(BL)*, **D–G** schematische Darstellung der angiographischen Befunde in Form von Schnittbildern durch Pigmentepithel, Netzhaut und Aderhaut: **D** Drusen *(DR)*, **E** seröse Pigmentepithelabhebung, **F** Einsprossungen chorioidaler Kapillaren, **G** subretinaler Pseudotumor

gelmäßigkeiten in der Makulazone mit einem Konglomerat aus Aufhellungsherden und Pigmentaggregationen (Abb. 136). Drusen (= umschriebene Hyalinisation) der Bruchschen Membran.

Mikrozystische Degeneration der Netzhaut in der Fovea centralis: durch Verdünnung entstehen Substanzverluste der inneren Lamelle der Zysten und damit *„Schichtlöcher“* der Makula. *Ätiologie:* partielle oder komplette Obliteration der Choriokapillaris mit subsequenten Strukturänderungen (Hyalinisation) der innen unmittelbar anschließenden Bruchschen Membran: Drusen. Über diesen Herden atrophiert (helle Flecken) und an ihrem Rand hypertrophiert (dunkle Flecken) das Pigmentepithel. Weiter innen schließt sich an diese Herde eine Degeneration der Sinnesrezeptoren an. *Therapie:* therpeutisch unbeeinflußbar. Insbesondere sind sogenannte durchblutungsfördernde Maßnahmen zwecklos. Vergrößernde Sehhilfen: Lupen, Lupenbrille, Fernsehlupe, Prismenbrille, die die parazentrale funktionsfähige Netzhaut in den axialen Strahlengang ablenkt.

– *Die „feuchte“ Form: klinisches Bild* (Abb. 137): zumeist gehen den typischen Veränderungen jahrelang Drusen am hinteren Augenpol voraus. Daraus ergeben sich zwingend fließende Übergänge zur „trockenen“ Form der senilen Makulopathie.

Aus dem klinischen Ablauf lassen sich 4 Stadien erkennen:

1. seröse Abhebung des Pigmentepithels (vermutlich als Folge einer primären Störung der Schrankenfunktion der Bruchschen Membran);
2. Gefäßeinsprossungen durch die defekte Bruchsche Membran unter das Pigmentepithel bzw. unter die Netzhaut, sobald das Pigmentepithel defekt wird. Rezidivierende Blutungen unter Netzhaut und Pigmentepithel sind die Folge;
3. exsudativ-proliferatives Stadium: um die Neovaskularisationen entwickelt sich proliferierendes Bindegewebe. Die Netzhaut über der Makula ist exsudativ scheibenförmig abgehoben. Subretinale Blutungsrezidive und Exsudationsschübe;
4. fibrösorganisierte Form = seniler Pseudotumor: proliferierendes subretinales Granulationsgewebe, an dem sich neben Fibroblasten auch metaplastische Pigmentepithelzellen beteiligen. Resultat ist eine oft mehrere Millimeter prominente subretinale Narbe, über der die Netzhaut meist serös abgehoben ist.

Therapie: Licht- oder Laserkoagulation in Stadium 1 und 2 mit dem Ziel: Ränder der Pigmentepithelabhebung (Stadium 1) und subretinale Gefäßneubildungen (Stadium 2).

Die Koagulation verödet die im Fluoreszenzangiogramm sichtbare Pigmentepithelabhebung und die zuführenden Gefäße der Vasoproli-

ferationsfächer. Für Stadium 3 und 4 existiert keine wirksame Therapie. Vergrößernde Sehhilfen, wie bei der trockenen Form.
– *Zentrale areoläre Aderhautatrophie: klinisches Bild:* autosomal dominante, bilaterale umschriebene zentrale Aderhautatrophie. Scharf umschriebene fleckförmige Atrophie der Choriokapillaris und subsequent des darüberliegenden Pigmentepithels. Dadurch wird der Blick auf die Aderhaut frei, in der die größeren Gefäße nur mehr als weiße Linien zu sehen sind (Abb. 138). *Therapie:* therapeutisch unbeeinflußbar. *Periphere Lokalisation desselben Prozesses* (Atrophie der Choriokapillaris) = Atrophia gyrata.
– *Atrophie aller Aderhautschichten: klinisches Bild:* weißliche flächenhafte Herde, die ihre weiße Farbe von dem Durchblick auf die nackte Lederhaut gewinnen, da chorioidales Gewebe aller Schichten in den befallenen Bezirken vollständig fehlt. *Zentrale Lokalisation:* bei der exzessiven *Myopie* in Form der sogenannten Dehnungsherde. *Periphere Lokalisation: Chorioideremie:* diffuse konfluierende Atrophie aller Unveaschichten, welche die blanke Sklera freilegt. *Therapie:* therapeutisch unbeeinflußbar.

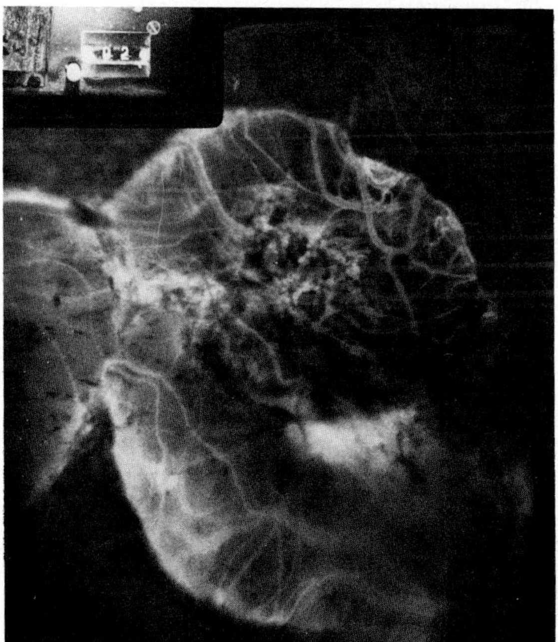

Abb. 138. Zentrale areoläre Aderhautatrophie im Angiogramm, das Pigmentepithel fehlt und gibt die Sicht auf das Aderhautgefäßsystem frei

4. Folgen von Augenverletzungen auf die Uvea

• *Zustand nach Prellungsverletzungen*

– *Iris:* traumatische Iritis: leichteste Form = korpuskuläre Trübungen des Kammerwassers, schwere Form = mit hämorrhagischem Exsudat in der Vorderkammer. Die traumatische Iritis begleitet alle folgenden posttraumatischen Veränderungen der vorderen Uvea:

– Einriß des Sphincter pupillae = *Sphinkterriß*
– Abriß der Iris an der Iriswurzel = *Iridodialyse* (Abb. 139)
– vorübergehende traumatische Mydriasis mit reaktionsloser Pupille = *Iridoplegie.*

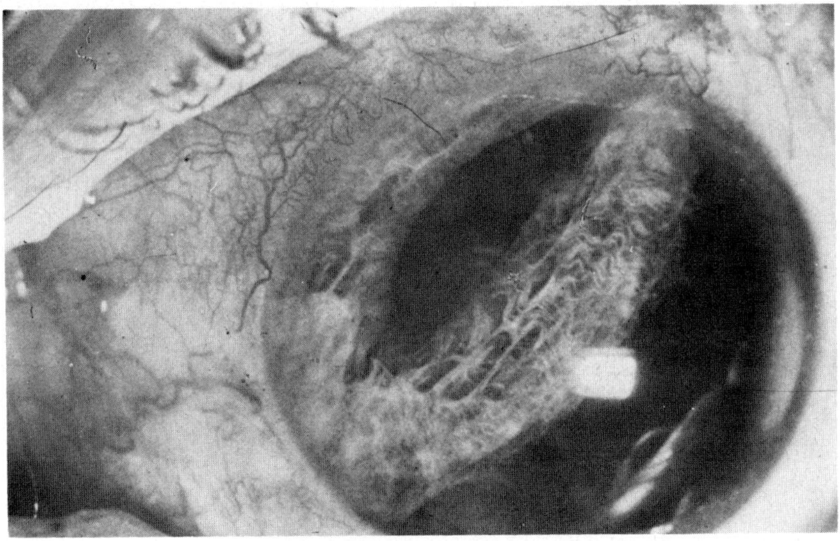

Abb. 139. Posttraumatische Iridodialyse

Als Folge des Sphinkterrisses oder der Iridodialyse kommt es zu Einrissen von Irisgefäßen, die von Blutungen in die Vorderkammer gefolgt sind = *traumatisches Hyphäma.*

– *Ziliarkörper:* Abriß des Ziliarmuskels von der Sklera = *traumatische Zyklodialyse;* Einriß der Ziliarmuskels = *„Cleft-Syndrom"* = Spaltung des Ziliarmuskels (Abb. 140). Folge der Ziliarmuskeltraumen = Verletzungen oder Zerstörungen der Kammerwinkelregion = sekundäres Winkelblockglaukom: oft viele Jahre nach dem Trauma.

– *Aderhaut:* Einriß der Aderhaut konzentrisch zur Papille = *Aderhautruptur.* Im akuten Stadium ist lediglich eine subretinale Blutung sichtbar.

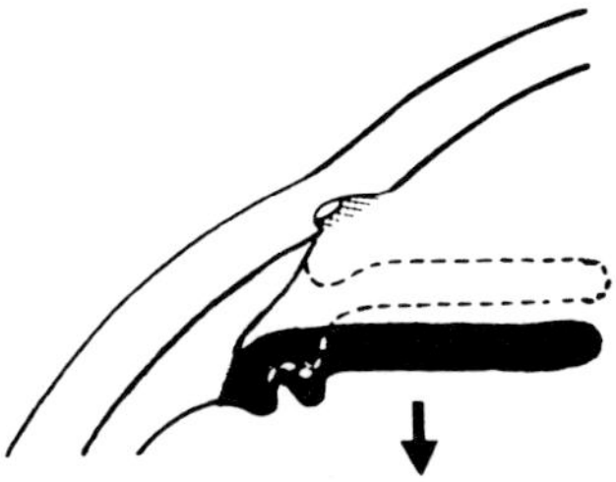

Abb. 140. Cleft-Syndrom. (Nach Naumann, G. O. H.: Pathologie des Auges. Berlin Heidelberg-New York: Springer. 1980)

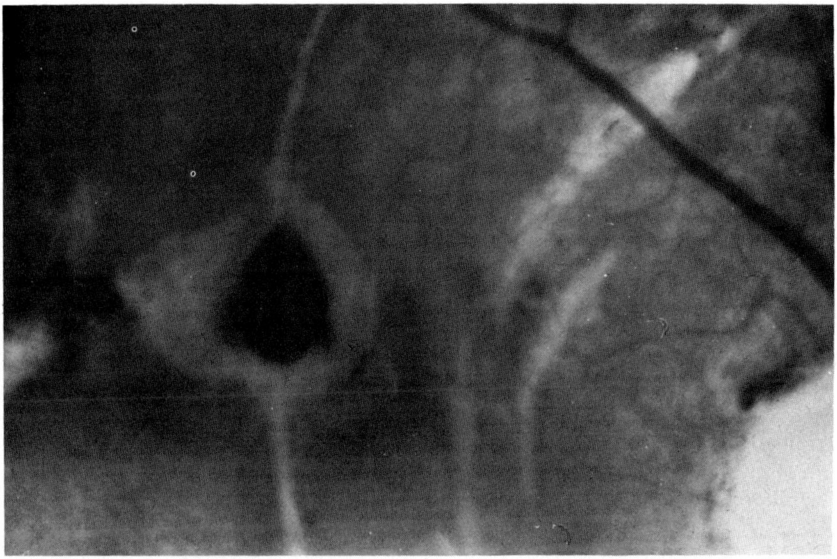

Abb. 141. Aderhautruptur: die weißen Linien entstehen durch das Fehlen von Pigmentepithel und Aderhaut

Nach Resorption der Blutung tritt die Aderhautruptur in Form heller Spaltlinien in der rötlichen Aderhaut zutage (Abb. 141). Wenn die Aderhautruptur durch die Makula geht, ist das zentrale Sehen verloren.

- *Zustand nach perforierenden Verletzungen*

– *Iris:* traumatische Iritis (siehe S. 220); Einklemmung in die perforierende Hornhaut- oder Sklerawunde bzw. Prolaps durch den Wundspalt (Abb. 142). Die Pupille ist dabei verzogen und entrundet, die Vorderkammer meist seicht oder aufgehoben, der Augendruck massiv herabgesetzt (Hypotonie!).

– *Ziliarkörper:* Prolaps des Ziliarkörpers durch die perforierende Sklerawunde meist mit Vorfall von Glaskörper kombiniert. Die Vorderkammer ist meist tief, das Auge extrem hypoton, der Glaskörper häufig eingeblutet.

– *Aderhaut:* perforierende Schnittwunden durch die Sklera hinter der Ora serrata (= > 6,5 bis 8 mm hinter dem Limbus) führen meist zu Verletzungen der Aderhaut und der Netzhaut. Dementsprechend finden sich Aderhautprolaps (+ Glaskörperprolaps); subchorioidale, subretinale und intravitreale Blutungen und, sofern die Netzhaut ein-

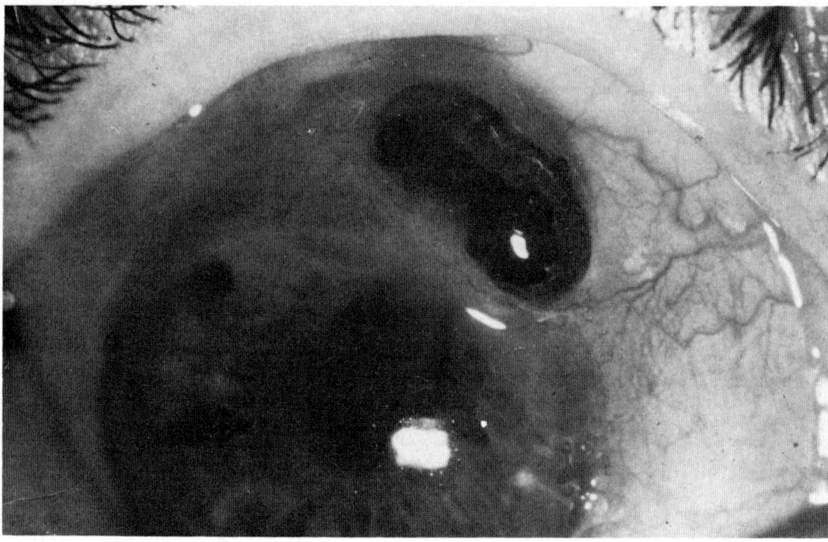

Abb. 142. Posttraumatischer Irisprolaps durch eine Skleralruptur

geschnitten ist, Netzhautabhebungen. Das massiv hypotone Auge verliert seine kugelförmige Gestalt und kollabiert mit Faltung der Sklera.

Ursachen von Kontusionsverletzungen: Prellungstraumen des Bulbus durch stumpfe Gewalteinwirkung: Faustschlag, Ball- oder Steinwurf, Sektkorken, Holzscheitverletzung beim Holzhacken, Kuhhornstoß, Anrennen an stumpfe Gegenstände.

Ursachen von perforierenden Verletzungen: Stich- und Schnittverletzungen mit scharfen oder spitzen Gegenständen, abspringenden metallischen Fremdkörpern beim Hämmern, Windschutzscheibenverletzung bei Autounfällen in nichtangegurtetem Zustand. Ausschluß intraokularer Fremdkörper: biomikroskopische Untersuchung an der Spaltlampe bei gutem Funduseinblick, Ultraschallechographie, CT und Röntgen bei fehlendem Funduseinblick.

Therapie von Verletzungsfolgen nach stumpfen Traumen der Uvea:

– Traumatische Iritis: Mydriatika-Zykloplegika (Atropin, Scopolamin etc.) + lokale und systemische Gabe von Kortikosteroiden.
– Bei Vorliegen einer Iridoplegie oder von Sphinkterrissen keine Mydriatika anwenden! Der Sphinkter würde weiter einreißen.
– Bei Hyphäma: kurz wirksame Mydriatika (etwa Mydriaticum „Roche"), um hintere Synechien zu vermeiden. Eine große Irisoberfläche stellt eine große Resorptionsfläche dar.

Mikrochirurgische Versorgung von Sklerarupturen und Iridodialysen

Therapie von Verletzungsfolgen der Uvea nach perforierenden Traumen: prinzipiell operative, mikrochirurgische Wundversorgung:

Irisprolapse, die nicht älter als 2 Stunden sind, werden reponiert, nicht bindehautgedeckte Irisprolapse werden bereits nach 12 Stunden von proliferierendem Bindehautepithel überwachsen. Bei Reposition: Gefahr der Implantationszysten in der Vorderkammer. Gedeckte Irisprolapse (die Bindehaut deckt dabei die Iris) können auch noch einige Tage nach der Verletzung reponiert werden, sofern Nekrose oder massive Atrophie ausgeblieben ist). Bei allen übrigen Formen des Irisprolapses wird dieser mit einer geeigneten Schere (Weckerschere) abgetragen, ehe die durchbohrende Wunde verschlossen wird.

Ziliarkörper und Aderhautprolapse, die so gut wie immer mit Glaskörpervorfall vergesellschaftet sind, werden routinemäßig abgetragen. Bei Aderhautvorfall hinter der Ora serrata muß zur Absicherung gegen eine Netzhautabhebung durch gleichzeitiges Einreißen der Netzhaut über dem Uveaprolaps eine thermoadhäsive Koagulation durch Kälte (Kryopexie) oder Hitze (Diathermie) vorgenommen werden.

Wichtig nach Abschluß der mikrochirurgischen Wundversorgung:

– Antibiotikaprophylaxe
– Tetanusprophylaxe.

5. Tumoren der Uvea

a) Gutartige Tumoren der Uvea

• *Iriszysten und Ziliarkörperzysten*

Angeborene (durch Epithelkeime) oder erworbene (posttraumatische Implantationszysten oder Pupillarsaumzysten nach langer Pilo-

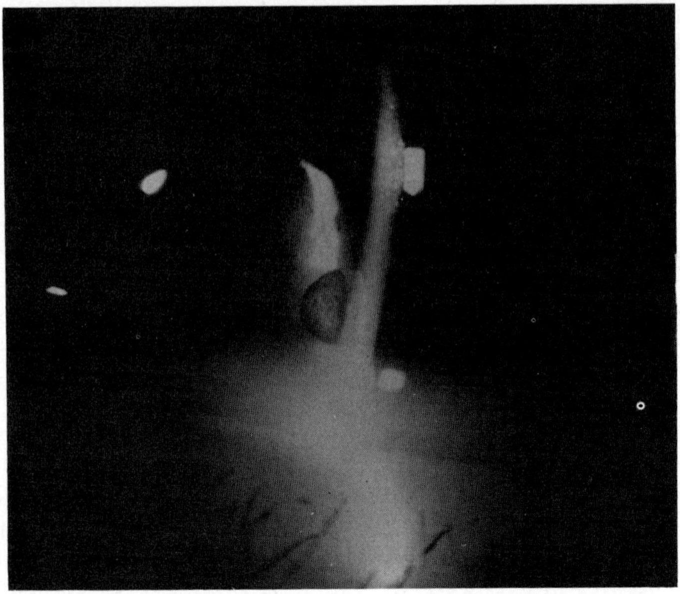

Abb. 143. Freiflottierende Pigmentzyste in der Vorderkammer

karpintherapie) pigmentierte kugelige Vorwölbungen von Iris und Ziliarkörper (nur mit dem Indentations-Kontaktglas feststellbar) (Abb. 143). *Therapie:* nur wenn durch ihre Größe und kammerwinkelblockierende Lokalisation ein Glaukom heraufbeschworen wird: Punktion und Verödung durch Nadeldiathermie.

- *Nävi der Uvea*

Klinisches Bild: umschriebene, meist hyperpigmentierte Prozesse in Iris, Ziliarkörper und Aderhaut = häufigste intraokulare Tumoren. Histologisch betrachtet handelt es sich um eine angeborene Ansammlung atypischer, aber benigner Melanozyten im Sinne eines Hamartoms.

- *Irisnävi*

Dunkle erhabene Flecken, singulär oder multipel, Entrundung der Pupille mit Ektropium uveae. Maligne Entartung feststellbar durch: photographisch dokumentierte Verlaufskontrolle (Infrarotfilm, um die wahre Ausdehnung der Pigmentation zu erfassen) (Abb. 144). *Therapie:* Beobachtung: bei Feststellung eines Wachstums oder einer zunehmenden Vaskularisation muß an eine maligne Entartung gedacht und eine exzisionale Biopsie = Iridektomie durchgeführt werden.

- *Aderhautnävi*

Ophthalmoskopisch und biomikroskopisch auffallender umschriebener hyperpigmentierter und prominenter Herd mit sekundären Veränderungen der darüberliegenden Strukturen: Choriokapillaris (Obliterationen), Bruchsche Membran (Drusen) und Pigmentepithel (Depigmentation – Destruktion und damit Schädigung der Sinnesrezeptoren). Dadurch entstehen korrespondierend zum Nävus Skotome im Gesichtsfeld. *Therapie:* Beobachtung; klinische Verlaufskontrolle durch Infrarotphotographie, Fluoreszenzangiographie, eventuell bei Prominenzen von mehr als 1,5 mm Ultraschallechographie; Wachstum und zunehmende Vaskularisierung sprechen für maligne Entartung (siehe malignes Melanom der Aderhaut).

- *Leiomyome*

Klinisches Bild: graugelbliche kompakte Knötchen in der Gegend des Sphincter pupillae. Langsames Wachstum. Ektropium uveae. *Therapie:* nicht erforderlich.

- *Hämangiome der Uvea*

Iris- und Ziliarkörperhämangiome = sehr selten, meist in Zusammenhang mit dem *Sturge-Weber-Syndrom* (siehe unten u. S. 86).

Aderhauthämangiom mit seinen 2 klinischen Manifestationsformen:
– *solitäres Aderhauthämangiom:* flach erhabener orangeroter Tumor der Aderhaut mit sekundären Veränderungen der darüberliegenden Strukturen (siehe Aderhautnävus). Bei der Hälfte der Fälle: Sekundärglaukom und exsudative Netzhautabhebung. Differentialdiagnose zum malignen Melanom der Aderhaut durch: Infrarotphotographie, Fluoreszenzangiographie, Ultraschallechographie und P^{32}-Test. *Therapie:* Photokoagulation oder Kryotherapie.
– *Aderhauthämangiom im Rahmen des Sturge-Weber-Syndroms:* diffuse gemischte (Hämangioma simplex und cavernosum) Hämangiome. Diffuse flache, die halbe Aderhaut einnehmende Tumoren oft intraskleral in den Limbus vorwachsend. Der Kammerwinkel ist meist durch vordere Synechien verschlossen. Sekundärglaukome sind häufig. *Therapie:* medikamentöse und operative Therapie des Sekundärglaukoms (siehe Glaukom, ab S. 294).

- *Naevoxanthoendotheliome* (Xanthogranuloma juvenile)

Klinisches Bild: bei Kleinkindern stark vaskularisierte, orangegelbliche Iristumoren. Häufig Anlaß rezidivierender Hyphämata

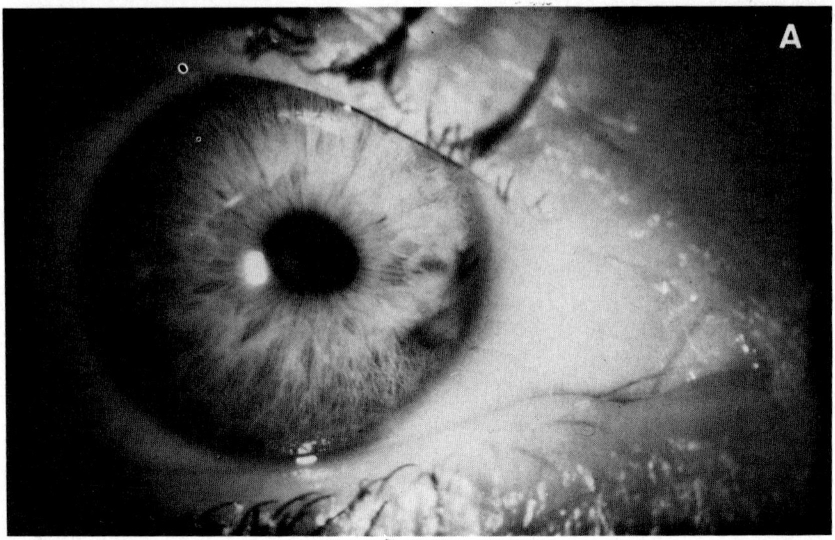

Abb. 144 A

Abb. 144. Entwicklung eines malignen Melanoms der Iris aus einem Irisnävus. **A** peripherer Irisnävus, **B** 1 Jahr später ein die periphere Vorkammer ausfüllender Tumor, der bei Pupillenerweiterung zu einer Abplattung der Pupille führt **(C)**

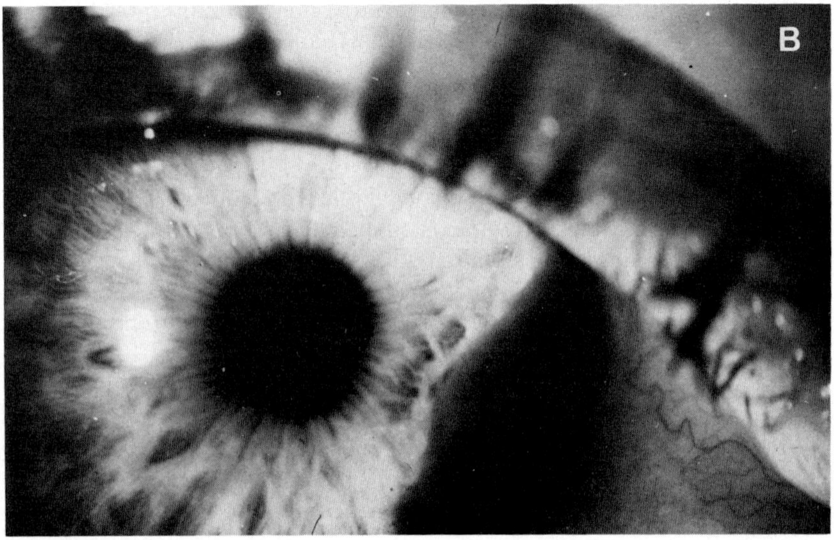

Abb. 144 B

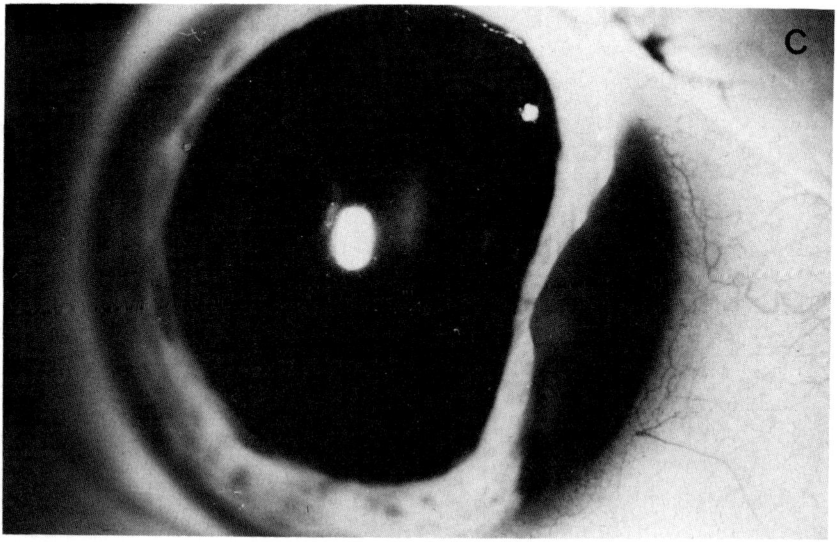

Abb. 144 C

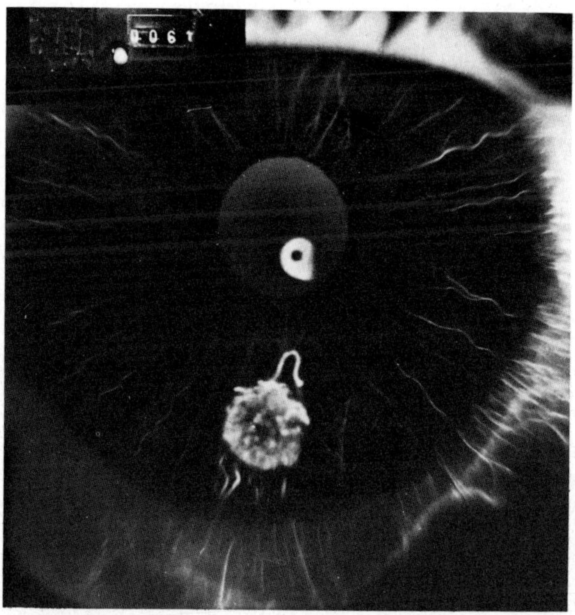

Abb. 145. Naevoxanthoendotheliom im Angiogramm (arteriovenöse Phase)

(Abb. 145). Histologisch entspricht dem Tumor ein dichtes Infiltrat von Histiozyten mit Eosinophilen und Toutonschen Riesenzellen im stark vaskularisierten Irisstroma. Häufig gleichnamige Hautalterationen. *Therapie:* Exzision.

- *Neurofibrome* (Neurinome) (vgl. S. 379)

Klinisches Bild: meist im Rahmen des M. Recklinghausen. Auf der *Iris:* gelbbräunliche umschriebene Knötchen. Auf der Aderhaut und vor allem auf der Papille gelbliche knötchenartige Gebilde. Gleichzeitig Neurofibrome der Haut und Café-au-lait-Flecken. *Therapie:* nicht erforderlich.

b) Bösartige Primärtumoren der Uvea

- *Maligne Melanome der Uvea*

= Häufigste maligne intraokulare Neoplasien. Die Häufigkeit maligner Melanome nimmt lokalisatorisch von vorne nach hinten in der Uvea zu: 6% Iris, 9% Ziliarkörper, 85% Aderhaut. *Klinisches Bild: Iris:* entstehen meist durch Umwandlung aus Irisnävi. Entrundung der Pupille, dunkelbraune halbkugelig erhabene, manchmal blumenkohlartig konfigurierte Tumoren mit gelegentlichen fleckförmigen Tochterabsiedlungen in der Tumorumgebung. *Ziliarkörper:* im Frühstadium nur durch Transillumination sichtbar zu machen. Klinisch faßbar erst bei Einwachsen in die Iriswurzel (sieht dann wie ein Irismelanom aus) oder in die Aderhaut (gleicht dann dem Aderhautmelanom, ist aber meist schmalbasig und gestielt). Akkommodations- und Refraktionsänderungen, Linsensubluxation, sektorenförmige Cataracta complicata. *Aderhaut:* rasch wachsende kugelige bis pilzförmige graubraune bis dunkelbraune nicht durchleuchtbare solide Erhabenheit (Abb. 146). Folgesymptome des Tumors: Sekundärglaukom, Blutungen in den Glaskörperraum, Panophthalmitis, exsudative Netzhautabhebung, Phthisis bulbi. Extraokulär invasives Wachstum mit Durchbruch im Bereich des Sehnervs, der Vortexvenen oder ohne Leitstruktur diaskleral. *Fernmetastasen,* vor allem in die Leber, aber auch in das Gehirn, Rückenmark, Lunge und Knochen. *Sicherung* der klinischen Diagnose durch: Infrarotphotographie, Fluoreszenzangiographie, Ultraschallechographie und P^{32}-Test. *Prognose:* abhängig vom histologischen Zelltyp, Pigmentgehalt, von der Lokalisation, dem Tumorvolumen, dem Alter, der immunologischen Situation und der bereits stattgehabten Invasivität. Irismelanome metastasieren selten, Ziliarkörpermelanome häufiger und Aderhautmelanome extrem häufig. 1882 gab E. Fuchs noch eine Mortalitätsrate von 96% für das maligne Melanom der Aderhaut an. Sobald einmal Fernmetastasen aufgetreten sind, übersteigt die Lebenserwartung der betroffenen Patienten nicht mehr als 3 Jahre (Sattler, 1926). Seit den zwanziger Jahren ist die frühzeitige *Enukleation* des Tumorauges die Methode der Wahl, obwohl von Hippel (1922) keinen signifikanten Unterschied in der Mortalitätsrate enukleierter und unbehandelter Patienten finden konnte. Die Ursache dafür meint Zimmermann (1978) in einer Beschleunigung der Dissemination von Tumorzellen durch den Operationsvorgang der Enukleation gefunden zu haben.

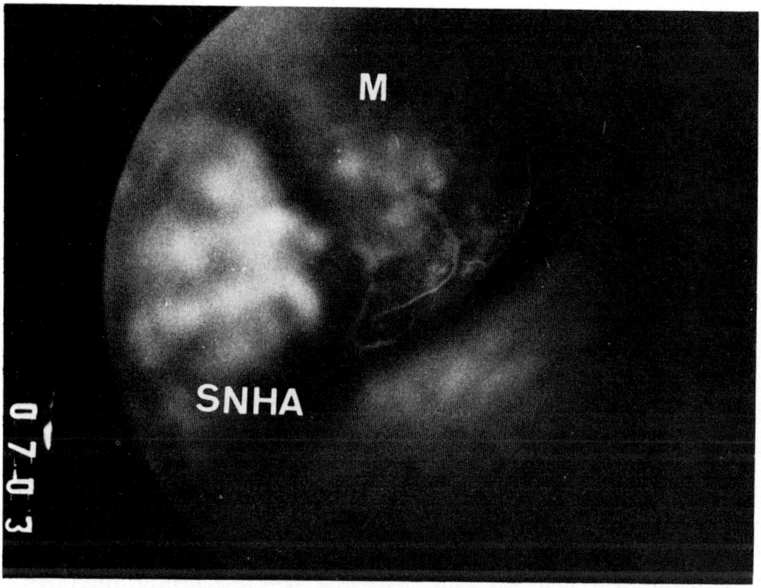

Abb. 146. Malignes Melanom der Aderhaut im Angiogramm (venöse Phase), *M* Melanom, *SNHA* sekundäre seröse Netzhautabhebung

Tumoren, vorwiegend aus Spindelzellen A und B aufgebaut (= faszikulärer Typ), haben eine bessere Prognose als vorwiegend *epitheloidzellige Tumoren* (dieser Zelltyp ist jenem sehr ähnlich, der im allgemeinen bei malignen Melanomen der Haut vorliegt). So gut wie immer handelt es sich aber um einen zytologischen Mischtyp, bei dem dann jeweils ein Zelltyp dominiert. *Je melaninreicher* die Tumorzellen sind, umso schlechter ist die Prognose. Das *Tumorvolumen* ist ein weiterer Faktor, der die Prognose signifikant beeinflußt: Tumoren unter 1 ml Volumen (echobiometrisch ermittelt) besitzen eine weit bessere Prognose als größere. Ähnliche prognostische Bedeutung kommt dem

Durchmesser des Tumors (= Durchmesser der skleralen Auflagefläche) zu: ein Durchmesser unter 10 mm bestimmt eine bessere Prognose als ein größerer. Die *Tumorprominenz* ist demgegenüber weniger für die Prognose bedeutungsvoll.

Therapie der malignen Melanome der Uvea

– *Iris:* Sektoriridektomie im Gesunden. Die histologische Untersuchung zeigt dann, daß es sich meist um Iriszysten (38%) und Irisnävi (31%) und nur in 24% um tatsächliche maligne Melanome der Iris handelt (Shields, 1983). Deshalb werden diese Irismelanome simulierenden Iristumoren als Pseudomelanome bezeichnet. Wegen der extrem niedrigen Mortalität bei Irismelanomen (Jakobiec, 1981) sollte man bei der Exzision von Iristumoren eher zurückhaltend sein und sich nur bei nachgewiesenem rapidem Wachstum und zunehmender Vaskularisation dazu entschließen.

– *Ziliarkörper:* Blockexzision des Tumors mit der angrenzenden Iris und der darüberliegenden Sklera und Deckung des skleralen Defektes mit einem Skleratransplantat. Bei tiefem Einwachsen in die Aderhaut Ausschneidung im Gesunden mit einem Kryo-, Laser- oder Diathermieriegel (= Thermoadhäsion zwischen Netzhaut, Aderhaut und Pigmentepithel) als Prophylaxe einer Netzhautabhebung.

– *Aderhaut:*

1. *Bulbuserhaltende Therapiemaßnahmen:*
   - Photokoagulation (Xenonlicht, Argonlaser, Kryptonlaser, Dye-Laser, YAG-Laser)
   - Strahlentherapie mittels Ruthenium (Ru^{106}) (episklerale Strahlenträger), das unter Abgabe von β-Strahlen über Rhodium Rh^{106} in Pa^{106} zerfällt.
   - Protonenstrahlentherapie
   - hintere Blockexzision (Sklera, Aderhaut + Netzhaut).

Für die Indikation zu bulbuserhaltenden Maßnahmen wird die strenge Einhaltung folgender Kriterien gefordert:

- umschriebene Ausdehnung des Tumors (B-scan-Ultraschallechographie)
- nicht allzu große Höhe des Tumors (5 bis 7 mm bei Ru^{106} und 2 mm bei Photokoagulation)
- fehlende Invasion des Ziliarkörpers
- Mindestabstand von der Papille und der Makula 2 mm
- fehlendes extraokuläres Wachstum.

2. *Enukleation:* wegen der statistisch gesicherten Nachuntersuchungsergebnisse wurde von Zimmermann und McLean (1979) die

Hypothese aufgestellt, daß die Enukleation, als eine den Bulbus unter hohem Druck quasi ausknetende Prozedur, die Metastasierung geradezu provoziert. Deshalb wurden vielerorts Techniken einer schonungsvollen, drucksteigernde Manipulationen am Auge vermeidende Enukleation unter normotensiven Bedingungen erarbeitet: dazu zählen das Anfassen des Bulbus mit einer Kryopinzette (wodurch auf den Bulbus kein Druck ausgeübt und ein Ausschwemmen von Tumorzellen durch Kälteverschluß der Gefäße verhindert wird) oder mit einer Schlinge, die von vorne nach hinten über den Bulbus zugezogen wird und somit alle zum Bulbus führenden oder von ihm abgehenden Blutgefäße abgeklemmt. Erst diese den Bulbus wie ein „rohes Ei" anfassenden Methoden der Enukleation („non touch enucleation"), die zusätzlich die Blutgefäße als die Transportwege der enukleationsbedingten Tumorzellaussaat verschließen, machen die Prognose enukleierter Patienten besser als die nicht enukleierter (Packard, 1980).

- *Diktyome* (Medulloepitheliome) (vgl. S. 383)

Sehr seltene teratoide (= auf der Basis angeborener intraokulärer Mißbildungen entstehende) Tumoren der Uvea sind embryonale Tumoren, die in benignen und malignen Varianten vorkommen. Diese Tumoren gehen vom inneren nicht pigmentierten Epithel des Ziliarkörpers aus. Fließende Übergänge zu Adenomen und Adenokarzinomen. Klinisch handelt es sich dabei um weiße oder grauweiße Prominenzen mit unregelmäßiger Oberfläche bei Kindern.

- *Zylindrome*

Vom pigmentierten Ziliarepithel ausgehende, dem Diktyom analoge Tumoren des Kindesalters, die infiltrativ destruierend vorwachsen, aber wenig Neigung zu Fernmetastasen zeigen.

- *Leukosarkome*

Vereinzelt beschriebene, klinisch dem Retinoblastom ähnelnde Tumoren, die ebenfalls im Kindesalter vorkommen und vom interstitiellen Gewebe des Ziliarkörpers und der Aderhaut ausgehen.

- *Retikulum-Zellsarkome* (vgl. S. 383)

Sehr seltene, meist unter dem Bild der Chorioretinitis, Skleritis oder Endophthalmitis einhergehende Tumoren mit weißlichen subretinalen Infiltraten, die von Blutungen umgeben sind.

c) Metastatische Tumoren der Uvea

Praktisch das gesamte Spektrum von Karzinomen und Sarkomen kann in die Uvea metastasieren. In einzelnen großen Statistiken finden sich unter den an einem Karzinom verstorbenen Patienten bis zu 12% mit histologisch verifizierten Metastasen in der Uvea. Neben der

Aderhaut sind der N. opticus, die Orbita, der Ziliarkörper, die Netzhaut, die Sklera, die Iris und die äußeren Augenmuskeln Prädilektionsstellen von metastatischen Tumorabsiedlungen. Die Primärtumoren gehen der Häufigkeit nach von folgenden Organen aus: Mamma (40%), Lunge (29%), Testes (3%). 30% aller malignen Melanome der Haut metastasieren in die Uvea.

Klinisches Bild: Iris- und Ziliarkörpermetastasen: knotenförmige Verdickung des Irisstromas und des Ziliarkörpers unter dem Bild einer Iridozyklitis (Diagnose durch Aspirat aus der Vorderkammer). *Aderhautmetastasen:* langsam sich entwickelnde, flache umschriebene, weißlichgraue bis graubraune Erhabenheiten, meist in der Nähe des Sehnervs oder zumindest im Bereich des hinteren Augenpols. Täuschen nicht selten im Beginnstadium eine Chorioretinitis oder eine hintere Skleritis vor, im Spätstadium hingegen ein malignes Melanom der Aderhaut (überhaupt wenn es sich um Metastasen von Hautmelanomen handelt). *Diagnose:* Infrarotphotographie, Fluoreszenzangiographie, Ultraschallechographie, P^{32}-Test. In einigen Statistiken figurieren Metastasen der Uvea als häufigste Neoplasien des Auges (Ferry und Font, 1974). *Therapie:* Entfernung des Primärtumors durch den Chirurgen. Zytostatische Therapie. Beim Mamma-Ca: Hormontherapie + Strahlentherapie. Bei den übrigen Metastasen ausschließlich Strahlentherapie. Lebenserwartung nach Auftreten okulärer Metastasen in der Uvea 8 Monate bis 2 Jahre.

K. Linse

1. Anatomie

Glasklarer, gefäßloser und nervenloser elliptisch geformter Körper, der in der hinteren Augenkammer den Raum zwischen Irisrückfläche und der Vorderfläche des Glaskörpers (= Fossa patellaris) einnimmt. Der anterior-posteriore Durchmesser erreicht ungefähr 4 mm und nimmt jenseits des 50. Lebensjahres auf 4,75 bis 5 mm zu. Der äquatoriale Durchmesser bewegt sich um 9 mm.

Die Rückfläche ist mit einem Krümmungsradius von durchschnittlich 6 mm stärker gekrümmt als die Vorderfläche (durchschnittlicher Krümmungsradius = 10 mm). Ihr Volumen beläuft sich bei Personen zwischen dem 20. und 40. Lebensjahr auf 0,163 ml und nimmt bei 80- bis 90jährigen auf 0,244 zu. Ihr Gewicht steigt von 130 mg im 1. Lebensjahr auf 250 mg im 90. Lebensjahr an. Ihr spezifisches Gewicht erhöht sich im Laufe eines langen Lebens um 40‰ (von 1030 auf 1070).

Dieser physiologische *Altersvorgang* wird Sklerosierung bezeichnet. Er *bedingt dreierlei:*

- eine zunehmende Immobilität der Linse (→ Abnahme der Akkommodation)
- eine zunehmende Brechkraft der Linse (→ Myopisierung) und
- eine größere Raumforderung (bei kleindimensioniertem vorderem Augensegment → Neigung zum Winkelblockglaukom).

Die Linse wird durch das *Ligamentum suspensorium Zinnii,* das aus tausenden von Zonulafasern besteht, in ihrer axialen Position gehalten. Die Zonulafasern entspringen vorwiegend an der Pars plicata des Ziliarkörpers und inserieren am Linsenäquator (Abb. 147). Die Linse ist ein bradytrophes Gewebe. Die Ernährung erfolgt ausschließlich durch das zirkulierende Kammerwasser.

Der Aufbau der Linse wird durch ihre Embryonalentwicklung bestimmt. Alle Anteile entstehen aus dem Epithel.

Die äußerste umhüllende Schicht ist die strukturlose elastische Basalmembran des Epithels, die *Linsenkapsel,* die überhaupt dickste Basalmembran des menschlichen Körpers (Abb. 148). Das *Linsenepithel* besteht aus einer einschichtigen Lage kubisch bis zylindrischer Zellen.

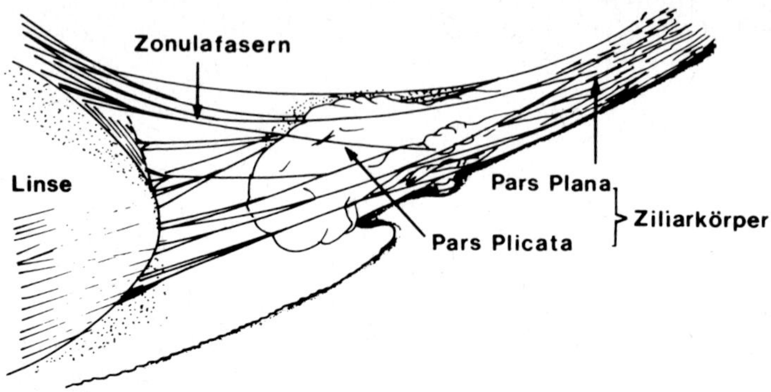

Abb. 147. Schematische Darstellung der Syntopie von Linse, Zonulaapparat und Ziliarkörper

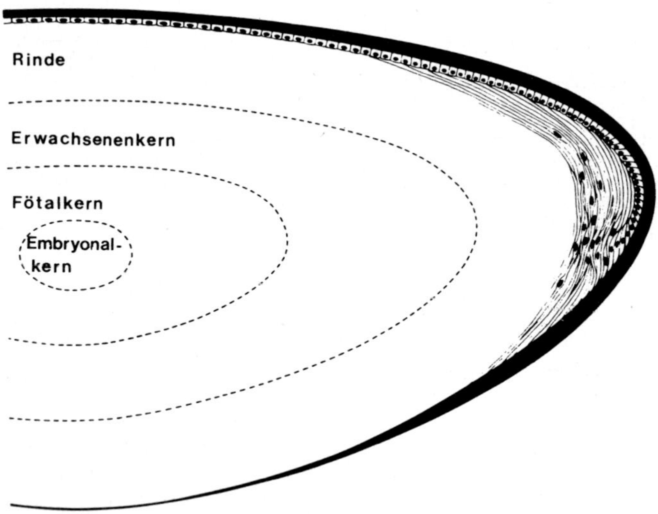

Abb. 148. Schematisierter Querschnitt durch die Linse. Der innere Anteil des Erwachsenenkernes ist der juvenile Kern. (Nach Hogan, M., Alvarado, J., Weddell, J.: Histology of the Human Eye. Philadelphia-London-Toronto: Saunders. 1976)

Die prääquatorialen Zellen weisen die größte proliferative Aktivität (Mitosen) auf, die zentralen Zellen ruhen unter physiologischen Bedingungen. Die äquatorialen Linsenepithelzellen bilden sich in Linsenfasern um und besorgen damit das Wachstum der Linse. *Linsenrinde* und *Linsenkern,* zusammen als Linsenparenchym bezeichnet, bestehen aus konzentrischen Lagen bandförmiger platter Fasern unterschiedlicher optischer Dichte = *Diskontinuitätszonen.*

Die Linse wächst durch Apposition von außen nach innen, sodaß der älteste Linsenteil im Zentrum der Linse situiert ist: der wasserarme harte *Linsenkern.* Im Linsenkern sind die Fasern ohne Zellkerne. Die Diskontinuitätszonen lassen eine Schichtung des Linsenkernes in einen Embryonalkern, Fötalkern, juvenilen Kern und Erwachsenenkern erkennen. Die oberflächlichsten Fasern bis zur Linsenkapsel bilden die besser als der Kern hydrierte weiche *Linsenrinde.* Die kontinuierliche Apposition neuer Linsenfasern macht im Dienst einer möglichsten Konstanthaltung der Linsenform kompensatorische Umbauvorgänge, wie Dehydrierung, Verfestigung, Verdichtung und Denaturierung des Linseneiweißes, erforderlich. Vor allem der Kern verdichtet sich im Laufe des Lebens und gewinnt damit einen zunehmenden Brechungsindex. Je mehr sich der Kern verdichtet *(Kernsklerose),* umso mehr nimmt die Elastizität der Linse ab. Etwa um das 60. Lebensjahr ist die Linse ein starres Gebilde geworden (Presbyopie).

2. Embryologie

Die Entwicklung der Linse wird durch den Kontakt der Augenblase mit dem Ektoderm bereits im 4-mm-Stadium des Embryos induziert. Der ektodermale Ursprung der Linse erklärt die Linsenmitbeteiligung bei generalisierten Hauterkrankungen. Zwischen der Basalmembran der verdickten zweiten Ektodermalzellreihe und der Basalmembran der Augenblase entwickelt sich der primäre Glaskörper. Die innere Ektodermalzellreihe (= Linsenplatte) beginnt sich ab dem 22. Schwangerschaftstag einzusenken = Linsengrube. Die Linsengrube stülpt sich nun mehr und mehr ein und schnürt sich bis zum 9-mm-Stadium des Embryos vom Ektoderm völlig ab = *Linsenbläschen.* Zwischen Linsenbläschen und Ektoderm schiebt sich von der Seite her Mesoderm als primitive Anlage der Hornhaut. Der Hohlraum des Linsenbläschens verkleinert sich mit dem Auswachsen der Linsenfasern aus den Linsenepithelzellen nach innen. Die Basalmembran der Linsenepithelzellen = die Linsenkapsel ist bereits mit 3 Wochen angelegt. Die Auffüllung des Linsenbläschens zur soliden Linse ist in der 4. Woche erreicht. Ab der 5. Woche beschränkt sich die Proliferation immer neuer schalenartig appositionierter Fasern auf die äquatorialen Partien der Linse. Die Zellkerne der innersten Fasern verschwinden dabei nach und nach, sodaß ein optisch homogener transparenter Linsenkern entsteht. Die Konturen der innersten Fasern verschmelzen also durch Wasserabgabe und Kompression zu einer homogenen Masse: dem Kern. Am Beginn der Embryonalentwicklung reichen die Fasern von Pol zu Pol und verleihen der Linse eine kugelige Gestalt. Ab dem 2. Schwangerschaftsmonat treffen sich die Linsenfasern an der axialen Vorder- und Rückseite in den sogenannten *Linsennähten,* sodaß die Linse ihre Kugelform verliert und die Gestalt eines Rotationselipsoids annehmen kann. Die vordere Linsennaht hat eine *Y*-, die hintere eine λ-Konfiguration. Beim Erwachsenen haben die Linsennähte 6 bis 10 Haupt- und 10 bis 16 Nebenstrahlen.

3. Physiologie

Die Linse ist neben der Hornhaut der zweitwichtigste Bestandteil des dioptrischen Systems des Auges. Die Gesamtbrechkraft des optischen Systems Auge beträgt 63 Dptr., davon entfallen auf die Hornhautvorderfläche + 48,83 Dptr. und auf die Hornhautrückfläche – 5,88 Dptr., die in Abzug zu bringen sind. Das Linsensystem steuert eine Brechkraft von 19,11 Dptr. bei. Durch die Kontraktion des Ziliarmuskels erschlaffen die Zonulafasern und die Gestalt der Linse nähert sich entsprechend ihrer hohen Eigenelastizität der Kugelform. Die Brechkraft der Linse kann dabei auf 33,06 Dptr. zunehmen = *Akkommodation.*

Der Krümmungsradius der vorderen Linsenkapsel nimmt dabei von 10 auf 5,3 mm ab, die Linsendicke nimmt um 0,4 mm zu. Mit dieser Zunahme der Brechkraft als Naheinstellungsreaktion hilft die Linse achsenparallele Strahlen, die im emmetropen Auge im akkommodationslosen Zustand für Objekte aus der Ferne auf der Makula der Netzhaut vereinigt werden, auch für nahe Objekte im Sinne einer scharfen Abbildung in der Makula als Brennpunkt zu bündeln (siehe Akkommodation, S. 14).

4. Erkrankungen der Linse

Übersicht

Alle Erkrankungen des Linsengewebes gehen mit mehr oder weniger ausgeprägten Trübungen, also einer Katarakt im weitesten Sinne des Wortes, einher:

1. Physiologische Altersveränderungen der Linse
   - Kapselverdickung
   - Kernverdichtung
2. Veränderungen des Aufhängeapparates = Linsen(sub)luxation
   - Isoliert
   - Bei Systemerkrankungen
   - Posttraumatisch
3. Veränderungen der Linsenkapsel
   - Echte Kapselabschieferung
   - Pseudoexfoliatio lentis
4. Mißbildungen der Linse – kongenitale Formabnormitäten der Linse
   - Kongenitale Aphakie und Biphakie
   - Mikrophakie
   - Sphärophakie
   - Lenticonus (-globus) anterior et posterior
   - Linsenkolobome
5. Trübungen der Linse = Katarakt
   a) Primäre Linsentrübungen
      - Kongenitale Katarakt
      - Juvenile Katarakt
      - Senile Katarakt

b) Konsekutive Linsentrübungen
  Katarakt bei intraokularen Erkrankungen
    Typische Cataracta complicata
    Andere komplizierende Linsentrübungen
  Katarakt durch exogene Schädigungen
    Katarakt bei perforierenden Verletzungen
    Katarakt bei Prellungsverletzungen
    Siderosis lentis
    Chalkosis lentis
    Cataracta secundaria
    Katarakt durch ionisierende Strahlen
c) Linsentrübungen bei Allgemeinerkrankungen
  Bei Stoffwechselerkrankungen
    Kortisonkatarakt
    Diabetische Katarakt
    Katarakt bei Galaktosämie
    Katarakt bei Tetanie
    Katarakt bei hepatolentikulärer Degeneration (M. Wilson)
    Katarakt bei Myotonie
    Katarakt bei Phenylketonurie*
    Katarakt bei Homozystinurie*
  Bei Hauterkrankungen (= Cataracta syndermatotica)
    Katarakt bei Neurodermitis
    Katarakt bei Sklerodermie
    Katarakt bei Poikilodermie
  Linsentrübungen durch Mangelernährung*
    Allgemeine
    Vitamin-A-Mangel
    Favismus
  Linsentrübungen durch Medikamente*
    Steroidkatarakt
    Triparanol
    Nitroverbindungen
    Schwermetalldämpfe
    Schlafmittelabusus

6. Die Kataraktchirurgie
  Die Aphakie
  Die Aphakiekorrektur

---

* Im Text nicht ausführlich behandelt.

Einzeldarstellung

1. Physiologische Altersveränderungen der Linse

- *Linsenkapselverdickung*

Die Linsenkapsel, die dickste Basalmembran des menschlichen Organismus, nimmt mit steigendem Alter an Dicke zu, insbesondere in

Nachbarschaft zum Linsenepithel, das heißt, am vorderen Linsenpol und am Linsenäquator. Mit extremer Verdickung ist eine hauchartige, subjektiv vom Patienten nicht wahrnehmbare diffuse Trübung verbunden.

Beim *senilen Kapselstar* kommt es zusätzlich zu Trübungen des Linsenepithels.

- *Kernverdichtung*

Die den fortwährenden Wachstumsprozeß im Sinne einer Konstanz der Linsengröße kompensierende Dehydration, Kompression und Verschmelzung der zentralen Linsenfasern führt zu einer zunehmenden Verdichtung des Linsenkernes.

An der Spaltlampe imponiert die *Linsensklerose* als zunächst gelbliche, später mehr und mehr gelbbräunliche bis bräunliche Verfärbung des transparenten Linsenkernes. Damit bestehen fließende Übergänge zum *senilen Kernstar.*

Die Kernsklerose bewirkt eine Zunahme der Brechkraft des Linsenkernes. Folgen dieses Prozesses sind:

- Myopisierung (Brechungsmyopie) im Senium
- doppelter Brennpunkt (der eine von dem brechenden System der emmetropisierenden Rinde, der andere von dem des myopisierenden Kernes) mit subjektiv sehr störender monokularer Diplopie.

Therapie: Miotika, um die Rinde als dioptrisch wirksame Kraft möglichst auszuschalten!

2. Veränderungen des Aufhängeapparates (Abb. 149)

- *Linsen(sub)luxation = Ektopia lentis*

Klinisches Bild: Als *Subluxation* werden Lockerungen der festen Aufhängung mit Verkippung bzw. geringfügiger Dezentrierung der Linse aus ihrer streng axialen Position durch teilweise Lösung aus der Zonulalamelle bezeichnet. Weitere Symptome der Subluxation sind: Iridodonesis (= Irisschlottern), Phakodonesis (= Linsenschlottern), Sichtbarwerden des Linsenäquators mit einem außerhalb des Linsenäquators befindlichen linsenlosen Pupillenanteil = partielle Aphakie (= Linsenlosigkeit) der Pupille, die häufig von der Kopfposition abhängig ist.

Als *Luxation* der Linse gilt eine totale Dislokation der Linse aus ihrer retroiridalen Stammposition durch völlige Lösung aus dem Zonulaapparat. Die Luxation kann prinzipiell nach vorne, das heißt in die Vorderkammer und nach hinten, das heißt in den Glaskörperraum, erfolgen. Bei *Luxation in die Vorderkammer* resultiert durch ein sekundäres Winkelblockglaukom ein akuter sehr hoher Anstieg des intraokularen Druckes und durch Traumatisierung des Hornhautendothels (durch reibende Berührung) eine Eintrübung und Verdickung der Hornhaut. *Therapie:* Kryoextraktion der Linse aus der Vorderkammer, nachdem durch medikamentöse Miosis die Linse daran gehindert worden ist, in den Glaskörperraum abzusinken. *Luxation in*

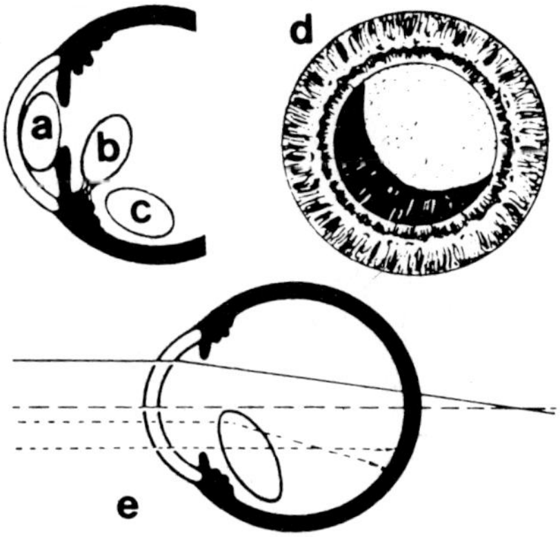

Abb. 149. Luxationsformen der Linse: **a** in die Vorderkammer, **b** Subluxation (**d** klinisches Bild der Subluxation), **c** Luxation in den Glaskörperraum, **e** durch die Luxation in den Glaskörperraum hervorgerufene Refraktionsanomalie und monokuläre Diplopie. (Nach Sachsenweger, R.: Kompendium und Atlas der Augenheilkunde. Stuttgart: G. Fischer. 1976)

den Glaskörperraum: extrem tiefe Vorderkammer, Iridodonesis, funktionelle Aphakie mit entsprechender Sehminderung. Die frei bewegliche Linse führt durch ständige mechanische Reizung des Ziliarkörpers zum *Hypersekretionsglaukom.* Später trübt sich die Linse mehr und mehr ein und schrumpft. Das denaturierte Linseneiweiß löst eine Autoimmunreaktion der Uvea aus = *phakogene Uveitis mit phakolytischem Glaukom* (siehe S. 206 und 291). Da die Linse den Glaskörper im Pupillarbereich nicht mehr zurückdrängt, prolabiert dieser in die Vorderkammer. Glaskörperzug und Netzhauttrauma durch die im Glaskörperraum herumpendelnde Linse können Netzhautrisse hervorrufen. Folge ist eine *rhegmatogene Netzhautabhebung.*

Therapie der Linsenluxation

- Aphakiekorrektur (Starbrille, Kontaktlinse, Vorderkammerimplantatlinse)
- bei Sekundärglaukom: zunächst Versuch einer konservativen Glaukomtherapie (siehe S. 287), bei deren Versagen fistulierende Glaukomoperationen (siehe S. 294).
- bei rhegmatogener Netzhautabhebung: Amotiochirurgie obligatorisch mit Vitrektomie und Lensektomie (siehe S. 319 u. 360).

Mit der primären Entfernung der Linse aus dem Glaskörperraum sollte man trotz aller modernen technischen Möglichkeiten sehr zurückhaltend sein. Häufige Operationsfolgen sind: Netzhautablösungen, Sekundärglaukome und schließlich Phthisis bulbi.

Ätiologie der Linsen(sub)luxation

– *Isolierte monosymptomatische Ektopia lentis* durch kongenitales Fehlen oder ungleiche Entwicklung der Zonulafasern, die auf der einen Seite zu kurz, auf der anderen zu lang sein können.
– *Systemerkrankungen:* im Rahmen mesenchymaler Systemerkrankungen:

a) *Marfan-Syndrom* (= Arachnodaktylie): autosomal dominant vererbte okuläre kardiovaskuläre und Skelettanomalien (Plusvariante: Längenwachstum + Spitzenwachstum (Abb. 150) (siehe auch S. 211).

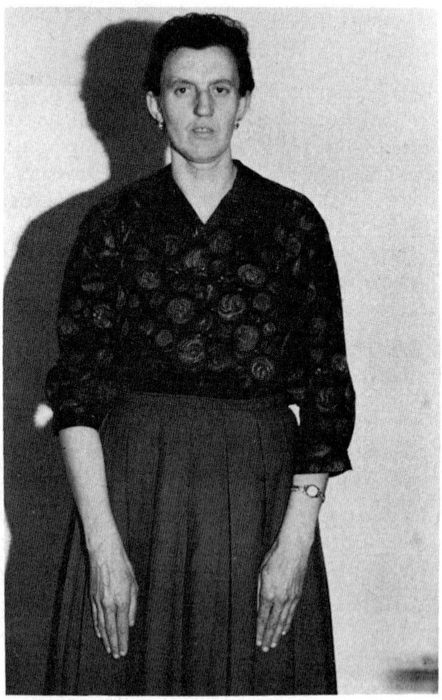

Abb. 150. Marfantyp

b) *Marchesani-Syndrom:* autosomal rezessiv vererbtes Syndrom, ähnlich dem Marfan-Syndrom mit dem Unterschied einer Minusvariante des Skelettwachstums (Kurzgliedrigkeit = Brachydaktylie) (Abb. 151).

Bei beiden Syndromen liegt eine progressive Minderwertigkeit des zonulären Aufhängeapparates vor, die zunächst, der Eigenelastizität der Linse folgend, zu einer Sphärophakie mit subsequenter Brechungsmyopie führt. Die gedehnten Zonulafasern reißen dann nach und nach ein und erlauben so die Luxation der Linse.

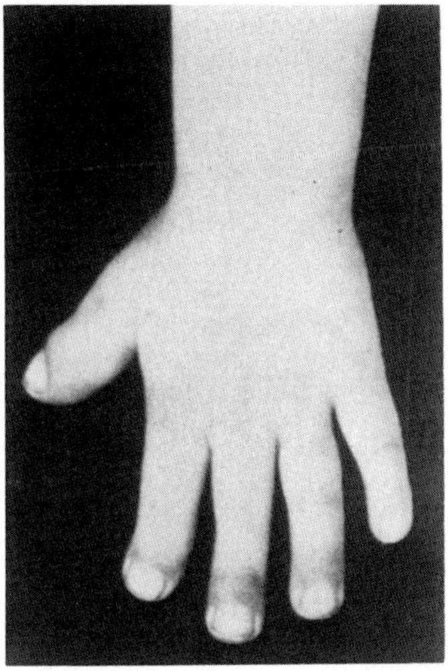

Abb. 151. Brachydaktylie bei Marchesanisyndrom

c) *Homozystinurie:* autosomal rezessiv vererbte Aminosäurestoffwechselstörung mit ähnlicher Symptomatik wie bei den vorangegangenen Syndromen. Die Krankheit beruht auf dem Fehlen des Fermentes Zystathionin-β-Synthetase, das die Kondensierungsreaktion von Homzystin und Serin zu Zystathionin katalysiert, damit durch Transmethylierung aus Methionin Zystin entstehen kann. Dieses Ferment fehlt auch in Leber und Hirn. In der Hälfte der Fälle treten deshalb Hirnschäden und Entwicklungsverzögerungen auf.

– *Posttraumatische Linsenluxation:* Das einseitige nach schwerem Prellungstrauma (Kuhhornstoß, Boxhieb, Sturz auf das Auge etc.) des Bulbus auftretende Einreißen oder Abreißen des Zonulaapparates führt zur Subluxation und Luxation der Linse. Dabei können sich folgende *Luxationsformen* ergeben:

- Luxation in die Vorderkammer (→ sekundäres Winkelblockglaukom)
- Luxation in den Glaskörperraum (→ Hypersekretionsglaukom → phakolytisches Glaukom → Netzhautabhebung)

- vordere Skleralruptur mit Luxation der Linse unter die Bindehaut oder hintere Skleralruptur mit Luxation der Linse in den Tenonschen Raum.

Therapie: wie bei den übrigen Luxationsformen der Linse. Gleichzeitig bestehende Skleralrupturen müssen mikrochirurgisch verschlossen, die Wundränder mit transskleraler Kryopexie der Netzhaut gegen eine rhegmatogene Netzhautabhebung abgesichert und der Glaskörperraum mit Luft, Luft + SF_6-Gas (siehe Ablatiochirurgie) oder Healon tamponiert werden.

3. Veränderungen der Linsenkapsel

• *Echte Kapselabschilferung*

Lamellenförmige Aufspaltung der vorderen axialen Kapselpartien (= „Feuerlamelle") bei jahrzehntelanger Einwirkung hoher Temperaturen (als Infrarot-, Glasbläser- oder Wärmestar). Zum Vollbild dieser Starform gehören noch scheibenförmige Trübungen der kapselnahen Rinde am hinteren Linsenpol (Abb. 152).

• *Pseudoexfoliatio lentis*

Sekundäre Auflagerungen eines dem Amyloid ähnlichen PAS-positiven Materials aus dem Kammerwasser auf der vorderen Linsenkapsel.

Diese transparenten Niederschläge, deren Ränder weißlich gezackt sind, finden in Form einer zentralen lamellären Scheibe und eines peripheren prääquatorialen Kranzes auf der vorderen Linsenkapsel statt (Abb. 152). Am Pupillarrand finden sich weißliche Filzflöckchen, die durch das Pupillenspiel von der zentralen Lamelle abgeschabt werden.

Das pseudoexfoliative Material kommt in Form kleiner Bröckel immer wieder von der Linse los, sammelt sich im Kammerwinkel an und führt so zu einem sekundären Offenwinkelglaukom = *Glaucoma capsulare* (siehe S. 290).

Die rauhen Linsenauflagerungen schaben beim Pupillenspiel am Irispigmentepithel, brechen die Zellen auf und setzen Melanin frei, das ebenfalls in die Kammerwinkelregion absintert und gonioskopisch vor dem Schwalbeschen Grenzring deutlich sichtbar ist (Sampaolesische Linie). Die subsequente peripupilläre Irisatrophie ist damit ebenfalls ein Hauptsymptom der Pseudoexfoliatio lentis.

4. Formabnormitäten der Linse

• *Kongenitale Aphakie*

Extrem seltene Mißbildung meist im Rahmen einer Aplasie des gesamten vorderen Segmentes oder bei schwersten Mißbildungen, wie Synophthalmus oder Zyklopie. Eine

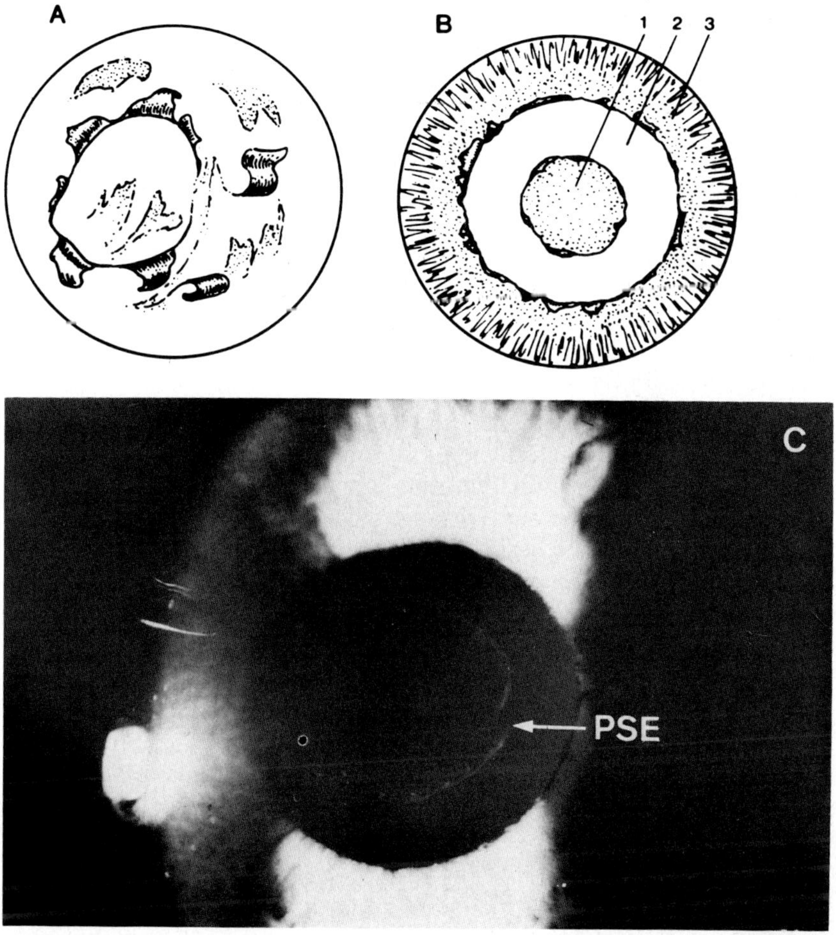

Abb. 152. Exfoliation der Linse. **A** und **B** schematisierte Darstellung: **A** Echte Exfoliation, **B** Pseudoexfoliation (**1** zentrale Scheibe, **2** intermediäre Zone, **3** prääquatorialer Kranz), **C** klinisches Bild der zentralen Scheibe bei Pseudoexfoliation *(PSE)*

sekundäre kongenitale Aphakie entwickelt sich durch Resorption einer ursprünglich teilweise angelegten Linse.

- *Kongenitale Biphakie*

Ebenfalls extrem seltene Mißbildung, bei der Linse oder Linsenkern aus zwei plankonvexen frontal separierten Anteilen bestehen.

- *Mikrophakie*

Zu kleine Linse im Verhältnis zur Achsenlänge des Bulbus, meist bei exzessiver Myopie.

- *Sphärophakie*

Kugelform der Linse bei Minderwertigkeit des zonulären Aufhängeapparates (siehe Linsenluxation).

- *Lenticonus (-globus) anterior et posterior*

Angeborene Ausbuchtungen des vorderen oder hinteren Linsenpols. Meist manifestieren sich diese Veränderungen erst zwischen 20. und 50. Lebensjahr. Ursache sind entweder Verdünnungen bzw. Einrisse der Linsenkapsel oder mehrschichtige Linsenepithelformationen im Sinne eines Phakoms.

- *Linsenkolobome*

Angeborene Einkerbungen des unteren Linsenrandes meist in Kombination mit Iriskolobomen und/oder Aderhautkolobomen, sind somit als Hemmungsmißbildung bei unvollständigem Verschluß der Augenbecherspalte in der 6. Schwangerschaftswoche (15-mm-Stadium) aufzufassen.

5. Trübungen der Linse = Katarakt

a) Primäre Linsentrübungen

= Linsentrübungen, die nicht auf äußere Einflüsse zurückzuführen sind und wahrscheinlich Störungen der Genstruktur im Sinne einer konstitutionellen Disposition ihre Entstehung verdanken, soweit sie nicht auf Erblichkeit oder einem abnormen Chromosomensatz beruhen (Abb. 153).

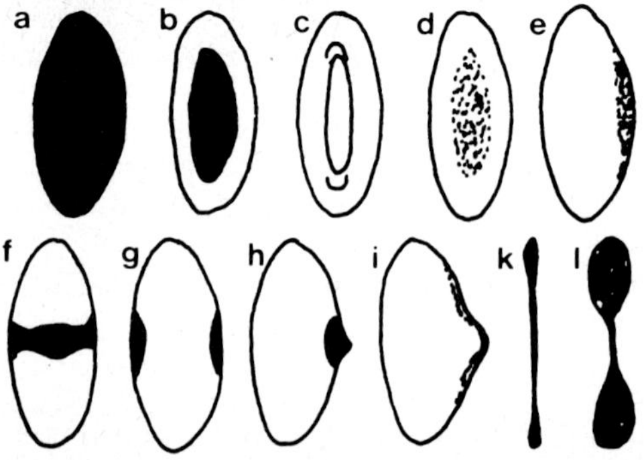

Abb. 153. Trübungsformen der Linse. **a** Totalstar, **b** Kernstar, **c** Schichtstar, **d** Pulverstar, **e** hinterer Rindenstar, **f** Spindelstar, **g** Polstar, **h** Pyramidalstar, **i** Lenticonus posterior, **k** Cataracta secundaria, **l** Cataracta secundaria mit Soemmeringschem Kristallwulst. (Nach Sachsenweger, R.: Kompendium und Atlas der Augenheilkunde. Stuttgart: G. Fischer. 1976)

• *Kongenitale Katarakt*

– *Cataracta congenita totalis:* angeborene, vollständige weißliche Linsentrübung.

Sonderformen: *Cataracta lactea:* Kolliquationsnekrose mit Verflüssigung des Linsenmaterials. Durch teilweise Resorption des Linsenbreies bleibt nur mehr der Kapselsack mit Rindenresten als ein membranartiges Gebilde über = *Cataracta membranacea:* wenn in eine solche Linse Gefäße einsprossen, liegt das Bild der *Cataracta vasculosa* vor. Bei Aplasie des Kernes entwickelt sich die Ringstarlinse: *Cataracta anularis,* die eine rettungsgürtelartige Gestalt besitzt.

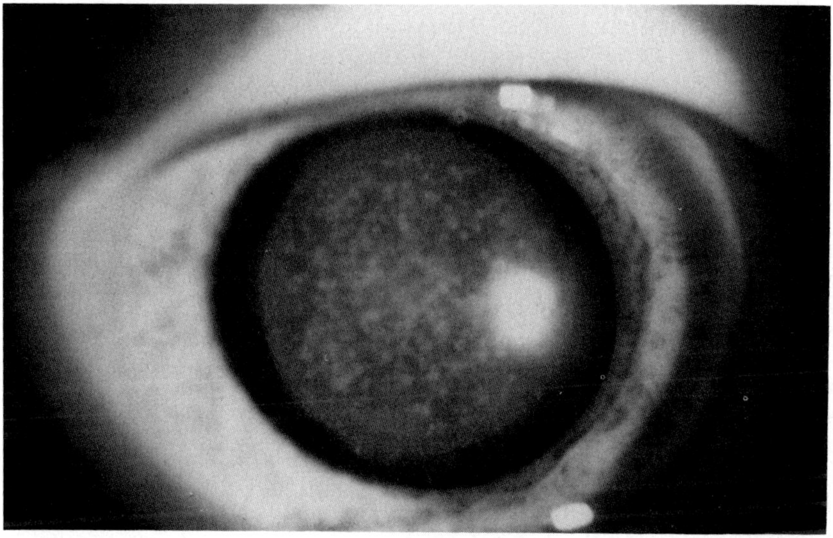

Abb. 154. Klinisches Bild eines kongenitalen Pulverstars

– *Cataracta congenita partialis:* die Linsentrübungen beschränken sich bei normaler Linsenform auf bestimmte Schichten oder Zonen der Linse.

Angeborener Zentralstar oder Kernstar: so gut wie immer doppelseitige inhomogene Trübungen des Embryonalkernes, die meist einen staub- oder punktförmigen Charakter besitzen = *Cataracta centralis pulverulenta* (Abb. 154).

Nicht selten ist der getrübte Embryonalkern von mehreren spangenförmigen Trübungszonen (= „Reiterchen“) umschlossen = Schichtstar oder *Cataracta zonularis.* Die *Cataracta polaris anterior* = der vordere Polstar geht auf Rückbildungsstörungen der embryonalen

Pupillarmembran, die auf der Linsenkapsel fest haftet, zurück. Die *Cataracta polaris posterior* = der hintere Polstar verdankt Rückbildungsstörungen der Vasa hyaloidea und des primären Glaskörpers seine Entstehung.

Ätiologie: Rötelembryopathie (Gregg-Syndrom) in 30% der kongenitalen Katarakte durch Rubeoleninfektion der Mutter innerhalb der ersten 3 Schwangerschaftsmonate.

Zum *Gregg-Syndrom* gehören neben einem Kern- oder Totalstar noch: Mikrophthalmus, Kolobome und ein unregelmäßiges Muster des Pigmentepithels im Sinne einer Pseudoretinitis pigmentosa als ophthalmologische Symptome und Herzfehler bzw. Innenohrschwerhörigkeit als extraokulare Symptome. Die Rötelnviren überleben die Rötelnkatarakt um 3 Jahre. Bei extrakapsulärer Extraktion der Linse im ersten Lebensjahr entsteht eine chronische vordere Rubeolen-Uveitis. *Andere kataraktерzeugende Embryopathien* entstehen als Folge von den nachstehenden *Erkrankungen der Mutter während der 5. bis 8. Schwangerschaftswoche* durch: Poliomyelitis, Masern, Grippe, Hepatitis, Zoster, Herpes simplex, Varicellen, Pocken, Mononukleose, Parotitis epidemica, Lues, Gonorrhoe, Scharlach, Toxoplasmose. Auch *Strahlenschäden* und *Vergiftungen* wirken sich im 1. Trimenon kataraktogen aus. *Chromosomenaberration* mit assoziierten Linsentrübungen sind: Trisomie 13, Trisomie 18 und Trisomie 21 (Mongolismus). Auch *Anlage- und Rückbildungsanomalien* der Pupillarmembran und der Tunica vasculosa lentis sind Ursache angeborener Starformen. Nicht zuletzt sind noch genbedingte, meist dominant *erbliche Entwicklungsstörungen* als ätiologischer Faktor (vor allem des häufigen Schichtstars) zu nennen. Schließlich ist die seltene *Galaktosämie* kataraktbildend.

• *Juvenile Katarakt*

Die pränatale Genese einer Katarakt ist nicht immer eindeutig gegenüber einer postnatalen abzugrenzen, da pränatal beginnende Schädigungen der Linse (endogen-chromosomal oder stoffwechselbedingt) postnatal fortwirken können.

Klinische Bilder:

– *der klassische Schichtstar:* entwickelt sich in den ersten Lebensjahren und bietet wie der kongenitale Schichtstar das Bild punkt- und staubförmiger Trübungen um den klaren Kern: *Cataracta zonularis perinuclearis pulverulenta* mit hakenförmigen, den Trübungsäquator umgreifenden Schichttrübungen = *Reiterchen. Ätiologie:* hereditär (dominante Vererbung); bei Hypokalzämie (Spasmophilie) und Hypophosphatämie.

– *Kranzstar* (Cataracta coronaria): bei 25% aller Menschen ab dem 3. Lebensjahrzehnt. *Klinisches Bild:* weißliche oder bläuliche (C. coerulea) punkt- und keulenförmige Trübungen in den tiefen Rindenschichten mit konzentrischer Anordnung in der äquatorialen Zone, also extrem peripher. Deshalb sind die Trübungen meist erst nach Pupillenerweiterung sichtbar.
– *Cataracta coerulea:* ähnlich oder identisch mit der Cataracta coronaria. Die Trübungen sind in ihrer Gesamtheit aquamarinblau, größer und dichter als die des Kranzstars und reichen auch bis in die axialen Linsenanteile. *Ätiologie:* familiäres Auftreten (dominante Vererbung); typische Kataraktform bei Mongolismus (Down-Syndrom).

Die juvenilen Kataraktformen gehen meist bereits im Präsenium in den für die senile Katarakt typischen Speichenstar über.

• *Senile Katarakte*

Sie stellen mit Abstand die häufigste intraokuläre Krankheit dar. Die senile Katarakt manifestiert sich in 2 prinzipiellen Erscheinungsformen: als Rindenstar und als Kernstar.

Seniler Rindenstar

– *Vorderer Rindenstar: subjektive Beschwerden:* zunehmendes Blendungsgefühl, monokulares Doppelsehen (Diplopie) oder Mehrfachsehen (Polyopie). Myopisierung durch Kernsklerose. Besseres Sehen in der Dämmerung oder Dunkelheit durch die weitere Pupille. Nahvisus eher besser als Fernvisus.

Klinisches Bild (Abb. 155):

– stadienhafter progredienter Ablauf der Linseneintrübung, der sich über viele Jahre hinziehen, aber auch in jedem Stadium, vor allem in den Anfangsstadien für viele Jahre stationär bleiben kann.
– Cataracta senilis incipiens: Wasserspalten und lamelläre Zerklüftung in der vorderen Rinde
– radspeichenförmige und keilförmige Trübungen der vorderen und hinteren Rinde (C. cuneiformis)
– durch starke Wasseraufnahme entsteht das Bild der Cataracta intumescens mit einer beträchtlichen akuten Vergrößerung des Linsenvolumens (subjektiv: plötzliche massive Sehverschlechterung).

Die geschwollene Linse kann durch ihre Raumforderung die Iris nach vor pressen und so den Kammerwinkel total verschließen: → *akutes sekundäres Winkelblockglaukom* = Kombination der Symptomatik des akuten Winkelblockglaukoms (siehe S. 280) + der Symptomatik der Cataracta intumescens: die weißlich getrübte Linse bekommt einen perlmutterartigen Glanz, die Vorderkammer verseichtet.

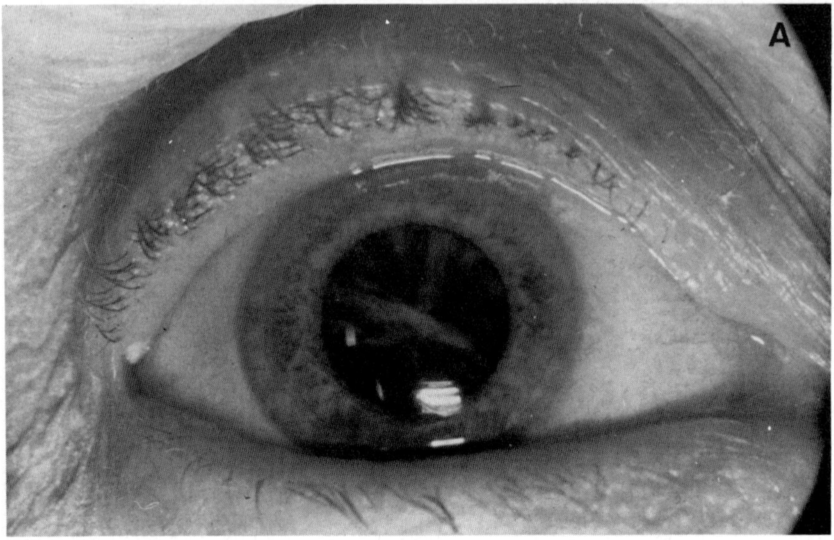

Abb. 155 A

Abb. 155. Klinisches Bild der Entwicklungsstadien der senilen Katarakt. **A** Speichentrübungen in der vorderen Rinde, **B** Cataracta intumescens mit Perlmutterschillern, **C** Cataracta hypermatura mit abgesunkenem Linsenkern *(K)*

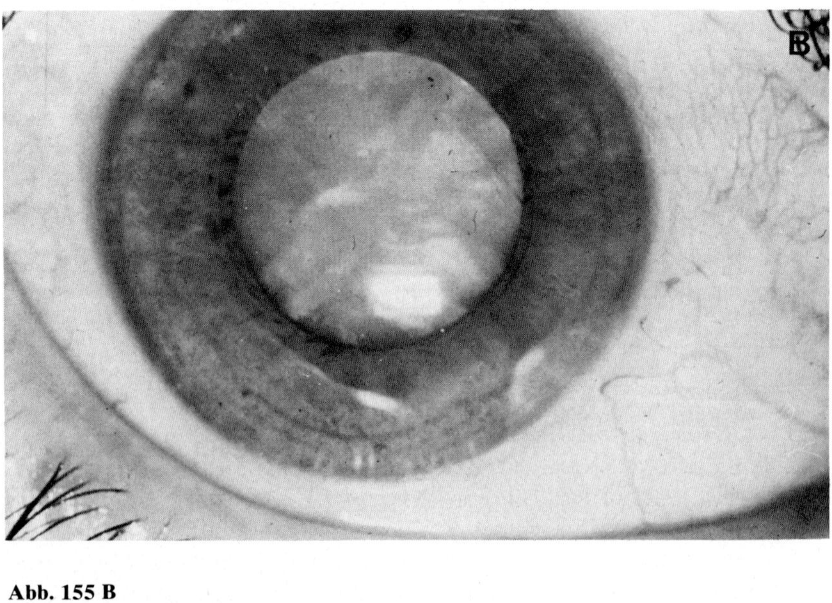

Abb. 155 B

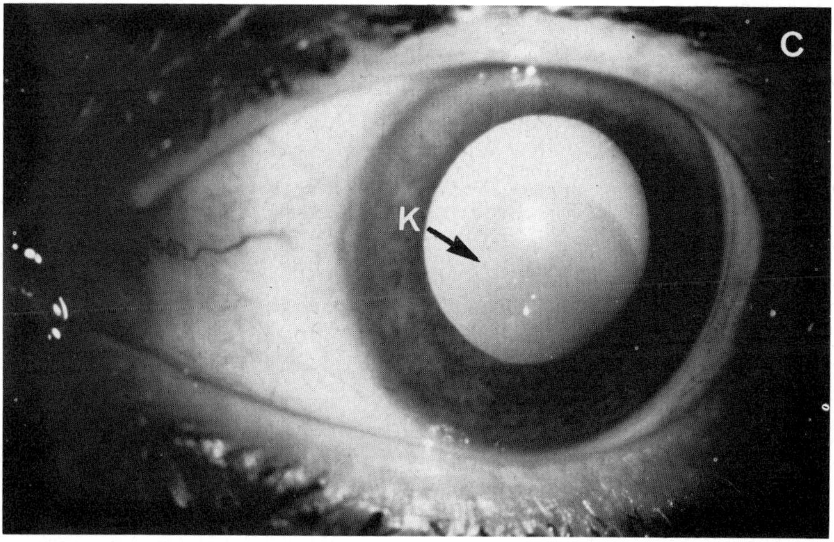

Abb. 155 C

– *Cataracta matura:* durch Wasserverarmung nimmt das Linsenvolumen wieder ab, die Rinde trübt sich gleichzeitig diffus weiß (Visus auf quantitatives Sehen herabgesetzt).
– *Cataracta hypermatura Morgagni:* Verflüssigung der diffus weiß getrübten Rinde, der harte, braun verfärbte Kern sinkt nach unten ab. *Komplikation:* → phakogene Uveitis (siehe S. 204) → phakolytisches Glaukom (siehe S. 204 u. 291).
– *Kapselstar:* durch weitere Austrocknung der Rinde tritt eine Volumsverminderung der Linse ein, die Rinde schrumpft, die Vorderkammer wird tief, die Kapsel fältelt sich, verdickt sich durch Proliferation und fibröse Metaplasie und liegt schließlich dem Kern direkt auf.
– *Hinterer Rindenstar: subjektive Beschwerden:* rasch einsetzende und fortschreitende Störung des Lesevermögens bei relativ gutem Fernvisus, eventuell Hypermetropisierung. *Klinisches Bild:* die Trübungen sind auf die kapselnahen Rindenschichten im axialen Anteil des hinteren Linsenpols beschränkt: petroleumtropfenartiges Farbschillern. Später subkapsuläre Vakuolen mit der Tendenz, zusammenzufließen. Bröckelige Einlagerungen → tuffsteinartige Trübungen = *hintere Schalentrübung*. Die Entwicklung bis zur Schalentrübung vollzieht sich meist in wenigen Monaten. Dieses Stadium bleibt viele Jahre unverändert bestehen, ehe sich der Kern und die vordere Rinde eintrüben.

Seniler Kernstar

Subjektive Beschwerden: langsam zunehmende Myopisierung durch Erhöhung des Brechungsindex des Linsenkernes = Indexmyopie. Das Lesevermögen ist viele Jahre sehr gut (und *ohne Brille* möglich). Monokulare Diplopie durch einen doppelten Brennpunkt der Linse: eine kürzere Brennweite des stark brechenden Kernes und eine größere Brennweite der schwächer brechenden Rinde im Brechungssystem Gesamtlinse. Häufig tritt der Kernstar in bereits myopen Augen auf. *Klinisches Bild:* der Kern hebt sich durch einen differenten Farbton von der Rinde kontrastmäßig stark ab. Der Farbton ist zunächst gelblich und geht zunehmend in ein Braun über *(Cataracta brunescens).* Gelegentlich färbt sich der Kern rot (Cataracta rubra) oder schwarz (Cataracta nigra). Die Rinde bleibt viele Jahre klar. Der Kernstar entwickelt sich extrem langsam, oft über 10 Jahre und mehr.

Ätiologie der senilen Katarakt: Abnahme der glykolytischen Aktivität im Alter → schlechte Sauerstoffversorgung → Anreicherung von Stoffwechselschlacken; degenerative Störung der Membranfunktion der Kapsel: Dysfunktion der „Kationenpumpe" zwischen Kammerwasser und intrakapsulärer Substanz; hormonelle Einflüsse: z.B. Diabetes (früher Altersstar), Umweltfaktoren: intensive (UV-)Lichteinstrahlung (frühe Katarakte in tropischen Zonen); Erbanlage: familiäre Häufung.

b) Konsekutive Linsentrübungen

Katarakte in Zusammenhang mit: anderen intraokularen Erkrankungen; exogenen Schädigungen; Allgemeinerkrankungen.

- *Katarakt bei intraokularen Erkrankungen*

– *Typische Cataracta complicata:* subjektive und klinische Symptomatik wie bei dem senilen hinteren Rindenstar (Cataracta subcapsularis posterior). *Ätiologie:* chronische Iridozyklitis, Heterochromiezyklitis, Retinopathia pigmentosa, ungeheilte lang bestehende Netzhautablösung, absolutes Glaukom.

– *Atypische Cataracta complicata:* Kernstar: bei exzessiver Myopie und chronischem Offenwinkelglaukom.

– *Glaukomflecken* (Cataracta disseminata subepithelialis glaucomatosa acuta, Vogt): multiple vordere subepitheliale weißliche punkt- und fleckförmige Trübungen („verschüttete Milch") nach einem langdauernden akuten Glaukomanfall, nach Herpes-corneae-Therapie mit 20%iger Zinkabreibung, nach langdauernder unkontrollierter Pantokaintropfenapplikation, nach Keratoplastik (Abb. 156).

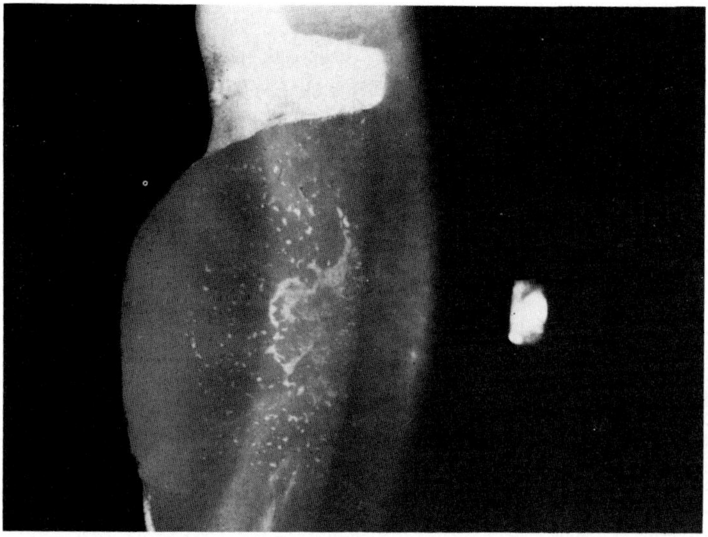

Abb. 156. Glaukomflecken der Linse nach Vogt

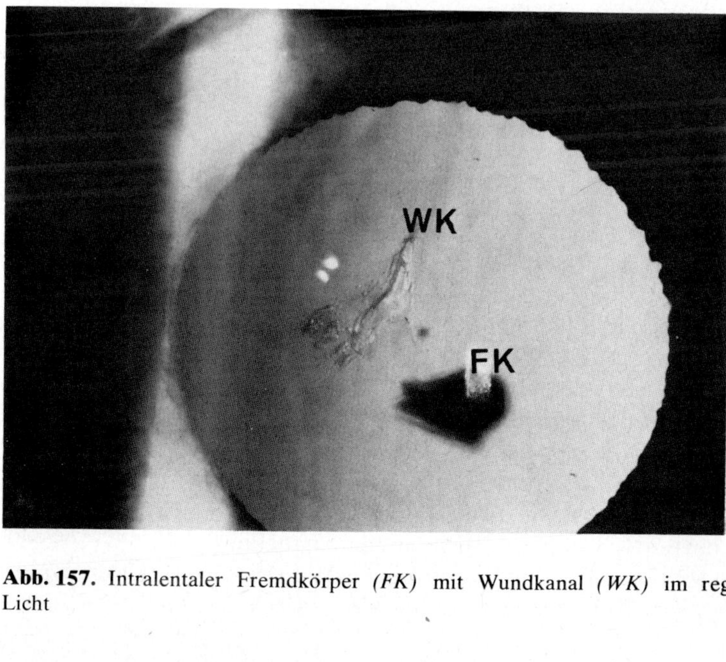

Abb. 157. Intralentaler Fremdkörper *(FK)* mit Wundkanal *(WK)* im regredienten Licht

- *Katarakt durch exogene Schädigungen*

– *Katarakt bei perforierenden und kontusionellen Verletzungen* (= Wundstar oder Cataracta posttraumatica):

– *Perforationsstar: klinisches Bild:* zunächst entwickelt sich eine Trübung entlang des Wundkanals (Abb. 157) (durch einen ins Auge eingedrungenen Fremdkörper oder durch einen spitzen bzw. schneidenden Gegenstand). Schon einige Minuten bis Stunden später kommt es meist, vor allem bei Jugendlichen mit weicher Linse, zur Aufquellung und diffus weißlichen Trübung der Linse (Abb. 158). Quellende Linsenmassen treten durch die Öffnung in der Linsenkapsel aus und gelangen so in die Vorderkammer (Abb. 159). Im Laufe von Monaten werden die gequollenen Linsenbröckel über die Iris resorbiert. Zurückbleibt die verdickte hintere Linsenkapsel mit Rindenresten = *komplizierter Nachstar* (Abb. 160). Die Rindenreste sammeln sich besonders stark in der Äquatorzone und erzeugen so einen Trübungstyp, der der kongenitalen *Ringstarlinse* gleicht = *Soemmeringscher Kristallwulst* in einer *Cataracta reducta secundaria.*

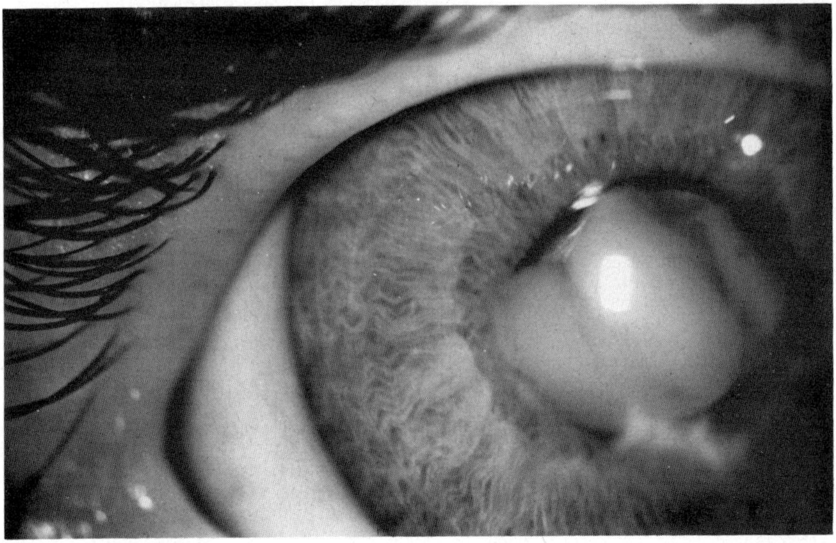

Abb. 158. Quellende Linse nach perforierendem Linsentrauma

Im *höheren Alter* ist mit einer so umfangreichen Resorption vor allem des harten Linsenkerns nicht mehr zu rechnen.

Bei äquatorialer Eröffnung der Linsenkapsel entwickelt sich durch Eindringen des Kammerwassers, das sich zwischen den Linsenfasern

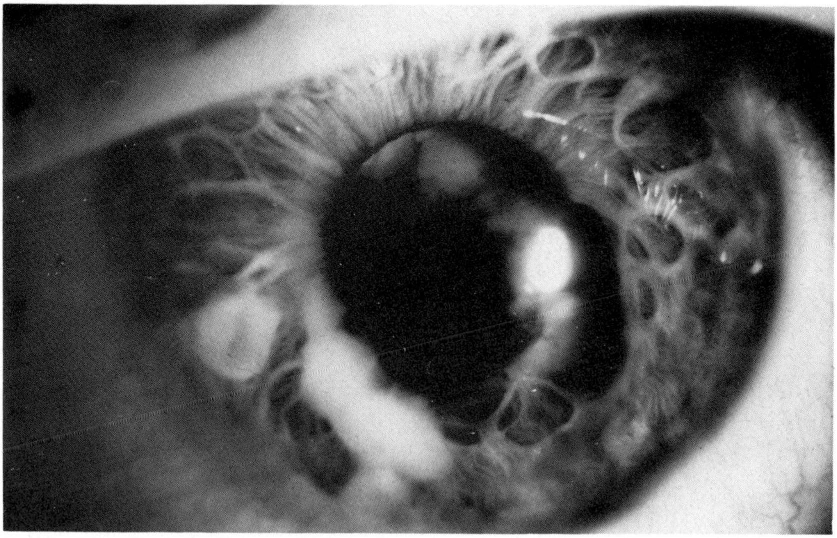

Abb. 159. Resorption der intrakameralen Linsenbröckel

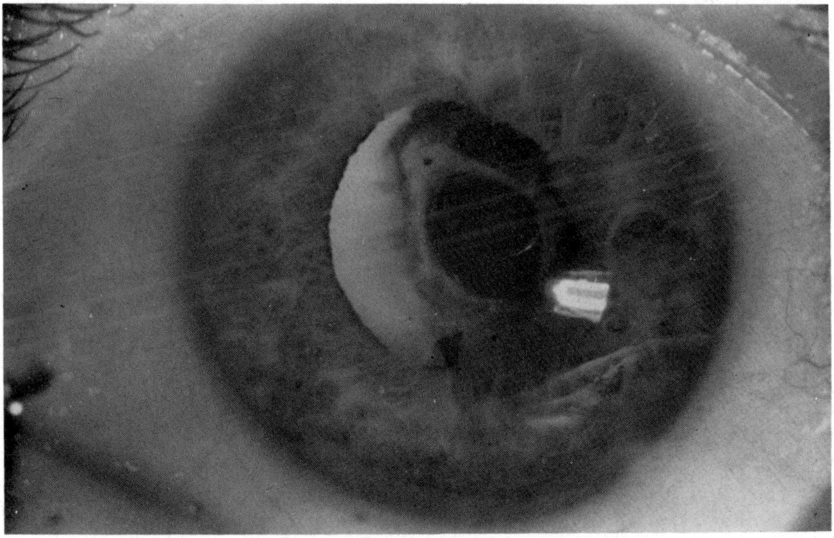

Abb. 160. Posttraumatische Cataracta secundaria

ansammelt, der traumatische *hintere Rosettenstar (= Perforationsrosette)* (Abb. 161).

*Inter*fibrilläre Flüssigkeitsansammlung ist rückbildungsfähig, *intra*fibrilläre Flüssigkeitsansammlung mit Quellung der Fasern führt zu einer bleibenden Schädigung. Wenn sich die Iris auf eine Kapselwunde legt und durch fibrinöses Exsudat die Kapselöffnung verschließt, so wird weiteres Eindringen von Kammerwasser verhindert und eine Progredienz der Linsentrübung vermieden.

– *Kontusionsstar:* Durch direkten Aufprall und durch eine von einem Stoß ausgelöste Druckwelle kann sich das Linsenepithel von der Kapsel lösen oder eventuell sogar die Linsenkapsel an umschriebener Stelle bersten. Durch Permeationsstörungen oder kleinste Öffnungen in der Kapsel dringt Kammerwasser intralental ein und sammelt sich innerhalb der Linsenfasern der vorderen Rinde an: *Kontusionsrosette (= vorderer Rosettenstar).*

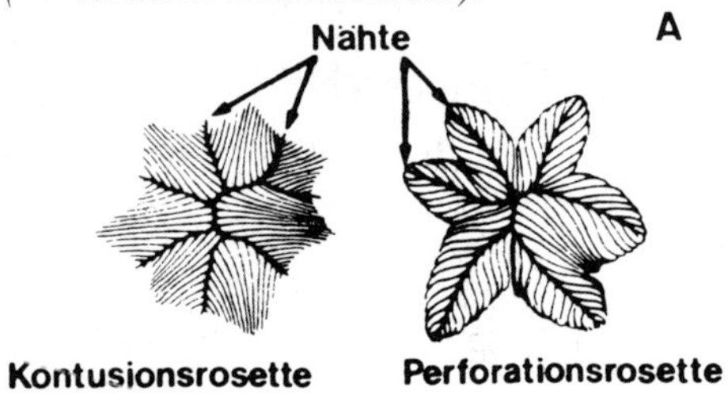

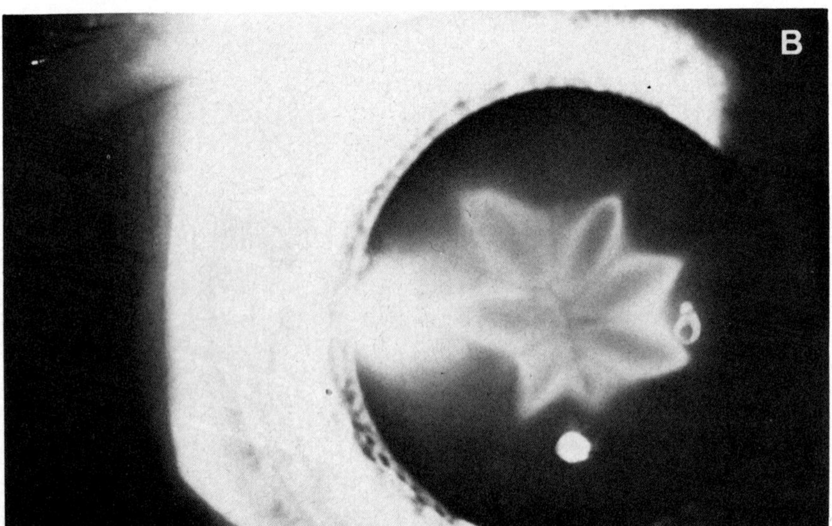

Abb. 161. A Schematische Darstellung der Kontusions- und Perforationsrosette, **B** klinisches Bild einer Kontusionsrosette. (Aus Axenfeld, Th., Pau, H.: Lehrbuch und Atlas der Augenheilkunde. Stuttgart-New York: G. Fischer. 1980)

Es entsteht dabei immer ein Faserzerfall und damit eine permanente Trübung. Diese Trübung nimmt einige Tage nach dem Trauma zu, nachdem die Linse unmittelbar posttraumatisch noch klar zu sein scheint = *„Spätrosette"*. Nach einigen Monaten bleibt die sich bis dahin angehäufte Trübung stationär und wird durch weiteres appositionelles Linsenwachstum in die Tiefe verlagert. Aus der Tiefenlokalisation kann der Erfahrene auf den Entstehungszeitpunkt der Trübung noch Jahre und Jahrzehnte später schließen (forensische Bedeutung).

Bei einem großen Kapselriß und bei jugendlichen Linsen führt das eindringende Kammerwasser sehr rasch zu einer progredienten diffusen Trübung.

– *Iatrogene posttraumatische Katarakt:* Nach Netzhautabhebungsoperationen durch Plomben und Umschnürungen (siehe S. 360) kann es durch Ernährungsstörungen des vorderen Bulbussegmentes zu einer diffusen Eintrübung der Linse im Rahmen eines „String-Syndroms" kommen (siehe S. 397).

– *Katarakt bei Chalkosis bulbi* (= Kupferstar): Kupferablagerungen in der Linse erzeugen die sogenannte *Sonnenblumenkatarakt* = eine sonnenblumenähnliche olivgrünlich-goldig bis bräunlich schillernde oberflächlicheTrübung dicht unter der vorderen Linsenkapsel. Diese Starform kann gelegentlich auch im Rahmen des hepatolentikulären Syndroms (Morbus Wilson), zusammen mit einem Kayser–Fleischerschen Kornealring vorkommen.

– *Katarakt durch ionisierende Strahlen: Ätiologie:* Die Linse ist wegen ihres Absorptionsvermögens für ionisierende Strahlen und wegen ihres langsamen Stoffwechsels sehr *strahlenempfindlich.* UV-Licht führt zu Schädigungen von Lidhaut, Bindehaut und Hornhaut, erreicht aber unter üblichen Bedingungen nicht die Linse. Die Linsentrübungen gehen auf Zelldegeneration, Zellnekrosen, Mitoseabnormitäten und Mitoseinaktivitäten in der germinativen Zone des Linsenepithels in der Äquatorzone zurück. Folge sind abnorme Linsenfasern, die sich vom Äquator über den hinteren Linsenpol ausbreiten und das Bild einer zentralen scheibenförmigen subkapsulären Trübung erzeugen.

Klinisches Bild:

- Infrarotstar (= Glasbläserstar oder Feuerstar)
  - „Feuerlamelle" der vorderen Linsenkapsel, die sich intralamellär abspaltet
  - axiale hintere Polscheibe.
- Röntgenstar = flache subkapsuläre hintere Poltrübung in Form einer axialen Scheibe. Latenzzeit = 1 bis 8 Jahre. Progredienz bis zur totalen Eintrübung.
- Radiumstar = ähnlich dem Röntgen- und Feuerstar.
- Blitz- oder Elektrizitätsstar = Cataracta electrica = wechselvolles Bild, im wesentlichen den anderen Strahlenstarformen ähnlich.
- Atombombenstar = meist sehr zarte axiale hintere subkapsuläre Trübungen.

– *Nachstar* = Cataracta secundaria: = Linsenreste, die nach extrakapsulären Staroperationen oder durchbohrenden Traumen im Auge zurückgeblieben sind. Man unterscheidet 2 Manifestationsformen:

– *der einfache Nachstar* besteht aus Linsenkapsel, proliferierenden Epithelzellen und ihren degenerativen Zerfallsprodukten.

Er entsteht im Anschluß an extrakapsuläre Kataraktextraktionen (Kapselfibrose). Das wuchernde Linsenepithel bildet abnorme, oft grotesk geformte Fasertypen in Form von kugeligen froschlaichartigen Konglomeraten im Pupillenbereich = *regeneratorischer Nachstar.* Proliferationen im äquatorialen Bereich führen zum *Soemmeringschen Kristallwulst* (Abb. 153).

– *Der komplizierte Nachstar* besteht aus den Bestandteilen des einfachen Nachstars + Zellen aus der Iris (Pigmentepithel) und dem vorderen Glaskörper.

Er entwickelt sich häufig nach Irisblutungen und Iritiden, vor allem in Zusammenhang mit extrakapsulären Kataraktextraktionen. Die bindegewebige Organisation von Blut und Exsudaten führt zu einer festen Verbindung von Iris, Linsenresten und vorderem Glaskörper unter dem klinischen Bild von derben, oft vaskularisierten Platten (Pupillarschwarten), in die Pigment aus den Pigmentepithelzellen eingelagert sind = *Pigmentnachstar.*

c) Linsentrübungen bei Allgemeinerkrankungen

- *Katarakt bei Stoffwechselerkrankungen*

– *Kortisonkatarakt: klinisches Bild:* identisch mit dem des senilen hinteren Rindenstars in Form der typischen scheibenförmigen hinteren subkapsulären Linsentrübung. *Ätiologie:* befallen davon sind 12 bis 60% aller Patienten (= durchschnittlich ein Drittel), die durch viele Jahre hindurch eine Dauertherapie mit Kortikosteroiden von etwa 10 mg Prednisolon täglich erhalten.

Nahezu 50% der kindlichen Patienten mit nephrotischem Syndrom zeigen nach chronischer Kortikosteroidgabe diesen Trübungstyp der Linse, der in der Mehrzahl dieser Fälle reversibel ist, wenn die Kortisonbehandlung abgesetzt wird.

– *Diabetische Katarakt:* Das *klinische Bild* ist durch 2 Manifestationsformen charakterisiert:

1. Früher auftretende und rascher fortschreitende Linsentrübungen vom Typ der Cataracta senilis bei *älteren Patienten.* Die Kataraktfrequenz ist beim Diabetiker 3- bis 4mal höher als beim gleichaltrigen Stoffwechselgesunden. Die diabetische Katarakt dieses Typs zeichnet sich gegenüber der senilen Katarakt durch eine starke intralentale Flüssigkeitsansammlung aus.

2. Bei *juvenilen Diabetikern* überwiegen subkapsuläre Vakuolen zusammen mit weißen Punkt- und Flecktrübungen der Rinde unter

dem klinischen Bild der „Schneegestöber-Katarakt" (Abb. 162). Allmählich gesellen sich zu diesen Trübungen große Wasserspalten.

Auch in der klaren Linse spielen sich bei Diabetes mellitus pathologische Prozesse ab, die Ursache *transitorischer Refraktionsänderungen* sind: Hydrierung und Dehydration durch Permeationsänderungen der Linsenkapsel, die mit der Stoffwechselsituation korrelieren, führen zu kurzdauernden Myopisierungen und Hypermetropisierungen.

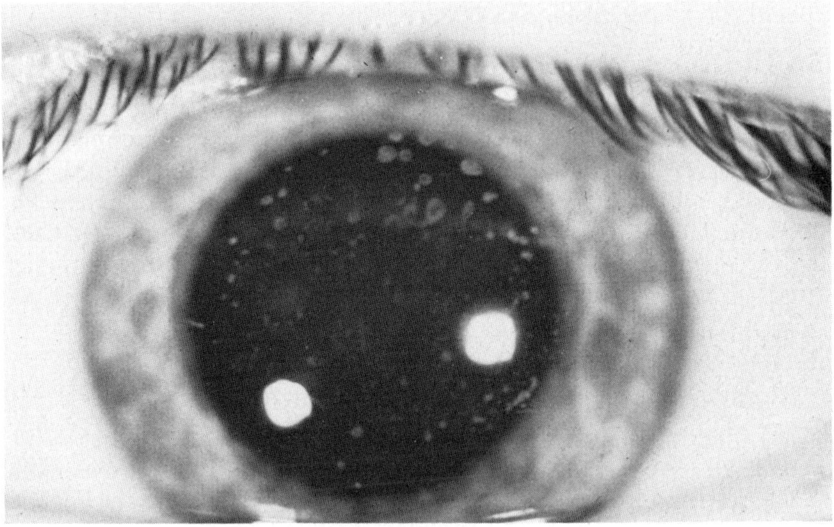

Abb. 162. „Schneegestöberkatarakt" bei Diabetes mellitus

– *Katarakt bei Galaktosämie: bei Säuglingen rasch entstehende Katarakt, sofern man nicht frühzeitig für galaktosefreie Diät sorgt.*
– *Tetaniestar: klinisches Bild:* Punkttrübungen unter der Linsenkapsel + tiefer gelegene radiäre Streifung (= spitzbogenartige Trübungen) der Rinde. *Ätiologie:* Insuffizienz der Epithelkörperchen (idiopathisch oder parathyreopriv) oder postrachitische Hypokalzämie.
– *Katarakt bei hepatolentikulärer Degeneration* (M. Wilson): siehe Chalkosis lentis!
– *Katarakt bei Myotonie: klinisches Bild:* punktförmige, farbige Einlagerungen in der Rinde: kristallinrot-grün schillernd (= „Christbaumschmuck-Katarakt"). Später in der hinteren Rinde stern- oder rosettenförmige Trübung. Zwischen 30. und 40. Lebensjahr entscheidende Sehverschlechterung. Zusatzsymptome: facies myotonica und andere Muskelatrophien.

• *Katarakt bei Hauterkrankungen* (= Cataracta syndermatotica)

– *Katarakt bei Neurodermitis:* durchschnittlich 5 Jahre nach Ausbruch der Hauterkrankung auftretend = axialer Kapselepithelstar.
– *Katarakt bei Sklerodermie:* im 3. bis 4. Lebensjahrzehnt, meist vor Manifestation der Hautsymptome: präseniler hinterer Rindenstar (hintere Schalentrübung).
– *Poikilodermiekatarakt:* unter stürmischer massiver Wasseraufnahme trübt sich die Linse innerhalb von Tagen bis Wochen vollständig ein.

6. Therapie der Katarakt = Kataraktchirurgie

Die grundsätzlich einzige Behandlungsmethode der Katarakt ist die Entfernung der getrübten Linse aus dem Auge. Medikamentöse Behandlungsverfahren haben sich bisher nicht bewährt. Prinzipiell existieren 3 aphakisierende Operationsverfahren, die ihre speziellen Indikationen besitzen: die intrakapsuläre Kataraktextraktion (ICCE), die extrakapsuläre Kataraktoperation (ECCE) und die Lensektomie.

Die *Indikationen* zu einer dieser 3 Operationsmethoden hängen ab: vom Alter des Patienten, von der Art der geplanten Aphakie-Korrektur und vom Zustand der Linsenkapsel.

Beim *Jugendlichen* (bis zum 3. Lebensjahrzehnt) ist die ICCE aus 2 Gründen unmöglich:

- widerstandsfähige Zonula, die bei der Extraktion zum Einreißen der Kapsel führen würde,
- feste Verbindung der Linsenkapsel mit der vorderen Glaskörpergrenzfläche am hinteren Linsenpol.

Die Methoden der Wahl der Kataraktoperation des Kindes und des Jugendlichen sind die ECCE und die Lensektomie.

Jenseits des 3. Lebensjahrzehnts hängt die Indikation zu einer der 3 Operationsmethoden nur mehr ab: von der geplanten Aphakiekorrektur und vom Zustand der Linsenkapsel. Wenn die *Linsenkapsel nicht intakt* ist (Nachstar, Katarakt nach perforierendem Trauma): kommen nur die Lensektomie, eventuell die ECCE in Frage. Folgende *Aphakiekorrekturmöglichkeiten* stehen zur Verfügung: Starbrillen, Kontaktlinsen, intraokulare Implantatlinsen (Pseudophakos).

Ist die *Aphakiekorrektur mittels Starbillen* oder *Kontaktlinsen* geplant, so kann: die ICCE ebenso wie die ECCE vorgenommen werden. *Starbrillen:* Die Brechkraft der Linse im emmetropen Auge beträgt annähernd + 20 Dptr. Die Korrektion der Aphakie im emmetropen Auge erfordert ein Konvexglas von etwa + 12 Dptr. bezogen auf einen Abstand des Glasscheitels vom Hornhautscheitel von

12,5 mm. Dieses starke Konvexglas erzeugt eine Bildvergrößerung im aphaken Auge, die zu einer Ungleichheit der Bildgröße *(= Aniseikonie)* von 20 bis 30% und damit zur *Unmöglichkeit der Fusion* der Bilder beider Augen zu einem einheitlichen Sinneseindruck führen. Ein Binokularsehen durch Fusion ist lediglich bis zu einem Bildgrößenunterschied von 5% möglich (siehe S. 25 u. 29).

Das *Aniseikonieproblem* kann auf mehrfache Weise gelöst werden:

- auf der Basis eines monokularen Sehens: mittels einer Starbrille auf dem aphaken Auge und einem Okklusionsglas vor dem phaken Partnerauge
- auf der Basis eines Binokularsehens: durch Kontaktlinsen, intraokulare Implantatlinsen oder Epikeratophakie (siehe S. 168) am aphaken Auge.

Die *epikorneale Kontaktlinse* erzeugt ein nur minimal vergrößertes Bild, die Intraokularlinse ein gleichgroßes Bild. Die Brechkraft des Pseudophakos wird durch Echobiometrie der Achsenlänge und der zu erwartenden Position der Implantatlinse im Auge (Vorderkammer, Hinterkammer) sowie durch Bestimmung der Gesamtbrechkraft der Hornhaut ermittelt.

Künstliche Intraokularlinsen bestehen aus einem axialen scheibenförmigen (bikonvexen oder plankonvexen) *optischen Teil,* der aus Polymethylmetakrylat gefertigt ist und der *Haptik* in Gestalt von Schlingen oder Bügel zur Fixation der Linse in der ihr zugedachten Position im Augeninneren. Die Haptik wird aus Polypropylen oder Akrylat hergestellt und besitzt eine gewisse Elastizität, damit sie weder die Augenstrukturen traumatisiert, noch sich bei Verformungen des Bulbus zu starr verhält, also abgebrochen oder luxiert werden kann.

Nach der Position im Auge werden 3 Linsentypen unterschieden: die Vorderkammerlinsen, die irisgetragenen Linsen, die Hinterkammerlinsen.

Vorderkammer- und irisgetragene Linsen können nach ICCE und ECCE implantiert werden, Hinterkammerlinsen nur nach ECCE. Sie benötigen zu ihrer Lagefixierung den leeren Kapselsack, da sie im Falle seines Fehlens in den Glaskörperraum luxiert würden.

ICCE = Entbindung der Linse in der Kapsel. Nach Eröffnung der vorderen Augenkammer am Limbus in der oberen Hälfte wird die Linse mit einem Kryostab angeeist, durch hebelnde Bewegungen werden die Zonulafasern durchrissen und die Linse aus dem Auge entfernt (Abb. 163). Eine fermentative Zonulolyse mit (α-Chymo-)Trypsin bewirkt die selektive Auflösung der Zonulafasern und erleichtert so die Extraktion. Der Limbusschnitt wird durch ein feines Nahtmaterial (10 x 0 Prolene oder Nylon) verschlossen. *Vorteile der ICCE* ge-

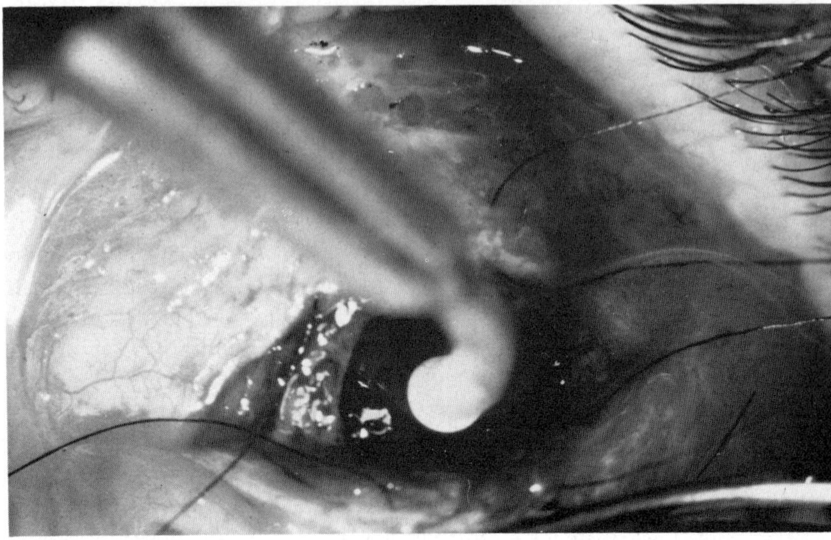

Abb. 163. Kryoextraktion der Linse

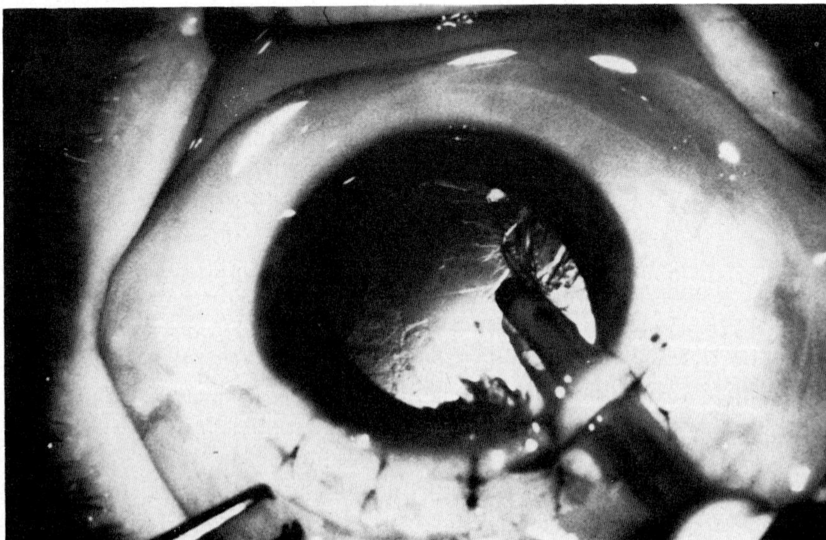

Abb. 164. Phakoemulsifikation mit Entfernung des verflüssigten Linsenmaterials

genüber den anderen Verfahren: einfacher Eingriff von kurzer Operationsdauer. *Nachteile der ICCE:* läßt eine Aphakiekorrektur mittels Pseudophakos nur in Gestalt von Vorderkammer- und irisgetragenen Linsen zu.

Komplikationen:

- Glaskörperverlust mit seinen Folgen: *Irvine-Gass-Hruby-Syndrom* = postoperative chronische Uveitis mit zystoidem Ödem der Makula bei Einklemmung von vorgefallenem Glaskörper in der Operationswunde.
- Zystoides Makulaödem (auch ohne Glaskörperverlust).
- Aphakieamotio der Netzhaut (5 bis 20% je nach dem Grad der Myopie).

ECCE = Entfernung aller Linsenbestandteile bis auf die hintere Linsenkapsel. Vordere Kapsulotomie und Entfernung der vorderen Linsenkapsel, Phakoemulsifikation oder Expression des Linsenkernes, Entfernung der gesamten Linsenrinde durch ein Saug-Spül-Gerät (Abb. 164). *Vorteile der ECCE:* in der Hand des erfahrenen Mikrochirurgen die Kataraktoperationsmethode der Wahl! Läßt die Aphakiekorrektur mit allen Typen von Kunstlinsen zu, insbesondere auch mit der Hinterkammerlinse. Das zystoide Makula-Ödem und das Irvine-Gass-Hruby-Syndrom tritt dabei kaum auf. Glaskörperverlust ist unmöglich, postoperative Netzhautabhebungen extrem selten (0,05%). *Nachteile der ECCE:* komplizierter Eingriff mit einem aufwendigen technischen Instrumentarium. Späte Trübungen der hinteren Linsenkapsel = Kapselfibrose, die allerdings unblutig durch Beschuß mit dem Neodym-YAG-Laser beseitigt werden kann = unblutige hintere Kapsulotomie. *Komplikationen:* unter den Nachteilen angeführt. Dieses Operationsverfahren ist frei von schweren Komplikationen (siehe Vorteile).

Lensektomie = fraktionierte Entfernung möglichst der gesamten Linse durch ein Saug-Spül-Schneidegerät (siehe Vitrektomie), das über kleine Inzisionen am Limbus oder im Bereich der Pars plana des Ziliarkörpers in das Auge eingeführt wird (Abb. 165). *Vorteile:* einzige Möglichkeit der vollständigen Entfernung reduzierter Linsen (= unvollständiger Linsen), von Nachstaren und Pupillarmembranen, kurz aller Linsen, die keine komplette intakte Kapselhülle besitzen. Komplikationsarmut; Kombinationsmöglichkeit mit Lösung vorderer und hinterer Synechien und mit der Vitrektomie. *Nachteile:* instrumenteller Aufwand in Form einer kompletten Vitrektomieeinheit (siehe dort). Notwendigerweise Mitentfernung des vorderen Glaskörpers, auch wenn dieser nicht pathologisch verändert ist. *Komplikationen:*

phakogene Uveitis und phakolytisches Glaukom durch zurückbleibende Linsenreste. Sehr selten: Netzhautabhebung durch Zug an Glaskörperstrukturen, die zur Glaskörperbasis führen und dort die Netzhaut aufreißen.

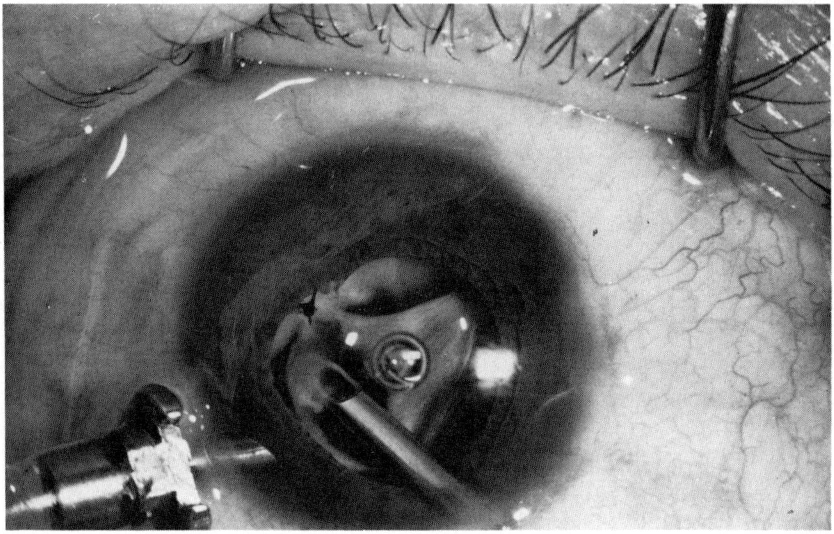

Abb. 165. Lensektomie einer Cataracta secundaria

Bewertung der Kunstlinsentypen

Vorderkammerlinse: Vorteile: leichte Implantation, gute Dilatierbarkeitder Pupille. *Nachteile:* unphysiologische Position der Linse (Abstützung im Kammerwinkel) (Abb. 166). Mögliche Schädigung der Kammerwinkelstrukturen → Sekundärglaukom, mögliche Schädigung des Endothels → Keratopathie, bei Iriskontakt → milde chronische Uveitis mit hoher Rate an zystoiden Ödemen der Makula. *Irisgetragene Linsen: Vorteile:* leichte Implantation. *Nachteile:* schlechte Dilatierbarkeit der Pupille (Abb. 167). Enger Iriskontakt → chronische Uveitis mit zystoidem Ödem der Makula. Die Iridodonesis führt jeweils zur Pseudophakodonesis mit den ihr eigenen Refraktionschwankungen. Bei massiver Pseudophakodonesis kann die Hornhaut berührt werden → Endothelläsion mit nachfolgender Keratopathie.

Hinterkammerlinse: Vorteile: physiologische Position der Linse, Abstützung der Haptik im Kapselsack oder im Sulcus ciliaris = geringes okuläres Trauma, gute Dilatierbarkeit der Pupille (Abb. 168),

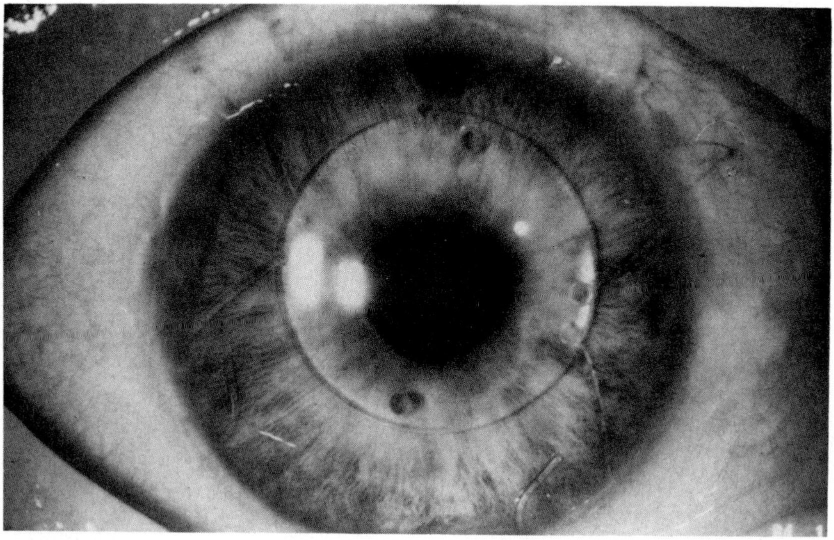

Abb. 166. Vorderkammerlinse mit 4 die Linse in der Kammerwinkelregion abstützenden Bügeln

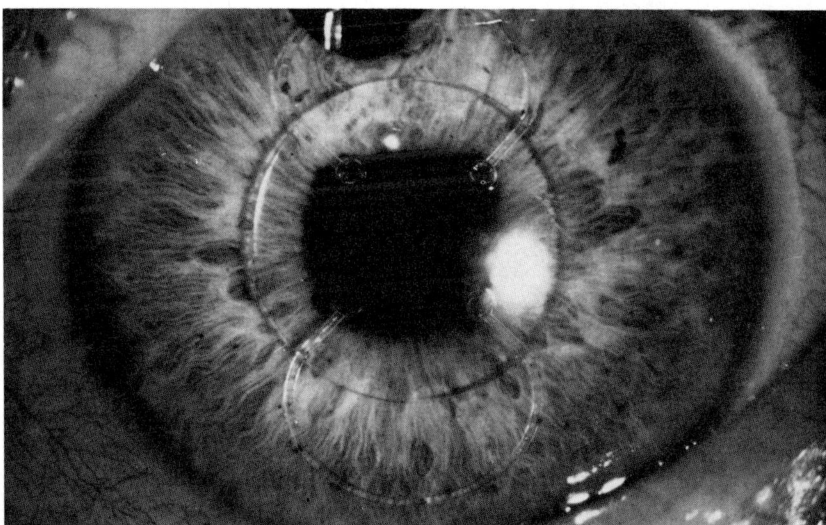

Abb. 167. Iriscliplinse nach Binkhorst

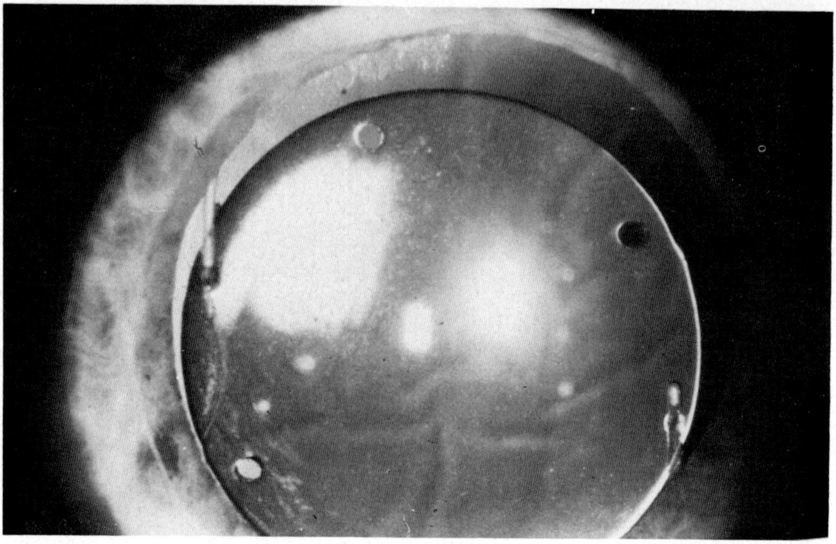

Abb. 168. Hinterkammerlinse bei extremer Mydriasis: die beiden Haptik-Bügel sind retroiridal im Sulcus ciliaris abgestützt

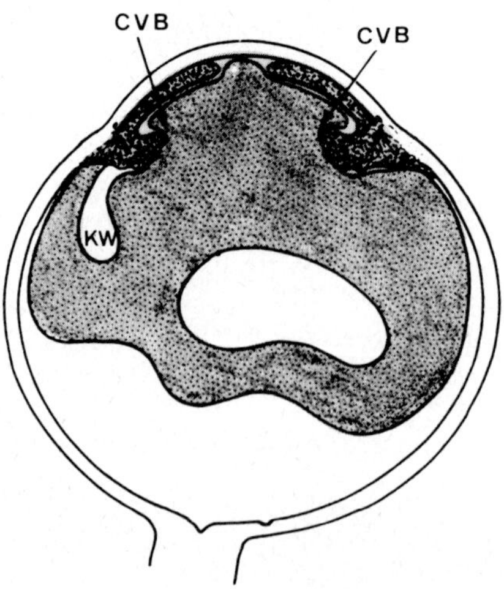

Abb. 169. Ziliovitrealer Block *(CVB)* im aphaken Auge mit Rückstau von Kammerwasser *(KW)* in den Glaskörper. (Nach Shields, M. B.: A Study Guide for Glaucoma. Baltimore-London: Williams and Wilkins. 1982)

fehlender Iriskontakt (chronische Uveitis und zystoides Ödem der Makula kommen dabei deshalb praktisch nicht vor). Die Augen sehen aus, als wären sie nicht operiert worden. *Nachteile:* komplizierte Operationstechnik (ECCE), in 5 bis 30% der Fälle 3 bis 4 Jahre postoperativ Kapselfibrose, die allerdings sehr einfach durch Beschuß mit dem Neodym-YAG-Laser (= sehr teures Gerät) unblutig beseitigt werden kann.

- *Aphakie*

Klinisches Bild der Aphakie = tiefe Vorderkammer, pechschwarze Pupille (fehlende Linsenreflexe), *peripheres Iriskolobom* (zur Vermeidung eines Pupillarblockes), Iridodonesis = Irisschlottern.

Pupillarblock = durch Verklebung des Pupillarsaumes der Iris mit dem vorderen Glaskörper oder mit einem Pseudophakos wird die transpupilläre Zirkulation des Kammerwassers aus der Hinterkammer in die Vorderkammer unterbunden. Das weiterhin vom Ziliarkörper produzierte Kammerwasser drängt nun die gesamte Iris vor, die Vorderkammer wird seicht, die Iris blockiert den Kammerwinkel, und der intraokulare Druck steigt rasch sehr hoch an (Abb. 169).

Prophylaxe = periphere Iridektomie als Kurzschluß der Kammerwasserhydrodynamik (Abb. 180).

Therapie: Mydriatika (Atropin, Phenylephrin, Noradrenalin, Kokain), bei Versagen der Mydriatikatherapie: unblutige Iridektomie mit dem Laserstrahl (Argonlaser oder YAG-Laser).

L. Glaukom

1. Physiologie des Augeninnendruckes

Glaukom oder „Grüner Star" ist der Sammelbegriff für eine nosologisch höchst inhomogene Gruppe von Krankheiten, deren gemeinsames Zeichen eine Erhöhung des intraokularen Druckes mit ihren schädigenden Folgen ist.

Der Innendruck des gesunden Auges bewegt sich bei applanatorischen Messungen (siehe Tonometrie) zwischen 10 und 22 mm Hg.

In diesem Rahmen gibt es eine *physiologische Schwankungsbreite:*

– bei Kindern ist der Augeninnendruck durchschnittlich niedriger (oft unter 10 mm Hg) als bei Erwachsenen (~ 15 mm Hg), im Senium nähert er sich der oberen Normgrenze (~ 20 mm Hg);
– darüber hinaus existieren individuelle tageszeitliche Schwankungen, die aber kaum 4 bis 6 mm Hg überschreiten.

Über die *relative Konstanz des intraokularen Druckes* entscheiden 3 Faktoren:

– die Kammerwasserproduktion in den Ziliarzotten durch aktive Sekretion in einer Größenordnung von 2 bis 6 μl/min (= 120 bis 360 μl/h, oder 2,88 bis 8,64 ml pro Tag). Bei einem Gesamtvolumen der Vorder- und Hinterkammer von 0,2 bis 0,4 ml bedeutet dies, daß pro Minute 1 bis 2% des Kammerwassers ersetzt werden und etwa alle 1 bis 2 Stunden der Kammerinhalt erneuert wird;
– die unbehinderte Zirkulation des Kammerwassers aus der Hinterkammer über die Pupille in die Vorderkammer und von dort in den Kammerwinkel (Abb. 170);
– der unbehinderte Abfluß des Kammerwassers aus dem Kammerwinkel über das Trabekelwerk in den Schlemmschen Kanal (85%) und von dort über 20 bis 30 Sammelkanäle entweder direkt oder über den tiefen venösen Skleralplexus in die episkleralen Kammerwasservenen (Abb. 171). Zu 15% fließt das Kammerwasser über ein uveosklerales Gefäßsystem mit Anschluß an das allgemeine venöse Gefäßsystem des Auges ab.

Glaukom entsteht entweder – durch vermehrte Kammerwasserproduktion = *Hypersekretionsglaukom* oder – durch pathologisch erhöhte

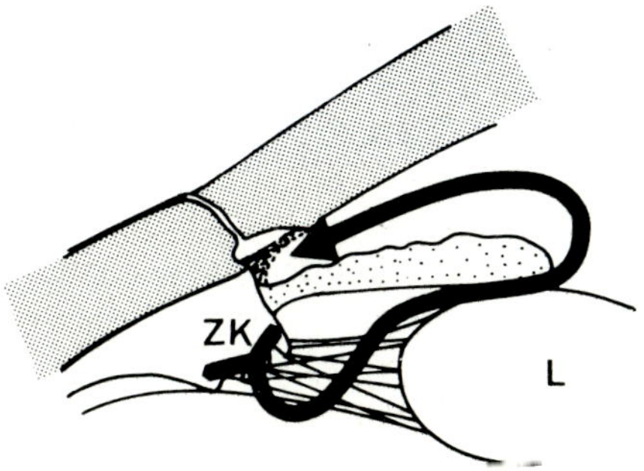

Abb. 170. Schematische Darstellung der Kammerwasserdynamik. *ZK* Ziliarkörper, *L* Linse

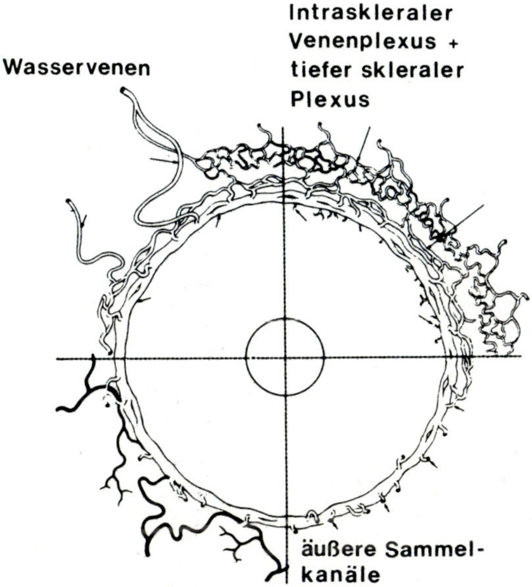

Abb. 171. Kammerwasserabfluß peripher des Schlemmschen Kanals. (Nach Hogan, M., Alvarado, J., Weddell, J.: Histology of the Human Eye. Philadelphia-London-Toronto: Saunders. 1976)

Widerstände der Zirkulation oder des Abflusses im Sinne eines *Widerstandshochdruckes.*

Physiologische Widerstände des Kammerwasserstromes und -abflusses sind:

– der pupillare Widerstand und
– der Abflußwiderstand im Trabeculum corneosclerale (intraokularer Druck des Erwachsenen = 15 mm Hg → episkleraler Venendruck = 5 bis 8 mm Hg).

2. Anatomie der Kammerwinkelbucht (Abb. 172)

Das Trabeculum corneosclerale spannt sich als lockeres, blutgefäßfreies, schwammartiges Gewebe zwischen Skleralsporn (das ist sein korneoskleraler Anteil) bzw. der vorderen Uvea (das ist sein uvealer Anteil) hinten und dem Schwalbeschen Grenzring (= der verdickten peripheren Grenzlinie der Deszemetmembran der Hornhaut) vorne aus.

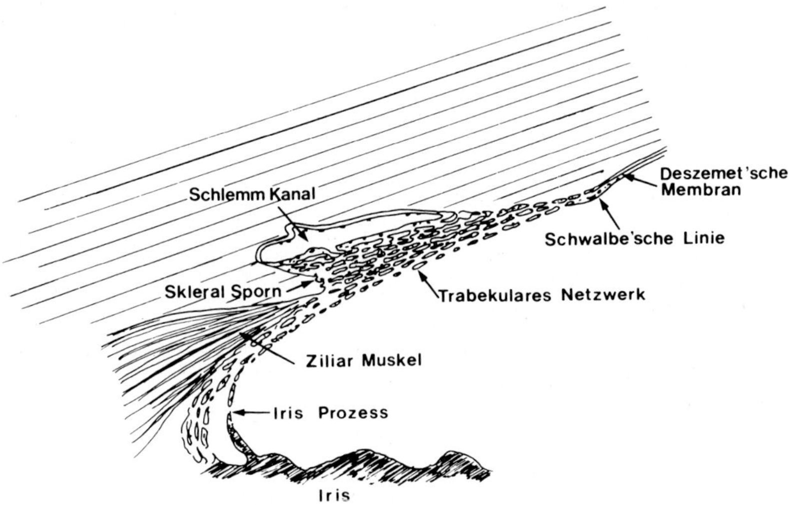

Abb. 172. Schematische Darstellung der Feinstruktur der Kammerwinkelregion. (Nach Shields, M. B.: A Study Guide for Glaucoma. Baltimore-London: Williams and Wilkins. 1982)

Die Öffnungen in diesem gitterartigen dreidimensionalen Maschenwerk messen zwischen 1 und 2 μ. Die einzelnen Bälkchen, die *Trabekel,* bestehen aus kollagenen Faserbündeln, die von Endothelzellen bedeckt sind. Das Kammerwasser findet seinen Abflußweg nicht etwa durch endothelisierte Zuflußkanälchen, die in den Schlemmschen Kanal münden, sondern sickert über transzelluläre Kanälchen durch die Endothelzellen hindurch in den Schlemmschen Kanal. *Die Anordnung der Trabekelbalken* wird durch zahlreiche Faktoren reguliert:

– durch die Höhe des intraokularen Druckes: bei niedrigem Druck bietet das Filter eine kompakte Formation (zur Erhöhung des Abflußwiderstandes); bei hohem Druck kommt es zur Aufblähung des Trabekelwerkes (und damit zur Erniedrigung des Abflußwiderstandes) durch die Aktion des Ziliarmuskels, der parasympathisch innerviert ist. Der kontrahierte Ziliarmuskel spannt die Trabekel aus und öffnet die intertrabekulären Maschen wie ein Scherengitter. Auf dieser Funktionsbasis wirken die lokal applizierten Parasympathikomimetika (Abb. 183).

– Der Gehalt an sauren Mukopolysacchariden (die vermutlich aus dem Glaskörper stammen): ihre Anwesenheit führt zur Verdickung der Trabekel und damit zum Verschluß der intertrabekulären Spalträume (François). In die Vorderkammer injizierte Hyoluranidase vermindert demgemäß den Abflußwiderstand im Tierexperiment ganz beträchtlich.

– Kortikosteroide: steuern den Polymerisationsgrad intra- und extrazellulärer saurer Mukopolysaccharide (cin Drittel der Bevölkerung reagiert auf lokale oder systemische Gaben von Kortison mit Drucksteigerungen).

– Neurovegetative Kontrolle durch hypothalamische Einflüsse

– das Verhältnis des transtrabekulären zum transuvealen Abfluß: je größer der Anteil des transuvealen Abflusses gegenüber dem transtrabekulären ist (z.B. unter Atropin), umso höher ist der Druck.

– Abflußkapazität bzw. Abflußreserven: die Verlegung des Kammerwinkels bis zur Hälfte der Zirkumferenz gewährleistet bei normaler Funktion des offengebliebenen Anteils des Kammerwinkels noch normale Augendruckverhältnisse.

– Alter: mit steigendem Lebensalter erhöht sich der Abflußwiderstand.

– Episkleraler Venendruck: Erhöhung des Druckes entweder transitorisch durch Husten, Pressen, Erbrechen etc. oder dauernd durch orbitale Prozesse.

Der Abstrom des Kammerwassers kommt also einer Filtration gleich. Die Summe der *Abflußwiderstände* verhält sich naturgemäß *reziprok zur Abflußleichtigkeit,* dem Faktor, der durch die Tonographie (siehe S. 54) gemessen werden kann. Von den äußeren Sammelkanälen strömt das Kammerwasser in die Wasservenen nach Ascher ab. In diesen Venen ist der Inhalt limbal wasserklar, distal davon mischt sich in Form einer laminären Strömung mehr und mehr Blut bei.

Das venöse Abflußsystem des zu vernachlässigenden Anteils des Kammerwassers, das über eine uveosklerale Route abströmt, besitzt keine Kollateralen mit dem Hauptabtransportsystem der Wasservenen.

3. Embryologie des Kammerwinkels

Die Vorläufer der Vorderkammer bilden sich aus dem Mesoderm, das zwischen Augenbecherrand und Ektoderm liegt, im 18-mm-Stadium am Ende der 6. Embryonalwoche. Der vordere Teil dieses Mesoderms formt das Hornhautstroma, der hintere das Irisstroma. In der 12. Woche (65-mm-Stadium) entwickelt sich der Schlemmsche Kanal aus dem venösen Anteil von Gefäßkanälchen in diesem Mesodermabschnitt. Von diesem Zeitpunkt an beginnt sich allmählich die Iris von der Hornhaut zu separieren, wodurch ein Spalt entsteht = die 1. Vorderkammer. Im 5. Schwangerschaftsmonat ist der komplette Hohlraum der Vorderkammer ausgebildet. Das Mesoderm innerhalb des Schlemmschen Kanals differenziert sich im 6. Monat zum uvealen Trabekel, das direkt in die Iriswurzel übergeht. Ab dem 7. Monat vertieft sich die Kammerwinkelbucht immer mehr nach hinten zu. Dabei wird das uveale Trabekelsystem sukzessive resorbiert. Im 6. Monat liegt die Kammerwinkelbucht noch am vorderen Rand des trabekulären Netzwerkes, im 7. Monat in der Mitte des Trabekelsystems, wobei sich der Schlemmsche Kanal und der Skleralsporn hinter der Bucht befinden und zum Zeitpunkt der Geburt am hinteren Rand des Trabekelwerkes, wodurch Skleralsporn und Schlemmscher Kanal nach vorne (also vor die Bucht) gerückt sind. In dieser Phase der Differenzierung des Trabekelwerkes und der eingreifenden Lageverschiebung der Einzelstrukturen des Kammerwinkels, nämlich Skleralsporn, Schlemmscher Kanal, Trabekelwerk und Tiefe der Bucht, können sich durch Störung dieser diffizilen Differenzierungsprozesse die wichtigsten mesodermalen Fehlentwicklungen ereignen: die kongenitalen Glaukome und das sogenannte „anterior chamber cleavage"-Syndrom.

4. **Glaukom** (pathologische Klassifizierung)

Übersicht

---

1. Untersuchungsmethoden beim Glaukom
2. Physiologisch erhöhter Abflußwiderstand im Alter
3. Okuläre Hypertension
4. Glaukomschäden
   - a) Beim Erwachsenen
     - Akute Glaukome
     - Chronische Glaukome
   - b) Beim Kind
     - Buphthalmus
     - Hydrophthalmus
   - c) Das Niedrigdruckglaukom
5. Pathogenetischer Faktor – Abflußbehinderung
   - a) Winkelblockglaukome
     - a1) Winkelblock infolge von Pupillarblock
       - Primäres Winkelblockglaukom
       - Sekundäres Winkelblockglaukom
     - a2) Winkelblock infolge von ziliarem Block
       - Primärer ziliolentikulärer Block
       - Sekundärer ziliolentikulärer Block
     - a3) Winkelblock ohne Pupillarblock und ohne Ziliarblock
       - Primäre Plateau-Iris
       - Sekundäre Winkelblockglaukome durch vordere Synechien
         - Ohne Rubeosis iridis
         - Mit Rubeosis iridis

b) Offenwinkelglaukome
  b1) Primäre Offenwinkelglaukome =
      Glaucoma chronicum simplex
      Sonderformen
        Glaucoma juvenile
        Spätjuveniles Glaukom
        Bei Myopie
        Pigmentglaukom
        Bei Diabetes mellitus
        Kortisonglaukom
        Glaucoma capsulare
  b2) Sekundäre Offenwinkelglaukome
      Bei Uveitis
      Fermentglaukom
      Bei Hyphäma
      Bei Kontusionsdeformität des Kammerwinkels
      Makrophagenglaukome
      Bei intraokularen Tumoren
      Bei Epitheleinwanderung in die Vorderkammer
      Bei orbitalen Prozessen

6. Pathogenetischer Faktor: Mißbildung der Kammerwinkelregion = kongenitale Glaukome
   a) Isolierter Buphthalmus
   b) Hydrophthalmus mit anderen okulären Mißbildungen
   c) Hydrophthalmus mit generalisierten Erkrankungen
   d) Erworbener Hydrophthalmus
7. Antiglaukomatöse Therapie
   a) Konservative Therapie
      Gegen den Winkelblock
      Zur Sekretionsminderung des Kammerwassers
      Zur Erniedrigung des Abflußwiderstandes im Trabekelsystem
      Beim Niedrigdruckglaukom
   b) Operative Therapie
      Periphere Iridektomie
      Fistulierende Operationsmethoden
        Im phaken Auge
        Im aphaken Auge
      Die kombinierte Katarakt-Glaukomoperation
      Sekretionsmindernde Operationsmethoden
      Laserchirurgie beim Glaukom

Einzeldarstellung

1. Untersuchungsmethoden beim Glaukom

a) Tonometrie

Über die Methodik: siehe Untersuchungsmethoden, S. 52.

Möglichkeiten des gezielten Einsatzes der Tonometrie zur Glaukomdiagnostik:

- *Obligatorische Tonometrie* aller Patienten jenseits des 40. Lebensjahres, die sich einer Augenuntersuchung oder Brillenverordnung unterziehen.
- *Tagesdruckkurve*
  - zur Diagnose einer fraglichen okulären Hypertension
  - zur Überprüfung der Wirksamkeit einer antiglaukomatösen Therapie.
- *Tonometrie nach Belastungsproben:*

Die Diagnose des Glaukoms kann im Frühstadium schwierig sein. Zur Diagnosestellung Glaukom bedarf es manchmal *provokatorischer Maßnahmen:*

a) Bei Offenwinkelglaukom:

Wassertrinktest (Tonometrie nach Konsumation von 1 l Tee innerhalb von 5 Minuten) → Drucksteigerung

Priscolprobe (Tonometrie nach parabulbärer Priscolinjektion) → Drucksteigerung

Pilokarpintest: gesunde Augen reagieren auf Pilokarpin mit keiner Drucksenkung. Glaukomaugen zeigen auf Pilokarpin → Drucksenkung.

b) Bei Winkelblockglaukom:

Dunkelzimmerprobe (Tonometrie nach 1stündigem Sitzen in einem völlig verdunkelten Raum) bei disponierten Augen wird ein Glaukomanfall ausgelöst

Mydriasisprobe (Tonometrie nach Instillation eines Tropfens Mydriaticum „Roche") wirkt wie der Dunkeltest.

b) Tonographie

Über die Methodik: siehe Untersuchungsmethoden, S. 54.

Indikation: bei Glaukomverdacht (Offenwinkelglaukom) oder bei der Entscheidung, ob im Anfallsintervall beim akuten Winkelblockglaukom nicht noch zusätzlich ein Offenwinkelglaukom vorliegt, in

Augen, die zum Zeitpunkt des Tests keinen gesteigerten Augendruck, aber eine verminderte Abflußleichtigkeit haben.

c) Perimetrie

Über die Methodik: siehe Untersuchungsmethoden, S. 30.

Die Computerperimetrie ist in der Diagnostik früher Glaukomskotome der manuellen kinetischen Perimetrie weit überlegen. Ein Drittel der frühen Gesichtsfeldausfälle, die der manuellen Perimetrie entgehen, werden von der Computerperimetrie erfaßt (Abb. 173).

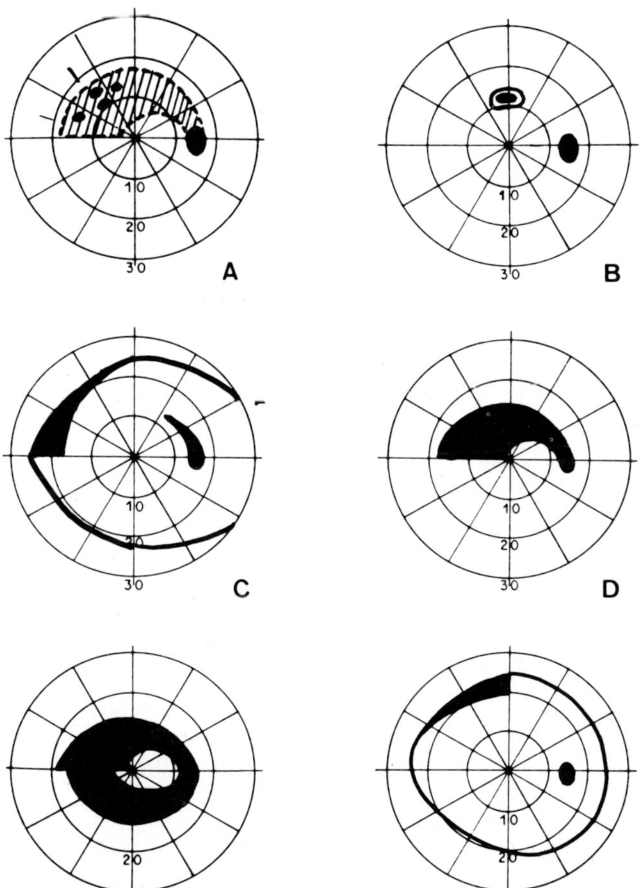

Abb. 173. Typische Gesichtsfeldausfälle bei chronischem Offenwinkelglaukom. **A** Frühskotome im Bjerrumbereich, **B** isoliertes Frühskotom, **C** Vergrößerung des blinden Flecks + nasaler Sprung, **D** Bjerrumskotom, **E** doppeltes Bogenskotom, **F** vertikaler Nasalsprung. (Nach Shields, M. B.: A Study Guide for Glaucoma. Baltimore-London: Williams and Wilkins. 1982)

– *Frühskotome beim Offenwinkelglaukom* (= Gesichtsfeldausfälle bei noch nicht randständiger oder nur partiell randständiger Exkavation der Papille):

– Prädilektionsstelle der Skotome im oberen nasalen Quadranten
– Zunahme der Frequenz der Skotome von einer 6°- zu einer 30°-Exzentrizität
– in der oberen Gesichtsfeldhälfte liegen die Frühskotome näher zum blinden Fleck als in der unteren Hälfte.

– *Spätskotome beim Offenwinkelglaukom* (= Gesichtsfeldausfälle bei randständiger Exkavation der total abgeblaßten Papille): Es besteht zwar eine statistisch belegte Korrelation zwischen glaukomatöser Optikusatrophie und Gesichtsfeldausfall, aber es gibt zahlreiche individuelle Ausnahmen: nämlich Gesichtsfeldverfall bei noch nahezu normal aussehender Papille und vice versa normales Gesichtsfeld bei fortgeschrittener Optikusatrophie im ophthalmoskopischen Bild.

– *Bjerrum-Skotom* = Bogenskotom in 12°- bis 17°-Exzentrizität durch Konfluenz der Frühskotome.

– *Der nasale Sprung* (nach Rönne) entsteht entweder durch einen Durchbruch der sich verbreiternden Bogenskotome in die Peripherie oder als isolierter peripherer Gesichtsfeldausfall, wobei beide Arten dieser peripheren Skotome scharf an der Raphe (= Trennungslinie zwischen oberer und unterer Gesichtsfeldhälfte) enden.

Durch Vereinigung der Bogenskotome der oberen und unteren Hälfte wird das Zentrum von den peripheren Gesichtsfeldresten durch ein *Ringskotom* isoliert. Schließlich geht das Gesichtsfeldzentrum verloren und es bleibt eine *kleine temporale periphere Insel* über.

– *Skotome beim Winkelblockglaukom:* Das Winkelblockglaukom erzeugt erst Gesichtsfeldausfälle, wenn wiederholte und langanhaltende Hochdruckattacken durchgemacht worden sind:

Skotome im Intervall:

– konzentrische Gesichtsfeldeinengung mit besonderer Depression der nasal oberen Isopteren
– Vergrößerung des blinden Fleckes
– Erweiterung der Angioskotome der großen Netzhautgefäße.

Skotome im Anfall:

– extreme konzentrische Einengung
– Zentralskotom.

Die Skotome des Anfalls sind bei erfolgreicher Behandlung reversibel.

d) Ophthalmoskopie

Über die Methodik: siehe Untersuchungsmethoden, S. 48.

Ophthalmoskopische Befunde beim:

– *Offenwinkelglaukom:* Dem initial symptomlosen Verlauf (bis auf die Drucksteigerung) entspricht das Fehlen pathologischer Veränderungen.

Die *ophthalmologischen Kardinalzeichen* jedes chronischen Glaukoms sind:

- Optikusatrophie und
- glaukomatöse Exkavation.

Solange diese Symptome fehlen, sind die Kriterien für die Diagnose eines chronischen Glaukoms nicht erfüllt (siehe okuläre Hypertension). Die *physiologische Exkavation* ist selten größer als ein Drittel des Papillendurchmessers. Die Exkavation ist blaß, die übrige Papille rosa gefärbt.

Als *glaukomatöse Exkavation* werden Aushöhlungen der Papille bezeichnet, die größer als ein Drittel des Papillendurchmessers und progredient sind (Abb. 174).

Dem Einsinken der Papillenoberfläche liegt pathohistologisch ein zunehmender Schwund der Astrozyten, der Kapillaren und der Nervenaxone zugrunde, und zwar in dieser Reihenfolge. In Spätstadien kommt es zu einer ballonartigen Ausbeulung der Lamina cribrosa nach hinten. Funktionelle Ausfälle sind erst zu erwarten, wenn die Exkavation *randständig* wird, das heißt, den Papillenrand erreicht hat. Der Austritt der Zentralgefäße rückt nach nasal, die Gefäße werden am Exkavationsrand bajonettförmig abgeknickt. Die Ischämie und zuletzt die Obliteration der prälaminären Gefäße, die Endäste der hinteren Ziliararterien sind, führen zur Atrophie der zirkumpapillären Aderhaut und des Pigmentepithels. Ophthalmoskopisch imponiert diese Alteration als weißlicher zirkumpapillärer Ring: *Halo glaucomatosus.*

– *Winkelblockglaukom:*

Im Intervall: nur nach mehreren langdauernden Anfällen: glaukomatöse + vaskuläre Optikusatrophie (Papille = diffus abgeblaßt, die Gefäße eng, glaukomatöse Exkavation).

Im Anfall: blasses Papillenödem, weitgestellte gestaute Gefäße, Stauungsblutungen an der Papille. Durch die hydropische Degeneration (= Quellung + Nekrose) kann sich bei einer Anfallsdauer von mehr als 4 bis 7 Tagen eine kavernöse Optikusatrophie entwickeln.

A

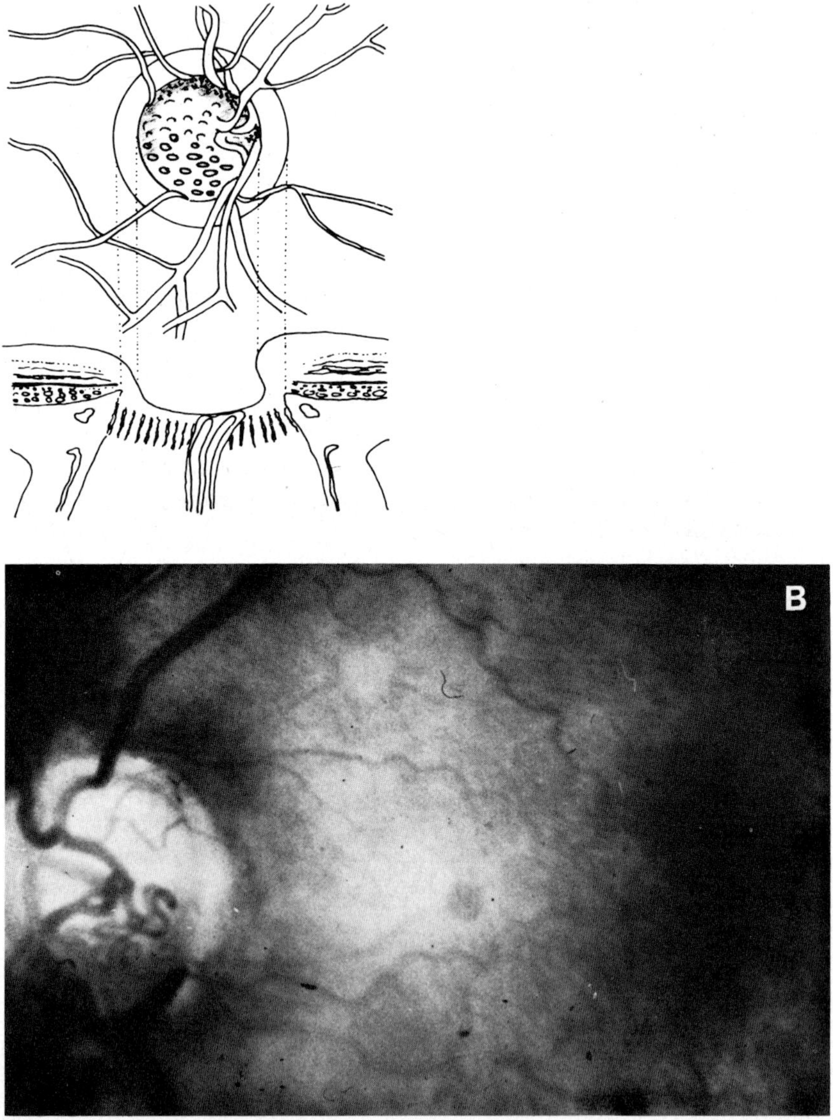

Abb. 174. Glaukomatöse Optikusatrophie. **A** Korrelation zwischen ophthalmoskopischem und histologischem Befund in schematisierter Darstellung, **B** klinisches Bild einer tiefen, totalen Exkavation der Papille mit zilioretinalen Neovaskularisationen am unteren Papillenrand

e) Gonioskopie

Über die Methodik: siehe Untersuchungsmethoden, S. 51 (Abb. 175).

Gonioskopie des gesunden Auges: Je nachdem, ob alle oder nur ein bestimmter Anteil der Kammerwinkelstrukturen gonioskopisch sichtbar zu machen sind, unterscheidet man einen weiten, mittelweiten und engen Kammerwinkel (Abb. 176).

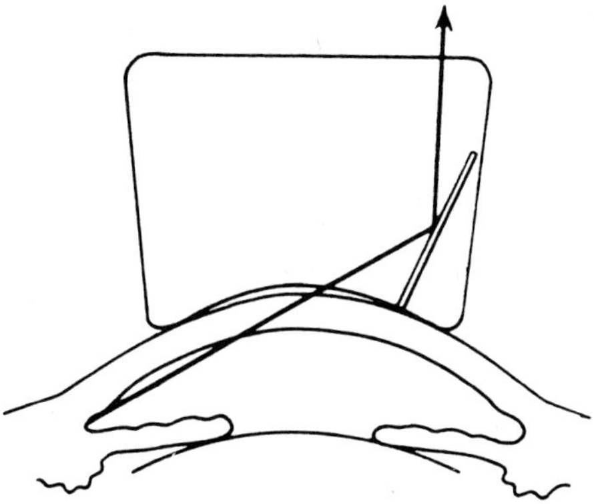

Abb. 175. Schematisierte Darstellung des Strahlenganges bei der Gonioskopie

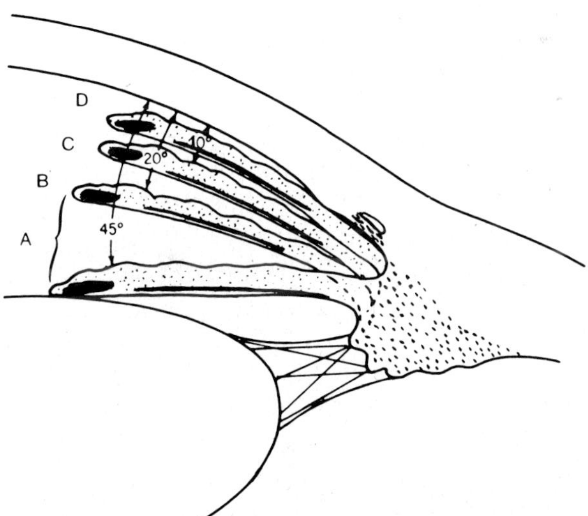

Abb. 176. Schematisierte Darstellung der differenten Öffnungswinkel der Kammerwinkelbucht. **A** weit offener Kammerwinkel, **B** mittelweit offener Kammerwinkel, **C** enger, aber offener Kammerwinkel, **D** blockierter Kammerwinkel. Die jeweilige Linsenposition blieb in B-D weg. (Nach Shields, M. B.: A Study Guide for Glaucoma. Baltimore-London: Williams and Wilkins. 1982)

Die systematische Untersuchung des Kammerwinkels beginnt an dessen hinterer Begrenzung, der Iriswurzel, und schreitet über die Tiefe der Bucht zur Hornhaut fort.

Im einzelnen werden in dieser Reihenfolge folgende Strukturen sichtbar:

hintere Wand	Fuchssche (= letzte) Irisrolle oder Ringwulst
	Iriswurzel
Winkelbucht	Ziliarkörperband
	Skleralsporn
vordere Wand	Trabekelwerk mit Schlemmschem Kanal
	Schwalbesche Linie

- bei weitem Kammerwinkel sind alle diese Strukturen sichtbar,
- bei mittlerem: der Ausschnitt zwischen Schwalbescher Linie und Skeralsporn,
- bei engem: der korneale Anteil des Trabekelwerkes mit der Schwalbeschen Linie.

Beim *Offenwinkelglaukom* kann ein weiter, mittelweiter und enger Kammerwinkel vorliegen; entscheidend für die Diagnose ist nur das eine Kriterium: sein Offensein.

Beim *Winkelblockglaukom* ist der Kammerwinkel im Intervall immer eng (spitzschnabelförmig) und in der Phase des akuten Anfalls *verschlossen,* das heißt, keine der Einzelstrukturen des Kammerwinkels ist sichtbar.

Die periphere Iris scheint die Hornhaut zu berühren. Ein ähnliches Bild bietet sich bei der Iris bombé (= sekundärer Winkelblock) durch Seclusio pupillae (Abb. 124).

Vordere Synechien sind anhand von Verklebungen der Iris mit Strukturen der vorderen Begrenzung des Kammerwinkels unter Verschluß der Kammerwinkelbucht erkennbar.

Ablagerungen im Kammerwinkel: Pigment, pseudoexfoliatives Material, Blut, Eiter, fibrinöses Exsudat, Präzipitate (Abb. 177).

Dislokationen in den Kammerwinkeln: Linse, vorderes Stromablatt der Iris bei Iridoschisis, Pigmentepithelzysten der Iris.

Kongenitales Glaukom: eine cellophanartige Membran verschließt die Kammerwinkelbucht, indem sie an der Iriswurzel ansetzt und über

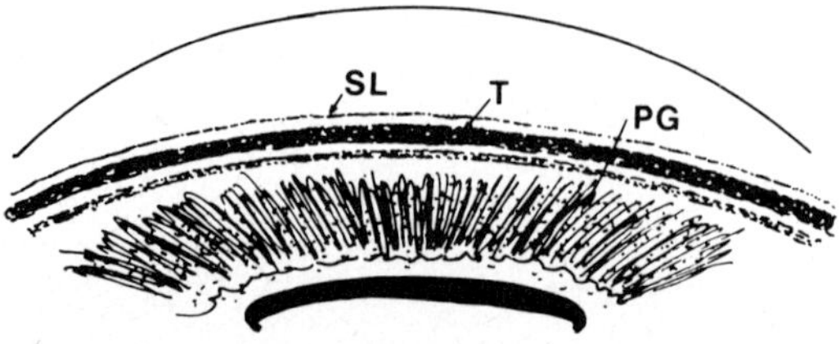

Abb. 177. Schematisiertes gonioskopisches Bild bei Pigmentglaukom, *T* Pigmentation über dem Trabekel, *L* Pigmentation über der Schwalbeschen Linie, *PG* Pigmentdispersion auf der Iris, *SL* Schwalbesche Linie. (Nach Shields, M. B.: A Study Guide for Glaucoma. Baltimore-London: Williams and Wilkins. 1982)

die Kammerwinkelbucht hinweg bis zur Schwalbeschen Linie ausgespannt ist.

2. Physiologisch erhöhter Abflußwiderstand im Alter

Mit zunehmendem Lebensalter wird die Kammerwassersekretion vermindert, während der Abflußwiderstand steigt. Daraus resultieren höhere Druckwerte im Senium als im jugendlichen Alter.

Ursachen des erhöhten Abflußwiderstandes sind: altersbedingte Verdickung der Trabekel; Verlegung der intertrabekulären Lumina etwa durch senile Melaninausstreuung und Phagozytose solcher Ablagerungen durch die Trabekelendothelzellen. Melanin wird infolge der altersbedingten Iris-Pigmentblatt-Atrophie frei.

3. Okuläre Hypertension

Darunter versteht man eine andauernde Druckerhöhung ohne nachweisbare Schädigung der intraokularen Gewebe.

Von Glaukom spricht man erst, wenn progressive Veränderungen der Papille und später des Gesichtsfeldes anhaltende Druckerhöhungen begleiten. Tatsächlich leiden neben der Papille alle anderen Augengewebe ebenfalls an den Folgen der persistierenden Drucksteigerung.

Nach Grad und Verlauf bzw. nach dem Lebensalter reagiert das Auge auf Drucksteigerungen mit *3 verschiedenen Schädigungsmustern:* die akute Gewebsschädigung; die chronische Gewebsschädigung; Buphthalmus bzw. Hydrophthalmus im Frühkindesalter.

Ob es sich dabei um die primäre oder sekundäre Form des Glaukoms bzw. um einen offenen oder verschlossenen Kammerwinkel handelt, ist für die Schädigungsmuster neben den Faktoren Akuität und Lebensalter unwesentlich.

4. Glaukomschäden

a) Beim Erwachsenen

- *Akute Glaukome*

– Hornhaut: Ödem durch Zusammenbruch der Kammerwasserendothelschranke
– Iris: sektorenförmige ischämische Irisnekrose → Entrundung der Pupille → zigarettenpapierartige „Irisatrophie“ → Rubeosis iridis
– Linse: Glaukomflecken (= Cataracta subcapsularis disseminata acuta Vogt)

- Papille: → Papillenödem → kavernöse Optikusatrophie → glaukomatöse Exkavation (siehe S. 397 u. 400)
- Chorioidea: zirkumpapilläre Nekrose.

• *Chronische Glaukome*

- Papille: glaukomatöse Exkavation + Optikusatrophie.

b) Beim Kind

• *Buphthalmus*

- Hornhaut: Megalokornea (Durchmesser von 12 auf 15 bis 18 mm vergrößert), Haabsche Deszemetmembranleisten
- Vorderkammer: vertieft
- Papille: glaukomatöse Exkavation (= *nur* beim Kind nach Druckregulierung reversibel).

5. Glaukomklassifikation aufgrund pathogenetischer Mechanismen (Abflußbehinderung)

a) Winkelblockglaukome

• *a1) Winkelblock infolge von Pupillarblock*

Ätiologie: Der physiologische Pupillarwiderstand wird durch einen pathologischen *Rückstau des Kammerwassers hinter die Pupille* in die Hinterkammer gesteigert, wenn ein vermehrter Kontakt zwischen Pupillarrand und Linse stattfindet oder wenn die Viskosität des Kammerwassers erhöht ist.

Daraus resultiert der *Pupillarblock* (Abb. 178). Die Drucksteigerung in der Hinterkammer wirkt sich an der nachgiebigsten Stelle der Iris, nämlich an der Iriswurzel, aus, die nach vorne gebläht wird. Die Iris kommt dadurch in Kontakt mit dem Trabekelwerk und blockiert so die Kammerwinkelbucht: Winkelblock. Die Folge ist ein massiver Anstieg des intraokularen Druckes.

Primäres Winkelblockglaukom
(= klassischer akuter Glaukomanfall)

Voraussetzung ist ein relativ klein dimensionierter vorderer Augenabschnitt, wie er beim hypermetropen Auge zu finden ist, mit einer relativ dafür zu groß geformten Linse. Die große myopisierende Linse ist ein Kompensationsmechanismus der Achsenhypermetropie. Als linsenvergrößernder Faktor wirkt noch die altersbedingte Volumszunahme der Linse. Bilaterales Leiden. Das 2. Auge erleidet den Anfall nicht selten erst 10 bis 25 Jahre später.

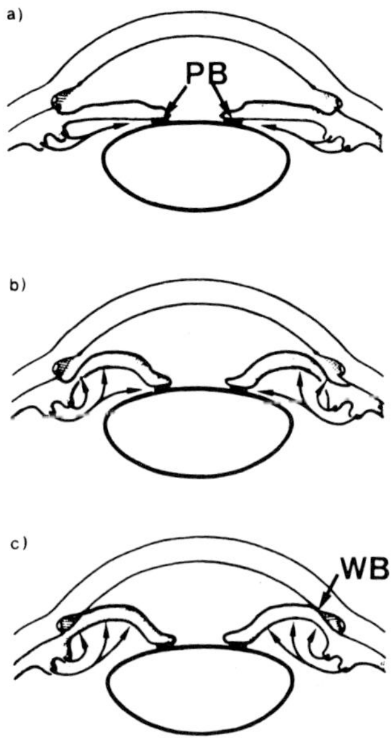

Abb. 178. Schematische Darstellung der Pathogenese des Winkelblocks *(WB)* durch Pupillarblock *(PB)*. (Aus Naumann, G. O. H.: Pathologie des Auges. Berlin-Heidelberg-New York: Springer. 1980)

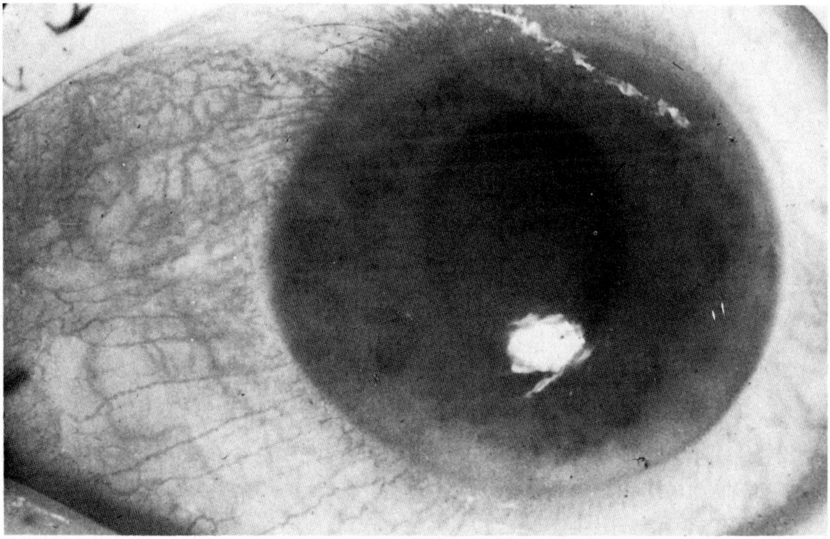

Abb. 179. Klinisches Bild eines akuten Winkelblockglaukoms

Die pathologische Steigerung vom physiologischen Pupillarwiderstand zum Pupillarblock wird meist *durch Mydriasis ausgelöst:* Dunkelmydriasis, emotionell hervorgerufene Mydriasis.

Klinisches Bild: subjektive Beschwerden: heftiger dumpfer Kopfschmerz in der Brauengegend und um das befallene Auge; zunächst Farbringesehen um Lichtquellen, später massive Sehverschlechterung bis zur Erblindung. Vegetative Symptome: Übelkeit, Brechreiz, Erbrechen, Vernichtungsgefühl (Gefahr der Fehldiagnose einer akuten abdominalen Erkrankung). Objektive Symptomatik: ziliare Injektion, Stauungshyperämie der episkleralen Gefäße, Hornhaut = matt, rauchig-grau getrübt und verdickt durch ein Ödem von Stroma und Epithel. Vorderkammer: axial seicht, peripher aufgehoben, Irishyperämie. Pupille: weit, entrundet, lichtstarr (Abb. 179).

Nach lokaler Instillation von 3% Glyzerinlösung kann die Hornhaut kurzfristig aufgehellt und der Fundus eingesehen werden: blasses Papillenödem, Venenstauung, Arterienpulsation. Peripapilläre Stauungsblutungen.

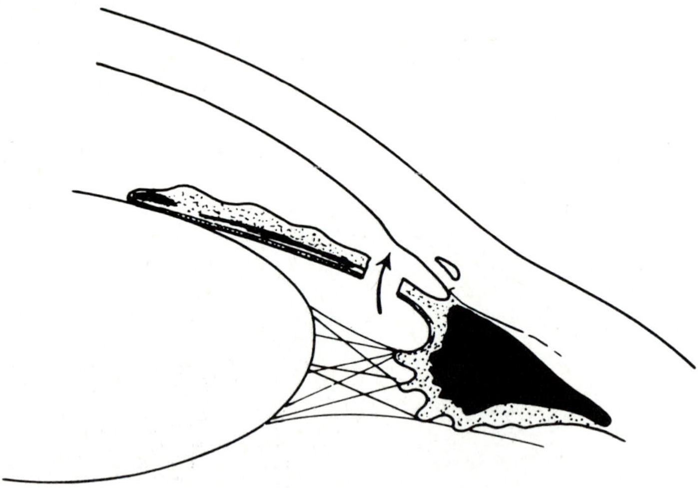

Abb. 180. Shuntwirkung der peripheren Iridektomie beim Winkelblockglaukom. (Nach Shields, M. B.: A Study Guide for Glaucoma. Baltimore-London: Williams and Wilkins. 1982)

Therapie: häufige Miotikaapplikation (1 bis 2% Pilokarpin gtt) + 500 mg Diamox (= Azetazolamid: Karboanhydrasehemmer) intravenös zur Sekretionshemmung von Kammerwasser. Nach Beherrschung des Anfalls: periphere Iridektomie als „Shunt“ zwischen Hinter- und Vorderkammer zur Umgehung der pupillären Passage (Abb. 180).

Sekundäres Winkelblockglaukom durch Pupillarblock

Bei normal dimensioniertem vorderem Augenabschnitt und normaler Relation von Linse und vorderem Segment. *Ursachen* dieses Pupillarblocks sind:

- intraokulare Entzündung (Iridozyklitis) → hintere Synechien mit Seclusio pupillae → Iris bombé
- „Parazenteseeffekt" (= nach Parazentese = Vorderkammerpunktion wird ein sekundäres, sehr eiweißreiches Kammerwasser mit hoher Viskosität gebildet): nach Trauma und intraokularen Entzündungen
- Blutungen in die Kammerwasserräume
- Vorverlagerung der Linse durch posttraumatische (Sub-)Luxation oder nach Glaukomoperationen.

Klinisches Bild: gleicht dem bei primärem Winkelblock durch Pupillarblock + Symptome der auslösenden Erkrankung. *Therapie:* periphere Iridektomie als „Shunt" zwischen hinterer und vorderer Augenkammer.

• *a2) Winkelblock infolge von ziliarem Block*

Durch Kontakt des Ziliarmuskelringes mit dem Linsenäquator staut sich das Kammerwasser hinter Linse + Ziliarzotten (Abb. 181). Dabei können sich die Kammerwasserseen bis tief in den Glaskörperraum erstrecken. Die Linse wird durch die retrolentale Druckerhöhung nach vorne gedrückt und durch sie die Iris, die nun den Kammerwinkel blockiert. Das eigentliche Zirkulationshindernis aber ist die vorverlagerte Linse.

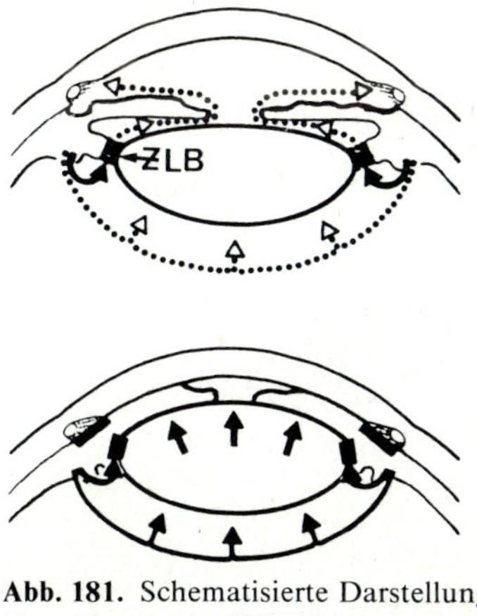

Abb. 181. Schematisierte Darstellung der Pathogenese des Ziliolentikularblocks *(ZLB)*. (Aus Naumann, G. O. H.: Pathologie des Auges. Berlin-Heidelberg-New York: Springer. 1980)

Primärer ziliolentikulärer Block

Prädisposition: Mikrophthalmus anterior mit überproportional großer Linse. *Auslösende Ursachen:* Miotika durch den von ihnen ausgelösten Ziliarmuskelspasmus; Volumszunahme der Linse im Alter oder bei Diabetes mellitus. *Klinisches Bild:* wie beim akuten Winkelblock durch Pupillarblock (Differentialdiagnose = gegenteiliger Effekt der Miotika). *Therapie:* maximale Mydriasis durch Neosynephrin; maximale Zykloplegie durch Atropin; bei Versagen der konservativen Therapie: Entfernung der Linse.

Sekundärer ziliolentikulärer Block (Abb. 169)

Ursache: antiglaukomatöse fistulierende Operationen in mikroophthalmischen Augen mit großer Linse; ziliovitrealer Block im aphaken Auge durch Verklebung der Ziliarzotten mit der vorderen Glaskörpergrenzschicht. Therapie: Vitrektomie via Pars plana und Ablassen der intravitrealen Kammerwasserseen; transpupilläre Eröffnung des Glaskörpers und der intravitrealen Kammerwasserseen chirurgisch oder noninvasiv mit dem YAG-Laser.

• *a3) Winkelblock ohne Pupillarblock und ohne Ziliarblock*

Verlegung der Trabekeloberfläche durch die Iriswurzel ohne Pupillar- oder Ziliarblock.

Primäre Plateau-Iris

= *Rarität:* tiefe Vorderkammer (Abb. 182). Durch Mydriasis mit ihrem „Zieharmonikaeffekt" der peripher zusammengestauchten Iris wird der schlitzförmige Kammerwinkel blockiert. *Therapie:* milde Miotika, große periphere Iridektomie.

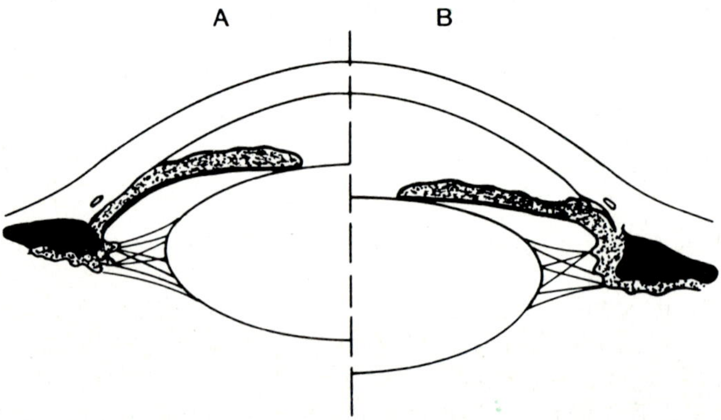

Abb. 182. Schematisierte Darstellung der anatomischen Verhältnisse bei Winkelblock durch Pupillarblock **(A)** und Winkelblock durch Plateauiris **(B).** (Nach Shields, M. B.: A Study Guide for Glaucoma. Baltimore-London: Williams and Wilkins. 1982)

Sekundäre Winkelblockglaukome durch vordere Synechien

– *Ohne Rubeosis iridis:* Die Verlegung des Kammerwinkels geschieht durch: a) bindegewebige Organisation von Blutung und Exsudat durch vordere Synechien zwischen Iris, Trabekelwerk und Hornhaut; b) durch persistierenden Kontakt der Iris mit dem Trabekelwerk in einer aufgehobenen Vorderkammer *(= Athalamie)* nach perforierendem Trauma, bulbuseröffnenden Operationen oder nach lang bestehendem primärem Winkelblockglaukom; c) durch Nekrose des vorderen Ziliarkörpers und der Iriswurzel bei Zoster ophthalmicus; d) bei progressiver essentieller Irisatrophie und seniler Iridoschisis.

Therapie: lokale Tropftherapie mit β-Blockern (Timolol) oder Adrenalin; Modifikation fistulierender Operationen (modifizierte Goniotrepanation, Thalamo-subkonjunktivales Drainageröhrchen); sekretionsmindernde Operationen.

– *Mit Rubeosis iridis:* Das gefäßführende Bindegewebe (siehe unter Iris) auf der Trabekeloberfläche blockiert initial den Kammerwasserabfluß, später entstehen zunehmend vordere Synechien, schließlich resultiert eine Endothelialisierung der Kammerwinkelbucht. *Prognose:* extrem ungünstig, häufigste Ursache der Enukleation, wenn die medikamentöse und operative Therapie (wie oben) versagt.

b) Offenwinkelglaukome

Die *Druckerhöhung* beim primären Offenwinkelglaukom kommt durch eine krankhafte Steigerung des physiologischen Abflußwiderstandes auf der Basis einer pathologischen Abflußbehinderung im Trabekelwerk bei gonioskopisch und histologisch normaler Morphologie und Topographie von Iriswurzel, Ziliarkörper und Trabekeloberfläche *durch noch nicht restlos geklärte mikrostrukturelle Veränderungen in der Trabekelarchitektonik und -funktion* zustande.

Bei den sekundären Offenwinkelglaukomen ist die Ursache der Abflußbehinderung meist gonioskopisch, zumindest aber histologisch an Hand von Ablagerungen am Trabekelwerk erkennbar.

• *b1) Primäre Offenwinkelglaukome*
= Glaucoma chronicum simplex

= Die häufigste Glaukomform überhaupt. Die Abgrenzung zur okulären Hypertension gelingt nur durch eine Untersuchungsfolge über einen mehrjährigen Kontrollzeitraum, die neben der Augendrucksteigerung bei der okulären Hypertension keine funktionellen und morphologischen Schäden erkennen läßt. *Klinisches Bild:* bilaterales Leiden bei 1 bis 2% der Bevölkerung jenseits des 40. Lebensjahres. Solange keine gröberen Gesichtsfeldausfälle bestehen, fehlen subjektive Symptome.

Bei Druckwerten über 40 mm Hg treten die beim Winkelblockglaukom angeführten Mißempfindungen auf: periokuläre Kopfschmerzen, Nebel- und Farbringsehen.

Die Druckwerte bewegen sich aber meist zwischen 25 und 35, maximal um 40 mm Hg. Morphologische Symptome: zunehmende glaukomatöse Optikusatrophie mit der charakteristischen glaukomatösen Exkavation der Papille. Die Exkavation während der Phasen erhöhten Drucks wird zunächst temporal, später zirkulär randständig. Gonioskopie: offener Kammerwinkel, der aber nicht unbedingt weit (nur in 35%) sein muß.

Damit läßt sich das Offenwinkelglaukom zweifelsfrei vom Winkelblockglaukom differenzieren. Beim Winkelblockglaukom ist der Kammerwinkel während der Phase erhöhten Drucks verschlossen. Funktionelle Symptome: siehe Perimetrie beim Offenwinkelglaukom. *Prophylaxe:* In Anbetracht der Symptomlosigkeit des Frühstadiums ist der sicherste Schutz vor den verheerenden Spätschäden die Frühdiagnose. Jeder Mensch sollte sich spätestens um das 40. Lebensjahr einer Messung der Augentension unterziehen. Die beste Gelegenheit dazu ist die Verordnung der ersten Lesebrille beim Emmetropen. *Prognose:* hängt vom Stadium der Glaukomkrankheit ab. Bei noch nicht randständiger Exkavation und normalem Gesichtsfeld lassen sich morphologische und funktionelle Spätschäden durch therapeutische Maßnahmen, die den intraokularen Druck dauernd unter 20 mm Hg senken, mit größter Wahrscheinlichkeit verhindern.

Sobald bereits eine randständige Exkavation und Gesichtsfeldausfälle vorliegen, schreitet der Sehnervenverfall häufig auch dann noch weiter fort, wenn der Augendruck normalisiert werden kann, allerdings meist langsamer als in einem unbehandelten Auge. 15 bis 20% aller Erblindungen in europäischen Ländern gehen auf glaukomatöse Spätschäden zurück (→ Prophylaxe!). *Therapie:* Die Therapie der Wahl ist zunächst die medikamentöse Therapie. Erst wenn alle medikamentösen Therapiemöglichkeiten ausgeschöpft sind und der intraokulare Druck auch mit der massivsten medikamentösen Therapie nicht auf Normwerte zu senken ist, erwächst die absolute Indikation zur operativen Therapie.

Andere *Indikationen zur operativen Therapie sind:*

- Unverträglichkeit der medikamentösen Therapie (Allergie, Schmerz, Sehverschlechterung)
- gleichzeitig bestehende Katarakt
- Unverläßlichkeit oder
- Unverständnis der Patienten
- beginnender Gesichtsfeldverfall bei grenzwertigen Drucken.

Wenn im Spätstadium Skotome näher als 5° an den Fixationspunkt heranreichen, droht durch das Operationstrauma die Gefahr, den zentralen Gesichtsfeldrest zu verlieren, obwohl der Druck normalisiert ist.

Medikamentöse Therapie

Miotika: Wirkungsmechanismus = Kontraktion des Ziliarmuskels und damit Öffnen des „Scherengitters" des Trabekelswerks = Erweiterung der Intertrabekularräume (Abb. 183). *Nebenwirkung:* Miosis, Myopisierung.

Pharmaka: Parasympathikomimetika: Pilokarpin (1 bis 2% als Tropfen, Salbe oder Ocuserttherapieplättchen im Bindehautsack).

Aceclidinum-Glaukostat: hemmt zusätzlich die Kammerwasserproduktion.

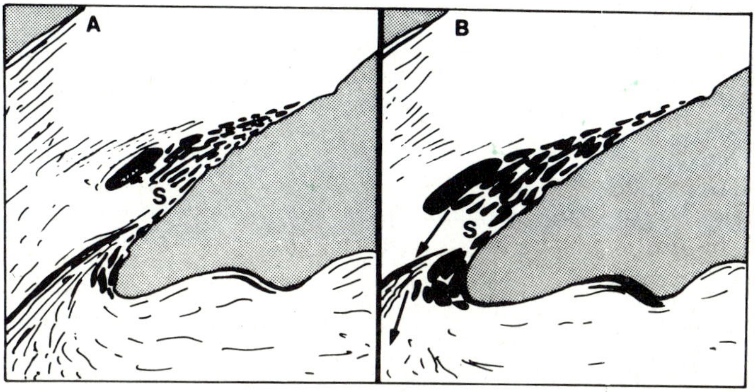

Abb. 183. Auswirkungen der Kontraktion des Ziliarmuskels auf die Weite der Intratrabekularräume **(B)**, schmale Intratrabekularräume bei entspanntem Ziliarmuskel **(A)**, *S* Skleralsporn

Cholinesterasehemmer:
reversible:
- Physostigmin (Eserin 1/4%)
- Prostigmin (1 bis 3%)
- Carbachol (0,75 bis 1,5%)
- Tosmilen;

irreversible:
- Mintacol (seit 1979 nicht mehr im Handel)
- DFP (Diisopropylfluorophosphat)
- Phospholinjodid (0,06 bis 0,125%): beim Aphakieglaukom.

Mydriatika: Sympathikomimetika: Erreger der α- und β-Adreno-Rezeptoren, Wirkungsmechanismus: Kammerwassersekretionshemmung.

Nebenwirkung: Mydriasis-Auslösung eines Winkelblockglaukoms bei geeigneter Konfiguration des vorderen Augensegmentes.

Austrocknung der Bindehaut
Adenochromablagerungen in Bindehaut und Tränenwegen
makuläre Veränderungen bei Aphakie: zystoides Ödem.

– *Pharmaka:* Adrenalin + Adrenalinderivate, Clonidin (kaum Pupillenerweiterung)

– *Sympathikolytika:* Wirkungsmechanismus = Kammerwassersekretionshemmung. α-Rezeptorenblocker: von geringem Wert wegen systemischer Nebenwirkungen wie RR-Senkung, β-Rezeptorenblokker = sehr effektvoll. Nebenwirkung: Austrocknung der Bindehaut, Induktion weiteren Gesichtsfeldverfalls, wenn nur mehr ein Restgesichtsfeld vorliegt. Wenig systemische Nebenwirkungen (Bradykardie, Bronchospasmus etc.). *Pharmaka:* Timolol (0,25 bis 0,5%), Bupranolol (0,25%).

– *Karboanhydrasehemmer:* Wirkungsmechanismus: Blockierung des für die Kammerwassersekretion wichtigen Fermentes: Karboanhydrase. Nebenwirkung: Kaliumverarmung (Parästhesie, Appetitlosigkeit, Adynamie) → K^+ muß substituiert werden, Diureseverstärkung, Nierensandbildung.

Nicht zur Dauertherapie geeignet!

– *Pharmaka:* Azetazolamid (Diamox) als Tabletten, Kapseln, intravenöse Injektion. Diclorphenamid (Oratrol, Glaucol), Methazolamid (Neptezan).

Klinische Regeln zur Anwendung der medikamentösen Therapie

Therapiebeginn mit dem mildesten Pharmakon, Überprüfung des erzielten Therapieeffektes durch Tages- und Nachtdruckkurven.

Stufenleiter der antiglaukomatösen Wirksamkeit

Pilokarpin: 1% → 2%
↓ 1- bis 4mal täglich
β-Blocker: 0,25% → 0,5%
↓ 1- bis 2mal täglich
Pilokarpin + β-Blocker
↓
Glaucostat oder Carbachol
↓
Pilokarpin + Adrenalin
↓
Prostigmin
↓
Prostigmin + Pilokarpin
↓
Phospholinjodid → 0,06% → 0,125%
↓
Tosmilen (nicht zu empfehlen!)

Sonderformen des primären Offenwinkelglaukoms

= Offenwinkelglaukome, die sich durch eine altersmäßige Zuordnung oder eine Assoziation mit anderen Augenerkrankungen vom typischen Glaucoma chronicum simplex der „2. Lebenshälfte" unterscheiden und meist auch ein vom Normalen abweichendes gonioskopisches Bild bieten.

– *Juveniles und spätjuveniles Glaukom:* im Jugendalter (juveniles) oder jenseits des 40. Lebensjahres auftretende persistierende Drucksteigerungen, die durch folgenden Gonioskopiebefund charakterisiert sind: weiter, offener Kammerwinkel, leistenartig-prominente Schwalbesche Linie, Auflagerung uvealen Gewebes auf der Trabekeloberfläche, das den Kammerwinkel von der Iris bis zum Schwalbeschen Ring bedeckt.

– *Offenwinkelglaukom bei Myopie:* Offenwinkelglaukome treten bei Myopien über – 5 Dptr. weit häufiger als bei Emmetropen auf. 35% dieser Augen sind „Cortison responders" (siehe Kortisonglaukom). Wegen zweier Besonderheiten bleibt das Myopie-Offenwinkel-Glaukom nicht selten unentdeckt:

a) Wegen der verminderten Skleralrigidität der dünnen Bulbuswand werden mit der Impressionstonometrie zu niedrige Druckwerte gemessen. Nur die Applanationstonometrie, bei der Abweichungen von der normalen Skleralrigidität nicht als Meßfehler in das Untersuchungsergebnis eingehen, zeigt den wahren, eben oft erhöhten Augendruck an.

b) In der myopen Papille kann sich nicht die charakteristische glaukomatöse Exkavation ausbilden: die myope Papille wirkt ophthalmoskopisch auch generell blaß, im Kontrast zu der Umgebung durch weißliche chorioidalatrophe Areale ist sie allerdings bei aller Blässe oft noch scheinbar vital.

– *Pigmentglaukom:* primäres Offenwinkelglaukom vorwiegend junger Männer mit mittelgradiger Myopie (– 2 bis – 5 Dptr.) mit folgender Pathomorphologie (Abb. 177):

- streifige Depigmentation des Irispigmentblattes
- diffuse Ausschwemmung des Melanins in das Kammerwasser
- Melaninablagerung an den Wandungen der Kammerwasserräume:
  - Hornhautrückfläche (Kruckenberg Spindel)
  - Linsenrückfläche (Eggersche Linie) und im
  - Trabeculum corneo-sclerale

30% dieser Augen sind „Cortison responders".

– *Offenwinkelglaukom bei Diabetes mellitus:* Diabetes mellitus ist viel häufiger mit primärem Offenwinkelglaukom assoziiert als Normoglykämie. Hoher Prozentsatz an „Cortison responders". In glaukomatösen

Augen entwickelt sich selten das Proliferationsstadium der diabetischen Retinopathie. Becker (1971) schlägt deshalb für die „Cortison responders" unter den Diabetikern im nichtproliferativen Stadium der diabetischen Retinopathie die lokale Kortisontherapie vor. Gonioskopie: auffallend verstärkte Pigmentierung des Trabekelwerkes (wegen der Irispigmentepitheliopathie bei Diabetes mellitus).

– *Kortisonglaukom:* ca. 35% Menschen antworten auf die lokale Applikation von Kortikosteroiden mit einem Anstieg des intraokularen Druckes = „*Cortison responders*". Ursache: Anhäufung von Hyaluronsäure in den Maschen des Trabekels. Meist normalisiert sich die Tension nach Absetzen der Kortisonapplikation. Bei jahrelanger lokaler Kortisontherapie persistiert die Tensionserhöhung und führt unbehandelt zu den Glaukomspätschäden. Aus der Kortisonhypertension entsteht so das Kortisonglaukom.

Dieser Zusammenhang ermöglicht über eine „*Kortisonprovokation*" die Feststellung einer zum Glaukom disponierenden Gen-Konstellation: bei hohem Druckanstieg besteht Homozygotie des Gen-Merkmals Glaukom (4%), bei mäßigem Druckanstieg Heterozygotie (32%), bei fehlender Reaktion Fehlen des Glaukommerkmals.

– *Glaucoma capsulare* (Pseudoexfoliationssyndrom): Ablagerung eines PAS-positiven, zellfreien, amorphen oder fibrillären Materials (ähnlich dem Amyloid auf der Linsenoberfläche, siehe Veränderungen der Linsenkapsel, S. 242), auf Iris, Hornhautrückfläche und im Kammerwinkel (Trabekelwerk). Gonioskopische Merkmale: graublau-weißliche Schüppchen an der Trabekeloberfläche, verstärkte Pigmentierung des Kammerwinkels: korneal von der Pigmentlinie über dem Schwalbeschen Grenzring findet sich noch eine weitere Pigmentlinie, die Sampaolesische Linie. Die rauhen Linsenauflagerungen kratzen am Pigmentepithel der Iris und setzen bei medikamentöser Mydriasis oft wolkenförmig Pigmentgranula in das Kammerwasser frei.

• *b2) Sekundäre Offenwinkelglaukome*

Die topographischen und anatomischen Beziehungen zwischen den einzelnen Strukturen des Kammerwinkels sind meist normal. Die Abflußbehinderung des Kammerwassers resultiert aus: Auflagerungen oder Einlagerungen amorphen, zelligen oder fibrillären Materials in der Trabekularzone; Deformitäten des Kammerwinkels durch Kontusionstraumen; einem erhöhten Abflußwiderstand der episkleralen Venen.

Ablagerungen *entzündlichen Materials* finden sich bei: uveitischem sekundärem Offenwinkelglaukom; Heterochromie-Zyklitis (Fuchs);

glaukomatozyklitischen Krisen (Posner-Schlossmann-Syndrom): anfallsartige Zyklitis mit sehr hohen Druckspitzen, weiter Pupille ohne Synechien und wenig Irritation bei Patienten zwischen dem 20. und 50. Lebensjahr.

– *Granulomatöse Reaktionen* der Trabekelregion bei: herpetischer Kerotouveitis; bei Zosteruveitis; nach Verätzungen.

– *Ablagerungen von Zonulafragmenten = Fermentglaukom* (Kirsch-Effekt) nach Zonulolyse mittels (α-Chymo-)Trypsins im Rahmen der intrakapsulären Kataraktextraktion. Passagere Drucksteigerungen zwischen 2. und 5. postoperativem Tag.

– *Ablagerungen von Blut:* bei lockerem Hyphäma (= unkoaguliertes Blut); bei totalem „schwarzem“ Hyphäma (= koaguliertes Blut); *hämolytisches Glaukom:* Makrophageninvasion, die die zerfallenden Erythrozyten phagozytieren; *hämosiderotisches Glaukom:* Sekundärveränderungen im Trabekelwerk durch Imprägnierung mit Hämosiderin; *„Schattenzellglaukom“:* durch die Zellgerüste zerfallender Erythrozyten nach Vitrektomie alter Glaskörperblutungen im aphaken Auge.

– *Sekundäre Offenwinkelglaukome durch Makrophageninvasion im Trabekelwerk:* zerfallendes autologes Gewebe im Kammerwinkel induziert regelmäßig eine Makrophageninvasion:

- phakolytisches Glaukom: durch Linsenmaterial
- hämolytisches Glaukom: durch zerfallende Erythrozyten
- Melanophagenglaukom: durch massive Melaninablagerung bei nekrotisch zerfallenden malignen Melanomen der Uvea und nach schwerer Bulbuskontusion.

– *Sekundäre Offenwinkelglaukome durch Epithelinvasion:* Wird durch bulbuseröffnende Operationen oder perforierende Traumen Bindehaut- oder Hornhautepithel in die Vorderkammer verlagert, so wächst dieses dort aus und überzieht allmählich den Kammerwinkel.

– *Sekundäre Offenwinkelglaukome durch Tumorinvasion:* in den Kammerwinkel einwachsende Tumoren sind: das juvenile Xanthogranulom der Iris und maligne Melanome der Uvea.

– *Sekundäre Offenwinkelglaukome durch Kontusionsdeformität des Kammerwinkels:* Die typische postkontusionelle Deformität des Kammerwinkels besteht in: einer oft extremen Vertiefung der Kammerwinkelbucht; einem Einriß des Ziliarmuskels mit Rückwärtsverlagerung der radiären und zirkulären Anteile (Cleft-Syndrom) (Abb. 140); einem Abriß des gesamten Ziliarkörpers von der Sklera (traumatische Zyklodialyse).

Die Kontusionsdeformitäten sind dabei keineswegs die Ursache der Drucksteigerung, sondern nur ein Indikator dafür, wie schwer erst das histologisch-subtile Trabekelwerk traumatisiert sein muß. Meist kommt es zu einer diffusen Vernarbung der Trabekelregion. Die Latenzzeit bis zum Auftreten des Glaukoms kann einige Monate bis zu 15 Jahren betragen.

– *Sekundäre Offenwinkelglaukome bei Erhöhung des episkleralen Venendruckes: Gonioskopisch* ist der Rückstau des Blutes aus den episkleralen Venen an Hand einer Blutfüllung des Schlemmschen Kanals ersichtlich. Ursachen der episkleralen Venenabflußstörungen sind Orbitaprozesse wie: endokrine Ophthalmopathie, Orbitalphlegmone, Orbitatumoren, Sinus-cavernosus-Thrombose, Myositis der äußeren Augenmuskeln, entzündliche Pseudotumoren der Orbita, arteriovenöse Fisteln, Naevus flammeus der Bindehaut.

Therapie der Sonderformen des primären Offenwinkelglaukoms und der sekundären Offenwinkelglaukome

Wie beim Glaucoma chronicum simplex, siehe S. 286.

6. Pathogenetischer Faktor: Mißbildung der Kammerwinkelregion = kongenitale Glaukome

Epidemiologie: eine auf 12.000 bis 18.000 Geburten, 1 bis 5% aller Glaukome. *Ätiologie:* der uveokorneale Anteil des Trabekels bleibt auf einem unreifen embryonalen Stand der Differenzierung stehen. Der Schlemmsche Kanal ist entweder hypoplastisch oder gar nicht angelegt. Der Ziliarmuskel inseriert gelegentlich direkt am Trabekelwerk, weil der Skleralsporn nicht angelegt ist. Die Iriswurzel ist nach vorne disloziert. *Gonioskopie:* der Kammerwinkel wird von der sogenannten Barkanmembran total abgedeckt = cellophanartige Membran zwischen Iriswurzel und Schwalbescher Linie = primitives nicht ausdifferenziertes mesodermales Trabekelgewebe.

Sekundäre Veränderungen = klinisches Bild: In den ersten Lebensmonaten bis zum 5. Lebensjahr führt jede pathologische Augendrucksteigerung zu einer Dehnung der gesamten Bulbuswand, das heißt zum Buphthalmus oder Hydrophthalmus. Initialsymptom: Lichtscheu und Tränen wegen des Epithelödems. Die Hornhaut ist matt und rauchig-grau getrübt. Später kommt es zur Dehnung der Hornhaut: *Megalokornea* (Hornhautdurchmesser statt 10 bis 12 mm: 15 bis 18 mm = „schöne große Augen“ des Kindes). Die überdehnte

Deszemetmembran reißt ein. Die Einrisse werden durch überschießende Ablagerungen von Basalmembranmaterial repariert = Leisten in der Deszemetmembran: *Haabsche Linien.* Weitere Überdehnung der Hornhaut kann zur endothelialen Dekompensation und damit zur Keratopathia bullosa führen. Das Linsenwachstum kann sich der rapiden Bulbusvergrößerung nicht anpassen = *Megalophthalmus anterior.* Durch Einriß der Zonulafasern kommt es zur Subluxation, durch Überdehnung der Kapsel zu Linsentrübungen. Unbehandelt stellt sich eine glaukomatöse Optikusatrophie ein. *Therapie:* Medikamentöse Therapie ohne Effekt! Operative Therapie: Goniotomie nach Barkan (= Durchtrennung der Barkan-Membran von innen chirurgisch oder unblutig mit YAG-Laser); Trabekulotomie nach Harms (= Öffnung des Schlemmschen Kanals und des vorgelagerten Trabekelgewebes von außen her zur Vorderkammer hin) (siehe S. 295).

Manifestationsformen des kongenitalen und infantilen Glaukoms

a) Isolierter Buphthalmus: siehe oben,

b) Hydrophthalmus (= sekundärer Buphthalmus) mit anderen okulären Mißbildungen: Axenfeld-Syndrom, Rieger-Syndrom, Peters-Syndrom und Aniridie (siehe S. 193 bzw. 190),

c) Hydrophthalmus bei generalisierten Erkrankungen: Phakomatosen, Chromosomendefekte.

Therapie der Formen a) bis c): siehe S. 295.

d) Erworbener Hydrophthalmus

- Sekundäre Winkelblockglaukome nach perforierenden Verletzungen
- postkontusionelle sekundäre Offenwinkelglaukome
- Retinoblastom und alle Formen des Pseudoglioms (siehe S. 315 u. 380)

Therapie: wie bei den entsprechenden Glaukomformen des Erwachsenen.

– *Glaukom ohne Druck* (Glaucoma sine tensione, low-tension-glaucoma): *klinisches Bild:* progressive glaukomatöse Optikusatrophie mit entsprechendem Verfall des Gesichtsfeldes bei normalem Augendruck (das ist unter 21 mm Hg).

Ätiologie vermutlich abnorme Konstitution der Astrozyten, die im Bereich des Sehnervenkopfes mehr und mehr zugrunde gehen; generalisierte vaskuläre Insuffizienz (Auftreten bei generalisierten ischämisierenden Gefäßprozessen, wie Hypotonie, Diabetes mellitus oder nach vaskulärem Schock durch Blutverlust).

Therapie: Verbesserung der kardiovaskulären Leistung durch durchblutungsfördernde Maßnahmen und kardiale Therapie.

7. Antiglaukomatöse Therapie

a) Die *konservative Therapie* wurde bei der Therapie des Offenwinkelglaukoms ausführlich abgehandelt (siehe S. 287).

b) Operative Therapie des Glaukoms

Prinzipielle Mechanismen der Glaukomoperationen

– *Eröffnung der natürlichen Abflußwege durch einen Shunt* zwischen vorderer und hinterer Augenkammer zur dauernden Umgehung des Pupillarblockes: *periphere Iridektomie.*
– *Internalisation* + Externalisation des Schlemmschen Kanals als neuer Abflußweg des Kammerwassers aus der Vorderkammer in die episklerale Zone bei offenem Kammerwinkel mit Insuffizienz des transtrabekulären Abflusses = *fistulierende Operationen.*
– *Internalisation des Schlemmschen Kanals* (= Eröffnung des Schlemmschen Kanals zur Vorderkammer hin) bei zu kleinen oder aufgehobenen Intertrabekulärräumen bzw. bei Versiegelung des Trabekels durch Fremdgewebe (kongenitales Glaukom).
– *Externalisation des Schlemmschen Kanals* (= Öffnung zum episkleralen Spaltraum) bei Abflußstörung im Bereich des Schlemmschen Kanals oder der äußeren Sammelkanälchen.
– *Drosselung der Kammerwassersekretion* durch Stillegung oder teilweise Entfernung der Pars plicata des Ziliarkörpers.

Gesichtspunkt bei der Entscheidung zu Glaukomoperationen

Wann ist die Glaukomchirurgie die primäre und einzige Behandlungsform des Glaukoms? Prinzipiell, wenn es keine wirksame medikamentöse Alternativtherapie gibt. Das ist beim

– kongenitalen Glaukom (Internalisation)
– als Dauerprophylaxe gegen den drohenden primären Winkelblock (Shuntoperation)
– beim vorgeschrittenen sekundären Winkelblockglaukom mit Rubeosis iridis (Drosselung der Kammerwassersekretion).

Wann ist die Glaukomchirurgie der medikamentösen Therapie vorzuziehen und diese durch jene zu ersetzen?

– sobald die medikamentöse Therapie als Druckregulator versagt
– wenn die medikamentöse Therapie nicht vertragen wird
– wenn fehlende „compliance" (= verläßliche Mitarbeit) des Patienten besteht
– wenn der Patient in einer Gegend der Erde lebt, wo er keinen Augenarzt, der über alle Untersuchungstechniken beim Glaukom

verfügt und diese auch beherrscht, zu regelmäßigen (3- bis 6monatigen) Kontrolluntersuchungen aufsuchen kann
- wenn sich das Gesichtsfeld und der Papillenbefund progressiv verschlechtern, obwohl der Druck die obere Grenze der Norm nicht übersteigt.

Wann wird man sich trotz unzureichender Druckregulierung nicht zur Glaukomoperation entschließen?
- bei geringer Lebenserwartung des Patienten (vor allem, wenn noch zusätzlich eine Katarakt vorliegt)
- bei Verfall des Gesichtsfeldes mit einer zentralen Gesichtsfeldinsel deren Grenzen näher als 5° an den Fixationspunkt heranreichen (wegen der Gefahr des postoperativen Verlustes des zentralen Sehens)
- wenn mehrere vorangegangene Operationen erfolglos waren.

Grundsätzliche Operationstechniken beim Glaukom

– *Iridektomie:* Ausschneidung eines peripheren Irisstückes (= periphere Iridektomie, Abb. 180) oder eines gesamten Irissektors (totale Iridektomie) = älteste (1857 A. v. Graefe) und wirksamste Operationsmethode beim Winkelblock durch Pupillarblock. Ausführung:
- mikrochirurgischer Eingriff
- unblutig durch den Laserstrahl.

Fistulierende Operationsmethoden:

Reine Internalisation des Schlemmschen Kanals

Kongenitales Glaukom

- Goniotomie (Barkan): Durchtrennung der Barkan-Membran von innen unter Gonioskopsicht mit einem scharfen Barkan-Messerchen (Abb. 184) oder unblutig mittels YAG-Lasers

Offenwinkelglaukom

- Trabekulotomie (Harms): Präparation des Schlemmschen Kanals von außen, Sondierung des Kanals und Aufreißen der Innenwand durch Rotation der Sonde zur Vorderkammer hin (Abb. 184)
- Laser-Trabekuloplastik (Krasnov, Hager): in ihrer Prätention eine Schlemm-Kanal-eröffnende Operation – bewirkt sie tatsächlich in > zwei Drittel der Fälle eine ausreichende Drucksenkung durch Schrumpfung des von den Koagulaten „verbrannten“ Gewebes (50 bis 100 Koagulate des vorderen nichtpigmentierten Trabekels) mit subsequenter Straffung des „schlaffen“ Trabekels und damit Eröffnung der Intertrabekularräume.

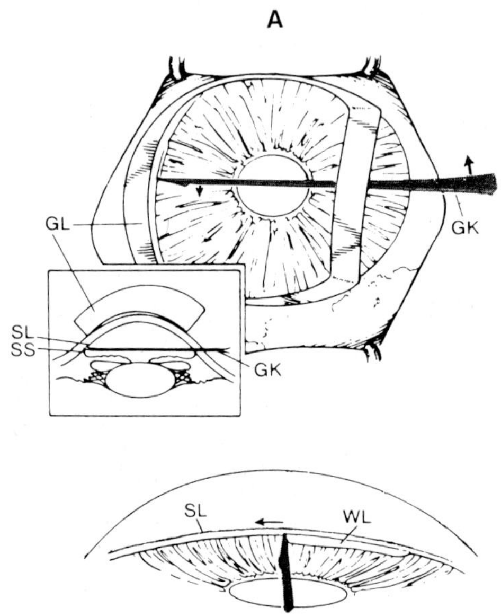

Abb. 184. **A** Goniotomie (*GK* Goniotomiemesser, *GL* Goniotomielinse, *SL* Schwalbesche Linie, *SS* Skleralsporn, *WL* weiße Linie), **B** Trabekulotomie. (Nach Shields, M. B.: A Study Guide for Glaucoma. Baltimore-London: Williams and Wilkins. 1982)

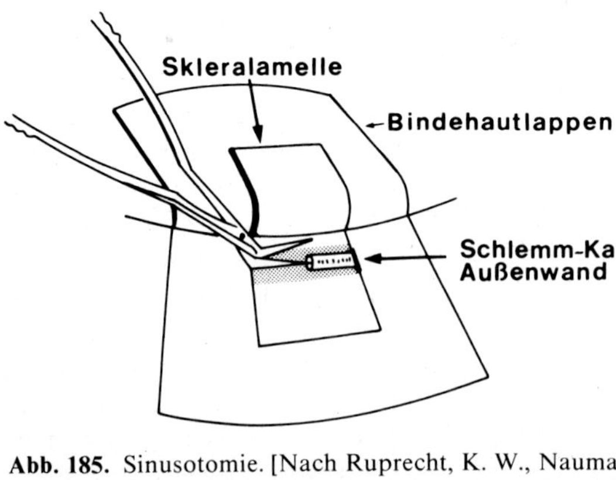

Abb. 185. Sinusotomie. [Nach Ruprecht, K. W., Naumann, G. O. H.: Einseitiges Offenwinkelglaukom bei idiopathisch dilatierten episkleralen Gefäßen. Klin. Mbl. Augenheilk. *184,* 23 (1984)]

Reine Externalisation des Schlemmschen Kanals

Sekundäres Offenwinkelglaukom bei orbitalen Erkrankungen

Sinusotomie (Krasnov): Eröffnung des Schlemmschen Kanals nach außen durch Mitausschneidung der über der Außenwand des Kanals gelegenen Sklera bei „Blockade des Kanals" (fehlende Blutfüllung des Schlemmschen Kanals bei Kompression der abführenden Venen als Ausdruck der Abflußstörung in der Außenwand des Schlemmschen Kanals in den davon abgehenden Kanälchen oder den Wasservenen) (Abb. 185).

Kombinierte Internalisation + Externalisation des Schlemmschen Kanals

= Fistulierende Glaukomoperation im eigentlichen Sinne

Offenwinkelglaukom bzw. kombiniertes Offenwinkel-Winkelblockglaukom

Historische Methoden:

– *Iridenkleisis* (Holth): Einklemmung eines Irisschenkels in einer limbalen Sklerainzision als Docht für ein subkonjunktivales Absickern des Kammerwassers. Komplikation: Pupillenverziehung

– *Trepanation* (Elliot): Ausstanzung eines limbalen Sklerastückes, wodurch ein breiter Kanal zwischen Vorderkammer und Subkonjunktivalraum entsteht. Komplikationen: Sekundärinfektion, Hypotonie.

Heutige Methoden:

– *Trabekulektomie* (Cairns) oder *Goniotrepanation* (Fronimopoulus): *Ausführung:* mikrochirurgischer Eingriff mit Bildung einer eine kammerseitige innere Öffnung deckenden Skleralamelle. Die Bedeckung der Fistulationsöffnung verhindert Sekundärinfektionen. Die innere Öffnung kann als En-bloc-Ausschneidung des Trabekelwerkes (Trabekulektomie) oder als Trepanation über der Limbusgegend im Sinne eines „gedeckten Elliot" (Goniotrepanation) vorgenommen werden (Abb. 186). Vom angeschnittenen Schlemmschen Kanal aus kann eine Trabekulotomie angeschlossen werden. Bei beiden Operationsmethoden wird in über 90% der Offenwinkelglaukome Normotension erzielt. Modifikation bei Gefahr der Verwachsung der beiden Skleralamellen: Platin- oder Seidendrahtnähte im interlamellären Spaltraum. Der definitive Kammerwasserabfluß erfolgt durch episklerale Venen und Lymphgefäße, die das Kammerwasser aus dem Intraskleralspalt aufnehmen.

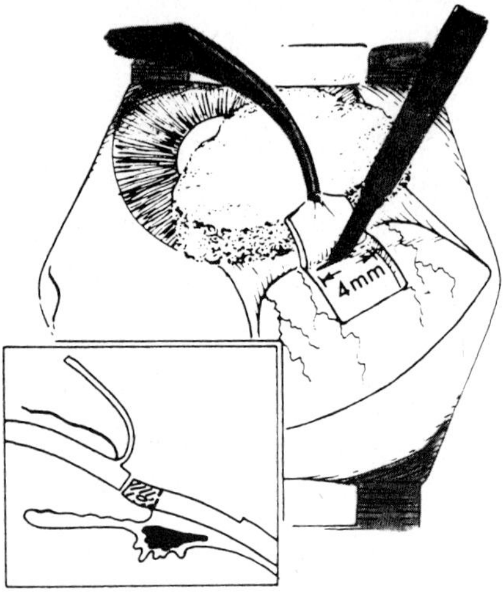

Abb. 186. Trabekulektomie, das strichlierte Gebiet im Schnittbild wird exzidiert und die Öffnung von dem Sklerallappen gedeckt. (Nach Shields, M. B.: A Study Guide for Glaucoma. Baltimore-London: Williams and Wilkins. 1982)

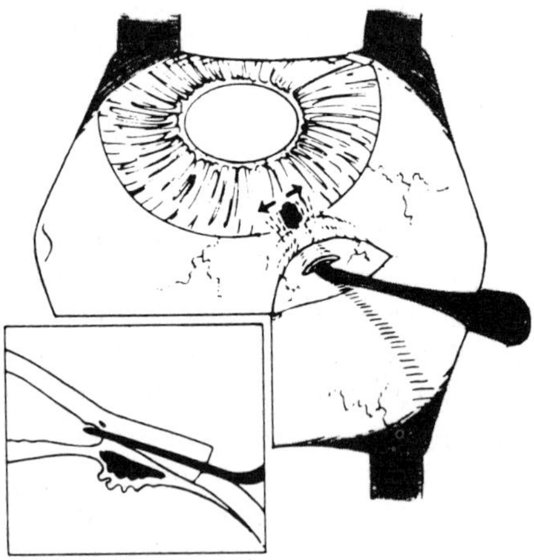

Abb. 187

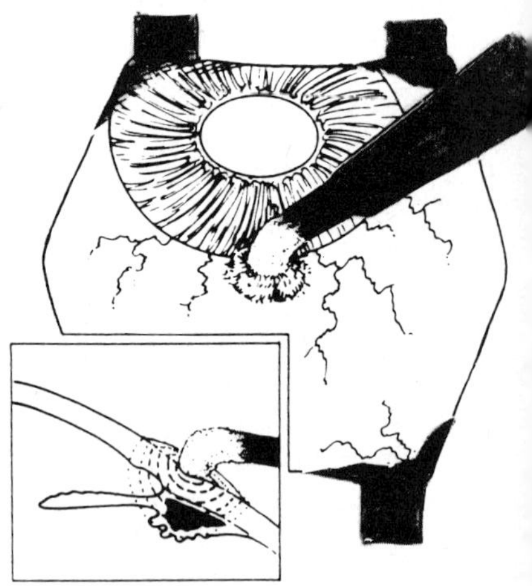

Abb. 188

Abb. 187. Zyklodialyse. (Nach Shields, M. B.: A Study Guide for Glaucoma. Baltimore-London: Williams and Wilkins. 1982)

Abb. 188. Zyklokryotherapie. (Nach Shields, M. B.: A Study Guide for Glaucoma. Baltimore-London: Williams and Wilkins. 1982)

Aphakieoffenwinkelglaukom

– *Zyklodialyse* (Heine): Der alte Eingriff wird heute mikrochirurgisch ausgeführt. Über der Pars plana des Ziliarkörpers wird die Sklera inzidiert oder trepaniert. Zwischen Sklera und Ziliarkörper wird eine Spatelkanüle in die Vorderkammer vorgeschoben (Abb. 187). Durch Schwenken des Spatels werden große Teile des Ziliarkörpers von der Sklera abgehoben und der Subskleralraum breit zur Vorderkammer geöffnet (im Gonioskop entsteht das Bild des Zyklodialysetunnels), um den physiologischen Abflußweg des Kammerwassers in das Subskleralspatium massiv zu vergrößern.

Sekundäres Winkelblockglaukom bei Rubeosis iridis und vorderen Synechien

– Einlegen von Drainageröhrchen und Drainagepumpen aus Kunststoff am Limbus, um durch dieses artifizielle Kanalsystem: Vorderkammer und Subkonjunktivalspatium in kommunizierende Räume zu verwandeln.

Sekundäre Winkelblockglaukome durch Rubeosis iridis und vordere Synechien

– *Drosselung der Kammerwassersekretion*

Verödung des Ziliarkörpers durch

- diasklerale Diathermiekoagulation mit einer Nadelelektrode (Vogt) = obsolet
- Freilegung des Ziliarkörpers durch temporäre Abtragung der darüberliegenden Sklera mit nachfolgender direkter Koagulation durch eine Kugelelektrode
- transkonjunktivale Kryokoagulation des Ziliarkörpers (Abb. 188).

Nachteile dieser Verfahren

- der nekrotische Ziliarsequester bleibt im Auge (→ Uveitis, → Phthisis bulbi)
- intraokulare Blutungen bei der Kryotherapie
- im restlichen Ziliarkörper setzt kompensatorisch eine vermehrte Kammerwassersekretion ein (→ neuerlicher Druckanstieg).

– *Zyklektomie* (Sautter): ein bis zwei Viertel des Ziliarkörpers werden freigelegt und ausgeschnitten. Voraussetzung: Aphakie, wenn mehr als ein Viertel des Ziliarkörpers entfernt werden soll.

M. Glaskörper

1. Anatomie (Abb. 189)

Der Glaskörper füllt als transparente gallertige Masse den etwa 4 ml (= zwei Drittel des Bulbusvolumens) fassenden Raum zwischen Linse, Ziliarkörper und Netzhaut aus. Er ist gefäß- und nervenlos und besteht zu 99% aus Wasser. Der gesamte Glaskörper ist von einem

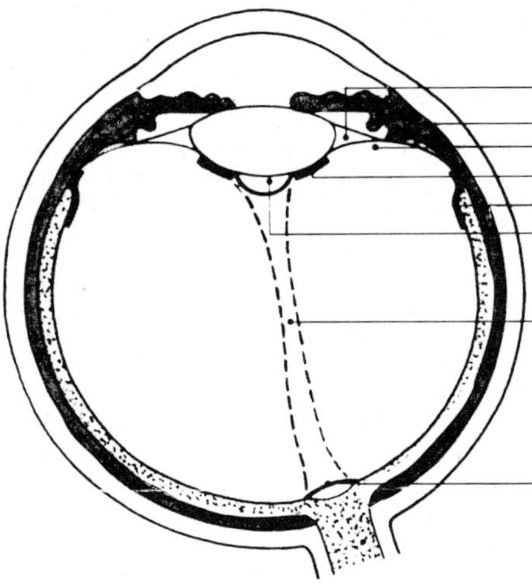

Abb. 189. Schematisierte Darstellung der topographischen Zusammenhänge von Linse, Ziliarkörper, Glaskörper und Netzhaut. (Aus Naumann, G. O. H.: Pathologie des Auges. Berlin-Heidelberg-New York: Springer. 1980)

gleichmäßig strukturierten Kollagenfasergerüst durchzogen. Das Kollagengerüst ist in der Peripherie dichter und eher zirkulär ausgerichtet = *Glaskörperrinde*. Der *zentrale Glaskörper* besitzt weniger Fibrillen und mehr Flüssigkeit als die Rinde. Die Grundsubstanz zwischen den Glaskörperfibrillen ist eine amorphe, halbflüssige, visköse Masse, in der reichlich Hyaluronsäure gelöst ist.

Der Glukosegehalt des Glaskörpers ist in den vorderen Anteilen höher als in den rückwärtigen. Daraus wird auf eine Glukosekonsumption der Netzhaut geschlossen. Der Gehalt an gelösten Proteinen ist 0,04% und besteht zu 60 bis 80% aus Albuminen und einem geringen Prozentsatz an Globulinen.

Die Glaskörpervorderfläche ist zur Aufnahme der hinteren Linsenkapsel tellerförmig eingedellt: *Fossa patellaris.* Die Ränder dieser Mulde zeigen eine zirkuläre Verdickung: das *Ligamentum hyaloideocapsulare.* Über dieses Ligament besteht bis in die späte Jugendzeit eine feste Verbindung zwischen Glaskörper und hinterer Linsenkapsel. Die Spalte zwischen Linsenkapsel und Glaskörper im Bereich der Fossa patellaris ist der *Bergersche Raum.* Die hintere Glaskörperoberfläche besitzt einen engen Kontakt zur Membrana limitans interna retinae. Während des physiologischen Alterns des Glaskörpers kommt es zu einer zunehmenden Verflüssigung des Glaskörpers in Form von Flüssigkeitslakunen. Diese Flüssigkeitsräume neigen dazu, in den Grenzraum zwischen Netzhaut und Glaskörper durchzubrechen, wodurch der Glaskörper von der Netzhaut abgehoben wird.

An 2 Stellen ist der Glaskörper jedoch mit der Netzhaut fest verbunden:

- an der Glaskörperbasis: einer zirkulären Zone, die sich ca. 1,5 bis 2 mm vor und hinter der Ora serrata ausdehnt, und
- am Rand der Papille, dem sogenannten Martegianischen Ring.

Bei der *hinteren Glaskörperabhebung* wird die juxtapapilläre Verbindung ohne Schaden für die Netzhaut aufgerissen, die Verbindung an der Glaskörperbasis bleibt aufrecht. Der Glaskörper kann nun durch seine basale Verbindung mit der Netzhaut an dieser ziehen und sie womöglich durch Zug auf- oder einreißen.

Als Überbleibsel des primären Glaskörpers (siehe Embryologie) zieht der 1 bis 2 mm breite Cloquetsche Kanal vom hinteren Linsenpol zum hinteren Augenpol (Papille).

2. Embryologie

In der 4. bis 5. Schwangerschaftswoche (7,5-mm-Stadium) tritt die Arteria hyaloidea durch den Augenbecherspalt in den schmalen Spalt zwischen Linse und Augenbecherinnenwand. Sie bildet ein verzweigtes Gefäßnetz an der Linsenhinterfläche: die Tunica vasculosa lentis. Im 13-mm-Stadium entwickelt sich aus dem Oberflächenektoderm der Linsenanlage, dem Neuroektoderm der Augenbecherinnenwand und aus dem mesodermalen Gewebe, das mit den Hyoloidalgefäßen in den Augenbecher gelangt, der *primäre Glaskörper.* Die mesodermalen Sternzellen bilden fibrilläre Elemente, die sich mit den Fibrillen des Oberflächenektoderms und des Neuroektoderms verbinden. Die Fasern formen einen Fächer, der zwischen Linsenhinterkapsel und Augenbecherwand ausgespannt ist. Mit Ausbildung der Linsenkapsel ist die Entwicklung des primären Glaskörpers abgeschlossen.

Der *sekundäre Glaskörper* entwickelt sich im 2. Embryonalmonat. Er ist avaskulär, seine Fibrillen sind feiner als die des primären Glaskörpers und zumeist senkrecht auf die Netzhautoberfläche ausgerichtet. Die Fibrillen entstammen dem Neuroektoderm. Im 40-mm-Stadium beginnt der primäre Glaskörper zu atrophieren. Zurück bleibt davon schließlich nur der Cloquetsche Kanal. Die ständige Volumszunahme des sekundären Glaskörpers hat den primären Glaskörper in diese axiale Position gedrängt. Durch Kondensationsvorgänge an der Vorderfläche des sekundären entwickelt sich der *tertiäre Glaskörper,* der sich im 4. Monat (110- bis 160-mm-Stadium) zum Ligamentum suspensorium lentis differenziert: dem Zonulaapparat. Verbindungen von Zonulafasern mit dem vorderen Glaskörper bleiben bis in das Erwachsenenalter bestehen. Im 7. Monat (240-mm-Stadium) sind die Hyaloidalgefäße völlig verschwunden. Während dieser Zeit beginnt sich das retinale Gefäßsystem zu entwickeln.

3. Physiologie

Die Funktionen des Glaskörpers sind primär die eines transparenten Platzhalters und Stoßdämpfers im Inneren der Augenkugel. Infolge des Quelldruckes des Glaskörpers liegt die Netzhaut der Bulbuswand faltenlos an. Mit seinem Glukosegehalt scheint der Glaskörper ein Glukosedepot für die inneren Netzhautschichten zu sein.

Der Brechungsindex des Glaskörpers ist mit 1,334 etwas geringer als der des Kammerwassers. Die Viskosität des Glaskörpers ist 1,8- bis 2mal größer als die von Wasser. Für die gelartige Konsistenz ist der Kollagenanteil verantwortlich. Der Kollagengehalt beträgt 0,01% und ist in der Rinde wesentlich höher als im zentralen Glaskörper. Die in der flüssigen Phase des Glaskörpers vorkommende Hyaluronsäure ist nur lose an die Kollagenmoleküle gebunden. In den Glaskörper unter experimentellen Bedingungen eingebrachte, lösliche Fremdsubstanzen bewegen sich durch Diffusion in Richtung Papille und Netzhaut und werden dort von den Retinalgefäßen abtransportiert.

4. Erkrankungen des Glaskörpers

Übersicht

1. Anomalien und Mißbildungen
   a) Persistierender primärer Glaskörper
   b) Persistierender hyperplastischer primärer Glaskörper
2. Altersveränderungen
   a) Glaskörperverflüssigung
   b) Glaskörperabhebung
3. Pathologische Glaskörpertrübungen
   a) Degenerative
   b) Vitreoretinale Dystrophien
   c) Glaskörpereinblutung
   d) Glaskörperabszeß
4. Vitreale und epiretinale Proliferation
   a) Primäre epiretinale Gliosen
   b) Sekundäre epiretinale, pigmentepitheliale und gliöse Proliferationen

5. Glaskörper bei Retinopathia proliferans
6. Glaskörper bei verschiedenen vitreoretinalen Erkrankungen
   a) Amotio retinae
   b) Retrolentale Fibroplasie
   c) Irvine-Gass-Syndrom
   d) Uveitis
   e) Traumen
   f) Ziliolentikularblock
7. Glaskörperchirurgie

Einzeldarstellung

1. Anomalien und Mißbildungen

a) Persistierender primärer Glaskörper

Reste des sich unter physiologischen Bedingungen resorbierenden primären Glaskörpers können als

- retrolentale Reste der A. hyaloidea die Hyaloideakörperchen (= Mittendorfscher Fleck) sein oder
- als präpapillärer bzw. epipapillärer Rest des ektodermalen Gliagewebes, das von der Papille ausgehend die Vasa hyaloidea umgibt, die sogenannte Bergmeister-Papille sein. Je nach Ausmaß des Restes handelt es sich um einen epipapillären Gliakegel, um eine weißliche Einscheidung der Papillargefäße oder um einen semitransparenten „Gliaschleier" vor der Papille. Durch die totale Resorption des embryonalen Gliagewebes entsteht die physiologische Exkavation der Papille (siehe S. 390).

b) Persistierender hyperplastischer primärer Glaskörper (PHPV)

Definition: der primäre Glaskörper kann in toto in hyperplastischer Form oder isoliert in seinem retrolentalen und in seinem retinopapillären Anteil persistieren (Abb. 190). *Ätiologie:* Der PHPV ist eine angeborene einseitige Augenerkrankung, für die ein Erbgang bisher nicht nachgewiesen werden konnte.

– *Vorderer PHPV: klinische Symptome:* einseitiger Mikrophthalmus, retrolentales fibrovaskuläres Gewebe, persistierende A. hyaloidea, Ziliarfortsätze ausgezogen und mit dem retrolentalen Gewebe verbunden. Hinterer Polstar der Linse. Häufig auch unausdifferenzierter Kammerwinkel mit Sekundärglaukom. Die Netzhaut liegt meist an. *Therapie:* Lensektomie + Vitrektomie (Abb. 191).

– *Hinterer PHPV:* meist einseitige Mikrokornea, Glaskörpermembran, Netzhautfalten mit der persistierenden A. hyaloidea entlang der Netzhautfalten. *Therapie:* therapeutisch unbeeinflußbar.

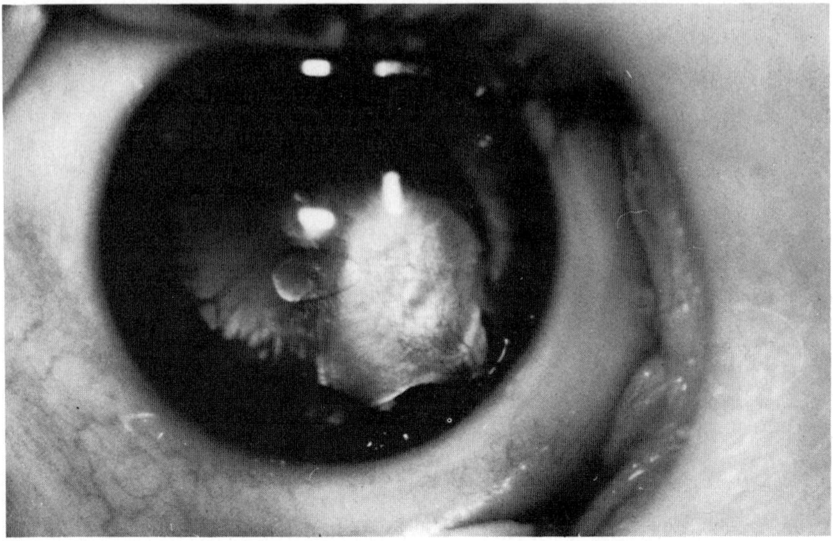

Abb. 190. Persistierender hyperplastischer primärer Glaskörper (PHPV): retrolentaler Anteil

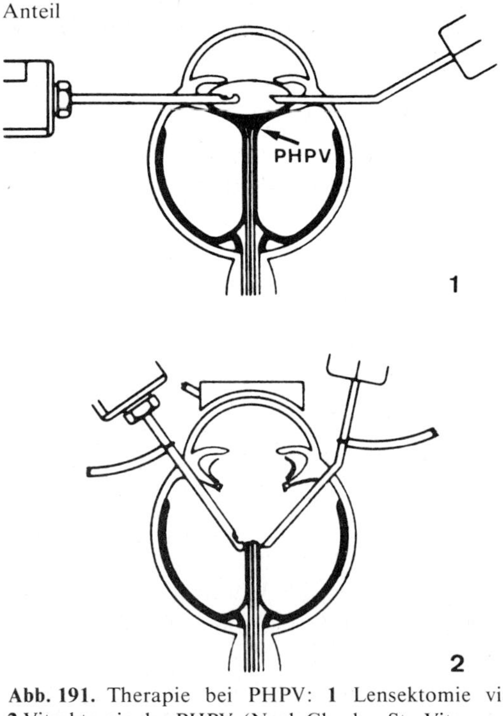

Abb. 191. Therapie bei PHPV: **1** Lensektomie via Pars plana des Ziliarkörpers, **2** Vitrektomie des PHPV. (Nach Charles, St.: Vitreous Microsurgery. Baltimore-London: Williams and Wilkins. 1981)

2. Altersveränderungen

a) Glaskörperverflüssigung

Im mittleren Lebensalter einsetzender Verflüssigungsprozeß des Glaskörpergels, das mehr und mehr in den Sol-Zustand übergeführt wird. Dadurch entstehen größere lakunäre Flüssigkeitsräume im Glaskörpergel, die zu einer Kondensation der Kollagenfasern am Rande dieser faserfreien Räume führen = *Destruktion des Glaskörpers*. Subjektiv werden diese Vergröberungen der Glaskörperstruktur als flottierende entoptische Trübungen (Mouches volantes) wahrgenommen. Kleinere Flüssigkeitslakunen zeigen die Tendenz zu großen Flüssigkeitsräumen zu konfluieren.

b) Glaskörperabhebung

Definition: Durch Flüssigkeitsansammlung zwischen Netzhaut und Glaskörpergrenzschicht entsteht die Glaskörperabhebung (Abb. 192).
– *Hintere Glaskörperabhebung:* Vorstufen sind die Glaskörperverflüssigung. Die immer größer werdenden Flüssigkeitsräume im Glaskörper brechen meist nach hinten oben durch und drängen den Glaskörper von der Netzhaut ab. Je nach der weiteren Ausbreitung der retrovitrealen Flüssigkeitsräume unterscheidet man eine komplette von einer inkompletten hinteren Glaskörperabhebung.

Inkomplette oder arrhegmatische Glaskörperabhebung (ohne Kollaps des Glaskörpers): Der Glaskörper behält seine physiologische Anheftungsstelle am Papillenrand (Martegianischer Ring).

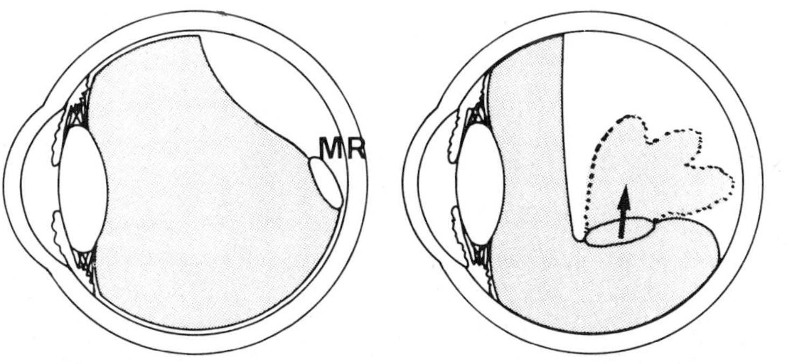

Abb. 192. Schematisierte Darstellung der Pathogenese der hinteren Glaskörperabhebung: links verflüssigter Glaskörper in der oberen Hälfte mit Ausriß des Martegianiringes *(MR)*, bei weiterer Verflüssigung (rechts) sackt der solide Glaskörper in sich zusammen, der Martegianiring kommt aus der Vertikalen in eine horizontale Position. (Nach Eisner, G.: Bücherei des Augenarztes, Bd. 65, S. 12. Stuttgart: Enke. 1974)

Komplette oder rhegmatische Glaskörperabhebung (mit Kollaps): Der Glaskörper reißt am Martegianischen Ring aus, wodurch in der hinteren Glaskörpergrenzschicht ein Loch (griechisch: Rhegma) entsteht. Durch dieses Loch ergießt sich das Glaskörpergel in den retrovitrealen Flüssigkeitsraum. Die Glaskörpergrenzschicht umschließt nunmehr einen halbleeren Sack = kollabierter Glaskörper.

Diese degenerativen Vorgänge setzen mit zunehmendem Alter (ab dem 50. spätestens ab dem 65. Lebensjahr) ein. Beim Myopen können sie schon je nach dem Grad der Myopie früher auftreten. *Subjektive Symptomatik:* entoptische Trübungen (Rußwolken), entoptische Lichterscheinungen („Blitze"). *Komplikationen:* Glaskörperblutungen durch Zug → Einreißen von Netzhautgefäßen. Einreißen der Netzhaut an Glaskörper-Netzhautadhärenzen. Einer unter 7 Patienten mit hinterer Glaskörperabhebung erleidet einen Netzhauteinriß. *Ohne hintere Glaskörperabhebung und ohne verflüssigten Glaskörper gibt es keine Netzhautabhebung!*

Prophylaxe der Netzhautabhebung: genaue Inspektion der Funduspheripherie aller Augen mit hinterer Glaskörperabhebung.

– *Basale Glaskörperabhebung:* sehr seltene Form der Glaskörperabhebung im Bereich der physiologischen Adhärenz von Glaskörper und Netzhaut in der Ora-Zone. *Ursache:* spontan bei Marfan-Syndrom, beim Ehlers-Danlos-Syndrom und bei hoher Myopie; posttraumatisch nach schweren Bulbuskontusionen mit Orariß (= Oradesinsertion zwischen nichtpigmentiertem Epithel des Ziliarkörpers und peripherer Netzhaut).

– *Vordere Glaskörperabhebung:* posttraumatischer Abriß des Wiegerschen Bändchens, wodurch sich Blut im Bergerschen Raum unmittelbar retrolental ansammeln kann.

3. Pathologische Glaskörpertrübungen

a) Degenerative Glaskörpertrübungen

Ablagerungen von *Kalzium-Verbindungen* (Kalkseifen höherer Fettsäuren) im Glaskörpergerüstwerk, die als weiße Schneeflocken imponieren und deshalb *Synchisis nivea* (= asteroide Hyalose) genannt werden (Abb. 193). Ablagerungen von *Cholesterinkristallen* in den Flüssigkeitsräumen des degenerierten Glaskörpers imponieren als freibewegliche schillernde Kristalle = *Synchisis scintillans.* Die Ablagerungen von *Amyloid* an den Glaskörperfasern ab dem 20. Lebensjahr mit zunehmender Verdickung der Ablagerungen ist eine autosomal hereditäre Erkrankung.

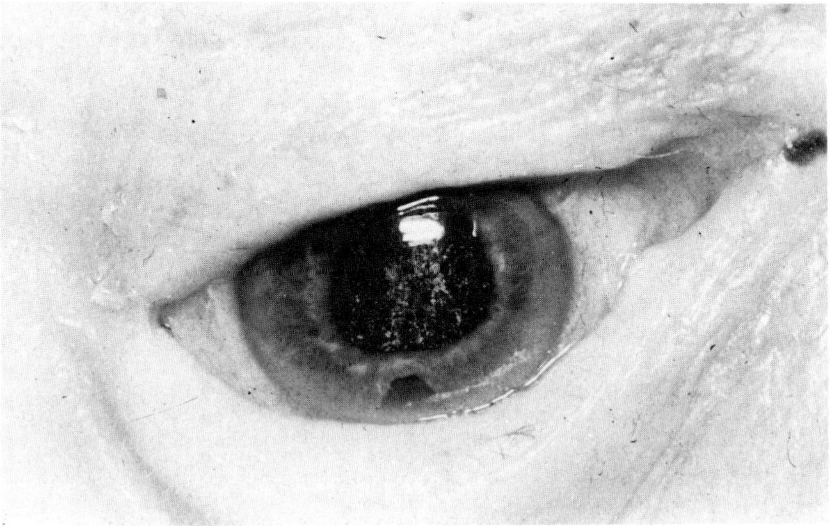

Abb. 193. Klinisches Bild der Synchisis nivea im aphaken Auge

b) Bei vitreoretinalen Dystrophien

Das ist eine Gruppe seltener hereditärer Erkrankungen mit charakteristischen Glaskörpertrübungen: die juvenile Retinoschisis (Netzhautspaltung); Morbus Wagner (Pigmentepithelanomalien); Morbus Goldmann-Favre (Retinoschisis + Pigmentepithelopathie), bei denen neben den Netzhautveränderungen eine weitgehende Verflüssigung des Glaskörpers mit Glaskörpersträngen vorliegt.

c) Glaskörpereinblutungen

Blutungen in den Glaskörperraum können in 2 Manifestationsformen vorkommen: als retrovitreale Blutung und als intravitreale Blutung.

– *Retrovitreale Blutungen* sinken meist der Schwere nach zwischen Netzhaut und Glaskörper ab (Abb. 194). Voraussetzung für diesen Blutungstyp ist eine hintere Glaskörperabhebung mit intakter hinterer Glaskörpergrenzschicht. Je nach Ausmaß der Blutung ist mit einer Resorptionszeit von Wochen bis Monaten zu rechnen.

– *Intravitreale Blutungen* breiten sich im Maschenwerk des Kollagenfasergerüstes aus und sind dort „gefangen" (Abb. 195). Voraussetzung für diesen Blutungstyp sind das Fehlen einer Glaskörperabhebung oder eine defekte Grenzschicht des abgehobenen Glaskörpers.

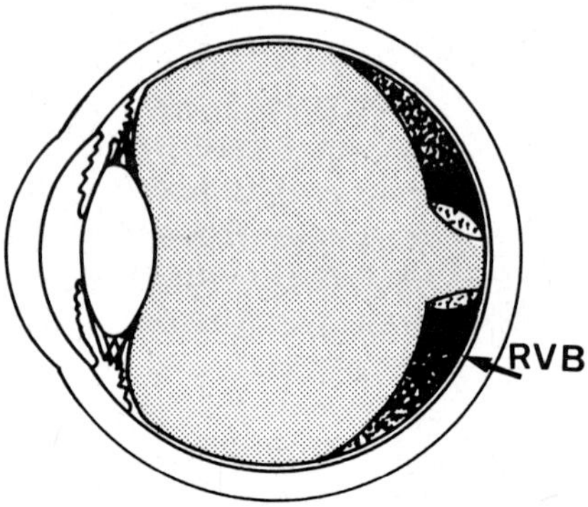

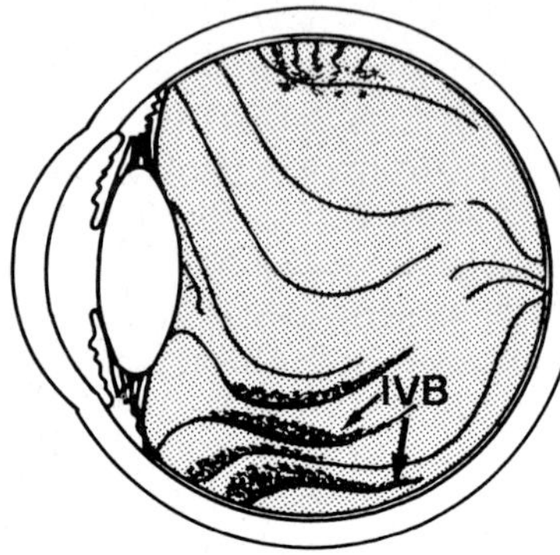

Abb. 194 **Abb. 195**

Abb. 194. Schematische Darstellung einer retrovitrealen Blutung *(RVB)*. (Nach Eisner, G.: Bücherei des Augenarztes, Bd. 65, S. 28. Stuttgart: Enke. 1974)

Abb. 195. Schematische Darstellung einer intravitrealen Blutung *(IVB)*. (Nach Eisner, G.: Bücherei des Augenarztes, Bd. 65, S. 28. Stuttgart: Enke. 1974)

Ursachen von Glaskörperblutungen

– *Spontan:*

Gefäßerkrankungen der Netzhaut (siehe S. 335)
hintere Glaskörperabhebung
Netzhautrisse mit und ohne Netzhautabhebung
Melanome der Aderhaut
Subarachnoidalblutungen.

– *Posttraumatisch:* nach schwerem stumpfem oder perforierendem Trauma.

Subjektive Symptomatik: plötzliche Verdichtung entoptischer Trübungen bis zur völligen Verdunkelung (quantitatives Sehen). *Objektiv:* fehlender Funduseinblick: aus dem Fundus rötlicher Reflex oder sogar fehlendes Rotlicht durch dichte zellige Einlagerungen im Glaskörper. Häufig gesellen sich fibrinöse Exsudationen dazu, aus denen innerhalb von wenigen Wochen Membranen und Schwarten entstehen. *Diagnose des Grundleidens:* Ultraschallechographie. *Therapie:* Vitrektomie (siehe S. 319) zur Beseitigung der Glaskörpertrübungen + nachfolgende Therapie des Grundleidens.

d) Glaskörperabszeß

Definition: eitrige Infiltration im Maschenwerk des Kollagenfasersystems, das rasch zur proteolytischen Einschmelzung der Glaskörperstruktur führt. Reaktiv kommt es zur fibrinösen Exsudation aus Netzhaut- und Ziliarkörpergefäßen, die um den Abszeß dichte Membranen und Schwarten bildet.

Klinisches Bild: subjektiv: unter heftigen Schmerzen rasch (= innerhalb von 1 bis 2 Tagen) auftretende Erblindung. *Objektiv:* Pseudoptose des Lides, Chemose, ziliare Injektion, Irishyperämie + Hypopyon, häufig fibrinös exsudative Okklusionsmembran der Pupille, gelblicher Reflex aus dem Augeninneren. Rasche Progredienz (innerhalb von wenigen Stunden bis 2 Tagen) zur Panophthalmitis purulenta mit eitriger Einschmelzung der Hornhaut (Ringabszeß). Zunächst toxische Schädigung der Netzhaut durch die mikrobiellen Toxine, später eitrige Einschmelzung der Netzhaut (Netzhautnekrose).

Ursache: exogen traumatisch (perforierende Verletzung mit intraokularem Fremdkörper) oder postoperativ nach bulbuseröffnenden Eingriffen; endogen: hämatogen metastatisch von Eiterherden im Körper oder fortgeleitet von eitrigen Entzündungen der Uvea. *Bakterielle Endophthalmitis = meist exogen.*

Erreger: alle Arten von Bakterien (allen voran Staphylokokken, Pneumokokken, Streptokokken, Enterokokken, Coli, Pseudomonas, Proteus; mykotische Endophthalmitis: Candida albicans bei Candidasepsis, Mukor-Mykosen.

Therapie: wichtig: sofort nach der Diagnosestellung unverzüglich die Therapie einleiten! *Vitrektomie mit Antibiotikazusatz* in der Infusionslösung. Da zum Zeitpunkt der Therapie kein Erregernachweis vorliegt, empfiehlt sich die Anwendung eines Breitbandantibiotikums wie Gentamycin. Diese unmittelbar lokale Antibiotikatherapie wird durch eine systemische Antibiotikatherapie unterstützt. *Wichtig: Kortikosteroide* gegen die exsudative Komponente der Infektion zusetzen.

4. Vitreale und epiretinale Proliferation

Der Glaskörper ist bis auf wenige Hyalozyten in der Rinde zellfrei. Spontan oder als Folge zahlreicher Augenerkrankungen können Zellen aus der Netzhaut oder aus dem Ziliarkörper in den Glaskörper immigrieren und dort proliferieren. Es handelt sich dabei im Gegensatz zur Retinopathia proliferans um *avaskuläre Proliferationen. Ursprung* dieser Zellen sind: Hyalozyten, retinale Gliazellen und Pigmentepithelzellen (wenn ein offener Netzhautdefekt vorliegt, durch den diese Zellen in den Glaskörperraum gelangen). *Eigenschaft dieser Zellen:* alle diese Zellen können Kollagenfasern bilden, alle diese Zellen besitzen im Inneren Aktomyosinelemente, die durch Kontraktion zu einer Verkürzung der Kollagenfasersysteme führen.

a) Primäre epiretinale Gliosen

Sie entwickeln sich aus proliferierenden Astrozyten und Müllerschen Stützzellen der Netzhaut ohne durchgreifende Netzhautdefekte.

Klinisch imponieren sie als weißliche epiretinale Membranen, die eine Fältelung der darunterliegenden Netzhaut erzeugen („surface wrinkling retinopathy") (Abb. 196). Prädilektionsstelle ist der hintere Augenpol. Die Netzhautfältchen sind meist sternförmig drapiert („Sternfaltenretinitis", Macular pucker, Zellophanmakulopathie). *Ursache* = unbekannt. *Therapie* = Abziehen der Membranen von der Netzhaut im Rahmen der Vitrektomie = „membrane peeling" (siehe S. 321).

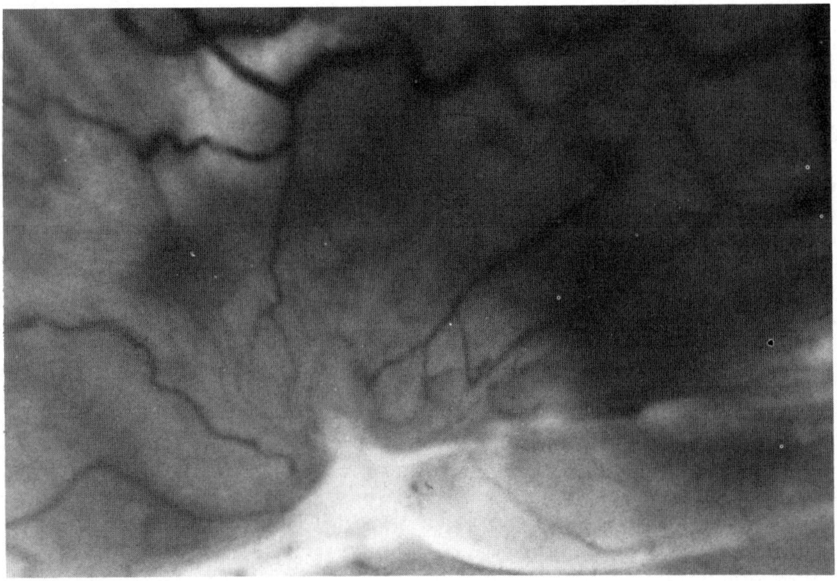

Abb. 196. Klinisches Bild einer Sternfaltenretinitis

b) Sekundäre epiretinale, pigmentepitheliale und gliöse Proliferationen

Sie gehen vorwiegend auf proliferierende Pigmentepithelzellen zurück, die durch offene Netzhautdefekte an die Netzhautoberfläche und in den Glaskörper auswandern, zu Fibroblasten metaplasieren und proliferieren.

Hauptursache: ungeheilte rhegmatogene Netzhautabhebungen. *Klinisches Bild: Die proliferative Vitreo-Retinopathie* (PVR) läuft in 4 Stadien ab:

Stadium A: korpuskuläre Glaskörpertrübungen vorwiegend in Form von Pigmentklumpen

Stadium B: Fältelung der Netzhautoberfläche, Einrollung des hinteren Randes offener Netzhautrisse, zunehmende Versteifung der Netzhaut

Stadium C: fixierte Netzhautfalten (Sternfaltenherde) in 1 bis 3 Quadranten (Abb. 197)

Stadium D: trichterförmige Netzhautabhebung mit zunehmender Verengung bis letztlich Verklebung des zentralen Netzhauttrichters.

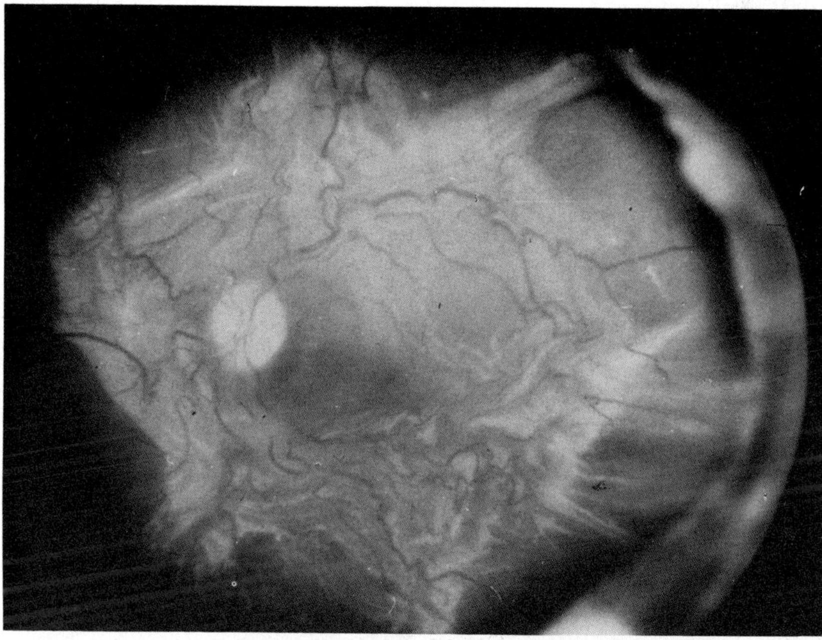

Abb. 197. Stadium C der proliferativen Vitreoretinopathie

Ursache: proliferierende metaplastische Pigmentepithelzellen, die an der Netzhautrück- und -innenfläche Leitstrukturen zum Vorwachsen, und im Glaskörper eine Art Gewebekulturmedium finden. Die Ursachen, die den Proliferationsschub auslösen, sind unbekannt. *Therapie:* Vitrektomie + membrane-peeling = Abziehen der epiretinalen Membranen + Amotiochirurgie. Intravitreale Applikation von Antimetaboliten wie 5-Fluoro-Uracil.

5. Glaskörper bei Retinopathia proliferans
(siehe auch dieses Kapitel unter Netzhaut, S. 348)

Definition: Neubildung von fibrovaskulärem Gewebe, das von der Netzhaut ausgehend in den Glaskörperraum einsproßt. *Klinisches Bild:* zunächst intra- und epiretinal beginnend verzweigte Gefäßbäumchen, die in zwei Drittel der Fälle von der Papille und in einem Drittel aus der Nachbarschaft der großen Netzhautgefäße entspringen. Die proliferierenden Kapillaren benützen die hintere Glaskörpergrenzschicht als Leitstruktur ihres Vorwachsens. Durch eine Glaskörperabhebung werden die Gefäßneubildungen mit der hinteren Glaskörpergrenzschicht in den Glaskörperraum hineinverlagert. *3 Stadien* des Vasoproliferationsprozesses lassen sich gut voneinander abtrennen:

1. Stadium der „nackten Gefäße" (Abb. 198);
2. Stadium des fibrogliösen Begleitgewebes um die Gefäßneubildungen;
3. Stadium der vitreoretinalen Schrumpfung durch diffuse gliöse Proliferation auf der Netzhautinnenfläche und auf der hinteren Glas-

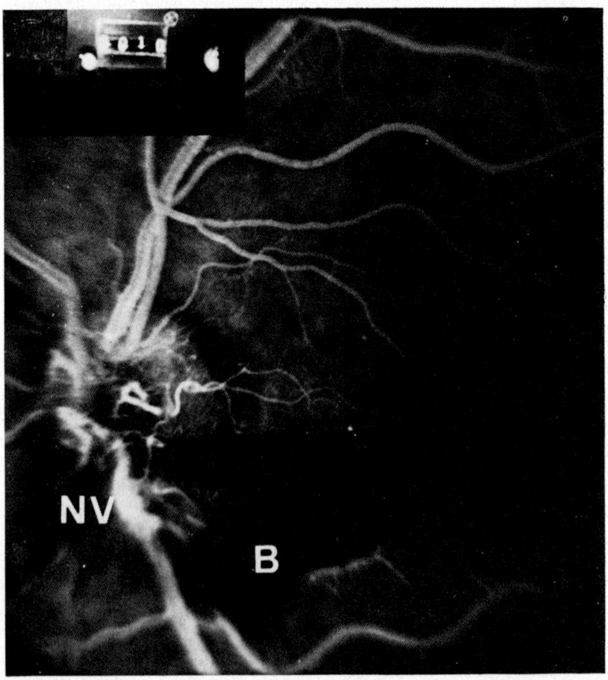

Abb. 198. Präpapilläre Neovaskularisationen im Angiogramm (venöse Phase) = *NV* mit daraus resultierenden präretinalen Blutungen *(B)*

körpergrenzschicht als Leitstruktur. Die fibroblastenartigen Zellen produzieren kollagenes Gewebe, myofibrilläre Zellfortsätze führen durch Kontraktion zur Schrumpfung der kollagenen Membranen mit subsequenter faltiger Traktionsamotio der Netzhaut und massiver Retraktion des Glaskörpers. Durch die Überstreckung der Neovaskularisationen auf der retrahierten Glaskörpergrenzschicht kommt es zu Blutungen in den Glaskörper (intravitreal) oder hinter den Glaskörper (subvitreale Blutung). *Ursache:* diffuse Ischämie der Netzhaut mit Produktion eines Ischämiefaktors, der die Angiogenese stimuliert. Es handelt sich dabei um einen fehlgeleiteten Kompensationsmechanismus der ischämischen Netzhaut bei verschiedensten retinalen Gefäßerkrankungen (Abb. 133). *Therapie:*

- im Stadium 1: panretinale Laserkoagulation (siehe Netzhaut)
- im Stadium 2: Vitrektomie + panretinale Laserkoagulation
- im Stadium 3: Vitrektomie, Dissektion der epiretinalen Membranen, Membrane-peeling (Abb. 204), eventuell Verkürzung des Bulbus durch perforierende Skleralresektion.

6. Glaskörper bei verschiedenen vitreoretinalen Erkrankungen

a) Bei Amotio retinae

Verflüssigung des Glaskörpers und hintere Glaskörperabhebung. Ohne diese Glaskörperveränderungen entsteht keine rhegmatogene Netzhautabhebung. Die Flüssigkeit, die die Netzhaut abhebt, ist der verflüssigte Glaskörper, der durch einen Netzhautdefekt hinter die Netzhaut gerät (siehe S. 357).

b) Retrolentale Fibroplasie (Morbus Terry) bei Retinopathia prämaturorum

Ätiologie: Bei unreifen Frühgeborenen unter 1800 g Geburtsgewicht ist die Netzhaut noch unreif. Die hohe O_2-Konzentration im Inkubator (von 30 bis 40% und mehr) löst in der unreifen Netzhaut folgende Reaktionen aus: Engstellung der Arterien, Stauung der Venen, retinale Blutungen. Die Umstellung vom hohen O_2-Gehalt im Inkubator auf die Außenluft bewirkt dann einen relativen O_2-Mangel der Netzhaut. Als Reaktion auf die retinale Hypoxie proliferiert das Endothel der Netzhautkapillaren (vor allem temporal oben, weil dort die Reifung der Netzhautgefäße am spätesten, das heißt, erst zum Zeitpunkt der Geburt, einsetzt). Auch von den übrigen peripheren Kapillaren gehen Neovaskularisationen aus, die in den Glaskörperraum (ähnlich wie bei der Retinopathia proliferans) vorwachsen und

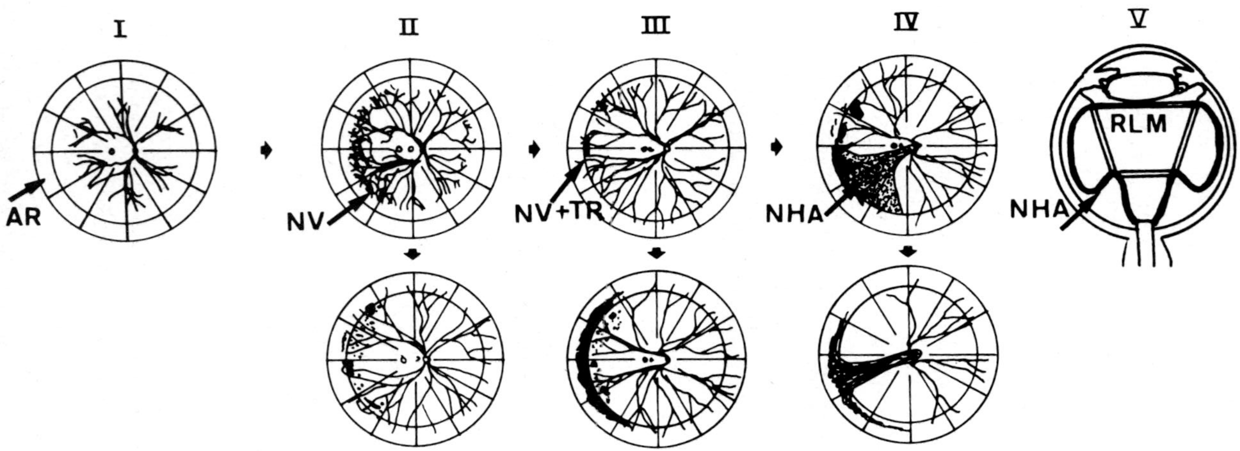

Abb. 199. Schematisierte Darstellung des stadienhaften Ablaufs der Retinopathia prämaturorum. **I** *AR* avaskuläre periphere Retina, **II** Neovaskularisationen an der Grenze vaskularisierter-avaskulärer Netzhaut (*NV* Neovaskularisationen), **III** Ausbildung von Glaskörpersträngen mit retinaler Traktion (*TR* Traktionsabhebung der Netzhaut), **IV** umschriebene Traktionsamotio der Netzhaut *(NHA)*, **V** Schnittbild bei retrolentaler Fibroplasie mit totaler Traktionsamotio (*RLM* retrolentale Membran). In der unteren Reihe sind die Regressionsmöglichkeiten in den Stadien II bis IV dargestellt

mehr und mehr schrumpfendes Bindegewebe um diese Kapillarsprossen organisieren. Schließlich entsteht durch Traktion dieser fibrovaskulären Glaskörpermembranen eine Netzhautabhebung. *Das klinische Bild* ist durch einen *stadienmäßigen Ablauf* charakterisiert (Abb. 199) (Committee for the Classification of Retinopathy of Prematurity, 1984):

– Stadium I: intraretinale Gefäßneubildungen im temporal oberen Quadranten der peripheren Netzhaut. Die Grenzzone der peripheren avaskulären Netzhaut zur vaskularisierten bleibt im Stadium I bis IV scharf demarkiert.

– Stadium II: periphere Gefäßneubildungen mit Einsprossung der Gefäße in die hintere Grenzschicht des sich retrahierenden Glaskörpers.

– Stadium III: zirkumferentielle vitreoretinale Neovaskularisationen mit Anhebung des oraparallelen Netzhautbezirkes mit Gefäßneubildungen + dilatierte und geschlängelte Netzhautgefäße am hinteren Augenpol. Ausbildung von vaskularisierten Glaskörpersträngen und -schwarten.

– Stadium IV (Stadium des „ridge" = engl. First): umschriebene Traktionsamotiones in Form von faltenförmigen Abhebungen durch schrumpfende epiretinale und vitreale Membranen.

– Stadium V: Narbenstadium: retrolentale vaskularisierte Bindegewebsschwarte, dahinter totale Traktionsamotio der Netzhaut (echographische Diagnose). *Komplikationen:* → Cataracta complicata → Atrophia bulbi (Stadium der „Plus-disease").

Prophylaxe: Ausbalancierte O_2-Gabe für Frühgeborene im Inkubator ($< 40\%$ O_2). *Prognose:* spontane Rückbildungsmöglichkeit im Stadium I bis II, spontaner Stillstand der Veränderungen bis zum Stadium IV, Progredienz im Stadium V. *Therapie:* Stadium II bis III: Kryo- oder Lasertherapie der ischämischen peripheren Netzhaut; Stadium IV: Vitrektomie, Membranektomie, Bulbusumschnürung; Stadium V: wie Stadium IV + Lensektomie + eventuell Silikonöltamponade des Glaskörperraums.

Differentialdiagnose – **Leukokorie** = *Pseudogliom* (Abb. 200): Leukokorie bedeutet wörtlich weiße Pupille, gemeint ist eigentlich ein weißliches Gewebe hinter der Linse. In Parenthese zu der maligensten Erkrankung, die (bei Tumorausbreitung bis zur Linsenrückfläche hin) eine Leukokorie erzeugt, nämlich zum Retinoblastom, werden alle anderen Augenerkrankungen, die dieses Symptom mit dem Retinoblastom teilen, als *Pseudogliome* bezeichnet.

Allen diesen Erkrankungen ist das Symptom des „amaurotischen Katzenauges" eigen: weite, lichtstarre Pupille, retrolentales intransparentes Gewebe ohne Einblick in den Fundus, Schielstellung des amau-

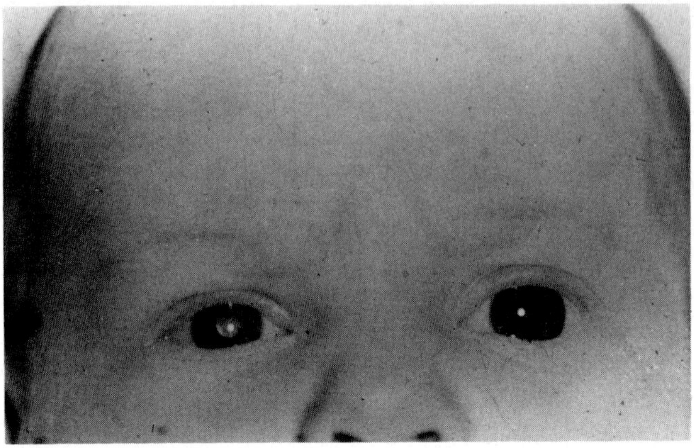

Abb. 200. Amaurotisches Katzenauge rechts (Leukokorie)

rotischen Auges. Der Augenhintergrund läßt sich nur echographisch beurteilen.

Pseudogliome (Differentialdiagnose):

- Persistierender hyperplastischer primärer Glaskörper = Säuglingsalter, unilateral, Mikrophthalmus, Netzhaut angelegt, Hyaloideasystem echographisch nachweisbar
- Retrolentale Fibroplasie = Säuglingsalter, bilateral, Anamnese (Frühgeburt, Inkubator), Netzhaut abgehoben
- Retinale Gefäßerkrankungen:
  - Morbus Coats (siehe dort): vorwiegend Knaben, Schulalter, unilateral, charakteristische Gefäßveränderungen der Netzhaut
  - Angiomatosis Hippel–Lindau (siehe dort): unregelmäßige autosomale Heredität, Erkrankung der 2. und 3. Lebensdekade, charakteristische Gefäßanomalien
- Entzündungen:
  - bakterieller Glaskörperabszeß
  - Nematodenendophthalmitis
- Endstadien von Traktionsamotiones: retrolentale, massiv geschrumpfte Netzhaut oder retrolentale Glaskörperschwarten mit dahinter befindlicher totaler Netzhautablösung als Folge perforierender Verletzungen, rezidivierender Glaskörpereinblutungen und seltener angeborener Mißbildungen der Netzhaut
- echte Gliome der Netzhaut: kein invasives Wachstum, fehlende Malignität, weiße, maulbeerartige Tumoren, die von der Nervenfa-

serschicht der Netzhaut ausgehen (histologisch Astrozytom): sehr seltene Tumoren
- extrem seltene Tumoren: Medulloepitheliom (Diktyom), unpigmentierte maligne Melanome.

c) Irvine-Gass-Syndrom

Siehe Kataraktchirurgie – Komplikationen, S. 261.

d) Glaskörper bei Uveitis

Glaskörper-Tyndall-Phänomen, diffuse zellige Einlagerungen, durch fibrinöse Exsudation schwadenförmige Trübungen. Durch Verflüssigung des Glaskörpers und durch seröse Exsudation aus Ziliarkörper- und Netzhautgefäßen resultiert eine hintere Glaskörperabhebung. Retrovitreal sedimentiertes oder auf der hinteren Glaskörpergrenzschicht abgelagertes entzündliches Exsudat. So gut wie immer sind diese Glaskörperveränderungen mit weiteren Komplikationen der Uveitis, nämlich mit einem zystoiden Ödem der Makula und einem Ödem der Papille, vergesellschaftet. *Ätiologie + Therapie:* siehe Uveitis.

e) Glaskörper bei direktem und indirektem Trauma

– *Glaskörper nach hinteren perforierenden Verletzungen:* Die Glaskörperstränge sind zur Perforationsstelle hin orientiert, die übrigen Glaskörpertraktus sind in diese Richtung umgelenkt. Fibrogliöses Gewebe benützt diese Strukturen zu proliferierendem Fortwachsen. Durch Kontraktion der sich verkürzenden Kollagenfasersysteme kommt es zur Traktionsamotio der Netzhaut. Meist pfropft sich eine sekundäre epiretinale proliferative gliöse Reaktion auf, die auch zur Netzhautabhebung fernab vom Perforationsgebiet führt (Abb. 201).

Intravitreale Fremdkörper lösen toxische, purulente oder sterile Entzündungen im Glaskörper aus. Die Fremdkörper selbst werden vom Bindegewebe umschlossen. Bei allen Fremdkörperverletzungen setzt eine sekundäre proliferative Reaktion auf den Glaskörpergrenzschichten, im „Fremdkörper-Schußkanal" und auf der Netzhautoberfläche ein. *Therapie:* mikrochirurgische Fremdkörperextraktion, Vitrektomie, Membrane-peeling.

– *Glaskörper nach Contusio bulbi:* vitreale Blutungen mit meist diffuser Verteilung. Selten umschriebene Blutungen im Bergerschen Raum und im Cloquetschen Kanal. Sektorenförmige Ausrisse der Glaskörperbasis, die nicht selten zusammen mit Orarissen auftreten. Nach

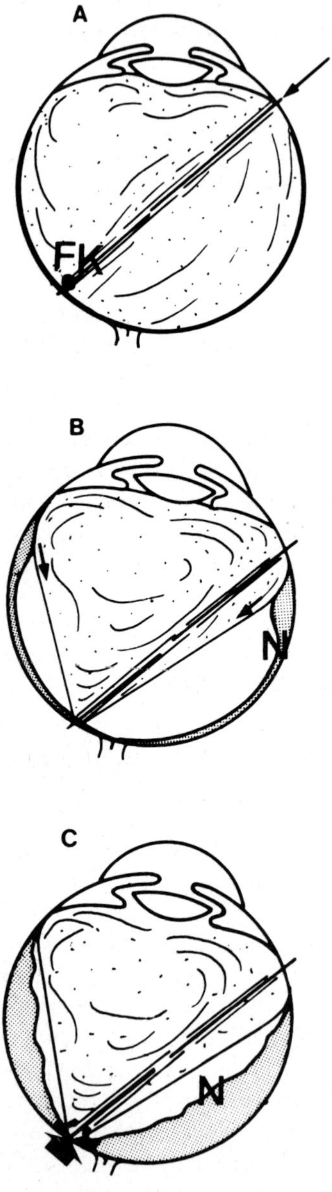

Abb. 201. Glaskörperveränderungen bei intraokularem Fremdkörper *(FK)* mit Traktionsamotio der Netzhaut *(N)*

massiver Einblutung des Glaskörpers kann sich eine massive reaktive Gliose (weißliche fibröse Schwarten) entwickeln, die zu einer Traktionsamotio führen kann. *Therapie:* Vitrektomie, Netzhautchirurgie.

f) Glaskörper bei Ziliolentikularblock

Klinisches Bild: siehe Glaukom: Rückstau von Kammerwasser in den Glaskörperraum. Einzelne „Kammerwassertaschen" können sich bis zum hinteren Augenpol hin ausbreiten (Abb. 169). *Therapie: siehe Glaukom.*

7. Glaskörperchirurgie

Vitrektomie wird die Entfernung des Glaskörpers aus dem Auge bezeichnet. Glaskörperersatz sind physiologische Kochsalzlösung und Ringerlösung mit dem Zusatz von Glukose, eines Bikarbonatpuffersystems, Glutathion und verschiedener Ionen. Bei der Vitrektomie von Augen mit Endophthalmitis wird Gentamycin zugesetzt (8 μg pro ml Infusionslösung!). Die Vitrektomie verfolgt den *Zweck,* trüben Glaskörper zu eliminieren, Fremdkörper aus dem Auge zu entfernen, Traktionsstränge und epiretinale Membranen zu beseitigen, Blutungs-

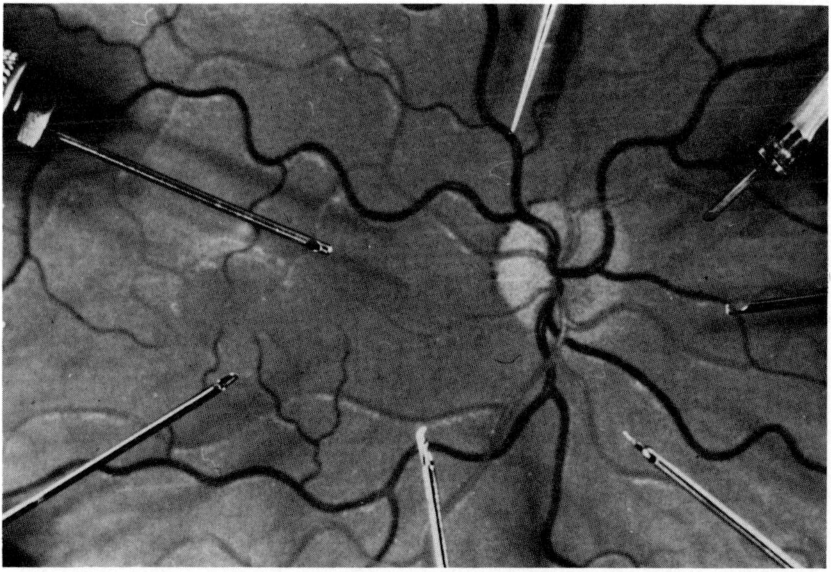

Abb. 202. Instrumentarium zur Vitrektomie: von rechts oben im Uhrzeigersinn: Infusionsansatz, Endoillumination, Endodiathermie, automatisierte Endoschere, Zange zum Fassen von Fremdkörpern, Saug-Schneidegerät, Häkchen zum Aufheben epiretinaler Membranen

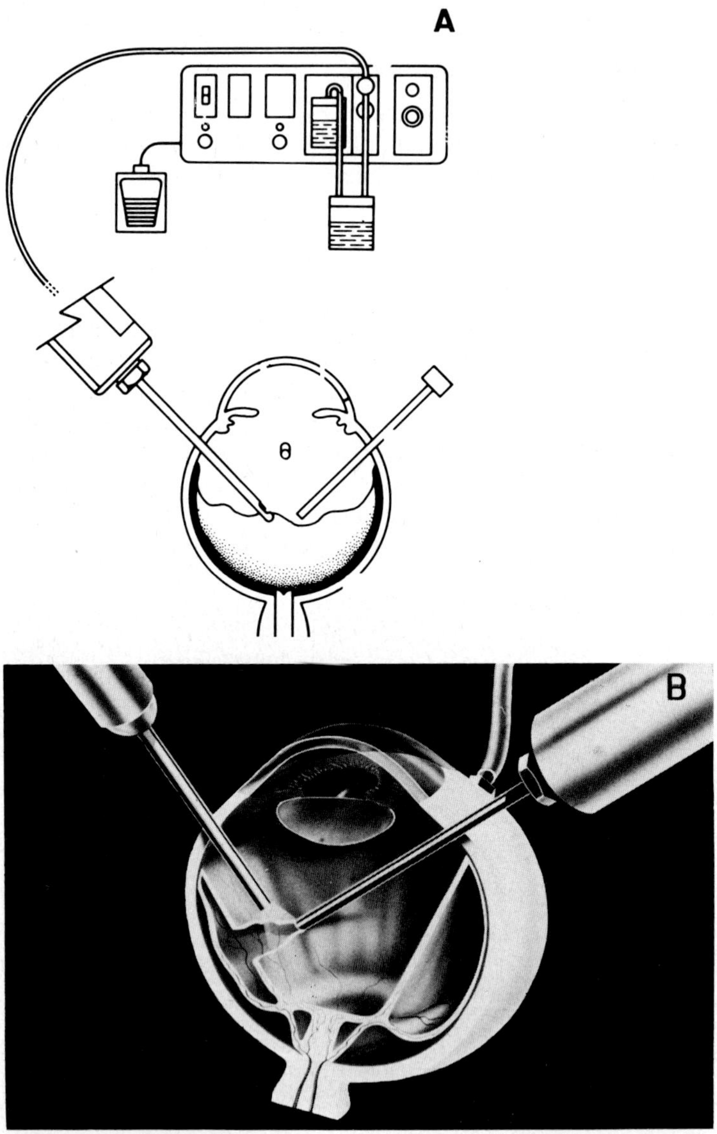

Abb. 203. A Schematische Darstellung der Vitrektomie via Pars plana des Ziliarkörpers. **B** halbschematische Darstellung

quellen zu veröden, die subretinale Flüssigkeit bei Netzhautabhebung glaskörperwärts abzulassen und damit eine Perforation der Aderhaut zu vermeiden und schließlich subretinale Stränge zu durchschneiden (siehe Netzhautchirurgie, S. 360).

Die zur Vitrektomie erforderlichen *Instrumente* werden über die Pars plana des Ziliarkörpers, also 4 mm hinter dem Limbus nach Inzision der Sklera und des Ziliarkörpers (Pars plana), in den Glaskörperraum eingeführt. Das *Instrumentarium* besteht aus einer Reihe miniaturisierter, automatisch funktionierender Geräte, deren Durchmesser 0,89 mm (= 20 gauge) nicht überschreiten soll (Abb. 202).

Es besteht aus einem Saugschneidegerät, einer Infusionseinheit zum Volumsersatz des abgesaugten Glaskörpers, einer Endoillumination, einem Satz verschiedener Häkchen, um Membranen zu lüpfen, einer automatischen Hochfrequenzschere zum zuglosen Zerschneiden von Glaskörperstrukturen, aus Endodiathermie-, Endokryo- oder Endolaserkoagulatoren, Fremdkörperpinzetten, Mikroendonadelhaltern zum inneren Annähen der Netzhaut und ähnlichem mehr.

Die Höhe der *Infusionsflasche* über dem Auge ist für den hydrostatischen Druck im Augeninneren maßgeblich (Abb. 203).

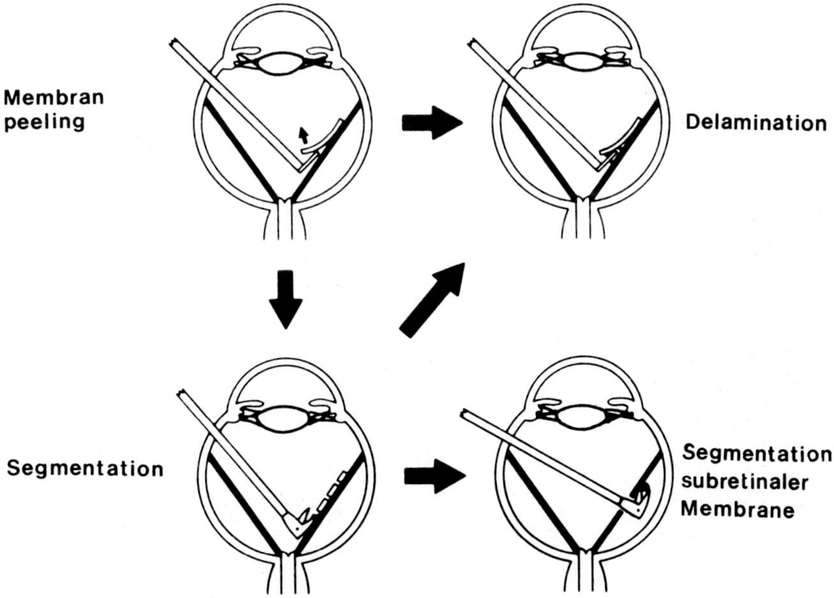

Abb. 204. Endo-mikrochirurgische Manipulationen an epi- und retroretinalen Membranen

Sobald der pathologisch veränderte Glaskörper entfernt ist, kann die Infusionslösung aus Gründen der *inneren Tamponade* durch schwer resorbierbare Gase (die immer mit Luft vermischt sind) oder Silikonöl ersetzt werden. Zur Implantation des hochviskösen Silikons ist eine motorgetriebene Pumpe erforderlich. Silikon wird so gut wie immer nur als temporäre Tamponade angewendet. Permanente Anwesenheit von Silikon im Auge kann 3 deletäre Komplikationen heraufbeschwören: Katarakt, Glaukom, Keratopathie.

Die Vitrektomie wird meist *in Kombination* mit der Membranektomie, dem Membrane-peeling und anderen membranchirurgischen Maßnahmen sowie der Amotiochirurgie ausgeführt (siehe dort) (Abb. 204).

N. Netzhaut

1. Anatomie

Die sensorische Netzhaut ist ein durchsichtiges Gewebe, das dem Pigmentepithel ohne feste anatomische Verbindung glatt anliegt. Nur an den Rändern der Sehnervenscheibe und an der Ora serrata existieren feste Verbindungen dieser beiden Strukturen. Die Netzhaut kleidet zwei Drittel des hinteren Augensegmentes innen aus. An der Glaskörperbasis (= Netzhaut – Ziliarkörperrandzone 1,5 bis 2 mm vor und hinter der Ora serrata) ist die Netzhaut mit dem innen angrenzenden Glaskörper fest verbunden. Der Glaskörper seinerseits haftet auch fest am Rande der Sehnervenscheibe (Martegiani-Ring).

a) Topographische Übersicht

Die 5 bis 6 mm breite Zone innerhalb der temporalen Gefäßarkaden wird *hinterer Augenpol* bezeichnet (Abb. 205). Im Zentrum dieser

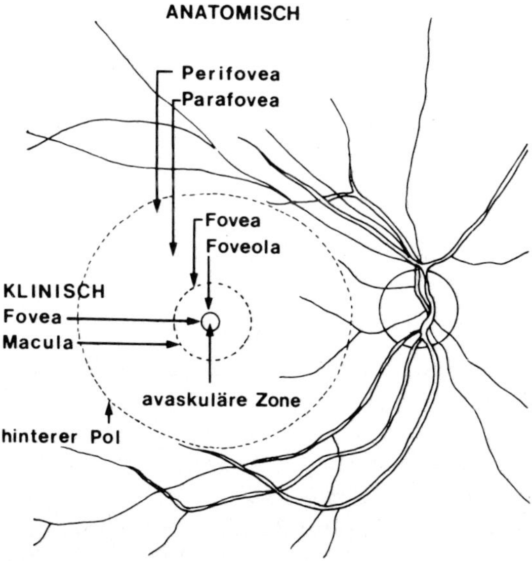

Abb. 205. Korrelation der anatomischen mit der klinischen Terminologie der retinalen Topographie

Zone liegt ein etwa 3 mm breites Gebiet, das wegen seines gelblichen Farbtons den Namen Macula lutea erhalten hat. Die gelbliche Farbe geht auf die Anwesenheit des Farbstoffes Xanthophyll, eines Karotinoids, in den Ganglienzellen und Bipolarzellen zurück. Innerhalb der Makula liegt die eigentliche Netzhautmitte, die 1,5 mm breite Fovea centralis. Den Mittelpunkt der Fovea centralis bildet ein ca. 0,3 mm breites Grübchen mit einem ringförmigen Wall verdickter Netzhaut, die Foveola, die Stelle des schärfsten Sehens. Das 400 μ breite, völlig gefäßfreie Zentrum besteht praktisch nur aus den Sinnesepithelien, die hier ausschließlich durch Zapfen vertreten sind. Die zu den Sinnesepithelien gehörenden Zellkerne und alle übrigen Mikrostrukturen der Netzhaut sind in der Foveola zur Seite verschoben. Damit sind an dieser Stelle die Sinnesepithelien direkt der Belichtung ausgesetzt. Die Foveola centralis liegt 3,5 bis 4,0 mm temporal vom temporalen Rand der Sehnervenscheibe entfernt.

Die Zone zwischen hinterem Augenpol und Bulbusäquator wird *mittlere Fundusperipherie* bezeichnet, die Äquatorzone selbst und die peripher angrenzende Zone bis zur Ora serrata hingegen *äußere Fundusperipherie.* Der *Bulbusäquator* ist etwa 15 mm vom Limbus corneoscleralis entfernt. Der Bulbusdurchmesser am Äquator erreicht etwa 24 mm. Seine Entfernung zum Sehnerv wird durchschnittlich mit 14,5 bis 17 mm (temporal) angegeben. Daraus ergibt sich eine theoretische Netzhautoberfläche von rund 1200 mm². Die Distanz zwischen Bulbusäquator und Ora serrata beträgt 4,8 bis 6 mm, diejenige zwischen Ora serrata und Limbus (entsprechend der Längsausdehnung des Ziliarkörpers) etwas mehr als 6 mm.

b) Mikroskopische Anatomie

Grundsätzlich besteht die Netzhaut aus dem einschichtigen Pigmentepithel außen und der neunschichtigen sensorischen Netzhaut innen, die *zentral* (Foveareigon) eine Modifikation ihrer generellen anatomischen Struktur aufweist.

Generelle histologische Struktur der Netzhaut

Die innere Abgrenzung der Netzhaut gegenüber dem Glaskörper ist die Membrana limitans interna. Es folgen von innen nach außen: die Nervenfaserschicht, die Ganglienzellschicht, die innere plexiforme (retikuläre) Schicht, die innere Körnerschicht, die äußere plexiforme (retikuläre) Schicht, die äußere Körnerschicht und die Membrana limitans externa, welche von den Außengliedern der Photorezeptoren, den Stäbchen und Zapfen, durchbrochen wird. Die Außenglieder der Sinnesrezeptoren stecken in Vertiefungen der Innenfläche des Pigmentepithelzellrasens.

Die Netzhaut ist in der Foveola mit 0,1 mm am dünnsten und in der angrenzenden Makulazone mit 0,23 mm am dicksten. Am Rande des hinteren Augenpols beträgt ihre Dicke nur mehr 0,14 mm und nimmt zur äußeren Peripherie auf 0,11 mm ab (Abb. 206). Eine *Ausnahme* vom generellen Gefüge der retinalen Mikrostruktur stellt die *Foveolarregion* dar. Hier existiert nur die Rezeptorenschicht und die äußere

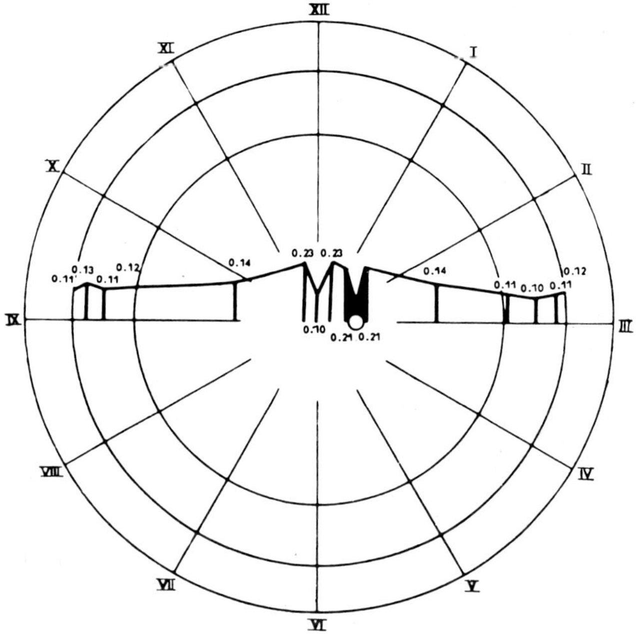

Abb. 206. Profilschnitt durch die Netzhaut mit Korrelation von Netzhautdicke und Netzhauttopographie. (Nach Hogan, M., Alvarado, J., Weddell, J.: Histology of the Human Eye. Philadelphia-London-Toronto: Saunders. 1976)

plexiforme Schicht, allerdings hier mit einem völlig geänderten Aussehen. Die Zellfortsätze der äußeren Körnerschicht sind radiär und nahezu parallel zur Netzhautoberfläche arrangiert = *Henlesche Faserschicht.* Diese Struktur entsteht durch die dichte Packung der Zapfen in der Foveola und dem Verhältnis Zapfen zu Bipolaren- bzw. Ganglienzellen = 1 : 1 bis 1 : 3. Dieses Übermaß an Fasern verlangt nach einer größeren Entfernung der folgenden Neuronzellen als in der übrigen Netzhaut, wo die Fasern der Sinnesrezeptorzellen senkrecht in der äußeren plexiformen Schicht angeordnet sind und mehrere Dendriten der Körnerzellen (bis zu 50) mit einer Bipolarzelle zusammengeschaltet sind.

2. Physiologie

a) Funktionelle Anatomie der Netzhaut

Die Außensegmente der Sinnesrezeptoren wandeln die durch den dioptrischen Apparat einfallenden Lichtsignale durch die Aktion ihrer Photopigmente in elektrische Energie um (Abb. 207). Die äußere Körnerschicht beinhaltet nichts anderes als die Zellkörper der Sinnesrezeptoren mit ihren Zellkernen.

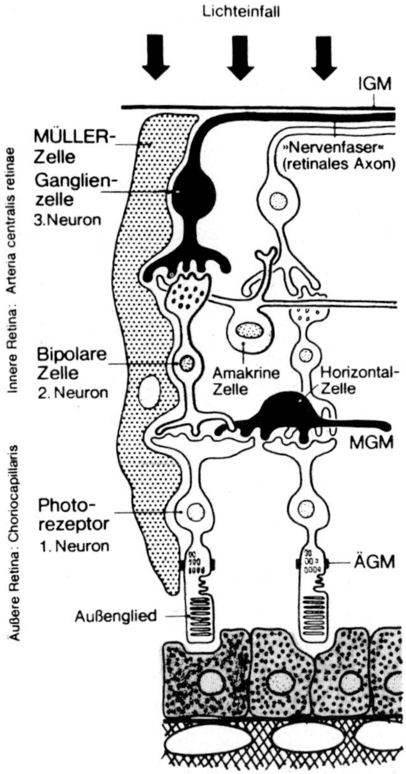

Abb. 207. Grobschematische Darstellung der funktionellen Anatomie der Netzhaut. *IGM* Membrana limitans interna, *MGM* „Membrana" limitans medialis (Fine und Zimmermann), *AGM* Membrana limitans externa. (Aus Naumann, G. O. H.: Pathologie des Auges. Berlin-Heidelberg-New York: Springer. 1980)

Die Zahl und Art der *Photorezeptoren* differiert in den einzelnen topographischen Regionen der Netzhaut. Etwa 120 Millionen Stäbchen stehen 6,5 Millionen Zapfen gegenüber. In der Fovea centralis gibt es ausschließlich Zapfen, etwa 150.000/mm² gegenüber 5000/mm² in der Netzhautperipherie.

Die ersten Stäbchen tauchen 130 μ vom Zentrum des Sehgrübchens auf. Die Stäbchen erreichen 5 bis 6 mm vom Zentrum mit 160.000/mm² ihre maximale Dichte und nehmen zur Peripherie hin auf rund 30.000/mm² ab. Die Photorezeptoren grenzen nicht unmittelbar aneinander. Jeder Zapfen und jedes Stäbchen wird vom Zytoplasma der *Müllerschen Stützzellen* umschlossen. Das sind die die Netzhautstruktur aufrechterhaltenden Gliazellen, die sich zwischen der Membrana limitans externa und Membrana limitans interna erstrecken. Beide Membranen werden von den Müllerschen Stützzellen gebildet. Die äußere Membran ist eine Plasmamembran, die innere eine echte Basalmembran. Die Müllerschen Stützzellen konstituieren den Hauptbestandteil der retinalen Glia. *Astrozyten und Mikroglia* füllen die Räume zwischen den nervösen Elementen der Netzhaut und erhalten so die strukturelle Integrität der Netzhaut. Vermutlich kommt ihnen noch eine Rolle bei der Verteilung der Nährstoffe in der Netzhaut zu. Ihre wichtigste Funktion dürfte aber ein Isolationseffekt der neuronalen Impulse sein.

Die *äußere plexiforme Schicht* ist die Zone der Synapsen der Dendriten der Sinnesrezeptoren mit denen des zweiten Neurons, den bipolaren Zellen (= Ganglion retinae) bzw. den die elektrischen Impulse in horizontaler Richtung integrierenden Horizontalzellen. Diese beiden Zellarten bilden zusammen mit den Amakrinenzellen, die wie die Horizontalzellen Kreuzverbindungen zwischen elektrischen Einzelimpulsen herstellen, den Hauptbestandteil der *inneren Körnerschicht.* Die Horizontalzellen bauen ihr Schaltsystem vorwiegend in der äußeren, die Amakrinenzellen in der inneren plexiformen Schicht auf. In der *inneren plexiformen Schicht* befinden sich die Synapsen der Dendriten dieser Zellen mit denen der *Ganglienzellen,* dem dritten Neuron. Die Axone der Ganglienzellen bilden die innerste Netzhautschicht, sie nehmen ihren Weg über den Fasciculus opticus zum Corpus geniculatum laterale. Dort sind die Synapsen mit dem 4. Neuron lokalisiert, das über die Radiatio optica die Verbindung zur okzipitalen Sehrinde herstellt.

Das retinale Pigmentepithel stellt eine einfache Zellage uniform zylindrisch bis kubisch konfigurierter Zellen mit hexagonaler Grundfläche dar. Ihre Zahl wird auf 4,2 bis 6,1 Millionen geschätzt.

Das Pigment Melanin ist in Form von groben Granula, den Melanosomen, im Zytoplasma dispergiert. Die Fußplatten der Pigmentepithelzellen ruhen auf der Basalmembran der Bruchschen Membran. Die einzelnen Zellen sind durch eine Zonula occludens fest aneinandergebunden und bilden so die *Blut-Retina-Schranke zur Choriokapillaris* hin. Die apikale Zelloberfläche besitzt zahlreiche bürstenartige *Mikrovilli,* die sich zwischen die Außenglieder der Sinnesrezeptoren schieben, sodaß eine verzahnte Grenzzone zwischen sensorischer Netzhaut und Pigmentepithel entsteht. Vermutlich wird der Zellkontakt dieser beiden Strukturen durch Mukopolysaccharide als Zwischensubstanz hergestellt.

Hauptfunktionen des Pigmentepithels sind:

– Herstellung des Nahrungstransportes zwischen Choriokapillaris und den avaskulären äußeren Netzhautschichten

- Phagozytose der dauernd nachgebildeten Außenglieder der Photorezeptoren
- Regeneration der Sehpigmente
- Blut-Retina-Schranke zur Choriokapillaris.

Die *Außensegmente* der Photorezeptoren sind etwa 25 bis 28 μ lang und 1 bis 1,5 μ breit. Jedes Außensegment besitzt 700 bis 1000 Scheiben, die 55 bis 65 Å dick sind. Diese Scheiben sind im rechten Winkel zum Außensegment dicht parallelgepackt angeordnet. Die dünne Verbindung des Außen- zum Innensegment wird Zilium genannt. Der Zellleib der Photorezeptoren ist im Bereich des Ziliums auf 0,3 μ eingeengt. In den Scheiben der Außensegmente sind die Photopigmente lokalisiert, die durch Licht gebleicht werden (Abb. 207).

b) Photochemie des Sehvorganges (Abb. 208)

Einfallende Photone werden von den Photopigmenten der Außenglieder der Photorezeptoren absorbiert. Die einzelnen Pigmente besitzen eine selektive Absorptionsfähigkeit für bestimmte Wellenlängen. Die Sensitivität der Photorezeptoren zur Absorption elektromagnetischer Wellen bewegt sich zwischen 380 und 780 nm. Das Hauptpigment der Stäbchen, das Rhodopsin, absorbiert am besten zwischen 489 und 502 nm (→ Grün). Die Absorption der Lichtquanten führt zum Zerfall der Pigmente in farblose Produkte. Jedes Pigment ist aus einem wasserunlöslichen Protein, für das der kollektive Terminus *Opsin* gebraucht wird, und einem fettlöslichen Kohlenwasserstoff der

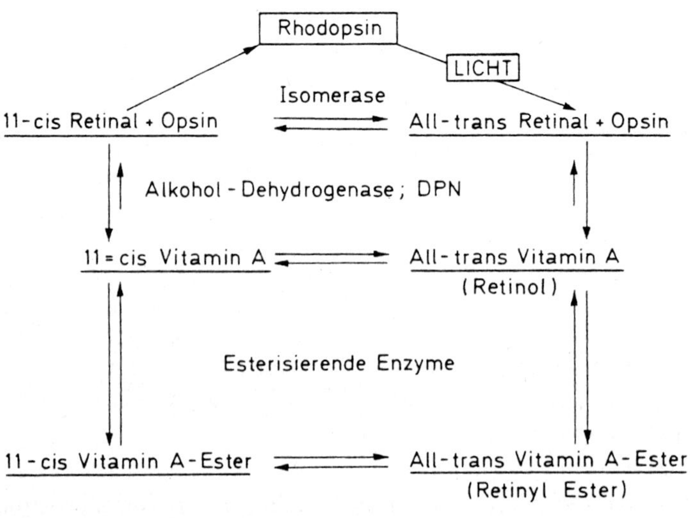

Abb. 208. Photochemie des Sehvorganges

Beta-Karotine aufgebaut. Der Alkohol dieser Beta-Karotine ist Retinol, das Vitamin A.

Opsin ist ein Lipoprotein mit einem Molekulargewicht von 35.000. Wenn nun das Rhodopsinmolekül ein Einzelphoton absorbiert, entsteht aus dem 11-cis-Retinal (dem Aldehyd des Karotins) die All-trans-Form, die zur Separation des Retinals vom Opsin führt. All-trans-Retinal kann wiederum zum 11-cis-Retinal isomerisiert und zum Rhodopsin aufgebaut werden. Es kann aber auch durch Dehydrogenasen zum All-trans-Retinal reduziert und dann verestert werden. Der Ester wird im Pigmentepithel gespeichert, bis er zur Dunkeladaptation benötigt wird. Dann wird der All-trans-Ester (aufgespaltet) zerlegt, oxydiert und isomerisiert und steht als 11-cis-Retinal wieder zur Regeneration des Rhodopsins im Dunkeln zur Verfügung. Opsin wird laufend in den Zellkörpern der Photorezeptoren in der äußeren Körnerschicht nachgebildet und über das Zilium in die Außensegmente geschleust, das heißt, die Scheiben der Außenglieder werden vom Zellkörper immer wieder neu formiert, die apikalen Enden der Außenglieder hingegen werden in den Pigmentepithelzellen laufend abgebaut. Die Außenglieder werden also kontinuierlich erneuert und stellen somit keine stabile anatomische Struktur dar. Belichtung bewirkt eine Hyperpolarisation mit Änderung des relativ niedrigen Ruhemembranpotentials im Dunkeln (= 6 mV). Die ersten elektrischen Impulse der Lichtabsorption werden im ERG als „early-receptor"-Potentiale erfaßt (siehe S. 42). Vermutlich werden sie durch die Isomerisation des Retinals ausgelöst. Die elektrischen Impulse werden wahrscheinlich durch Ionenstrom weitergeleitet und führen zur Hyperpolarisation der jeweils nachgeschalteten Zellmembranen.

Das Zapfenpigment besitzt seine höchste Absorption bei 540 nm (Grüngelb). Wahrscheinlich ist das Zapfenretinal mit dem Retinal des Stäbchenpigments identisch. Der Unterschied der *Photopigmente der beiden Zellarten* dürfte im Opsinanteil liegen. Demnach dürften 3 unterschiedliche Zapfenpigmente vorhanden sein, deren Absorptionsmaxima also im Blau-, Grün- und Rotbereich liegen.

c) Gefäßsystem der Netzhaut

Der arterielle Zufluß der Netzhaut entstammt der A. ophthalmica. 2 Gefäßsysteme sind an der Blutversorgung der Netzhaut beteiligt: das Gefäßsystem der A. centralis retinae und das ziliare Gefäßsystem, das neben den äußeren Netzhautschichten auch die Uvea versorgt (Abb. 209).

Die *A. centralis retinae* hat eine muskuläre Wand und ist somit eine echte Arterie. Jenseits des Sehnervs verlieren die Äste der A. centralis retinae die Muskelschicht und werden so zu Arteriolen. Die 4 Hauptäste der A. centralis retinae versorgen den temporal oberen und unteren bzw. den nasal oberen und unteren Quadranten. Diese Hauptäste verlaufen in der Nervenfaserschicht. An den Kreuzungsstellen mit den korrespondierenden Venen besitzen beide Gefäße eine gemeinsame Gefäßscheide. „*Kreuzungsphänomene*" liegen vor, wenn das unterkreuzende Gefäß, meist die Vene, in der unmittelbaren Nachbarschaft der Kreuzungsstelle ophthalmoskopisch verdünnt erscheint.

Die Nebenäste der 4 Hauptäste verzweigen sich dichotomisch. Die davon abgehenden Arteriolen tauchen senkrecht in die Netzhaut ein und bilden mehrere Kapillarnetze, deren tiefstes in der inneren Körnerschicht gelegen ist. Die anschließenden äußeren Netzhautschichten: äußere plexiforme Schicht, äußere Körnerschicht, Photorezeptorschicht und retinales Pigmentepithel sind avaskulär und werden durch Diffusion aus der Choriokapillaris ernährt.

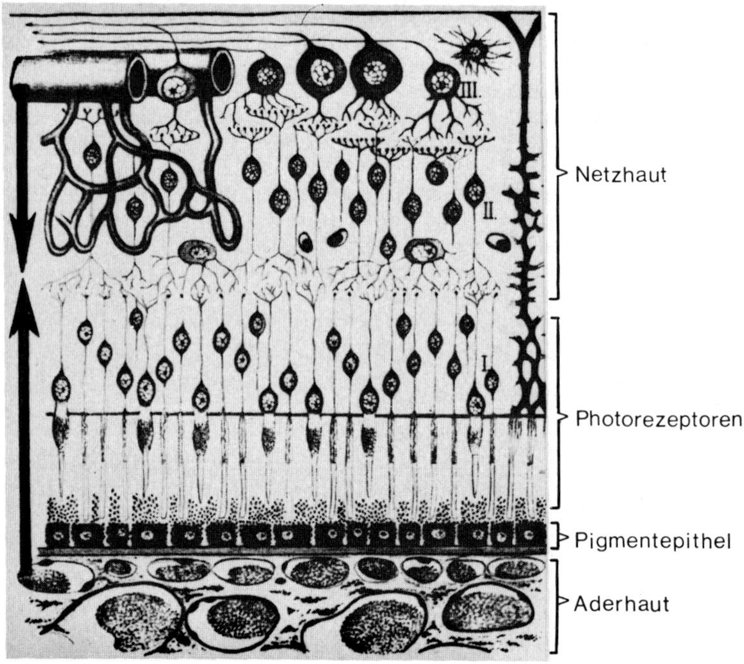

Abb. 209. Grobschematische Darstellung der Blutversorgung der Netzhaut: *I* äußere Körnerschicht, *II* innere Körnerschicht, *III* Glanglienzellschicht, →← = äußere plexiforme Schicht. (Unter Zuhilfenahme einer Zeichnung aus Thiel, R.: Atlas der Augenkrankheiten. Stuttgart: G. Thieme. 1963)

Das retinale Kapillarnetz ist perifoveolär besonders dicht. Im zentralen Foveabereich liegt eine 400 μ breite kapillarfreie Zone. Am hinteren Pol besitzt das retinale Kapillarnetz 3 Etagen, eine vierte ist das in der Nervenfaserschicht lokalisierte, radiär-peripapilläre Kapillarnetz, das sich bogenförmig nach temporal oben und unten und weniger nach nasal oben und unten von der Papille ausdehnt. Zu der Peripherie hin nimmt die Kapillardichte kontinuierlich ab. Außerhalb der Makula bestehen nur mehr 2 Kapillaretagen, in der Peripherie nur mehr eine.

Die *Endothelzellen der Netzhautkapillaren* besitzen überlappende Zellgrenzen, Zonulae occludentes, das anatomische Substrat der *Blut-Retina-Schranke* in der Netzhaut.

Pathologische Gefäßneubildungen verfügen über keine intakten Zonulae occludentes. Die Integrität der Blut-Retina-Schranke läßt sich an Hand des Ausbleibens von retinalen Extravasaten eines i. v. injizierten Vitalfarbstoffes, wie Fluoreszein-Na, nachweisen (siehe Fluoreszenzangiographie, S. 56).

Die Endothelzellen werden von einer Basalmembran umscheidet, um die herum die Zellschicht der Perizyten gewissermaßen eine 2. Basalmembran bildet.

Das ziliare Gefäßsystem (siehe Uvea): Die Choriokapillaris bildet läppchenartige Einheiten mit zu- und abführenden Gefäßen. Die der Bruchschen Membran zugewandte Kapillarwandseite ist fenestriert, um den Flüssigkeitsstrom in die inneren Strukturen zu erleichtern. Die Blut-Retina-Schranke ist in dieser Ebene im Pigmentepithel lokalisiert.

3. Embryologie

Während der 4. Embryonalwoche (= 4- bis 7,5-mm-Stadium) findet der Invaginationsprozeß der Augenblase statt, wodurch der Augenbecher entsteht. Das innere Becherblatt differenziert sich zur sensorischen Netzhaut, das äußere zum Pigmentepithel.

Während der 5. Woche tauchen in dieser Schicht die ersten Melaningranula auf. Die innere Schicht weist eine Art Basalmembran auf, von der unzählige Zilien ausgehen. In der 7. Woche (= 17- bis 24-mm-Stadium) wachsen die Axone der Ganglienzellschicht aus und erreichen durch die Augenbecherspalte über den Augenbecherstiel, der die 1. Anlage des Sehnervs darstellt, das Zentralnervensystem.

Sobald die 1. primitive Gefäßversorgung über die Augenbecherspalte die Netzhaut erreicht, schließt sich diese Spalte. Die Gefäße bilden später die Vasa hyaloidea, die zum Linsenbläschen vorwachsen.

Zuerst entwickeln sich die makulären Axone, sodaß die peripheren um sie herum einen Bogen bilden müssen, um zum Sehnervenkopf zu gelangen. Zu diesem Zeitpunkt hat die Netzhaut ihre definitive Dicke erreicht und die Zilien der Photorezeptoren den Kontakt mit dem Pigmentepithel hergestellt, wodurch der Spalt (= Hohlraum der primären Augenblase) in der Augenbecherwand obliteriert. Aus den Zilien sprossen die Außensegmente zwischen die Mikrovilli der Pigmentepithelapices aus. Ab der 8. Woche wächst der Becherrand konzentrisch sich verjüngend nach vorne, um das Neuroepithel von Ziliarkörper und Iris zu bilden. Bis zum 6. Embryonalmonat (160- bis 200-mm-Stadium) ist die Netzhaut völlig ausdifferenziert, nur die Sinnesrezeptoren erhalten ihre endgültige Form erst im 7. Monat. Die Makularegion und das Pigmentepithel differenzieren sich noch nach der Geburt weiter. Die ersten eigentlichen Netzhautgefäße erscheinen im 4. Monat als Endothelsprossen der späteren A. centralis retinae. Im 5. bis 6. Monat sind die Netzhautgefäße als solide Bänder angelegt, im 6. Monat entsteht darin ein Lumen, im 7. Monat erreichen die Gefäße die Ora serrata. Die endgültige Angioarchitektonik liegt erst im 5. Postnatalmonat vor.

4. Erkrankungen der Netzhaut

Übersicht

1. Angeborene Anomalien
   - Hypoplasie, Dysplasie, Aplasie
   - Markhaltige Nervenfasern
   - Kongenitale Netzhautfalten (Ablatio falciformis)
2. Gefäßerkrankungen der Netzhaut
   - Hypertensive Retinopathie
   - Zentralarterienverschlüsse
   - Zentralvenenverschlüsse
   - Retinopathia diabetica
   - Retinopathia proliferans im allgemeinen
   - Retinopathien bei Hämoglobinopathien
   - Periphlebitis retinalis
   - Retinitis exsudativa externa (Coats)
   - Lebersche Miliaraneurysmenretinitis
   - Angiomatosis retinae (Hippel-Lindau)
   - Aneurymen der Netzhautarteriolen
3. Entzündungen der Netzhaut
   - Toxoplasmose
   - Toxocariasis
   - Metastatische Retinitis
4. Periphere Degenerationen und Dystrophien der Netzhaut
   - a) Periphere Netzhautdegenerationen
     - Mikrozystische Degeneration und Retinoschisis
     - Periphere Degenerationen als Amotiovorstufen
     - Netzhautdefekte: Loch, Riß, Oradialyse
     - Netzhautablösung
     - Posttraumatische Retinopathien
       - Retinitis sclopetaria
       - Massive posttraumatische Gliose + Fibrose
   - b) Periphere Netzhautdystrophien
     - Retinopathia pigmentosa
       - Isolierte Form
       - Systemische Syndrome mit Retinopathia pigmentosa
       - „Pseudoretinitis pigmentosa"
5. Netzhauterkrankungen bei Blutkrankheiten
   - Sekundäre Anämien
   - Perniziöse Anämie
   - Leukämie
   - Morbus Hodgkin
   - Polyzythämie
   - Dysproteinämien
   - Hämorrhagische Diathese

6. Erkrankungen der Netzhautmitte = Makulopathien
   a) Hereditäre zerebromakuläre Thesaurismosen
   b) Hereditäre Makuladystrophien
      - Stargardtsche Makuladystrophie mit und ohne Fundus flavimaculatus
      - Vitelliforme Makuladystrophie (Best)
      - Juvenile geschlechtsgebundene Retinoschisis
      - Progressive Zapfendystrophie
      - Retikuläre Pigmentepitheldystrophie
      - Schmetterlingsförmige Pigmentepitheldystrophie
      - Areoläre Dystrophie
      - Pseudoinflammatorische Dystrophie (Sorsby)
      - Hereditäre Drusen der Bruchschen Membran
   c) Abnorme Ablagerungen in der Makula
      - Zystoide Makulopathie *mit* erhöhter Permeabilität der perimakulären Kapillaren
      - Zystoide Makulopathie *ohne* erhöhte Permeabilität der perimakulären Kapillaren
      - Makuläre Lipoidablagerungen
        - Retinopathia stellata (zentral)
        - Retinopathia circinata (perizentral)
   d) Erkrankungen des Komplexes Pigmentepithel – Bruchsche Membran – Choriokapillaris im Makulabereich
        - Seröse Pigmentepithelabhebung
          - Retinitis centralis serosa (Kitahara)
          - Scheibenförmige Makuladegeneration
          - Myopische Makuladegeneration (Fuchsscher Fleck)
        - Die senile Makulopathie „trockene Form"
   e) Isolierte Erkrankungen des zentralen Pigmentepithels + der Photorezeptoren
      - Kongenitale Zapfenaplasie bei Achromatopsie
      - Pigmentepitheliale Heredodystrophien der Makula
        - Stargardt
        - Best
        - Dominante progressive Zapfendystrophie
      - Toxische Makulopathien
        - Resochinmakulopathie
      - Makulopathia solaris
      - Rubeolenmakulopathie
      - Akute multifokale plaquoide Pigmentepitheliopathie
   f) Isolierte Erkrankungen der Bruchschen Membran
      - Angioid streaks
      - Drusen
   g) Posttraumatische Makulopathien
      - Nach Kontusionstrauma
        - Berlinsches Ödem
        - Makulaloch
        - Aderhautruptur
      - Nach perforierendem Trauma
        - Direktes Makulatrauma
        - Zentrale vitreoretinale Traktion

Fortsetzung →

Fernwirkung nach Körperverletzungen
Fettembolie
Retinopathia traumatica Purtscher
7. Tumoren der Netzhaut
a) Benigne Tumoren
Angiomatosis retinae Hippel–Lindau
Neurofibrome bei M. Recklinghausen
Tuberöse Sklerose bei Morbus Bourneville–Pringle
b) Maligne Tumoren
Retinoblastom
Echte Gliome
Medulloepitheliom (Diktyom)
Retikulumzellsarkom (Retothelsarkom)

Einzeldarstellung

1. Angeborene Anomalien der Netzhaut

• *Hypoplasie*

Verminderung der retinalen Ganglienzellen + ihrer Axone (häufig mit Anomalien des Zentralnervensystems kombiniert).

• *Dysplasie*

Chaotische Anordnung der retinalen Zellen während der fetalen Organogenese, z.B. durch Intoxikation oder Bestrahlung während der frühen Schwangerschaft.

• *Markhaltige Nervenfasern*

Definition: Entwicklungsanomalie ohne klinische Bedeutung. Die Myelinisierung der Sehbahn, die noch bis nach der Geburt andauert, erfaßt über den Sehnerv hinaus auch die retinalen Axone der Ganglienzellen. *Klinisches Bild:* gelbliche gefiederte Intransparenz der Netzhaut, in der die Netzhautgefäße ganz oder teilweise verdeckt sind. Meist gehen solche Areale von der Papille aus (siehe Abb. 242).

• *Kongenitale Netzhautfalten* (Ablatio falciformis)

Klinisches Bild: scharfe zeltartige Auffaltung der Netzhaut, die von der Papille meist nach temporal unten bis zum Ziliarkörper reicht (Abb. 210). Die befallenen Augen bleiben zeitlebens amblyop. *Ätiologie:* intrauterine Entzündung, retrolentale Fibroplasie geringen Grades, eventuell familiäres Vorkommen. *Therapie:* therapeutisch unbeeinflußbar.

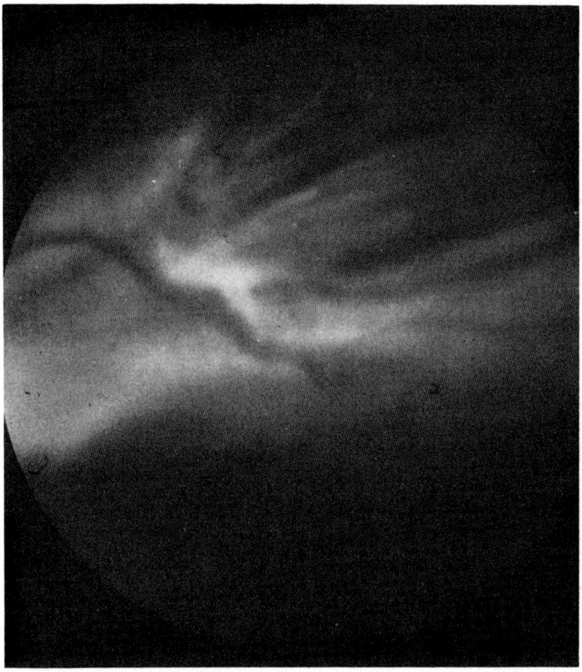

Abb. 210. Ablatio falciformis

2. Gefäßerkrankungen der Netzhaut

- *Hypertensive Retinopathie*

Die *primären Veränderungen* bei Hypertonie beruhen auf einer Engstellung der Netzhautarterien. Es kann sich dabei um akute fokale Spasmen bei Schwangerschaftstoxikosen oder um einen diffusen langsamen Prozeß bei essentieller Hypertonie handeln. *Sekundäre Folgen* bei längerem Verlauf sind hyaline Verdickungen der Gefäßwand. Durch die gemeinsame adventitielle Gefäßscheide an Arterie und Vene entstehen die „Kreuzungsphänomene". Die Arterien zeigen infolge der sekundären sklerotischen Wandveränderungen zunächst breite metallische Reflexe = *Kupferdrahtarterien.* Später totale weißliche Wandeintrübungen, die den Blutstrom unsichtbar machen = *Silberdrahtarterien.* Die Venen sind dabei dilatiert, tortuös geschlängelt und in ihrem Kaliber sehr unregelmäßig. Der progrediente Verlauf der hypertensiven Retinopathie läßt eine *Klassifikation in Stadien* zu (Keith–Wagener) (Abb. 211):

– Stadium 1 und 2: Verengung der Arterien und sklerotische Gefäßwandveränderungen.

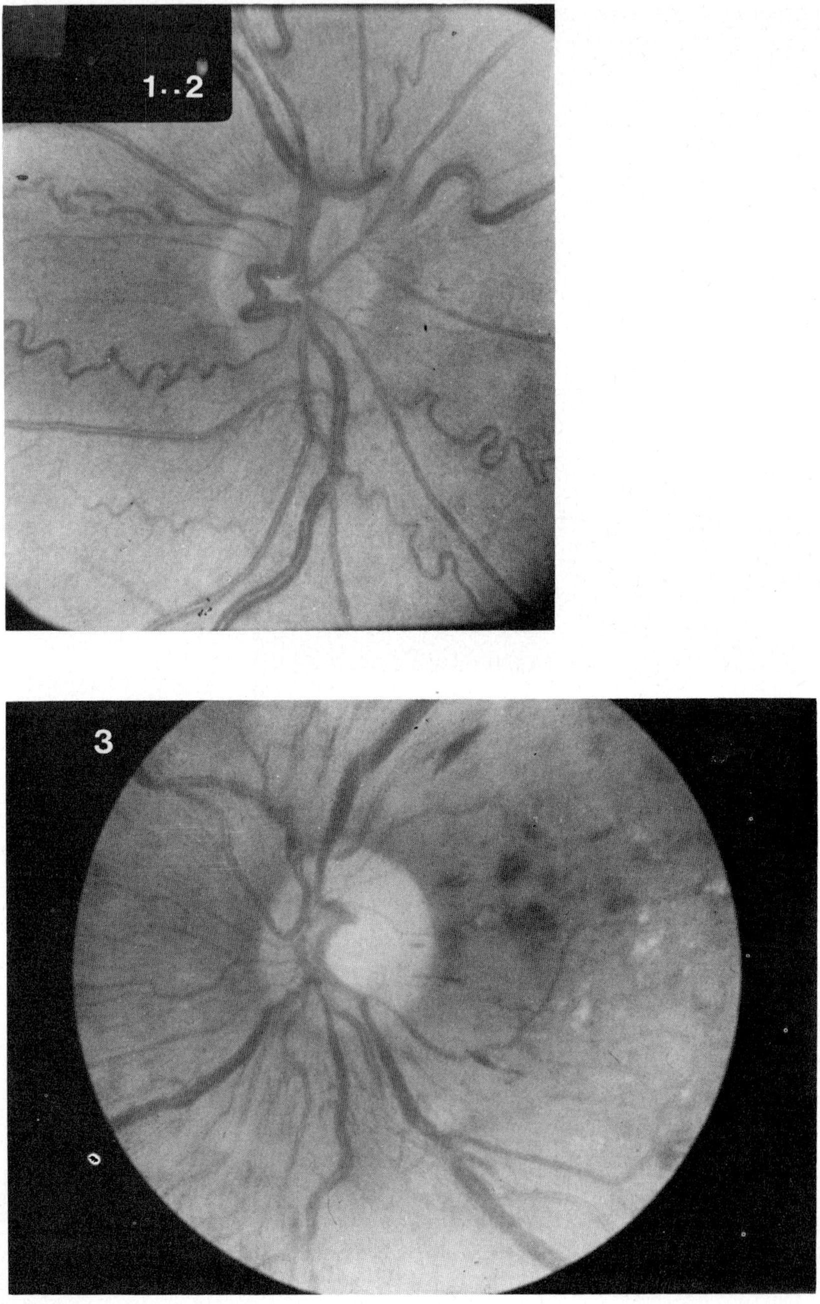

Abb. 211. 1–3

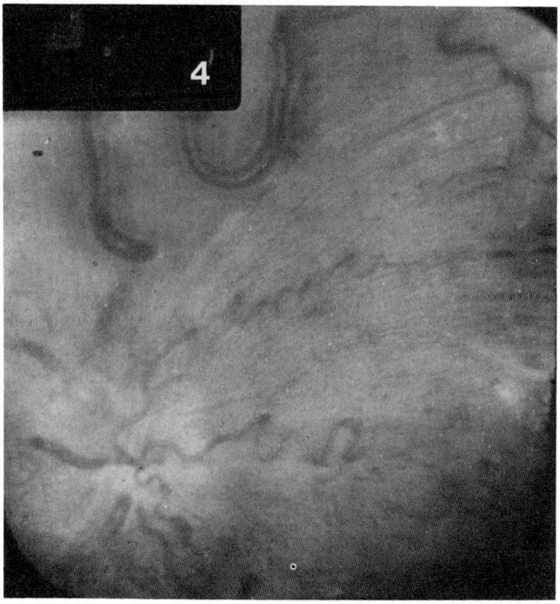

Abb. 211. 4

Abb. 211. 1, 2 1. und 2. Stadium der hypertensiven Retinopathie, **3** 3. Stadium, **4** 4. Stadium der hypertensiven Retinopathie

– Stadium 3: zusätzlich Cotton-wool-Herde, Netzhautblutungen und harte Exsudate in Form einer Sternfigur der Makula (*Cotton-wool-Herde* = graue flockig-unscharfe prominente Herde, die durch einen Verschluß im radiären peripapillären Kapillarnetz zu einer umschriebenen hydropischen Aufquellung der nekrotisierten Achsenzylinder der Nervenfaserschicht führt) (*harte Exsudate* = Lipoproteinablagerungen in der äußeren plexiformen Schicht der Netzhaut).

Flammenförmige Netzhautblutungen sind in der Nervenfaserschicht lokalisiert, *fleckförmige Netzhautblutungen* in der inneren Körnerschicht.

– Stadium 4: Veränderungen des Stadiums 3 + Papillenödem + diffuses ischämisches Ödem der Netzhaut am hinteren Augenpol.

Netzhautödeme (Differentialdiagnose):

– transparente umschriebene oder diffuse Ödeme: interzelluläre Ödeme meist durch venöse Abflußstörung verursacht, spezielle foveolare Form = zystoides Ödem

– ischämische (= trübe) Ödeme: intrazelluläre Ödeme meist durch arterielle Zustromstörung verursacht.

Prognose: gute Remissionsmöglichkeit bei Normotonisierung. Die sklerotischen Gefäßwandveränderungen bleiben bestehen. Das Auftreten des Papillenödems signalisiert meist eine beginnende Niereninsuffizienz *(= nephrogene Retinopathie)*. Aus dem Zustand der Netzhautgefäße kann ein Analogieschluß auf den der Hirngefäße gezogen werden.

Bei *Retinopathia eclamptica gravidarum* ist das Stadium 4 häufig von einer exsudativen Netzhautabhebung begleitet. Die sklerotischen Gefäßveränderungen entfallen entsprechend der raschen Entwicklung dieser Erkrankung, die Rückbildungsfähigkeit der Netzhautveränderungen ist außerordentlich gut.

- *Zentralarterienverschlüsse*

Definition: ischämische Retinopathie durch passageren oder permanenten Verschluß der Zentralarterie oder eines ihrer Äste mit sofortiger Amaurose oder sofortigem Gesichtsfeldausfall (absolutes Skotom). *Klinisches Bild* (Abb. 212): ischämisches Ödem der Netzhautmitte mit kirschrotem Fleck in der „Foveola-Zone". Hier ist die Netzhaut am dünnsten und läßt deshalb die darunterliegende Aderhaut rötlich durchschimmern. Die umgebende „dicke" Netzhaut ist massiv intransparent ödematös und erscheint deshalb weißlich getrübt geschwollen. Die Papille ist blaß. Die Netzhautarterien sind fadendünn, blutleer oder zeigen eine körnige Strömung. Liegt eine *zilioretinale Arterie* (= aus dem Ziliarkreislauf kommende am temporalen Papillenrand „spazierstockgriffartig" nach temporal in die Netzhaut einschwenkende, die Makularegion versorgende Arterie) vor, so bleibt die Makulagegend rötlich innerhalb des umgebenden ischämischen Ödems. In diesem Fall bleibt ein zentrales röhrenförmiges Gesichtsfeld erhalten. Bei Arterienastembolie beschränkt sich das ischämische Ödem auf den betroffenen Sektor.

Subjektive Symptome: plötzlicher Sehverlust. *Ätiologie:* im jugendlichen Alter: echte Embolie (Endocarditis, Aortenaneurysma, Fettembolie, Luftembolie); im Alter: meist Thrombose auf der Basis arteriosklerotischer Plaques im Bereich der Lamina cribrosa. Gelegentlich embolische sklerotische Plaques, die auf Gabelungen der Arterienäste reiten. *Therapie:* richtet sich nach der Dauer des Geschehens (Überlebenszeit der Netzhaut = 60 bis 90 Minuten). Bei Therapiebeginn innerhalb der Überlebenszeit der Netzhaut: Einatmen von Amylnitrit, Vorderkammerpunktion (zur Entlastung des extravasalen Druckes) + Priscolinjektion parabulbär (= stärkstes gefäßerweiterndes Mittel am Auge). Danach Vollheparinisierung + Infusionsserie mit Pentoxyphyllin (erhöht die Erythrozytenflexibilität und damit die

Fließleichtigkeit des Kapillarblutes) und/oder Hämodilution mit Rheomakrodex (= Plasmaexpander). Kardiale Therapie vom Internisten überprüfen lassen! Expectatio vitae von Patienten mit Zentralarterienverschlüssen ist geringer als die von augengesunden älteren Menschen.

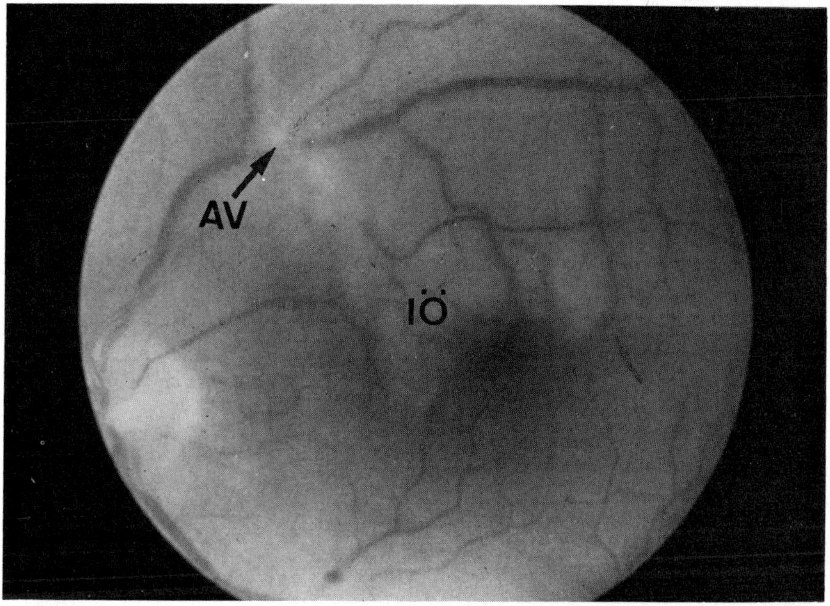

Abb. 212. Arterienastverschluß temporal oben *(AV)* mit ischämischem Netzhautödem *(IÖ)*

- *Zentralvenenverschlüsse*

Definition: plötzlich oder allmählich einsetzende Sehverschlechterung durch Abflußstörung im Bereich der Zentralvene oder eines ihrer Äste (relative und absolute Skotome sind möglich, je nachdem, ob die Vene allein oder Vene *und* Arterie betroffen sind) und entsprechende Rückflußstauung. *Ätiologie:* Die Venenverschlüsse entstehen meist an Stellen gemeinsamer Gefäßwand von Arterie und Vene (Lamina cribrosa oder arteriovenösen Kreuzungsstellen) durch Sklerose der Arterienwand mit subsequenter Wandschädigung der Vene bei älteren oder durch eine Phlebitis der Venen bei jüngeren Patienten. Dementsprechend existieren zwei prinzipielle Manifestationsformen der retinalen Venenverschlüsse:

- die Veno-Stase-Retinopathie und
- die hämorrhagische Retinopathie (Abb. 213).

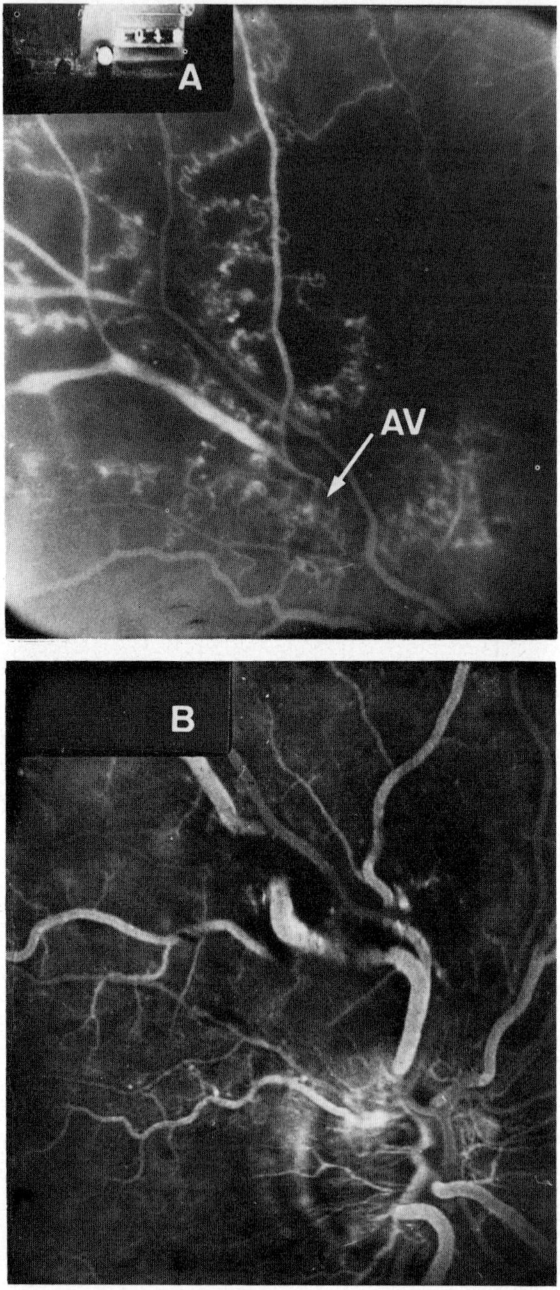

Abb. 213. Astvenenthrombose. **A** ischämische Form: *AV* Astvenenverschluß mit Kollateralkreislauf in einer völlig kapillarfreien Netzhaut, **B** Venostasetyp: gut kapillarisierte Netzhaut mit Kapillarhyperpermeabilität

Die Unterscheidung kann sehr leicht durch die Fluoreszenzangiographie getroffen werden.

Bei der *Veno-Stase-Retinopathie* ist der arterielle Einstrom ungestört und lediglich der venöse Abstrom durch Thrombosierung mehr oder weniger verzögert. Die Kapillaren sind gestaut und hyperpermeabel.

Bei der *hämorrhagischen Retinopathie* ist der arterielle Zustrom verzögert, die Kapillaren sind auf großen Strecken nicht perfundiert, die Venen sind maximal gestaut und hyperpermeabel. *Klinisches Bild, Prognose, Therapie:* Aus der Ätiologie leitet sich das unterschiedliche ophthalmoskopische Bild dieser beiden Manifestationsformen der Venenverschlüsse ab.

Veno-Stase-Retinopathie: Venen gestaut, geschlängelt, Arterien normal, streifen- und punktförmige Netzhautblutungen, Papille hyperämisch, wenig ödematös, Makula frei oder geringes zystoides Ödem, Gesichtsfeld peripher normal, relatives Zentralkotom. *Prognose:* gut (40% restitutio ad integrum), häufig Spontanheilung. *Komplikationen:* persistierendes zystoides Makulaödem. *Therapie:* Antikoagulationstherapie (etwa Polyanion SP 54), bei zystoidem Makulaödem Kortikosteroide. Therapie des Grundleidens: Hypertonie, kardiale Insuffizienz.

Hämorrhagische Retinopathie: Venen massiv gestaut und geschlängelt, Arterien verengt, großflächige Netzhautblutungen, ischämisches Ödem am hinteren Pol, Makula: pralles zystoides Ödem. Massives Ödem und hämorrhagische Infarzierung der Papille. *Prognose:* schlecht, sekundäre Optikusatrophie, proliferative Retinopathie mit Mikroaneurysmen und Gefäßneubildungen. Keine Spontalheilungsmöglichkeit. *Komplikationen:* Makulopathie, rezidivierende Glaskörperblutungen aus Gefäßneubildungen, Neovaskularisationsglaukom. *Therapie:* Antikoagulantientherapie. Kardiale Therapie. Antihypertensive Therapie. Rheomakrodex-Infusionsserie. Panretinale Laserkoagulation zur Beseitigung der Ischämieareale und Verhinderung der Retinopathia proliferans bzw. Rubeosis iridis mit Neovaskularisationsglaukom (Abb. 214).

• *Retinopathia diabetica*

Definition: progrediente ischämisierende Mikroangiopathie der Netzhaut als Spätkomplikation des Diabetes mellitus (Morbidität = 2 bis 5% in Europa + USA) mit einer Prävalenz von rund 50% unter allen Diabetikern. Häufigste Erblindungsursache der westlichen Welt. *Korrelation zwischen Diabetesdauer und Retinopathiefrequenz:*

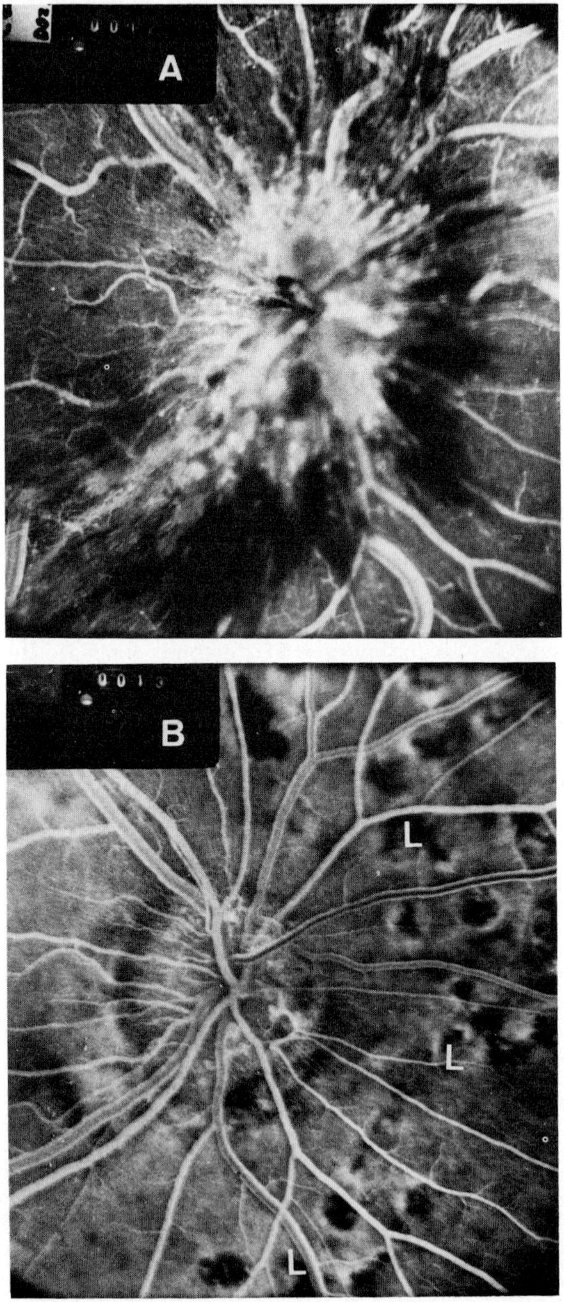

Abb. 214. A Zentralvenenthrombose mit massivem Papillenödem im Angiogramm (frühvenöse Phase), **B** 2 Monate nach panretinaler Laserkoagulation *(L)* Rückbildung des Papillenödems

5 Jahre Diabetesdauer = 20 bis 30%
10 Jahre Diabetesdauer = 35 bis 50%
15 Jahre Diabetesdauer = 50 bis 80%

bzw. *zwischen Manifestation des Diabetes und Retinopathiefrequenz:*

Kinder unter 15 Jahren: ausnahmsweise
Jugendliche zwischen 15 und 20 Jahren: extrem selten
Zunahme der Retinopathiefrequenz mit dem Alter:

40jährige (Typ I Diabetiker) mit 10jähriger Diabetesdauer 5 bis 10%
60jährige (Typ II Diabetiker) mit 10jähriger Diabetesdauer 30%.

Positive Korrelation zwischen Qualität der Stoffwechselkontrolle und Retinopathiefrequenz.

Pathogenese: progressive Hypoxie der Netzhaut durch:

- hohen Anteil des glykosilierten $Hb_{A1}C$ (das eine hohe O_2-Affinität besitzt)
- vergrößerte rigide Erythrozyten (glykosilierte Ery-Membran)
- Eryaggregation (α_2-Globuline erhöht)
- hohe Plasmaviskosität (Makroglobulinämie)
- hohe Bereitschaft zur Thromboaggregation.

Folge: hypoxische Schädigung der Endothelzellen, die je nach dem Grad der Hypoxie zum Aufbruch der Zonulae occludentes (→ Hyperpermeation) oder zur Nekrose der Endothelien (→ Perfusionsstop) führt.

Daraus leitet sich das *klinische Bild* ab:

Folgen der *Hyperpermeation:*

- harte Exsudate (Lipoproteine)
- Netzhautödem (ischämisch oder zystoid transparent)
- Netzhautblutungen (durch Brüchigkeit der Basalmembran infolge von Plasmainsudation und Verlust der Perizyten).

Folgen der *Perfusionsstörungen:*

- Mikroaneurysmen (Kapillarwandausstülpung am Rande kapillarfreier Zonen als frustraner Reperfusionsversuch)
- Cotton-wool-Herde (Mikroinfarzierung der Nervenfasern)
- Gefäßneubildungen, die zu zwei Drittel von der Papille und zu einem Drittel von der Umgebung der großen Netzhautgefäße ausgehen. Sie zeigen die Tendenz, an die Netzhautoberfläche zu gelangen, sich auf der hinteren Glaskörpergrenzschicht bäumchenförmig auszubreiten und nach Abhebung dieser Grenzschicht mit dieser in den Glaskörperraum verlagert zu werden.

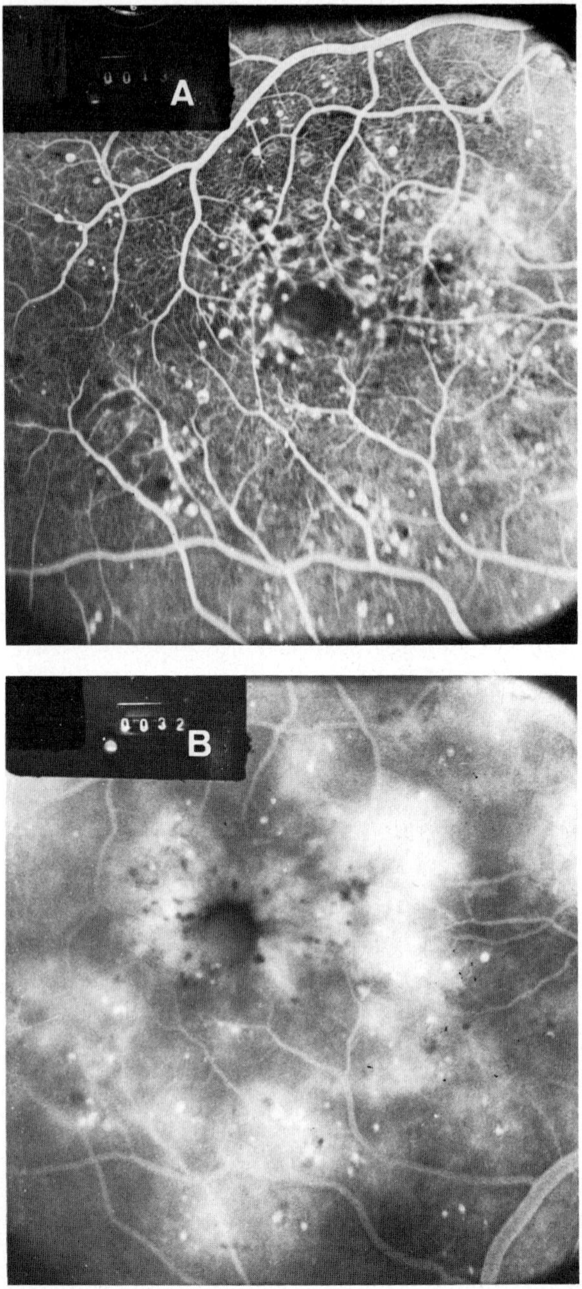

Abb. 215. Exsudative diabetische Makulopathie im Fluoreszenzangiogramm. **A** venöse Phase: Kapillarverschlüsse und Mikroaneurysmen, **B** spätvenöse Phase: massive Farbstoffaustritte aus den Kapillaren mit Ausbildung eines zystoiden Makulaödems (vgl. Abb. 235)

Verlaufsformen

- *Nichtproliferative Retinopathie* (rein intraretinale Erkrankung = background retinopathy). *Komplikationen:*
  - diabetische Makulopathie (durch harte Exsudate, Ödem, Blutungen, Ischämie) (meist Typ-II-Diabetiker) (Abb. 215)
  - Übergang in das Proliferationsstadium (in ca. 20%, meist bei Typ-I-Diabetikern) (Abb. 216).

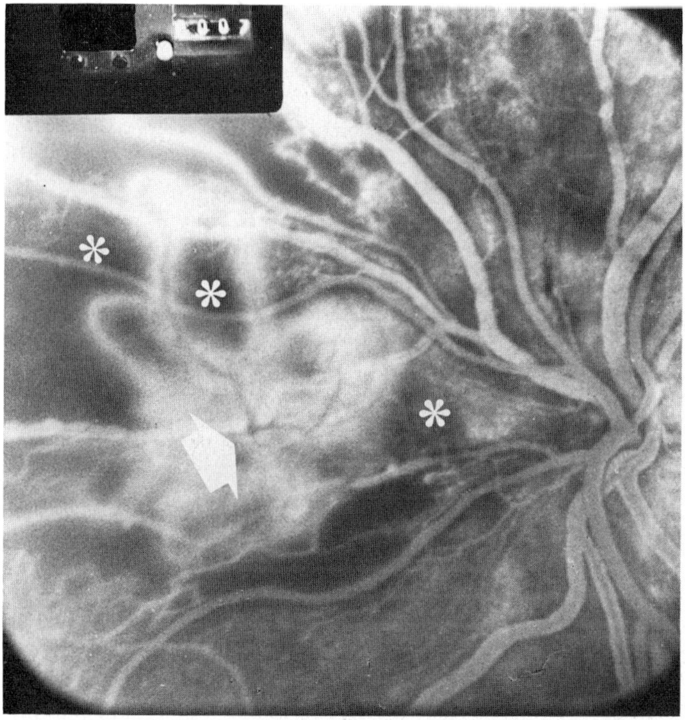

Abb. 216. Proliferationsstadium der diabetischen Retinopathie: Gefäßneubildungen (Pfeil) in kapillarfreier Netzhaut (Sternchen)

- *Proliferative diabetische Retinopathie:* (= 20% der diabetischen Retinopathien) verläuft in 3 Stadien:
  - Stadium der bloßen Gefäßneubildungen
  - Stadium der fibrovaskulären Proliferationen
  - Stadium der Schrumpfung des fibrogliösen Gewebes mit Traktionsamotio der Netzhaut.

Komplikation: Rubeosis iridis mit Neovaskularisationsglaukom.

– *Floride Retinopathie:* innerhalb weniger Wochen bis Monate rasches Durchlaufen aller Stadien der proliferativen diabetischen Retinopathie mit rezidivierenden Glaskörperblutungen und schließlich Traktionsamotio der Netzhaut bei Typ-I-Diabetikern.

Prognose;

– bei der nichtproliferativen d.R.: bei rechtzeitigem Therapieeinsatz gut. Was an Funktion bereits verloren ist, kann durch keine Therapie wieder gewonnen werden!

– bei der proliferativen d.R.: Stadium 1: sehr gut, sofern die adäquate Therapie rechtzeitig einsetzt;
  Stadium 2: fraglich
  Stadium 3: nahezu infaust

– bei der floriden Retinopathie: infaust.

Therapie:

– optimale Diabetestherapie (Insulinpumpensysteme)
– medikamentöse Therapie: trotz der zahlreichen pathogenetischen Faktoren als möglicher Angriffspunkte einer medikamentösen Behandlung der diabetischen Retinopathie hat sich bisher nur die therapeutische Beeinflussung der Hyperpermeation bewährt. Ca-Dobesilat (Doxium®) besitzt einen guten abdichtenden Effekt auf die hyperpermeable Kapillarwand und vermag damit die exsudativen und haemorrhagischen Komplikationen (diabetische Makulopathie und vorwiegend haemorrhagische Verlaufsform der diabetischen Retinopathie) einzudämmen.

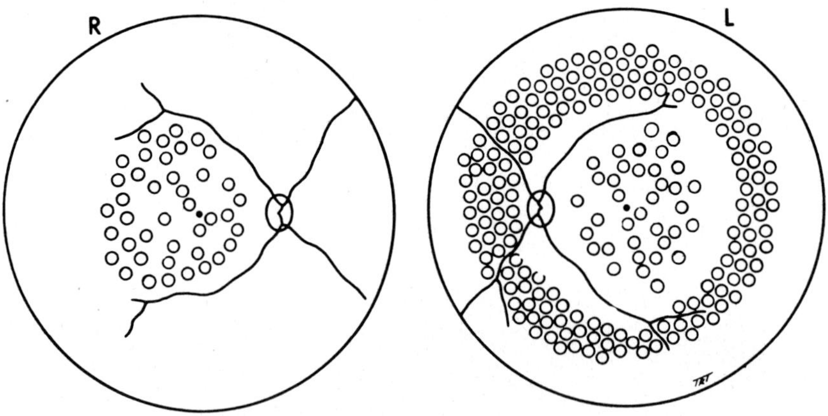

Abb. 217. Schematisierte Darstellung der zwei Behandlungsformen der diabetischen Retinopathie durch Laserkoagulation: *R* gezielte Koagulation, *L* panretinale Laserkoagulation

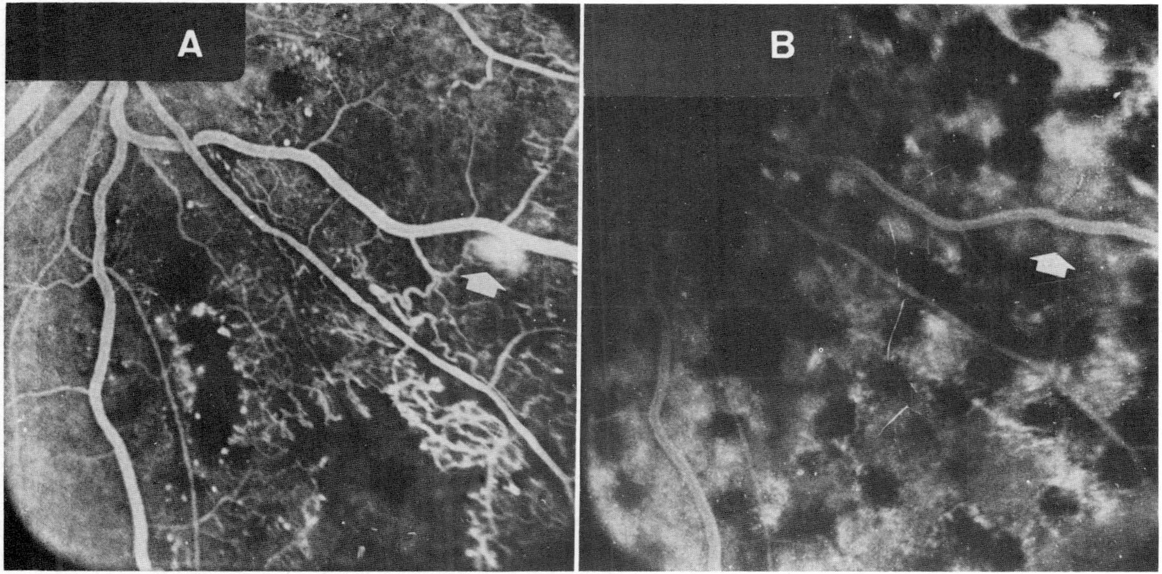

Abb. 218. Auswirkungen der panretinalen Laserkoagulation **(B)** auf eine beginnende proliferative diabetische Retinopathie **(A)**. Die Gefäßneubildung (Pfeil), die als Reaktion auf die Kapillarverschlüsse links unten aufgetreten ist, hat sich nach Laserbehandlung zurückgebildet

– ophthalmochirurgische Therapie:

a) *Photokoagulation* mit Xenonlicht oder Argonlaser: bei der nichtproliferativen und proliferativen diabetischen Retinopathie Stadium 1 und 2: *panretinale Koagulation* (die gesamte Netzhaut wird disseminiert abkoaguliert) (Abb. 217, Abb. 218). Folgende Veränderungen verlangen zusätzlich eine gezielte *herdförmige Koagulation,* die sich an dem Fluoreszenzangiogramm orientiert: makulanahe Hyperpermeationszonen; „große" Mikroaneurysmen im Zentrum von Exsudatansammlungen; extrapapilläre Gefäßneubildungen.

b) Vitrektomie + Membranektomie (Abb. 320) bei Glaskörperblutungen und prinzipiell im Stadium 2 und 3 (Traktionsamotio) der proliferativen diabetischen Retinopathie, Glaskörpertamponade mit Silikonöl, eventuell Bulbusverkürzung durch Skleralresektion.

- *Retinopathia proliferans im allgemeinen* (vgl. S. 210 und 312)

Definition: von der Netzhaut ausgehendes, in den Glaskörperraum einsprießendes fibrovaskuläres Gewebe als Reaktion auf eine retinale Ischämie.

Ätiologie: Bei allen Netzhauterkrankungen, die durch Kapillarverschlüsse zu umschriebenen oder generalisierten Ischämiesituationen der Netzhaut führen, wird in den Ischämiezonen der sogenannte *Ischämiefaktor* (= Angiogenesefaktor = Folkmanscher Tumorfaktor) gebildet.

Der *Effekt der Koagulationsbehandlung* ischämischer Netzhautareale dürfte auf der Umwandlung der ischämischen Netzhaut in stoffwechselinaktives Narbengewebe beruhen, die einen Stopp der Ischämiefaktorproduktion herbeiführt. Deshalb ist die alleinige Koagulation der Zubringergefäße zu den Neovaskularisationen (= feeder-vessels) therapeutisch unwirksam und löst womöglich eine weit stärkere proliferative Aktivität aus.

Alle proliferativen Retinopathien machen die bei der diabetischen Retinopathie beschriebenen *Stadien* durch, wenn sie nicht mittels Photokoagulation wirksam daran gehindert werden:

– intraretinale Gefäßneubildungen → epiretinale bäumchenförmige Ausbreitung in der Netzhautglaskörperrandzone

– um die Gefäßneubildungen formiert sich fibrogliöses Begleitgewebe, die hintere Glaskörpergrenzschicht hebt sich ab und verlagert die Gefäßneubildungen in den Glaskörperraum → Gefahr der Blutung in den Glaskörperraum

– wo der sich retrahierende Glaskörper an der Netzhaut adhäriert (meist im Bereich der großen Retinalgefäße), zieht er diese in den Glaskörperraum. Epiretinales fibrogliöses Gewebe kontrahiert sich und zieht dadurch die darunterliegende Netzhaut in Falten. Die Falten verkleben untereinander, sodaß die Netzhaut einfach zu kurz wird, um sich der Unterlage anzulegen; sie bleibt dann „wie ein Brett“ starr ausgespannt abgehoben. *Therapie:* im Stadium 1 und 2: panretinale Photokoagulation, im Stadium 2 und 3: Vitrektomie und Membranektomie. *Komplikationen:* im Stadium 1 und 2: retro- und intravitreale Blutungen, im Stadium 3: Netzhautabhebung, in allen 3 Stadien: Rubeosis iridis mit Neovaskularisationenglaukom.

Krankheitsbilder, die zur Retinopathia proliferans führen

- diabetische Retinopathie
- Venenverschlüsse
- Periphlebitis retinalis
- Sichelzellretinopathie
- Karotisinsuffizienz (pulsless disease)
- Retinopathien bei: verschiedenen Kollagenosen; Polyzythämien; Dysproteinämien; Makroglobulinämien.

Von diesen Erkrankungen soll pars pro toto die *Periphlebitis retinalis* herausgegriffen werden.

• *Periphlebitis retinalis*

Ätiologie: 2 Erscheinungsformen: 1. eigenständige, essentielle, periphere proliferative Retinopathie = M. Eales; 2. sekundäre Perivaskulitis bei chronischer Uveitis, Sklerose der Retinalgefäße, Kollagenosen etc.

M. Eales: befallen sind vorwiegend Männer (Männer : Frauen = 3 : 1) im Alter von 15 bis 35 Jahren, klinisches Leitsymptom: rezidivierende Glaskörperblutungen.

Pathogenese: Am Beginn stehen Verschlüsse in den peripheren Kapillararkaden der Netzhaut, die dann kontinuierlich nach zentral fortschreitend die jeweils peripherste Kapillararkade erfassen (Abb. 219). Dieser Prozeß wird mit der „Bewegung auf einer Strickleiter“ treffend verglichen. Ab einem gewissen Ausmaß der Ischämie setzt die vasoproliferative Aktivität an der Grenzzone der vaskularisierten zur avaskulären peripheren Netzhaut ein. *Therapie:* siehe proliferative Retinopathie.

• *Retinitis exsudativa externa* (Coats)

Klinisches Bild: meist einseitige Erkrankung von vorwiegend Knaben bis zum 10. Lebensjahr. Die Krankheit beginnt *im 1. Stadium* mit abnormen shuntartigen, immer wieder ampullenförmig erweiterten Kapillaren in der Gegend des hinteren Augenpols (Abb. 220). Um diese hyperpermeablen Kapillaren entsteht ein diffuses Netzhaut-

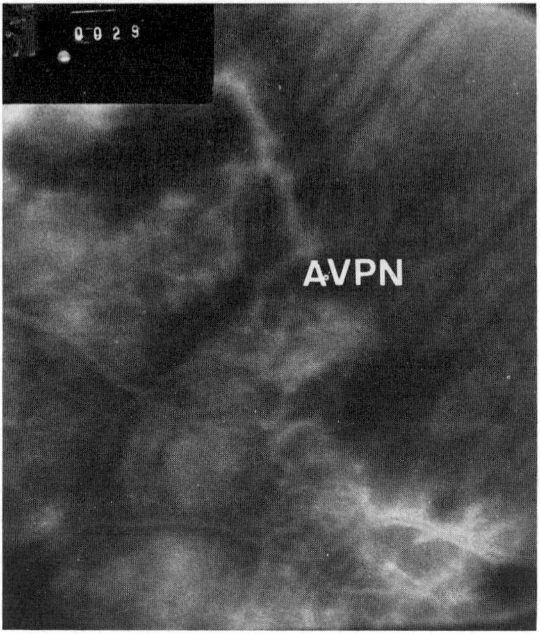

Abb. 219. Periphlebitis retinalis Eales: strickleiterartige Kapillarkurzschlüsse in der Netzhautperipherie an der Grenze vaskularisierter zu avaskulärer Netzhaut *(AVPN)*

ödem, das von einem Kranz harter Exsudate eingerahmt wird. *Im 2. Stadium* treten periphere Teleangiektasien, Aneurysmen, Lipideinscheidungen der großen Netzhautgefäße und Gefäßneubildungen auf. Schließlich kommt es zur exsudativen Netzhautabhebung. *Therapie:* Stadium 1: Photokoagulation des abnormen Gefäßbezirkes; Stadium 2: infaust.

- *Lebersche Miliaraneurysmenretinitis*

Die Lebersche Miliaraneurysmenretinitis gilt als frühes Stadium des Morbus Coats mit Mikroaneurysmen, kugelförmig aufgetriebenen Shuntkapillaren und harten Exsudaten, die im Gegensatz zum Morbus Coats kleinfleckig disseminiert und weniger girlandenförmig gestaltet sind. *Therapie:* Photokoagulation.

- *Angiomatosis retinae* (Hippel–Lindau)

Definition: meist doppelseitige periphere retinale Angiomknoten, unregelmäßig autosomal dominant vererbtes Leiden. *Klinisches Bild:* im 2. bis 3. Lebensjahrzehnt auftretende periphere Gefäßmißbildun-

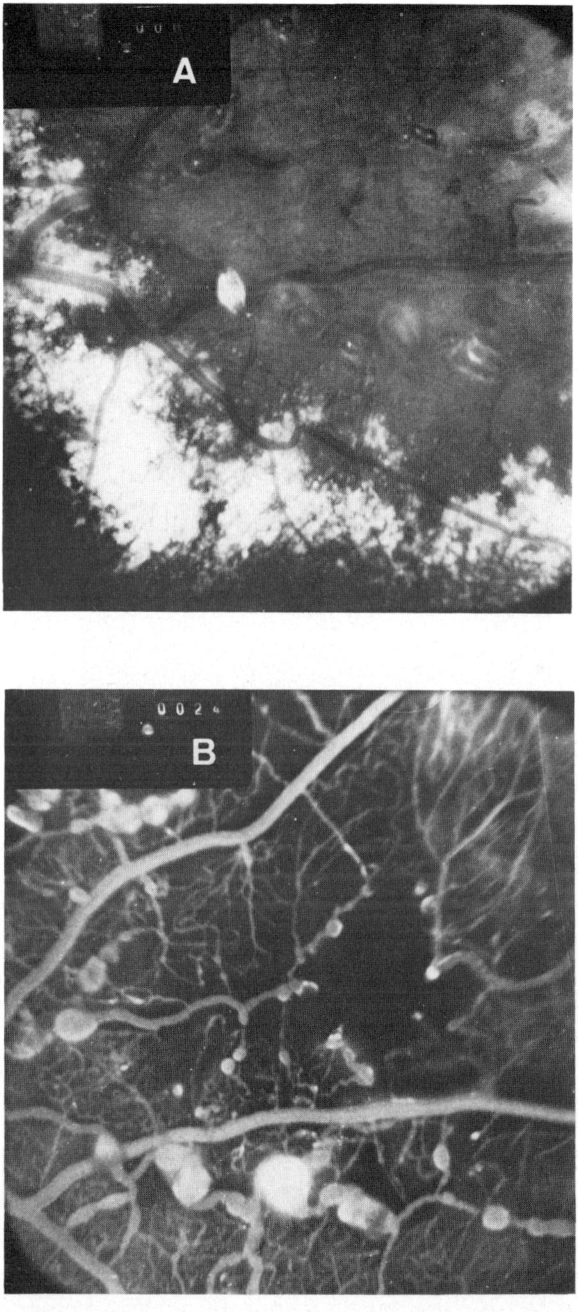

Abb. 220. Coatsche Erkrankung. **A** Fundusbild, **B** Angiogramm (arteriovenöse Phase)

gen, die sich zu mehreren papillendurchmessergroßen rötlichen erhabenen Knoten formieren. Ein auffallendes Gefäßpaar (Arterie + Vene) verbindet den Knoten mit der Papille (Abb. 221).

In der Umgebung dieses Gefäßpaares und der Makula lagern sich harte Exsudate ab. Unbehandelt entwickelt sich eine exsudative Netzhautabhebung mit rezidivierenden Glaskörpereinblutungen. Die Augen erblinden an Phthisis bulbi. Die Knoten in der Netzhaut signalisieren ähnliche Angiome in der Kleinhirngegend, die dann nicht selten zur Todesursache werden. *Therapie:* zirkuläre Photokoagulation des Angiomknotens in mehreren Sitzungen, in der Tumorperipherie beginnend und zentral fortschreitend bis zur völligen Zerstörung des Angioms.

Im Abhebungsstadium der Netzhaut ist meist jede Therapie erfolglos.

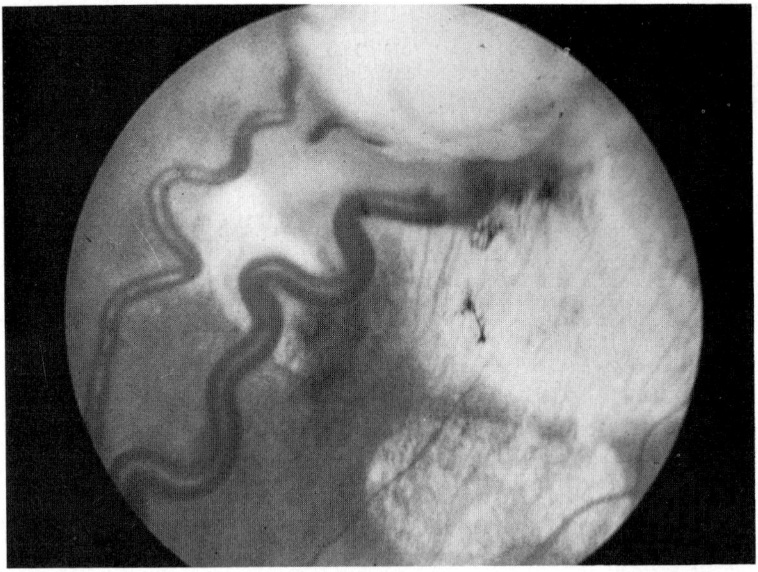

Abb. 221. Angiomatosis retinae Hippel-Lindau, der Angiomknoten am oberen Bildrand ist von Xenon-Photokoagulationsnarben umgeben

3. Entzündungen der Netzhaut

- *Retinochorioiditis toxoplasmotica*

Definition: kongenitale oder erworbene Retinochorioiditis, hervorgerufen durch das Protozoon Toxoplasma gondii. *Klinisches Bild:*

a) kongenitale Form: großer runder weißer (= durchschimmernde Sklera) chorioretinitischer Narbenherd mit hyperpigmentierten Rändern (Proliferation des Pigmentepithels) stets im Makulagebiet. Wurde früher fälschlich als Makulakolobom gedeutet (Abb. 222). Nicht selten mit Hydrozephalus oder Mikrophthalmus kombiniert. *Ätiologie:* diaplazentare Infektion in den letzten 3 Schwangerschaftsmonaten. Hauptinfektionsquelle = Katze, selten andere Haustiere.

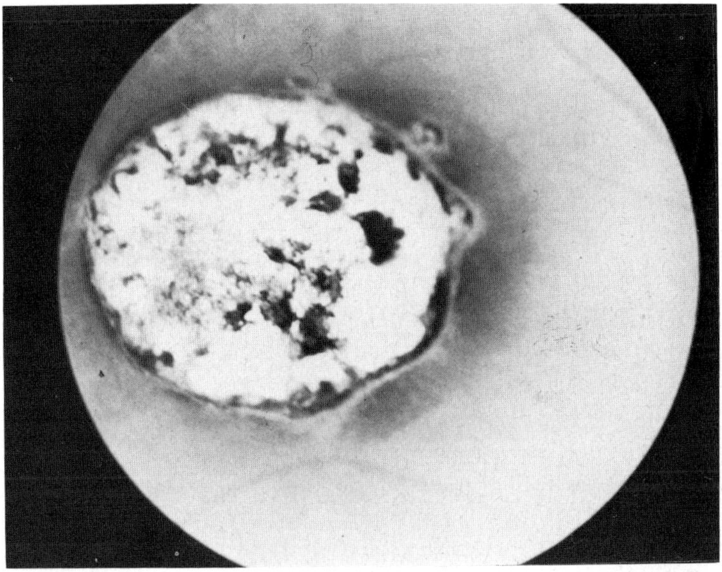

Abb. 222. Zentrale retinochorioidale Narbe

Therapie: nur bei Rezidiven (siehe S. 203);

b) *erworbene Form:*

– *solitärer* Entzündungsherd (siehe Uveitis) mit darüberliegender dichter zelliger vitrealer Infiltration zwischen Äquator und Makula. *Ätiologie:* frisch erworben oder Aktivierung einer latenten kongenitalen Infektion;

– *Rezidivierende Retinochorioiditis:* nach kongenitaler oder später erworbener Infektion in Form topographisch verstreuter immer neu auftretender Herde oder in Form von laufender Ausdehnung (Satellitenherde) eines Ursprungsherdes meist unter dem Bild der Chorioretinitis juxta papillaris Jensen. *Nachweis:* Serofarbtest nach Sabin–Feldmann, indirekter Immunfluoreszenztest. *Therapie:* im aktiven Stadium Daraprim (= Pyrimethamin) und/oder Sulfonamide (Bayrena, Gantrisin), gezielte Photokoagulation zur direkten Zerstörung der Toxoplasmen im aktiven Entzündungsherd. Im inaktiven abgekapselten Zustand können die Toxoplasmen jahrelang überleben. *Differentialdiagnose:* klinisch ähnlich verlaufen Retinitiden durch Zytomegalie- und Herpes-simplex-Virus.

- *Toxocariasis der Netzhaut*

Definition: Endophthalmitis, hervorgerufen durch die Larve des Nematoden Toxocara canis. *Klinisches Bild:* tumorartiges grauweißes Granulom, das entweder nur in der Makularegion lokalisiert ist, oder in der Peripherie oder den gesamten Glaskörperraum bis hinter die Linse einnimmt = „Pseudogliom" unter dem klinischen Bild des „amaurotischen Katzenauges" (Abb. 223). *Nachweis:* Isohämoagglu-

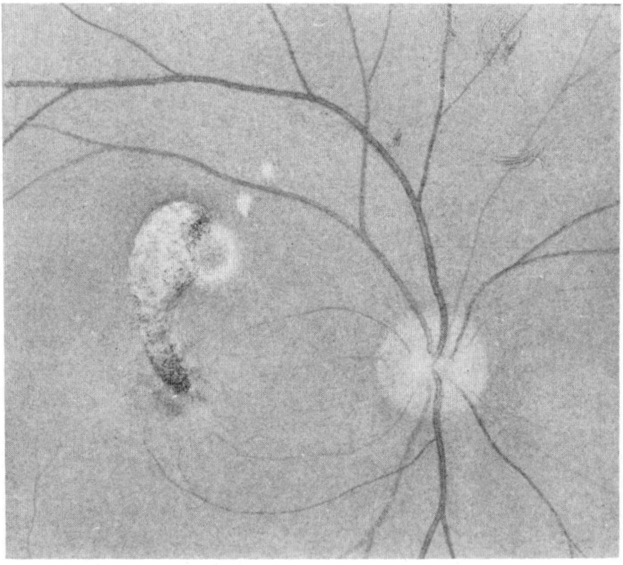

Abb. 223. Toxocariasis im Bereich der Netzhautmitte (Zeichnung)

tinine gegen die Blutgruppensubstanzen A und B. Hämagglutinationstest. Enzyme-linked immunosorbent assay (ELISA). *Therapie:* Vitrektomie und Entfernung des Granuloms mit dem Vitrektor nach endodiathermischer Abriegelung des Granuloms. Bei diffuser Endophthalmitis: Enukleation.

- *Septische Retinitis* (Rot)

Definition: bei septischen Allgemeinerkrankungen auftretende bakterielle Mikroembolien in der Netzhaut. *Klinisches Bild:* kleine punktförmige, gelblichweiße Herdchen = Rothsche Flecken mit zirkulären Netzhautblutungen. *Therapie* = die der Allgemeinerkrankung.

- *Retinitis bei Fleckfieber*

Klinisches Bild: verwaschene, hyperämische Papille + rundliche gelbgraue chorioretinitische Infiltrate.

4. Periphere Degenerationen und Dystrophien der Netzhaut

a) Periphere Netzhautdegenerationen

- *Mikrozystische Degeneration und Retinoschisis*

Definition: bilaterale symmetrische, temporal stärker als nasal ausgeprägte Zystenbildung in der äußeren plexiformen Schicht der Netzhaut hinter der Ora serrata. Durch Konfluenz dieser zahlreichen Zystchen und Zerfall der Müllerschen Stützzellen kann es zur totalen Spaltung der Netzhaut in 2 Schichten kommen. *Klinisches Bild:* die transparenten Zystchen in der peripheren Netzhaut sind mit dem Dreispiegelkontaktglas nach Goldmann oder dem indirekten Ophthalmoskop nach Indentation der Oragegend schon von Geburt an sichtbar, nehmen aber mit dem Alter mehr und mehr zu. Sie sind harmlos und klinisch symptomlos. Die innere Schicht der Retinoschisis, die selten vor dem 3. Lebensjahrzehnt einsetzt, imponiert als eine faltenlose hauchdünne, wie metallisch gehämmerte, transparente gefäßführende Membran, die mehr oder weniger blasenförmig von der dickeren äußeren Schicht in den Glaskörperraum abgehoben ist. Sowohl in der inneren als auch in der äußeren Schicht können isoliert oder kombiniert Löcher auftreten. Bei Löchern in beiden Schichten droht die Gefahr der Netzhautablösung = „Schisisamotio" (Abb. 224). *Therapie:* nur in den seltenen Fällen erforderlich, bei denen die Schisis Tendenzen zur Ausbreitung in die Makularegion erkennen läßt oder bei denen große Löcher im äußeren Blatt zusammen mit kleinen Löchern im inneren Blatt vorkommen: Abriegelung durch flächenhaft disseminierte Photokoagulation.

- *Periphere Degenerationen als Amotiovorstufen*

Definition: periphere Netzhautdegenerationen, die zu Netzhautlöchern oder Netzhautrissen führen und damit Netzhautabhebungen erzeugen können, sofern verflüssigter Glaskörper vorliegt, der durch

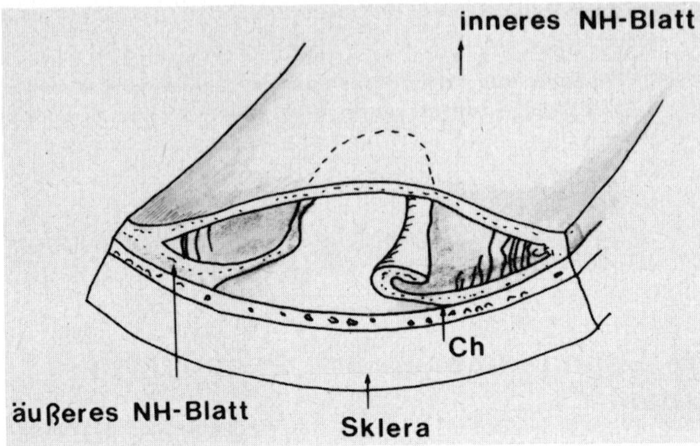

Abb. 224. Schematisierte Darstellung einer Retinoschisis mit Einrissen im äußeren Netzhautblatt. *Ch* Chorioidea

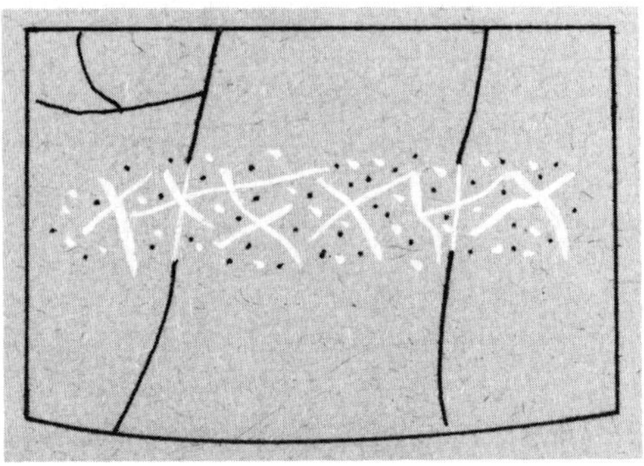

Abb. 225

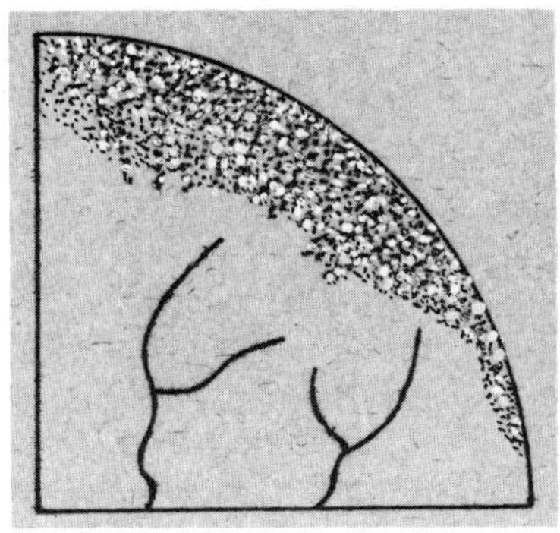

Abb. 226

Abb. 225. Äquatoriale gittrige Netzhautdegeneration (schematische Darstellung)

Abb. 226. Periphere Schneckenspurdegeneration der Netzhaut (schematische Darstellung)

diese Netzhautdefekte hinter die sensorische Netzhaut gelangt und damit die Netzhaut vom Pigmentepithel abhebt. *Klinisches Bild:* Die beiden gefährlichsten Degenerationen sind die gittrige oder lattice-like-Degeneration und die Schneckenspurdegeneration oder Etat Givre.

– *Gittrige Netzhautdegeneration:* Äquatoriale bandförmige Zone verdünnter Netzhaut, die von sich kreuzenden weißen Gitterlinien (= sklerosierte, nicht durchblutete Gefäße) durchsetzt ist, die gegen den dunklen Hintergrund des hyperplastischen Pigmentepithels kontrastieren (Abb. 225). Die Ränder der Degeneration zeigen feste Ad-

härenzen mit der hinteren Glaskörpergrenzschicht. Bei Glaskörpertraktion kann die Netzhaut an dieser Stelle einreißen, wodurch ein Lappenriß entsteht. Innerhalb der Degenerationszone können sich durch Verdünnung der Netzhaut Rundlöcher entwickeln. *Prophylaxe:* demarkierender Photokoagulationsriegel (Abb. 228).
– *Schneckenspurdegeneration:* flächige, rauhreifartig schimmernde Zone zwischen Ora serrata und Äquator, in die gelblichweiße Pünktchen eingestreut sind (Abb. 226). Der Glaskörper ist an der gesamten Degeneration flächig adhärent. Gelegentlich treten innerhalb dieser Zonen Rundlöcher auf, sehr selten am hinteren Rand Lappenrisse. Schneckenspuren sind harmloser als gittrige Degenerationszonen, nicht selten kommen aber beide Degenerationsformen gemeinsam vor. *Prophylaxe:* Photokoagulation nur bei gleichzeitigem Bestehen von Netzhautdefekten oder bei der Kombination mit der gittrigen Degeneration.

- *Netzhautdefekte*

Definition: Unterbrechungen der Kontinuität der Netzhaut durch Einreißen oder durch Substanzverlust, wodurch eine Öffnung entsteht, die den Subretinalraum mit dem Subvitrealraum verbindet. Flüssiger Glaskörper kann diese Öffnung benützen, um aus dem Glaskörperraum unter die Netzhaut zu gelangen und diese vom Pigmentepithel abzuheben. *Defekttypen* (Abb. 227):
– *Netzhautloch mit Deckel* entsteht durch Ausriß eines scheibenförmigen Netzhautstückes, an dem der Glaskörper adhärent ist.
– *Netzhautloch ohne Deckel* entsteht durch Platzen einer Netzhautzyste oder durch umschriebene Netzhautrarefikation.
– *Lappenriß oder Hufeisenriß* entsteht durch Einreißen der Netzhaut an Stellen umschriebener Glaskörpertraktion.

Die Konvexität des Risses weist meist nach hinten, weil die Traktion von vorne, das heißt von der Glaskörperbasis, ausgeht. Lineare oraparallele Netzhautrisse entwickeln sich am hinteren Rand der Glaskörperbasis durch diffuse Glaskörpertraktion, wodurch Risse auftreten können, die sich über 1 bis 4 Quadranten ausdehnen = *Riesenrisse.*
– *Oradialyse* entsteht durch Ablösung der Netzhautrandzone vom nichtpigmentierten Epithel des Ziliarkörpers. Der „*Orariß*" entsteht entweder nach schwerem stumpfem Trauma (temporal oben) oder kongenital bzw. spontan früh erworben (temporal unten).

Prophylaxe: a) Thermoadhäsiver Defektverschluß durch demarkierende Photokoagulation: reicht bei anliegender Netzhaut, bei Rundlöchern, bei kleinen Lappenrissen und Oradesinsertionen aus. b) Mechanischer Defektverschluß durch skleraeindellende Verfahren, wie

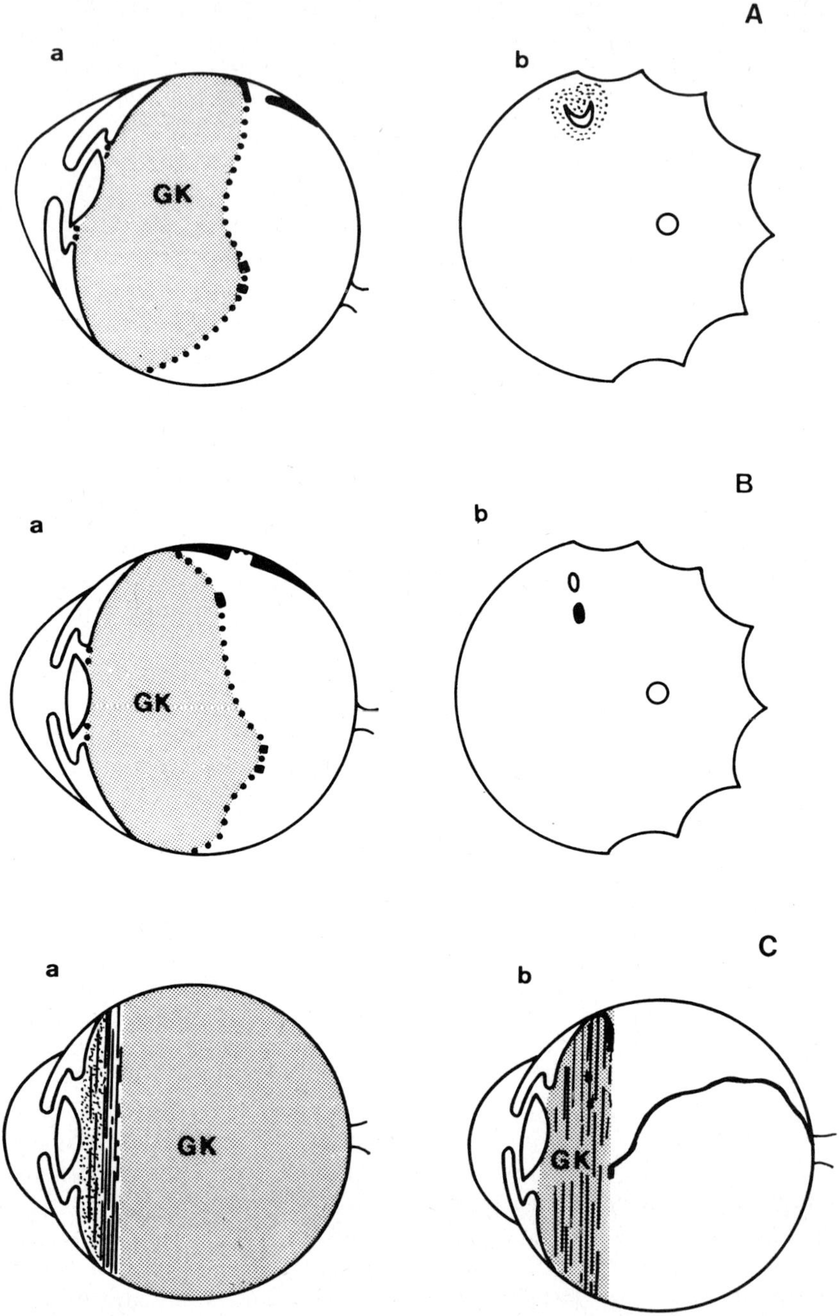

Abb. 227 A–C

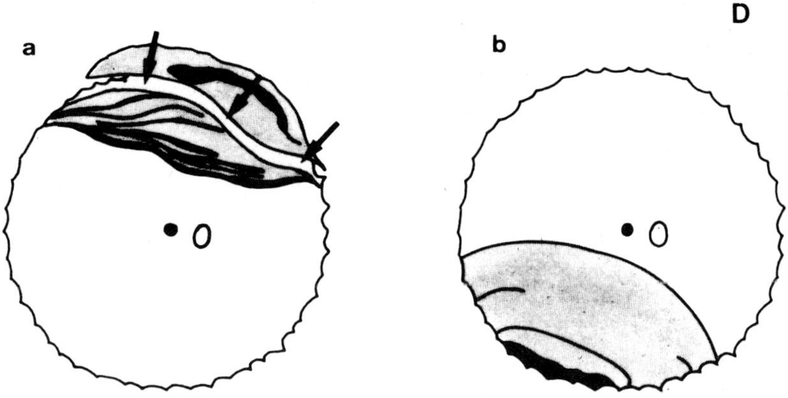

Abb. 227 D

Ab. 227. Defekttypen der Netzhaut. **A** Hufeisenriß, *a* Schnittbild, *b* ophthalmoskopischer Aspekt. **B** Rundloch mit freischwebendem Lochdeckel, *a* Schnittbild, *b* ophthalmoskopischer Aspekt. **C** Riesenriß der Netzhaut, *a* Vorstufe = oranahe transvitreale Ausrichtung der Glaskörpermembranellen – dahinter verflüssigter Glaskörper *(GK); b* Eintritt des Risses durch Zug der Glaskörpermembranellen, die hinter dem Riß befindliche Netzhaut schlägt sich um und wird von verflüssigtem Glaskörper abgehoben. **D** Orariß, *a* posttraumatisch, *b* idiopathisch, *GK* Glaskörper

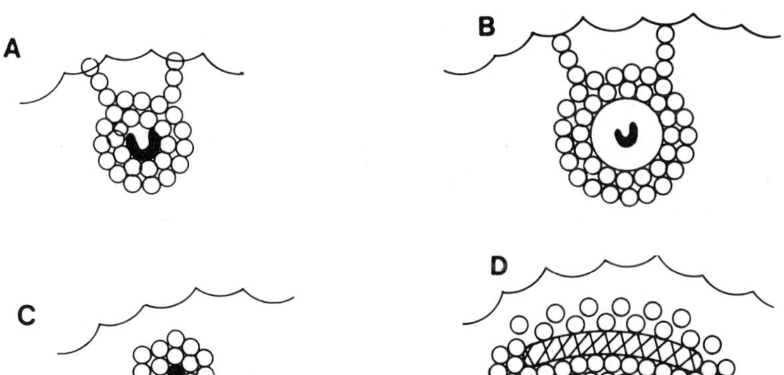

Abb. 228. A–C Verschluß von Netzhautdefekten in *noch* anliegender Netzhaut durch Laser-Photopexie. **D** Abriegelung einer gittrigen Netzhautdegeneration

Plomben und Umschnürungen im Sinne einer äußeren Rißtamponade, sind bei großen Lappenrissen (Plombe) und Riesenrissen (Umschnürung) als Zusatzmaßnahme zur Thermoadhäsion erforderlich, um der massiven Glaskörpertraktion entgegenzuwirken.

Die *Photokoagulation* führt über eine durch Koagulationsnekrose von Netzhaut, Pigmentepithel und Aderhaut ausgelöste „adhäsive“

Chorioretinitis zur Ausbildung einer festen fibrösen Narbe, die alle 3 koagulierten Strukturen vereinigt (Abb. 228).

Die *äußere Tamponade* durch Plomben aus Silikonschaum oder Umschnürungen durch Bänder aus Silikongummi bewirkt eine Eindellung der Sklera, wodurch diese zusammen mit Aderhaut und Pigmentepithel der Netzhaut im Rißbereich entgegengepreßt wird und so den Netzhautdefekt, wie eine „Zahnplombe" ein Zahnloch, mechanisch verschließt (Custodis).

- *Netzhautablösung*

Definition: Abhebung der Netzhaut vom Pigmentepithel durch seröse Flüssigkeit (= verflüssigter Glaskörper), Exsudat, Blut oder Tumorgewebe.

Klassifikation der Netzhautabhebung entsprechend ihrer Pathogenese

a) rißbedingte (rhegmatogene) Netzhautabhebung
b) arrhegmatische Netzhautabhebung
  - exsudative Netzhautabhebung
  - Traktionsamotio
  - solide Netzhautabhebung

– *Rißbedingte Netzhautabhebung: Pathogenese:* siehe Netzhautdefekte. *Subjektive Symptome:* „Blitzen" (*Phosphene* bei Überdehnung der Netzhaut durch Glaskörperzug) und schwarze Punkte, die Rußwolken gleichen (= Erythrozyten, die durch Einreißen von Netzhautgefäßen bei der Defektbildung in den Glaskörperraum gelangen). Später dunkler Schatten, der sich allmählich über das Gesichtsfeld ausbreitet (= bereits eingetretene Netzhautablösung). *Ophthalmoskopisches Bild:* intransparent – graue Netzhaut mit gerippter Oberfläche (= intraretinales Ödem), die im Defektbereich einen Durchblick auf die grellrot aufleuchtende Aderhaut bietet. Bei langdauernder Netzhautabhebung resorbiert sich das Netzhautödem, die Netzhaut wird transparent glatt und dünn. Bei monatelanger Abhebung atrophiert die Netzhaut und wird extrem dünn. Der Glaskörper zeigt stets das Bild der „hinteren Glaskörperabhebung mit Kollaps" (Hruby). Die *Therapie* der Netzhautablösung ist seit Gonin (1918 bis 1925) eine *Netzhautdefektchirurgie,* das heißt, sie richtet sich auf den verursachenden Netzhautdefekt im Sinne eines Verschlusses dieses Defektes (siehe dort).

Neben der äußeren mechanischen Tamponade und der Thermoadhäsion (hier meist durch Kryopexie [Abb. 229, Abb. 230], da die Photokoagulation im Gegensatz zur Kälteapplikation nur bei anliegender Netzhaut vorgenommen werden kann) sind in einschlägigen

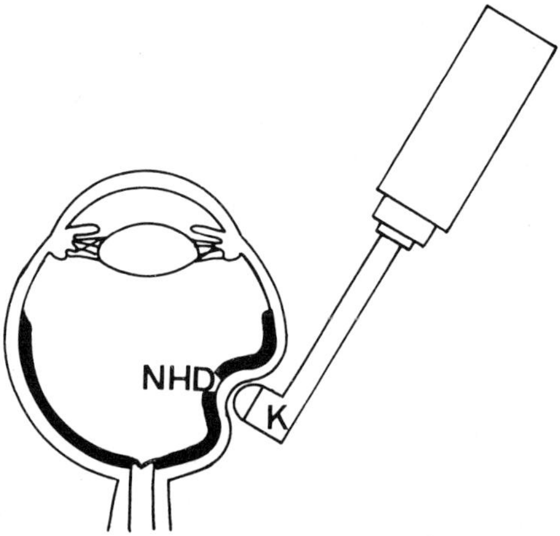

Abb. 229. Schematische Darstellung der Kryokoagulation *(K)* eines Netzhautdefektes *(NHD)* durch die Sklera

Fällen noch 3 zusätzliche Verfahren zur Heilung der Amotio erforderlich:

- die Exo-Drainage der Subretinalflüssigkeit durch Perforation der Aderhaut (wenn der Eindellungseffekt nicht zum Defektverschluß ausreicht) bzw. die Endo-Drainage durch die Netzhautdefekte im Rahmen der Vitrektomie
- die innere Tamponade in ihrer passageren Form durch Luft oder schwerresorbierbare Gase (SF_6 bzw. Perfluorkarbongase) und in ihrer permanenten Form durch Silikonöl (bei geschrumpfter Netzhaut)
- die Vitrektomie und Membranektomie, wenn transvitreale, epiretinale oder subretinale Membranen die Netzhaut am Anlegen hindern. Die *Heilungserfolge* liegen je nach Schwere des Krankheitsbildes zwischen 95% (einfache Netzhautabhebung) und 35% (Riesenrißamotio bzw. Netzhautabhebungen bei massiver proliferativer Vitreoretinopathie, siehe Glaskörper, S. 310).

- *Arrhegmatische Netzhautablösung*
  - *Traktionsamotio* bei Zug aus dem Glaskörperraum durch schrumpfende fibröse oder fibrovaskuläre Stränge und Membranen bei Retinopathia proliferans jeden Ursprungs (Abb. 231). *Therapie:* Vitrektomie + Membranektomie eventuell kombiniert mit inneren Tamponadeverfahren.
  - *Exsudative Amotio* durch Plasmaextravasate aus dem chorioidalen Gefäßsystem in den Subretinalraum. Die *Exsudate* können

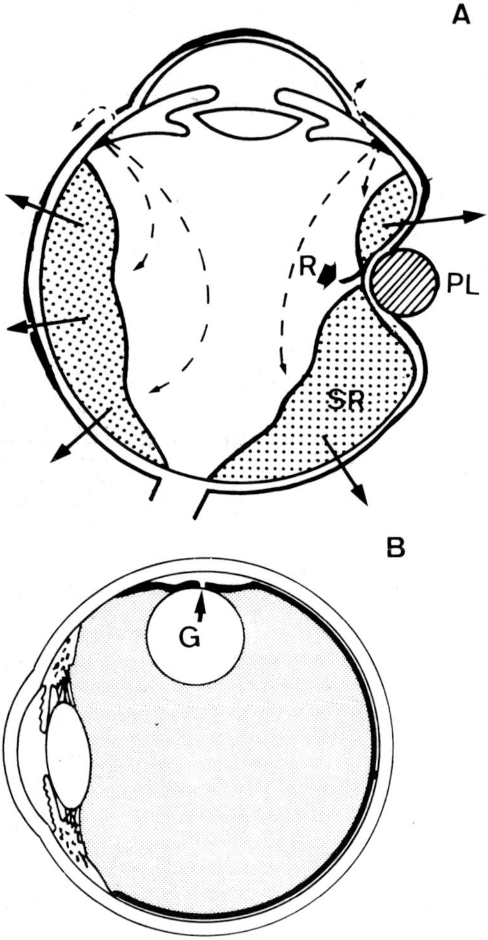

Abb. 230. **A** Äußere Rißtamponade durch eine episklerale Plombe *(PL)*, die subretinale Flüssigkeit *(SR)* resorbiert sich nach dem Rißverschluß (*R* – dicker Pfeil) in 60 bis 80% spontan, das heißt ohne peroperative Drainage (dünne Pfeile). Strichlierte Pfeile = hydrostatische Druckkräfte des Glaskörpers auf die abgehobene Netzhaut. **B** innere Rißtamponade durch eine Gasblase *(G)*

entzündlicher Natur sein (sympathische Ophthalmie; Uveitis bei Morbus Vogt–Koyanagi–Harada) oder auch Folgen chorioretinaler Zirkulationsstörungen (Zentralvenenverschluß, Retinopathia hypertensiva [angiospastica, eclamptica]); schließlich auch auf der Basis von Transsudation aus chorioidalen oder retinalen Tumoren (Melanoma malignum uveae, metastatische Tumoren der Uvea, Angiomatosis retinae).

Therapie: symptomatisch.

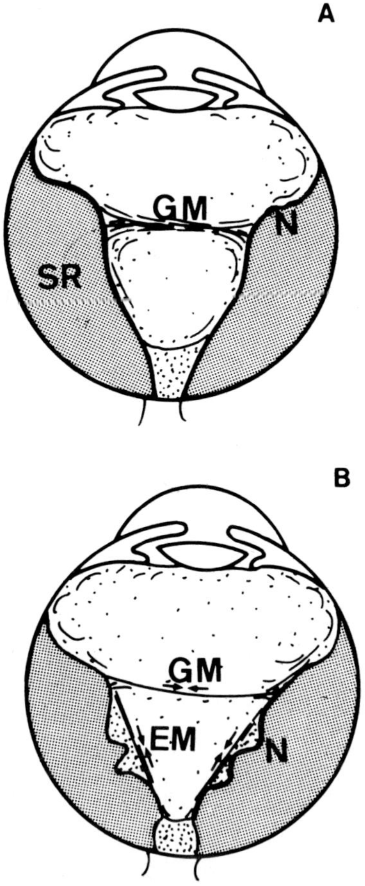

Abb. 231. Traktionsamotio der Netzhaut *(N)*, entweder durch transvitreale Membranen *(GM)* allein **(A)** oder durch transvitreale und epiretinale *(EM)* Membranen **(B),** die die Netzhaut falten. *SR* Subretinalraum

• *Posttraumatische Retinopathien*

Neben Orarissen und Makulalöchern gibt es eine Reihe intraretinaler Veränderungen als Folgen eines *stumpfen Traumas:*

- intraretinale Blutungen
- Berlinsches Ödem (siehe Makula)
- Retinopathia sclopetaria:

Endzustand ist ein der Retinopathia pigmentosa (siehe dort) ähnliches Bild: Verschluß zahlreicher Netzhautgefäße durch Hyalinose, diffuse Proliferation des Pigmentepithels, dazwischen Areale mit fehlendem Pigmentepithel. Die Netzhaut ist verdünnt atropisch, die

Aderhaut zeigt zahlreiche Narben. In den betroffenen Arealen bestehen absolute Skotome. Das *akute Bild* ist durch eine diffuse grauweißliche Trübung und Schwellung der Netzhaut (ischämisches Ödem) gekennzeichnet, die von Blutungen durchsetzt ist.

Als Folgen *perforierender Traumen* des hinteren Bulbussegmentes finden sich: Einblutungen des Glaskörperraums; Schnittverletzungen der Netzhaut, die wie Netzhautrisse wirken; nekrotisierende vasookklusive Retinitis durch intraokulare Eisensplitter (Siderosis bulbi) oder Kupfersplitter (Chalkosis bulbi); proliferative Vitreoretinopathien mit Traktionsamotio als Spätfolge.

b) Periphere Netzhautdystrophien

Dystrophien sind definitionsgemäß Erkrankungen mit spontaner Regression und Atrophie eines differenzierten Gewebes ohne vorhergehende Erkrankungen. Degenerationen sind demgegenüber sekundäre Veränderungen.

• *Retinopathia pigmentosa* (= tapetoretinale Erkrankung)

Definition: progressive bilateriale hereditäre Atrophie des Pigmentepithels (= „Tapetum nigrum" der alten Anatomen) mit entsprechendem Verfall der Funktion. *Klinisches Bild: subjektive Symptome:* Beginn im frühen Schulalter: Hemeralopie; später Ringskotom, das sich nach Verlust des peripheren Gesichtsfeldrestes in ein röhrenförmiges Gesichtsfeld umwandelt; schließlich geht häufig auch das kleine zentrale Gesichtsfeld verloren. Ausfall des Stäbchen ERGs (skotopisches ERG) bis zu völligen Auslöschung des ERGs. *Ophthalmoskopisches Bild:* disseminierte knochenkörperchenartige Pigmentationen (Abb. 232). Wachsgelbe Papille, extrem enge Gefäße. *Pathogenese:* Zunächst gehen die Stäbchen, später die Zapfen zugrunde, die übrigen Netzhautanteile atrophieren als Konsequenz dieses Prozesses, und die Netzhaut wird gliös umstrukturiert. Die Pigmentepithelzellen verlieren damit ihre normale Leitstruktur und immigrieren in die Netzhaut, hyperplasieren und siedeln sich um die Kapillaren herum an (= Knochenkörperchenmuster).

Ätiologie: nicht restlos geklärt. Theorien dazu:

1. Störung der normalen Phagozytoseaktivität der Pigmentepithelzellen, die im Dedritus der unabgebauten Fragmente der Außenglieder „ersticken". Ursache ist vermutlich eine Fermentstörung durch einen defekten Metabolismus der Phosphodiesterase. 2. Unmöglichkeit der Umwandlung des All-trans-Retinal in das 11-Cis-Retinal. 3. Defizit an Opsin. *Komplikationen:* zystoide Makulopathie, Cataracta complicata.

Vererbungsmodus: Am bösartigsten ist die seltene rezessiv-geschlechtsgebundene Vererbungsform, die zur Erblindung der betroffenen Männer im 30. bis 40. Lebensjahr führt. Bei drei Viertel der Betroffenen liegt eine rezessiv-autosomale Vererbung vor, die einen benignen Verlauf bewirkt. Den günstigsten Verlauf besitzt die dominant vererbte Form.

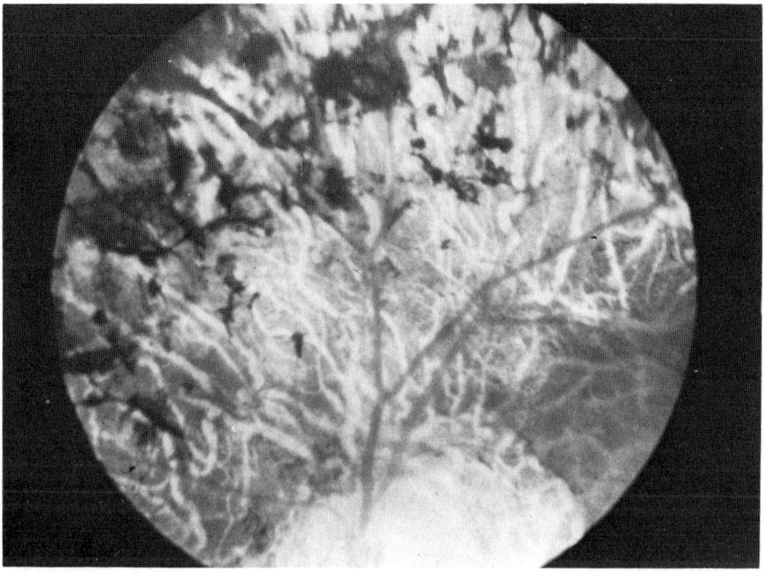

Abb. 232. Klinisches Bild der Retinopathia pigmentosa

Therapie: nicht beeinflußbar. *Klinisch* gibt es neben der isoliert tapetoretinalen Form noch die

Retinopathia pigmentosa bei systemischen Syndromen, z.B. bei

- Lawrence-Moon-Bardet-Biedl-Syndrom: + Dystrophia adiposogenitalis + Polydaktylie
- Usher-Syndrom: + Taubheit
- Cockayne-Syndrom: + Wachstumsstörungen und Oligophrenie

Differentialdiagnose = „Pseudoretinitis pigmentosa". Definition: nicht erbliche, nichtprogrediente sekundäre Retinitis pigmentosa durch Noxen, die zum Untergang der Netzhaut mit konsekutivem Einwachsen proliferierenden Pigmentepithels führen und damit das ophthalmoskopische Bild der Retinopathia pigmentosa simulieren.

Krankheitsbilder mit „Pseudoretinitis pigmentosa":

- Retinopathia sclopetaria
- postinflammatorische Retinopathie bei: Lues connata; Rötelnembryopathie
- ischämische Infarkte der Aderhaut
- periphere Dystrophien der Aderhaut (Chorioideremie, diffuse Aderhautsklerose, Atrophia gyrata)
- Intoxikation durch Resochin und Chlorpromazin.
- senile Pseudoretinitis Pillat

5. Netzhauterkrankungen bei Blutkrankheiten

Einige Blutkrankheiten führen zu charakteristischen Fundusveränderungen:

- *Sekundäre Anämien*
  - bei Blutverlust: Engstellung der Arterien
  - bei den übrigen sekundären Anämien: Weitstellung der Arterien, Netzhautblutungen, Papillenödem → sekundäre Optikusatrophie.
- *Perniziöse Anämie:* blasser Augenhintergrund, Papillenödem → sekundäre Optikusatrophie, Blutungen in Papillennähe.
- *Leukämie:* rundliche Netzhautblutungen mit zentralem hellem Fleck, Stauungspapille, gelbliche Gefäße.
- *Morbus Hodgkin:* Netzhautblutungen, selten Granulome.
- *Polyzythämie:* dunkelrot livider Fundus, venenthromboseartiges Bild mit weiten geschlängelten und gestauten Gefäßen, Stauungspapille, Netzhautödem und Netzhautblutungen.
- *Dysproteinämien* (Morbus Waldenström): ähnlich dem bei Polyzythämie: thromboseartiges Bild („Knackwurst"-Venen).
- *Hämorrhagische Diathese* (Thrombopenien, Angiopathien): Papillenödem, multiple ausgedehnte intra-, sub- und präretinale Blutungen.

6. Erkrankungen der Netzhautmitte = Makulopathien

a) Hereditäre zerebromakuläre Thesaurismosen oder familiäre amaurotische Idiotien

Definition: Lipoidspeicherung in Ganglienzellen von Hirn und Netzhaut, die neben den okulären Zeichen der Amaurose eine geistige Retardierung und eine progressive Muskelschwäche hervorbringen, die zum frühen Tod führen. *Klinisches Bild der Haupttypen:*

– *Infantile Form* (Sphingolipidosen Typ Tay–Sachs, Niemann–Pick und Morbus Gaucher): Krankheitsbeginn 3 bis 6 Monate postnatal, Demenz, Paraplegien, Marasmus,

Amaurose, Tod im 2. bis 3. Lebensjahr. Ophthalmoskopisches Bild: weißlichgetrübte Netzhaut am hinteren Augenpol mit kirschrotem Fleck in der Fovea.
– *Juvenile Form* (Zeroid-Lipofuszinosen vom Typ Spielmeyer–Vogt–Stock etc.): Krankheitsbeginn 4. bis 15. Lebensjahr, keine Lähmungen, Exitus gegen das Ende der 2. Lebensdekade. Ophthalmoskopisches Bild: in der Peripherie knochenkörperchenartige Pigmentationen, in der Makula Pigmentverschiebungen, Papille = blaß, Arterien enggestellt. Therapie: nicht beeinflußbar.

b) Hereditäre Makuladystrophien

Nach der befallenen Struktur muß unterschieden werden zwischen Dystrophien

- des Neuroepithels: Stargardtsche Erkrankung; dominante juvenile Makuladegeneration; progressive Zapfendystrophie; zystoides Makulaödem
- des Pigmentepithels: vitelliforme Degeneration; Fundus flavimaculatus; Sjögrensche netzartige Pigmentdystrophie; schmetterlingsförmige Pigmentdystrophie der Makula; gruppenartige Pigmentierung der Makula
- der Bruchschen Membran: hyaline Dystrophie oder Drusen der Bruchschen Membran; dominante progressive foveale Dystrophie
- der Aderhaut: zentrale areoläre Aderhautatrophie; pseudoinflammatorische Dystrophie nach Sorsby.

Die Einzelbeschreibung aller Manifestationsformen aus diesem großen Formenkreis würde den Rahmen dieses Buches sprengen. Es scheint daher legitim, aus jeder Gruppe die häufigste hereditäre Makuladystrophie herauszugreifen.

• *Stargardtsche Makuladystrophie*

Definition: häufigste bilaterale progrediente juvenile Makuladystrophie mit autosomal-rezessivem Erbgang, bei der primär die sensorische Netzhaut und sekundär das Pigmentepithel befallen ist. *Klinisches Bild:* Fehlen des Foveareflexes, bräunliche Flecken in der Makula, die in einem ovalen Gebiet wie von einer Lackschicht überzogen zu sein scheint (Abb. 233). Schließlich depigmentiert sich dieser zentrale Herd immer mehr (Schwund des Pigmentepithels), sodaß die darunterliegende Aderhaut sichtbar wird. Parazentral finden sich häufig fischartig geformte gelbliche Flecken in der tiefen Netzhaut (Fundus flavimaculatus). Subjektiv nimmt die zentrale Sehschärfe kontinuierlich ab, bis durch ein absolutes Zentralskotom das Lesevermögen verlorengeht. ERG und EOG sind anfangs normal, werden in Korrelation zur Progression abnorm.

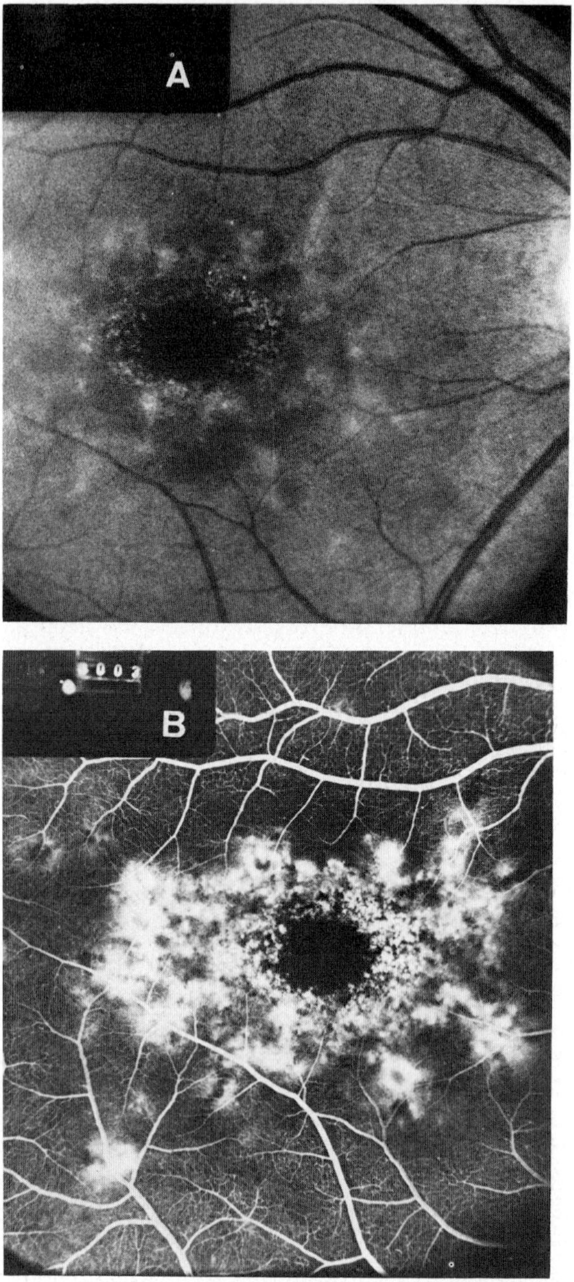

Abb. 233. Stargardtsche Makuladystrophie. **A** Fundusbild, **B** Fluoreszenzangiogramm (arteriovenöse Phase)

- *Vitelliforme Makuladystrophie nach Best*

Definition: Krankheitsbeginn zwischen 5. und 15. Lebensjahr, dominante Vererbung, meist bilaterale, selten unilaterale eidotterartige Makuladystrophie. *Klinisches Bild:* gelbliche einem „Spiegeleidotter" gleichende zentrale Zyste (Abb. 234). Der homogene gelbliche Inhalt

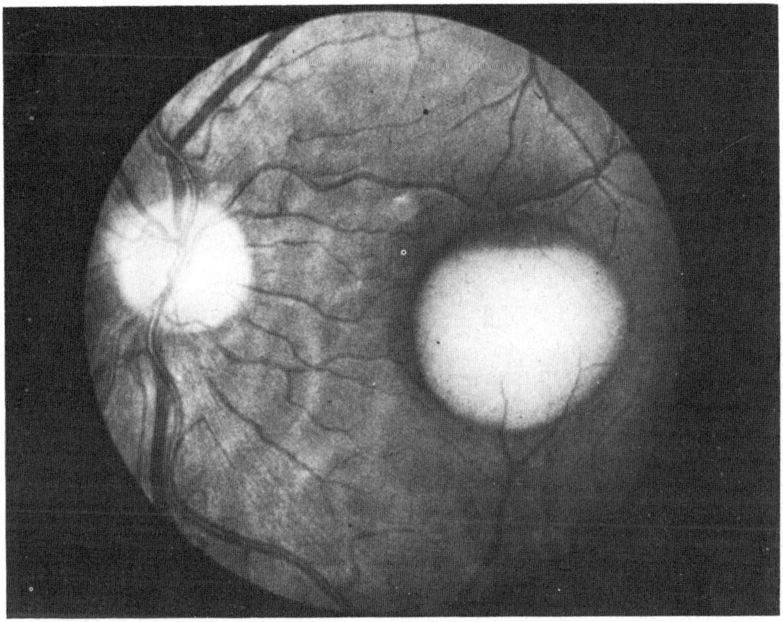

Abb. 234. Bestsche Makuladystrophie

kann sich absetzen und so ein „Pseudohypopyon" bilden. In diesem Stadium ist die Funktion nicht eingeschränkt. Nach vielen Jahren entwickelt sich allerdings aus der zentralen Zyste eine pigmentierte chorioretinale Atrophie, die man von juvenilen und senilen Makulopathien anderer Ätiologie nicht mehr unterscheiden kann. Dieses Stadium ist mit einem Zentralskotom verbunden. ERG = normal, EOG = pathologisch (= Pigmentepitheliopathie!).

- *Hyaline Dystrophien des hinteren Pols (= Drusen der Bruchschen Membran)*

Krankheitsbeginn 20. bis 30. Lebensjahr. Multiple, weißliche runde mosaikartig angeordnete Flecken am hinteren Pol. Später entstehen Pigmentsäume um die Drusen und Depigmentierungen + Aderhautatrophie in deren Umgebung. Dementsprechend wird das EOG erst in diesem Stadium subnormal, das ERG bleibt normal. Histologisch entsprechen den Drusen hyaline Ablagerungen auf der Bruchschen Membran, die vermutlich von Degenerationen einzelner Pigmentepithelzellen herrühren (Abb. 137).

- *Angioid streaks*

Siehe Uvea, S. 211.

c) Abnorme Ablagerungen in der Makula

- *Zystoide Makulopathie*

Definition: Ansammlung von histochemisch noch nicht eindeutig definiertem Material in der Henleschen Faserschicht, die *klinisch* als eine Ansammlung unzähliger Mikrozysten imponiert (Abb. 235). Diese häufige Makulaveränderung tritt als Komplikation praktisch aller retinaler Erkrankungen (vor allem der Gefäßerkrankungen der Netzhaut) und zahlreicher entzündlicher (chronische Uveitis), toxischer (z. B. Retinopathie nach Strahlentherapie) und traumatischer Prozesse (Glaskörperverlust bei Kataraktoperation = Irvine-Gass-Hruby-Syndrom) des hinteren Augensegmentes auf.

Die Quelle des Ödems können hyperpermeable Netzhautkapillaren (Fluoreszenzangiographie = Farbstoffaustritt) sein. In anderen Fällen werden Glaskörperzug an der Makula oder ein Flüssigkeitseinstrom aus dem Aderhautgefäßsystem (Aderhauttumoren, scheibenförmige Makulopathie) als ätiologische Faktoren vermutet.

- *Makuläre Lipoideinlagerungen*

Definition: intraretinale Lipoideinlagerungen, denen bei zentraler Lokalisation durch den Verlauf der Henleschen Fasern eine sternförmige, bei perimakulärer Lokalisation durch die sich kreuzenden Fasersysteme der äußeren plexiformen Schicht eine fleckförmige (in der Summe der Flecken eine girlandenförmige) Anordnung aufgezwungen wird.

Quelle der Lipoide sind die Lipoproteine des Plasmas (bei kapillärer Hyperpermeabilität) und Abbauprodukte nekrotischer Netzhaut, die von Gliazellen phagozytiert werden. Die *Retinopathia stellata,* die zentrale Form, und die *Retinopathia circinata,* die perizentrale Form, kommen bei folgenden klinischen Krankheitsbildern vor (Abb. 236):

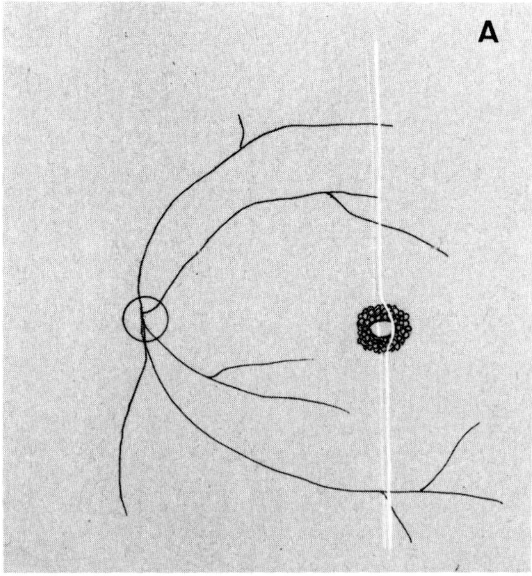

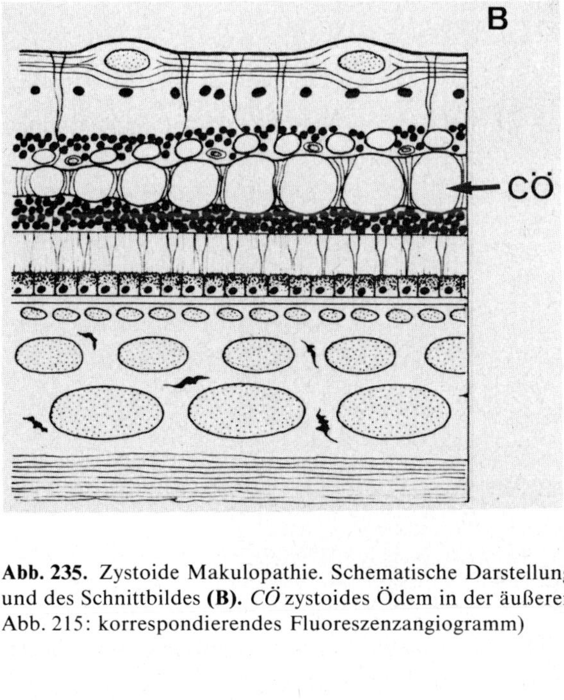

Abb. 235. Zystoide Makulopathie. Schematische Darstellung des klinischen Bildes **(A)** und des Schnittbildes **(B)**. *CÖ* zystoides Ödem in der äußeren plexiformen Schicht (vgl. Abb. 215: korrespondierendes Fluoreszenzangiogramm)

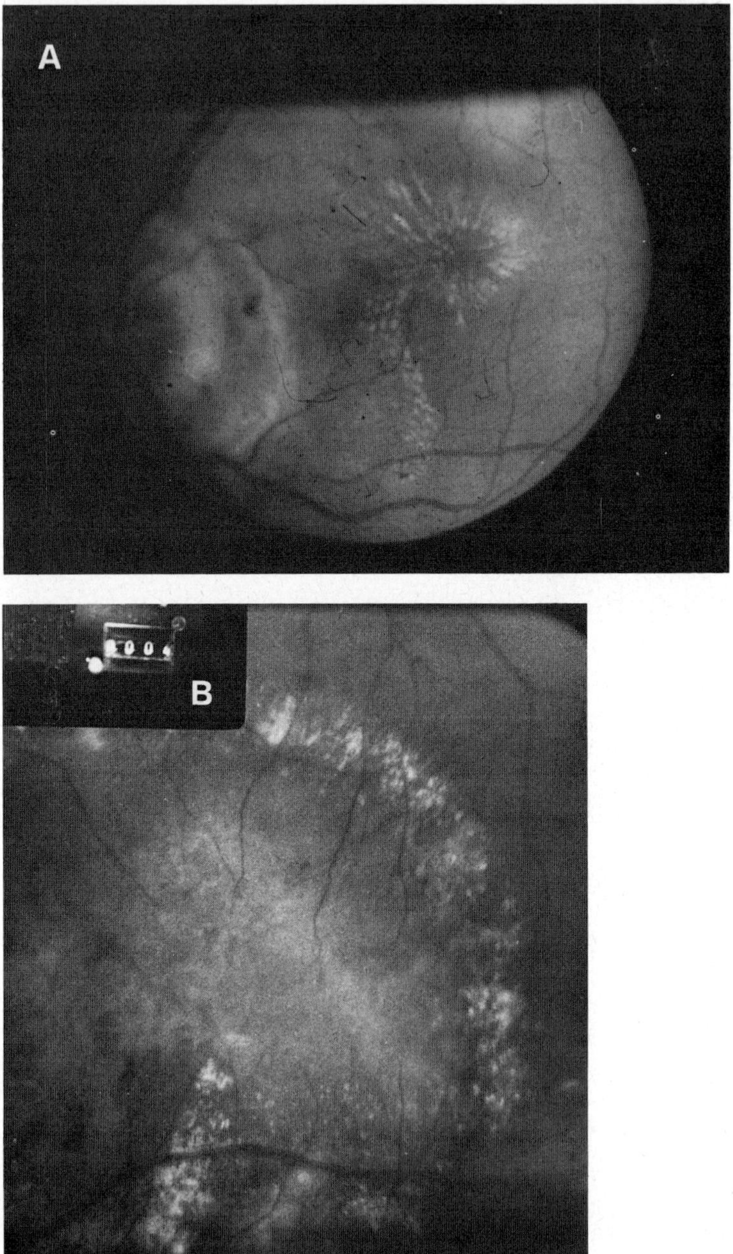

Abb. 236. Lipoidablagerungen in der Netzhaut. **A** Retinopathia stellata, **B** Retinopathia circinata

- Retinopathia diabetica
- Retinopathia hypertensiva
- arteriosklerotische Retinopathie
- Zentralvenenverschluß
- Papillenödem
- scheibenförmige Makuladegeneration
- Morbus Coats
- Periphlebitis retinalis
- Angiomatosis retinae Hippel–Lindau.

d) Erkrankungen des Komplexes Pigmentepithel – Bruchsche Membran – Choriokapillaris im Makulabereich

● *Seröse Pigmentepithelabhebung*

– *Retinitis centralis serosa* (Kitahara): *Definition:* meist einseitige scheibenförmige seröse Netzhaut und/oder Pigmentepithelabhebung im Makulabereich. Betroffene sind meist Männer im mittleren Lebensalter (Managertyp). *Ophthalmoskopisches Bild:* halbkugelige transluzide Vorwölbung der Netzhaut im Makulabereich mit Einziehung der Fovea („Amorsbogen"-Bild im biomikroskopischen Spaltlicht). *Klinisches Bild: subjektive Symptome:* Mikropsie, Metamorphopsie, geringgradige Herabsetzung der Sehschärfe, Chromatopsie, Hypermetropisierung. *Fluoreszenzangiogramm:* „Quellpunkt" = Leckstelle im Pigmentepithel, durch die der Farbstoff unter die Netzhaut diffundiert (Abb. 237). Prognose = günstig, meist innerhalb von Wochen und Monaten Spontanheilung. Rezidivneigung. Bei langdauernder Erkrankung Ablagerung von Eiweißkonglomeraten an der Netzhautaußenfläche = „Präzipitate". *Therapie:* abwartende beobachtende Haltung. Bei fehlender Remissionstendenz gezielte Photokoagulation des „Quellpunktes" (adhäsiver Verschluß des Pigmentepitheldefektes).
– *Scheibenförmige Makuladegeneration:* siehe Uvea, S. 218.
– *Myopische Makuladegeneration* (Fuchsscher Fleck): *Definition:* bei hochgradiger Kurzsichtigkeit Auftreten eines prominenten tiefschwarzen Herdes im Foveabereich, der auf ein disziformes Geschehen im Makulabereich zurückgeht (siehe auch Myopie, S. 19 bis 20).

Klinisches Bild: inmitten der myopen Makulazone mit ihren weißen „Dehnungsherden" (= Pigmentepithel- und Aderhautatrophie) und weißen „Lacksprüngen" (= Dehiszenzen in der Bruchschen Membran und dem darüberliegenden Pigmentepithel) treten rezidivierende umschriebene subretinale Blutungen auf, die als rote bis grau-dunkelrote Flecken imponieren. Allmählich wandelt sich die Farbe gegen schwarz (Hämosiderineinlagerungen). *Ätiologie:* durch Dehiszenzen im Pig-

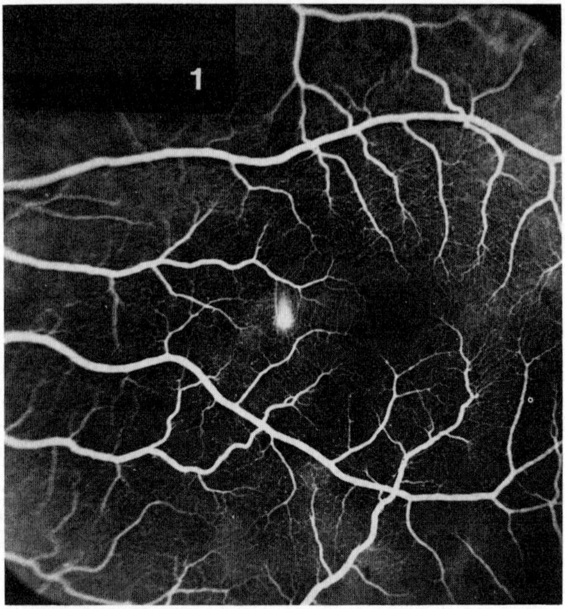

Abb. 237. 1

Abb. 237. Angiogramm bei Retinitis centralis serosa. **1** Quellpunkt nasal neben der Fovea centralis, **2** 5 Sekunden später, **3** 15 Sekunden nach 2, **4** eine halbe Minute nach 3

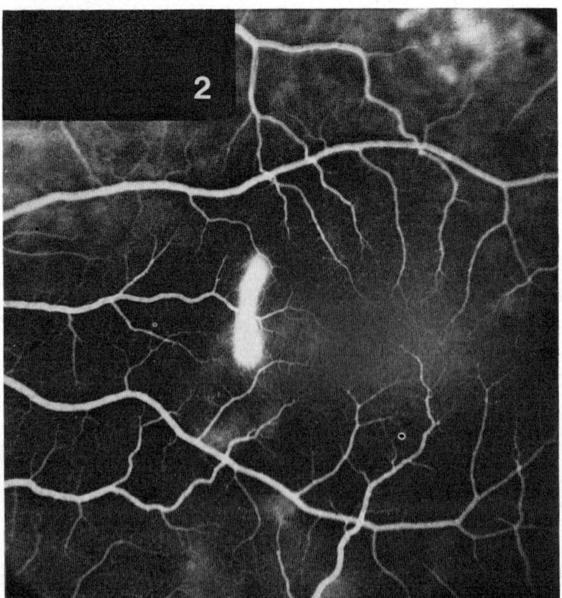

Abb. 237. 2

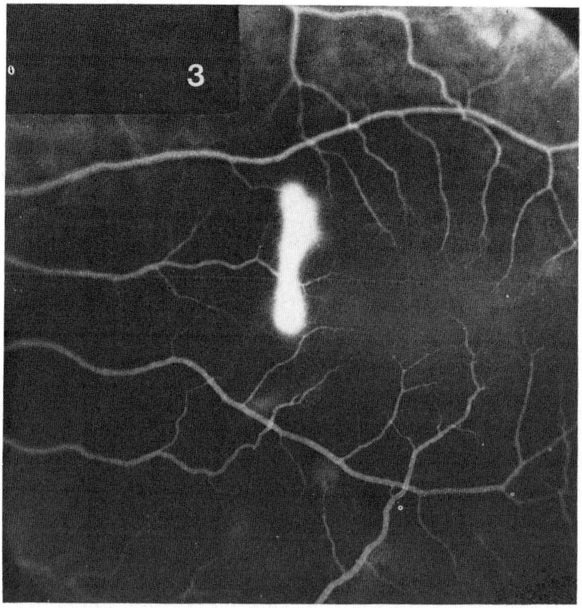

Abb. 237. 3

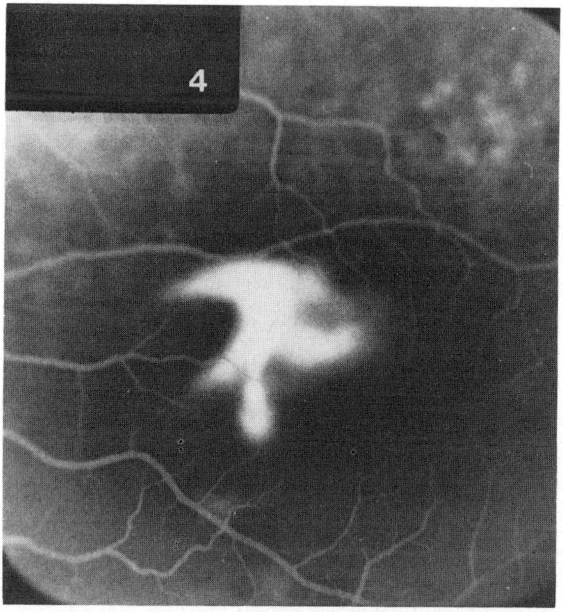

Abb. 237. 4

mentepithel sprossen proliferierende Kapillaren aus der Choriokapillaris unter die Netzhaut ein. *Prognose:* schlecht, führt fast immer zum Verlust des zentralen Sehens. *Therapie:* gezielte Photokoagulation (= Zerstörung) der subretinalen Neovaskularisationen mit Aussparung der Foveola.

• *Senile Makulopathie* (trockene Form)

Siehe Uvea, S. 213.

e) Isolierte Erkrankungen des zentralen Pigmentepithels + der Photorezeptoren

• *Kongenitale Zapfenaplasie + Achromatopsie + Nyktalopie*

Definition: rezessiv vererbte Aplasie bzw. Funktionsuntüchtigkeit des Zapfenapparates, die zu einem Tagessehen unter den Bedingungen des Nachtsehens durch die Stäbchen führt. *Klinisches Bild:* Lichtscheu, Sehschärfe auf ein Zehntel herabgesetzt (= Fehlen des makularen Sehens), Fehlen der Farbwahrnehmung. *Ätiologie:* Die Zapfen sind entweder in ihrer Zahl drastisch reduziert oder degenerativ verändert (fehlende oder zu kurze Außenglieder). *Therapie:* unbeeinflußbar (siehe auch S. 38 u. 40).

• *Pigmentepitheliale Heredodystrophien der Makula*

– *Stargardtsche Dystrophie:* siehe S. 367.
– *Bestsche Dystrophie:* siehe S. 369.
– *Progressive Zapfendystrophie: Definition:* autosomal dominant vererbte Makuladystrophie, die zum zunehmenden Schwund der Zapfen führt. *Klinisches Bild:* „Schießscheibenmakula" oder „bull's eye" im Sinne einer rötlichen fein pigmentierten Scheibe, die von einem Depigmentationsring umgeben ist. Die Sehschärfe ist auf ein Zehntel reduziert (= Verlust des makularen Sehens), gelegentlich Achromatopsie. ERG: Fehlen der photopischen Komponente, EOG: normal bis subnormal (das Pigmentepithel ist also nicht krankheitsbestimmend). Eine ähnliche Makulopathie findet sich bei chronischer *Resochin-Chloroquin-Therapie.*

• *Toxische Makulopathien*

Siehe S. 366, Resochin, Sparsomyzin. Gegenüber der progressiven Zapfendystrophie kommt es im Spätstadium der Resochinmakulopathie zu einer Einengung der Gefäße, einer peripheren Pigmentretionopathie im Sinne der Retinopathia pigmentosa und einer Optikusatrophie mit konzentrischer Gesichtsfeldeinengung.

- *Makulopathia solaris (ecliptica)*

Definition: durch Sonnenlicht (vor allem der Randstrahlen bei Sonnenfinsternis) hervorgerufene Koagulationswirkung in der Makularegion. *Klinisches Bild:* im akuten Stadium grauödematöse Veränderung der Fovea, die sich dann später in einen weißlichgrauen Herd mit Pigmentumsäumung umwandelt und somit dem Muster eines Photokoagulationseffektes gleicht.

- *Rubeolenmakulopathie*

Siehe unter Pseudoretinitis pigmentosa, S. 366.

- *Akute posteriore multifokale plaquoide Pigmentepitheliopathie*

Definition: multiple umschriebene, grauweiße Herde im Niveau des Pigmentepithels bei jungen, gesunden Menschen beiderlei Geschlechts (Durchschnittsalter = 25 Jahre). *Klinisches Bild:* imponiert als eine akute Chorioretinitis (siehe dort) mit grauen Einzelherden, die konfluieren und meist die Makularegion befallen. Nach 7 bis 12 Tagen entstehen aus diesen grauen Herden mäßig depigmentierte Areale mit dunklem Pigmentsaum. Die Sehschärfe ist anfänglich herabgesetzt, erholt sich aber erstaunlicherweise sehr rasch wieder. *Ätiologie:* letztlich unklar. Diskutiert werden: „Choriokapillaritis", Verschluß von Choriokapillaren oder Pigmentepithelitis. *Therapie:* nicht erforderlich.

f) Isolierte Erkrankungen der Bruchschen Membran

- *Angioid Streaks*

Siehe Uvea, S. 213.

- *Drusen*

Siehe S. 218.

g) Posttraumatische Makulopathien

- *Nach Kontusionstrauma*

– *Berlinsches Ödem* (= Commotio retinae): *Definition:* nach schwerer Bulbuskontusion am hinteren Auge auftretendes Ödem der Netzhaut. *Klinisches Bild:* grauweißliche prominente Netzhaut (= ischämisches Ödem ähnlich dem des Zentralarterienverschlusses) + intraretinale Blutungen. Reversibilität nach einigen Tagen.
– *Makulaloch: klinisches Bild:* rötlich aufleuchtendes Rundloch mit grau getrübten, oft elevierten Rändern in der Makulagegend (Abb. 238). *Pathogenese:* Entstehung der Löcher aus einem Berlinschen Ödem (durch Netzhautnekrose), aus einer Angiopathia traumatica Purtscher (siehe S. 379) oder aus einem zystoiden Ödem (durch

Platzen der Zystenwand). Im emmetropen Auge sind Makulalöcher von keiner Netzhautabhebung gefolgt. *Therapie:* nur im myopen Auge Photopexie.

– *Aderhautruptur: klinisches Bild:* ausgedehnte dunkelrote, subretinale Blutungen um die Papille und in der Makularegion. Nach Resorption der Blutung wird ein sichelförmiger oder streifenförmiger weißlicher Defekt im Pigmentepithel und in der Aderhaut sichtbar, der von einem Pigmentsaum umgeben ist (Abb. 141). Bei makularer Lokalisation erlischt das zentrale Sehen (siehe auch S. 220).

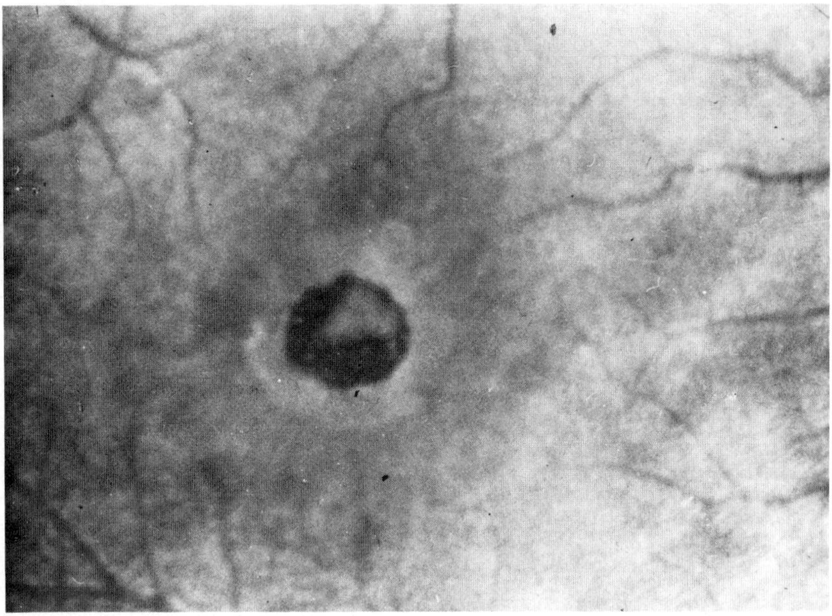

Abb. 238. Makulaloch mit abstehenden Lochrändern

- *Nach perforierendem Trauma*

– *Direktes Makulatrauma:* Häufig sind direkt von vorne eindringende Fremdkörper nicht mehr in der Lage, die hintere Augenwand zu perforieren. Diese Fremdkörper liegen dann auf der Netzhaut oder stekken in der Bulbuswand der Makularegion. *Therapie:* Photokoagulationsriegel um den Fremdkörper als Amotioprophylaxe, weil die Fremdkörper die Netzhaut bereits eingerissen haben oder diese bei der folgenden Extraktion einreißen. Sperrige Fremdkörper sollen, auch wenn sie magnetisch sind, nicht durch Magnetzug extrahiert werden, da sie die Netzhaut in unkontrollierbarer Weise aufreißen können, sondern auf dem Wege der Vitrektomie mit geeigneten Mikropinzetten gefaßt werden.

– *Zentrale vitreoretinale Traktion: Klinisches Bild:* Faltenbildung und Verziehungen durch parazentrale Narbenstränge oder Membranen mit Verlust des zentralen Sehens (Abb. 196). *Therapie:* Vitrektomie und Membrane-peeling.

- *Fernwirkung nach Körperverletzungen*

– *Fettembolie: Definition:* nach Frakturen langer Röhrenknochen auftretende Embolisierung der Zentralarterie der Netzhaut. *Klinisches Bild:* posttraumatisches Latenzintervall von ca. 24 Stunden. Cotton-wool-Herde (= Mikroinfarkte in dem radiären peripapillären Kapillarnetz) mit grauweißlichem ischämischem Ödem und Blutungen der Netzhaut. *Pathogenese:* multiple Fettembolien bis in die kleinsten Nebenäste der Zentralarterie.

– *Retinopathia traumatica Purtscher: Definition:* nach schwerer Thoraxkompression (Sturz in die Gurte bei PKW-Fahrern) auftretende ischämische Retinopathie. *Klinisches Bild:* multiple Cotton-wool-Herde, Netzhautblutungen und Netzhautödem am hinteren Augenpol beider Augen. Als Spätfolge Optikusatrophie. *Ätiologie:* Fettembolie oder venöser Rückstau oder beide Mechanismen.

7. Tumoren der Netzhaut

a) Benigne Tumoren

- *Angiomatosis retinae Hippel–Lindau*

Siehe S. 350.

- *Neurofibrome bei M. Recklinghausen*

Definition: Beteiligung der Netzhaut an der autosomal dominant vererbten Phakomatose der Neurofibromatose. *Klinisches Bild:* Papillen- oder mehrere papillendurchmessergroße, glatte, graue Knoten mit Prädilektion der Papille. Histologisch sind diese Knoten vorwiegend aus fibrillären Astrozyten aufgebaut, die sekundär kalzifizieren. Häufiger als in der Retina finden sich Neurofibrome in der Uvea und auf der Papille. Zusätzlich sind immer Neurofibrome der Haut und des Zentralnervensystems sowie Café-au-lait-Flecken vorhanden. *Therapie:* nicht erforderlich.

• *Tuberöse Sklerose* (M. Bourneville)

Definition: Beteiligung der Netzhaut an der autosomal dominant vererbten Phakomatose, die durch das Adenoma sebaceum (M. Pringle), Epilepsie, Schwachsinn, Rhabdomyome des Herzens und tuberöse Tumoren in Gehirn und anderen Organen gekennzeichnet ist. *Klinisches Bild:* weniger als papillengroße graue Knoten mit maulbeerartig gekörnter Oberfläche. Prädilektionsstelle = Papille. *Histologie:* astrozytäre Hamartome in der retinalen Nervenfaserschicht. Therapie = nicht erforderlich.

b) Maligne Tumoren

• *Retinoblastom*

Definition: bösartiger (zum Teil hereditärer) Tumor des Frühkindesalters aus unreifer embryonaler Netzhaut aufgebaut, der von Virchow ursprünglich fälschlicherweise Gliom benannt worden ist. *Frequenz:* neben den Leukämien und dem Neuroblastom häufigster Tumor des Frühkindesalter; kommt auf 1 Person pro ca. 20.000 Einwohner Europas. Der einzige dominant vererbbare maligne Tumor des Menschen; dritthäufigster maligner Tumor des Auges (nach dem malignen Melanom und den Karzinommetastasen). *Heredität:* 94% der Retinoblastome entstehen sporadisch, 6% vererbt. Erbmodus = autosomal dominant mit 80%iger Penetranz (bei bilateralem Befall). Doppelseitige Retinoblastome = sicher erblich. Sporadische einseitige Retinoblastome in 80 bis 85% Phänokopien (genetisch exogen: nicht erblich!).

Regeln für die Familienberatung beim Retinoblastom (nach Jaeger)

1. Familiäres Auftreten

Das *befallene Mitglied* dieser Familie kann mit 40%iger Wahrscheinlichkeit Retinoblastome bei seinen Kindern erwarten; für ein *nichtbefallenes Mitglied* einer Retinoblastomfamilie gilt bei der Annahme, daß der Proband zu den 20% Nicht-Gen-Trägern gehört, die Wahrscheinlichkeit von 6,52% der Vererbung des Retinoblastoms. Sobald aber eines seiner Kinder tatsächlich ein Retinoblastom besitzt, ist erwiesen, daß er Gen-Träger ist und damit alle seine weiteren Kinder eine 40%ige Retinoblastomwahrscheinlichkeit aufweisen.

2. Bei sporadischem Auftreten des Retinoblastoms in einer Familie

Für den Fall, daß der Proband der sporadisch Befallene ist, gilt bei einseitigem Befall eine 15- bis 20%ige, bei beidseitigem Befall eine 40%ige Wahrscheinlichkeit der Tumorvererbung auf seine Kinder. Ist der Proband selbst nicht befallen, sondern ein Geschwister, so ist die Wahrscheinlichkeit der Tumorvererbung auf die Kinder nur 1%.

3. Haben Eltern aus einer Familie ohne Retinoblastom ein Kind mit Retinoblastom, so ist die statistische Wahrscheinlichkeit für den Befall eines weiteren Kindes 1 bis 1,5%.

Klinisches Bild: Manifestationsalter: 1. bis 2. Lebensjahr, selten nach dem 3. Lebensjahr, ausnahmsweise nach dem 7. Lebensjahr. *Bilateralität:* bei vererbten Fällen = 50 bis 70%, bei sporadischen Fällen = 20 bis 30%. Frühsymptom = Strabismus, gelegentlich Nystagmus. Spätsymptom = „amaurotisches Katzenauge“ (siehe Pseudogliom S. 316), wenn sich der Tumor bis retrolental ausgebreitet hat. Multizentrität des Tumors in 84%, *Tumoraussehen* = graugelb bis zart rosa, zuerst glatte, später unregelmäßig höckerige Oberfläche. Umschriebene Verkalkungen. Durch Tumornekrose entsteht nicht selten eine Uveitis mit Sekundärglaukom (Hydrophthalmus), Rubeosis iridis und Hyphäma.

Histologisch werden 2 Typen unterschieden:

– *differenziertes* Retinoblastom mit Rosetten aus Photorezeptoren (Abb. 239)
– *undifferenziertes* Retinoblastom mit monotonem Zellmuster aus embryonalen Netzhautzellen.

Nach der *Wachstumsform* werden ebenfalls 2 Typen unterschieden:

– das *exophytische* Retinoblastom geht von den äußeren Netzhautschichten aus, breitet sich primär subretinal aus und bricht selten in den Glaskörperraum ein;
– das *endophytische* Retinoblastom geht von den inneren Netzhautschichten aus und wächst sehr früh in den Glaskörperraum vor.

Metastasierung: hämatogene Fernmetastasen bei 40% der Verstorbenen. Häufiger ist primär die direkte Tumorausbreitung über den N. opticus, das Orbitagewebe und den Knochen in das Intrakranium, oder über die Liquorräume in den Subarachnoidalraum.

Therapie:

– bei einseitigem Tumor: Enukleation mit sehr langem Optikusstumpf (mindestens 5 mm)
– bei bilateralem Retinoblastom: Enukleation des stärker befallenen Auges; Therapie des belassenen Auges: Rutheniumapplikation (= episklerale Strahlenträger), Chemotherapie mit Zytostatika, z.B. TEM* in die A. carotis injiziert, Lichtkoagulation, Kryotherapie mit extrem niedrigen Temperaturen (flüssiger Stickstoff = –195°).

Prognose:

– undifferenziertere Tumoren haben einen bösartigeren Verlauf als differenzierte mit Rosetten, sind aber glücklicherweise strahlensensitiver als differenzierte;
– Solitärtumoren haben eine bessere Prognose als multizentrische

* Triethylenmelamin.

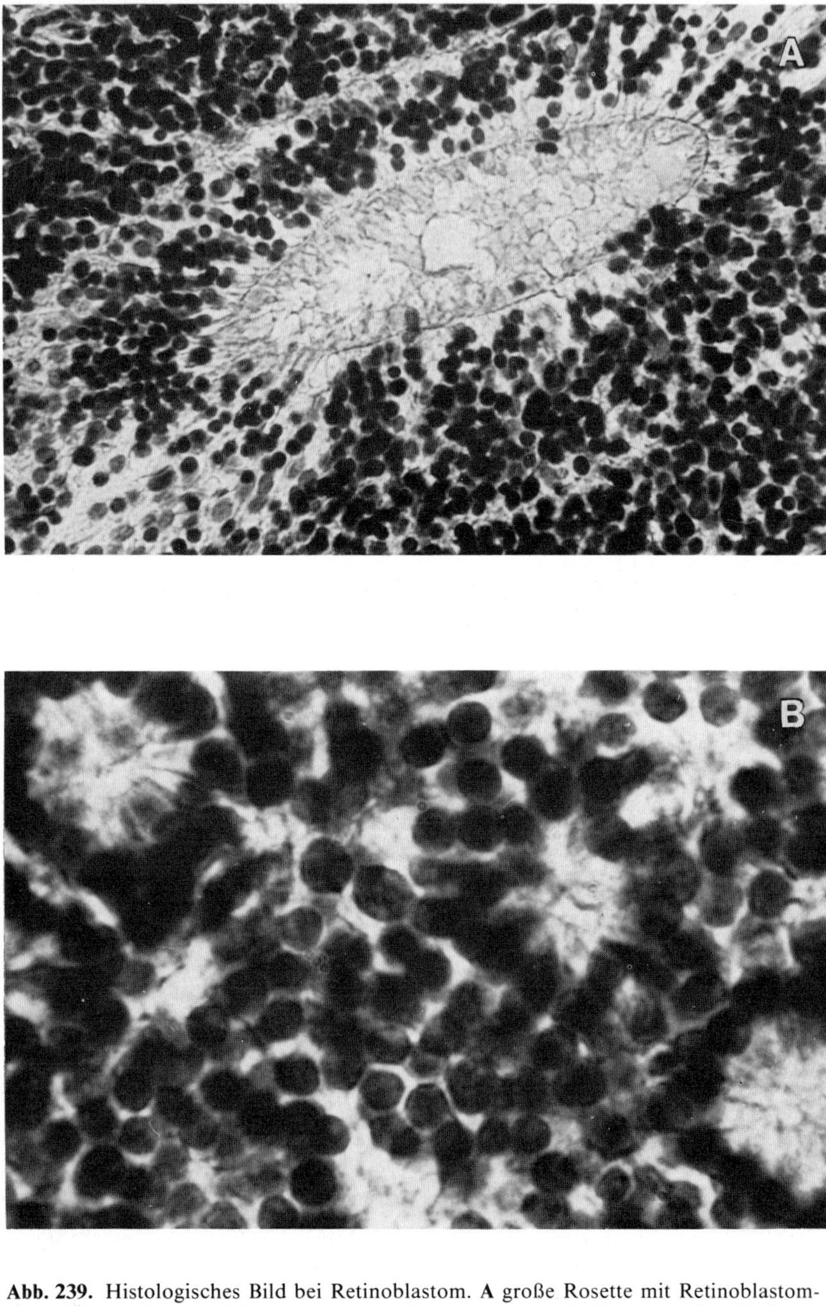

Abb. 239. Histologisches Bild bei Retinoblastom. **A** große Rosette mit Retinoblastomzellen (Vergrößerung 250fach), **B** Rosette mit Blastomzellen, im Lumen Außengliedäquivalente (Vergrößerung 1000fach)

– Tumoren am oder hinter dem Äquator haben eine bessere Prognose als oranahe

– geringe Tumorausdehnung und Höhe korreliert positiv mit guter Prognose

– die schlechteste Prognose haben Tumoren, die den Glaskörper besiedeln und in das vordere Augensegment invadieren.

– *Echte Gliome* (gliale Hamartome) kommen ebenso wie das Retinoblastom ein- oder beidseitig und meist multipel vor. Meist sind sie Bestandteil einer Phakomatose wie der Neufibromatose bzw. der tuberösen Hirnsklerose (siehe dort).

– *Medulloepitheliome* (Diktyom) gehen meist vom nichtpigmentierten Ziliarepithel aus (vgl. S. 231).

– *Retikulumzellsarkome: klinisch* steht meist eine therapieresistente Uveitis im Vordergrund. *Histologisch* besteht initial eine diffuse Tumorinvasion in das Pigmentepithel und durch die Bruchsche Membran sowie ein Übergreifen auf die sensorische Netzhaut zunächst perivaskulär (das führt zu multiplen retinalen Gefäßverschlüssen), später wird die gesamte Netzhaut durch Tumorgewebe ersetzt, ehe der Tumor in den Glaskörperraum einbricht (vgl. S. 231).

Differentialdiagnose: Leukokorie = Pseudogliom (siehe S. 316).

O. Nervus opticus

1. Anatomie

Der Sehnervenkopf ist eine rosa gefärbte, leicht prominente Scheibe von 1,5 mm Durchmesser, aus deren Zentrum die Retinalgefäße entspringen. Das Zentrum der Sehnervenscheibe liegt 3,5 bis 4 mm medial und 0,1 mm unterhalb der Foveola centralis.

Die Länge des Sehnervs vom Bulbus zum Chiasma beträgt 35 bis 55 mm. Der *Sehnerv* kann in *4 Abschnitte* unterteilt werden (Abb. 240): den intraokulären Anteil (1 mm), den intraorbitalen Anteil (25 mm), den intrakanalikulären Anteil (4 bis 10 mm) und den intrakranialen Anteil (10 mm).

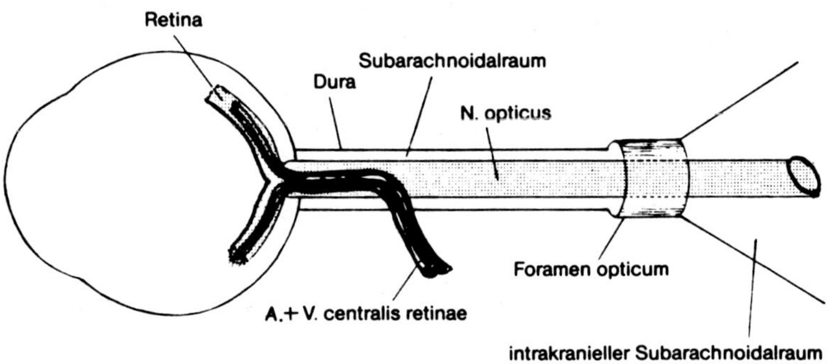

Abb. 240. Schematisierte Darstellung der Abschnitte des Sehnervs. (Nach Vaughan, D., Asbury, T.: Ophthalmologie. Berlin-Heidelberg-New York-Tokyo: Springer. 1983)

Der Durchmesser des nichtmyelinisierten intraokulären Anteils ist 0,5 mm, die Myelinisation des intraorbitalen Anteils bewirkt eine Zunahme des Durchmessers auf 3 bis 4 mm. Der intrakraniale Anteil ist 4 bis 7 mm breit.

Der *intraokulare Anteil läßt 3 Abschnitte erkennen:* einen retinalen, einen chorioidalen und einen skleralen.

Nach einer einfacheren Klassifikation von Hayreh wird ein prälaminärer, laminärer und postlaminärer Anteil unterschieden. Die ersten beiden Abschnitte werden unter synonymen Termini zusammengefaßt: Sehnervenkopf, Papille, Sehnervenscheibe.

Die *Hüllen des extraokularen Sehnervs* sind die extrakranielle Fortsetzung der 3 Hirnhäute.

Die marklosen retinalen Nervenfasern sammeln sich an der Papille und führen durch ihre Überlagerung zu einer geringgradigen physiologischen Prominenz.

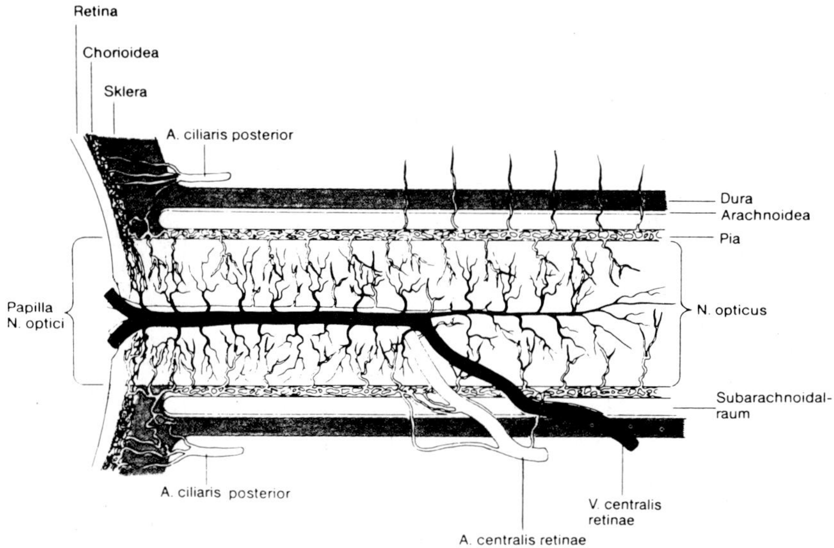

Abb. 241. Schematisierte Darstellung der Blutversorgung der Papillenregion nach Hayreh

Die ca. 1 Million Axone durchbrechen die Sklera in der Lamina cribrosa. Da an dieser Stelle keine sensorische Netzhaut vorhanden sein kann, besteht hier ein physiologisches Skotom: der *„blinde Fleck"*, ca. 15° exzentrisch temporal im Gesichtsfeld. Die zentrale Konkavität, die durch eine randständige Anhäufung der Nervenfasern zustande kommt, wird als *physiologische Exkavation* bezeichnet. Sie überschreitet im gesunden Auge niemals ein Drittel des Papillendurchmessers. Im orbitalen Anteil des Sehnervs werden die Fasern zu 800 bis 1200 Faszikeln zusammengefaßt, die durch Gliasepten getrennt sind. Die Gliazelltypen, die den Sehnerv mit aufbauen, sind Astrozyten (im prälaminären Anteil) und Oligodrendroglia, die auch die Myelinscheiden bilden (im postlaminären Anteil).

Blutgefäßversorgung des Sehnervenkopfes (Abb. 241):

Der retinale Anteil wird von Kapillaren der Zentralarterienäste der Netzhaut versorgt. Die kurzen hinteren Ziliararterien geben Äste ab, die einen den Sehnerv umgebenden intraskleralen Plexus bilden: den

Zinn-Hallerschen Gefäßkranz. Dieser Gefäßzirkel ernährt zusammen mit Anastomosen aus Ästchen der A. centralis retinae den laminären und Teile des postlaminären Anteils. Der größere Teil des postlaminären Anteils bezieht sowie der orbitale Anteil seine Hauptblutversorgung durch einen pialen *Plexus,* der aus Ästen der A. ophthalmica gespeist wird. Die Papille selbst nützt vielleicht auch den physiologischen Defekt (= Unterbrechung des Pigmentepithelrasens durch die Papille) der Blut-Retina-Schranke zu ihrer Ernährung.

2. Physiologie

Der Sehnerv setzt sich aus den Axonen der Ganglienzellschicht der Netzhaut zusammen, die ihre Synapsen im Corpus geniculatum laterale erreichen. 80% der Axone kreuzen im Chiasma N. optici die Seite, 20% verlaufen homolateral weiter.

Die Nervenimpulse werden auf dieser Bahn mit einer Geschwindigkeit von 3 bis 10 m/Sekunde fortgeleitet. Die Diskrepanz zwischen 130 Millionen Photorezeptoren und der 1 Million Nervenfasern wird durch eine Bildverarbeitung im Sinne einer Zusammenfassung der Informationen mehrerer Rezeptoren in einem „rezeptiven Feld" kompensiert. Darüber hinaus ist eine zeitlich verschobene zentripetale Fortleitung simultan empfangener Licht-, Farb- und Forminformationen möglich, die von der Netzhaut als vorgeschobenem Hirnanteil bereits voranalysiert worden sind.

3. Embryologie

Der Sehnerv entwickelt sich aus 3 Quellen: den Axonen der Ganglienzellen, die den eigentlichen Sehnerv formen, den Neuroektodermschichten des Augenblasenstiels, der das Gliasystem des Sehnervs bildet und aus dem mesodermalen Gewebe, das den Sehnervenstiel umgibt und das Bindegewebe, die Gefäße und die Meningen beisteuert.

Der Augenblasenstiel entwickelt sich während der 3. Embryonalwoche (= 4-mm-Stadium) gleichzeitig mit der Augenblase, die er mit dem Vorderhirn verbindet. Die Invagination der Augenblase und des Augenblasenstiels vollzieht sich unmittelbar anschließend im 4,5-mm-Stadium. Die primitive neuroektodermale Papille entsteht an der Stelle der Öffnung des Augenbecherstiels in den Augenbecher im 7,5-mm-Stadium (4. bis 5. Woche). Zur selben Zeit wachsen die Hyaloidalgefäße in den Augenbecherstiel ein. Im 10- bis 12-mm-Stadium (= 6. Woche) schließt sich die Fissur des Augenbecherstiels über den Hyaloidalgefäßen. Im 14- bis 15-mm-Stadium (= Ende der 6. Woche) sprossen die Axone der Ganglienzellen in die neuroektodermale Hülle des Augenbecherstiels ein und füllen allmählich das Lumen des Sehstiels aus. Wenn die Axone die primitive Papille erreichen, spalten sie das dort befindliche vaskularisierte Neuroektodermalgewebe auf (= Bergmeister-Papille). Die primitive Papille verschwindet, das Neuroektoderm differenziert sich zur Glia. Nachdem sich das hyaloidale Gefäßsystem zurückgebildet hat, verbleibt ein Gliamantel um das die Zentralgefäße umschließende Mesodermalgewebe (= Kuhntscher Meniskus). Gegen Ende des Fötallebens regrediert dieser

Meniskus und erzeugt so die physiologische Exkavation. Während des 17- bis 24-mm-Stadiums (= 7. Woche) kondensiert mesodermales Gewebe um den Sehstiel als Anlage der Optikusscheiden. Der Zinn–Hallersche Gefäßkreis entsteht im 5. Monat. Die Myelinisation ist zum Zeitpunkt der Geburt noch nicht völlig abgeschlossen.

4. Erkrankungen des Sehnervs

Übersicht

---

1. Mißbildungen, Anomalien und hereditäre Erkrankungen
   a) Aplasie und Hypoplasie
   b) Papillenanomalien
      - Gefäßanomalien
      - Epipapilläre Membranen
      - Markhaltige Nervenfasern
      - Drusenpapille
      - Pseudoneuritis
   c) Physiologische Varianten
      - Formvarianten
      - Exkavationsvarianten
      - Konustypen
   d) Kongenitale und hereditäre Optikusatrophien
      - Lebersche Optikusatrophie
      - Dominante juvenile Optikusatrophie
   e) Leukodystrophien
2. Stauungspapille = Papillenödem ohne primäre Schädigung der Axone
3. Akute Optikusprozesse mit primärer Schädigung der Axone
   a) Papillitis
   b) Retrobulbäre Neuritis
   c) Ischämische Neuropathien
      - Apoplexia papillae
      - Riesenzellarteriitis
      - Akute Glaukome
      - Pulsless disease
   d) Toxische Prozesse des Optikus
      - „Tabak-Alkohol-Amblyopie"
      - Methylalkoholvergiftung
      - Bleivergiftung
      - Optikotoxische Medikamente
4. Optikusatrophie = Chronische Prozesse mit Axonverlust
      - Primäre Optikusatrophie
      - Sekundäre Optikusatrophie
      - Glaukomatöse Optikusatrophie
      - Wachsgelbe Optikusatrophie
      - Kavernöse Optikusatrophie

Fortsetzung →

5. Tumoren des Optikus
   a) Papillentumoren
      Melanozytom
      Malignes Melanom
      Benigne Tumoren bei Phakomatosen
      Retinoblastom
      Medulloepitheliom
   b) Retrobulbäre Optikustumoren
      Gliome
      Meningiome

Einzeldarstellung

1. Mißbildungen, Anomalien und hereditäre Erkrankungen

a) Aplasie und Hypoplasie

- *Aplasie*

= Völliges Fehlen der Axone bei schweren kranialen Mißbildungen.

- *Hypoplasie*

Klinisches Bild: farbarmer kleiner Sehnervenkopf mit Visusherabsetzung bei sonst gesundem Auge meist im Zusammenhang mit schweren zerebralen Mißbildungen (Anenzephalie).

b) Papillenanomalien

- *Gefäßanomalien*

– Reste der A. hyaloidea (= in den Glaskörper vorspringender Gefäßbindegewebsstrang)
– Reste der Bergmeister-Papille (= präpapillärer weißlicher Gliaschleier wechselnder Ausprägung).

- *Membrana epipapillaris*

Reste des primären Glaskörpers als schlierige flach der Papille aufliegende Bindegewebsschicht.

- *Markhaltige Nervenfasern*

Gelblich-weißlich gefiedert und verdickt imponierende Papille (siehe Netzhaut, S. 334) (Abb. 242).

- *Drusenpapille*

Klinisches Bild: unregelmäßig höckrige, maulbeerartig gestaltete Papillenoberfläche. Die Höcker besitzen eine gelbliche Farbe. Gelegentlich finden sich tumorartige Riesendrusen, vor allem bei Phakomatosen. Häufig kommt es zur Dilatation der Papillenkapillaren und zu rezidivierenden Blutungen. Assoziation mit: Angioid streaks; Retinopathia pigmentosa; Phakomatosen.

Histologisch bestehen die Drusen aus kristalloidgeschichteten zellfreien basophilen Massen mit Verkalkungen.

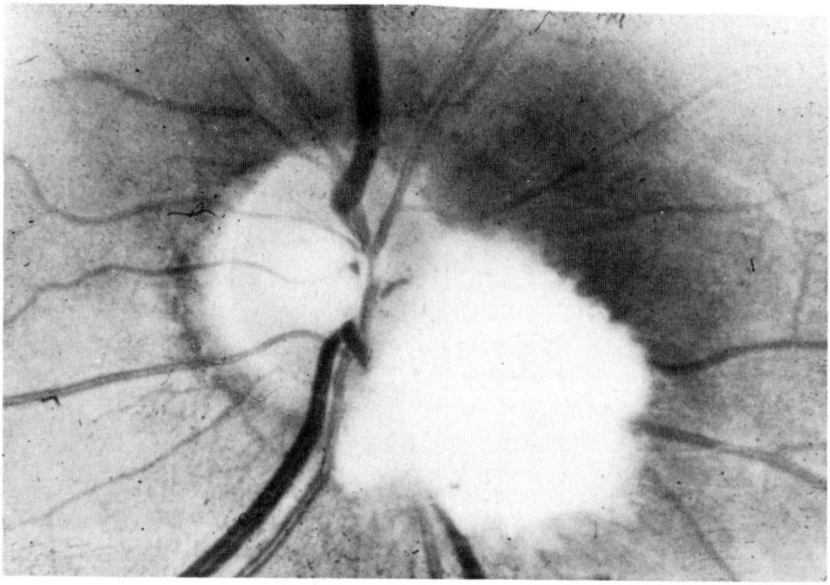

Abb. 242. Markhaltige Nervenfasern am nasal unteren Papillenrand

- *Pseudoneuritis*

Klinisches Bild: unscharf begrenzte, mehr oder weniger konvex vorgewölbte Papille ohne pathologische Gefäßveränderungen (die Papille hat anscheinend in einem zu schmalen Foramen sclerae opticum zuwenig Platz). Häufig mit Hyperopie assoziiert.

c) Physiologische Varianten

- *Formvarianten*

Oval, horizontal oder vertikal verzogene Papille = ohne klinische Bedeutung.

• *Exkavationsvarianten*

Pathogenese: Je mehr Kuhntsches Gliagewebe resorbiert wird, desto tiefer ist die physiologische Exkavation. Die tiefste Exkavationsform ist das Optikuskolobom, das gegenüber der *Grubenpapille* (Abb. 243) abzugrenzen ist = kongenitale, große, tiefe grubenförmige Defekte als Ausdruck eines unvollständigen Verschlusses der embryonalen Fissur des Augenbecherstiels. Grubenpapille ist immer mit einer makulären Netzhautabhebung bzw. -spaltung und einem zystoiden Ödem der Fovea verbunden (der subretinale Erguß ist vermutlich Liquor cerebrospinalis, der durch Kommunikation der Papille mit dem Subarachnoidalraum unter die Netzhaut gerät).

Die *physiologische Exkavation* ist niemals randständig und immer kleiner als ein Drittel des Papillendurchmessers.

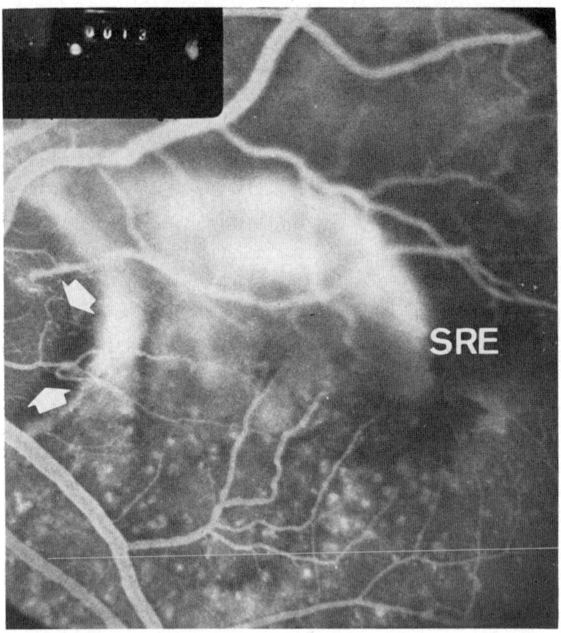

Abb. 243. Grubenpapille mit seröser Netzhautabhebung *(SRE)* im Fluoreszenzangiogramm (frühvenöse Phase), die Pfeile weisen in die Grube des Sehnervkopfes

• *Konustypen* (Abb. 244)

Konus = eine sichel- bis partiellringförmige Farbanomalie des Papillenrandes.

– pigmentierter Konus: Proliferation des Pigmentepithels meist um den nasalen Papillenrand

– weißer Konus: Sklerafreilegung durch Verlust der darüberliegenden Aderhaut + Pigmentepithel um den temporalen Papillenrand
– atypischer Skleralkonus = Konus inferior meist bei hohem Astigmatismus + benachbarter Fundusektasie.
– myoper Konus = sehr breiter Konus temporalis, der sich durch Dehnung des Bulbus vergrößert und dann ringförmig die Sehnervenscheibe umfassen kann.

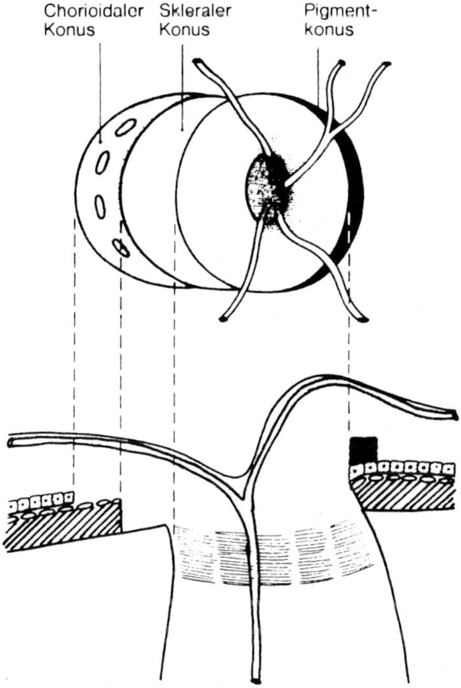

Abb. 244. Schematische Darstellung der verschiedenen Konustypen: Korrelation von ophthalmoskopischem und histologischem Befund. (Nach Naumann, G. O. H.: Pathologie des Auges. Berlin-Heidelberg-New York: Springer. 1980)

d) Kongenitale und hereditäre Optikusatrophien

Aus der Vielzahl dieser seltenen Erkrankungen sind nur 2 von praktischer Bedeutung:

- *Lebersche Optikusatrophie*

Definition: geschlechtsgebunden rezessiv vererbte meist akute Optikuserkrankung junger Männer (2. bis 3. Lebensjahrzehnt), die zu hochgradigen irreversiblen Sehherabsetzungen führt. *Klinisches Bild:*

Beginn unter den Zeichen einer retrobulbären Neuritis (normale Papille) oder einer „Papillitis" (Papillenödem) mit nachfolgender primärer Optikusatrophie, die ein großes Zentralskotom erzeugt.

- *Dominante juvenile Optikusatrophie*

Im 2. Lebensjahrzehnt auftretendes, bitemporal ausladendes Zentralskotom bei bilateraler primärer Optikusatrophie. *Ätiologie:* Arachnoiditis optico-chiasmatica? Sehbehinderung geringer als bei der Leberschen Optikusatrophie.

e) Leukodystrophien

Geschlechtsgebunden rezessiv vererbte Optikusatrophien in der Kindheit, die mit progressiver Ataxie, verwaschener Sprache und Verlust von Gehör und Visus verbunden sind.

2. Stauungspapille

Definition: „passives", nichtentzündliches Papillenödem, das zumindest initial zu keiner Schädigung der Axone führt. Im Gegensatz dazu ist das klinisch identische Krankheitsbild der Papillitis immer mit einer primären Schädigung der Axone verbunden (Abb. 245).

Klinisches Bild: subjektive visuelle Beschwerden = meist fehlend, relativ selten Attacken von Verschwommensehen, „Amaurosis fugax" oder Photopsien. Der blinde Fleck ist infolge der „Papillenvergrößerung" immer vergrößert. *Ophthalmoskopisches Bild:*

a) *Akutes Ödem:* rötliche Verfärbung, unscharfe Ränder, Vergrößerung des Durchmessers, pilzförmige Prominenz, die Venen sind gestaut, weitkalibrig und geschlängelt; streifige intra- und peripapilläre Blutungen, Cotton-wool-Herde.

b) *Persistierendes Ödem:* führt nach 6 bis 9 Monaten Dauer zur sekundären Optikusatrophie: zunehmende Abblassung der Papille, unscharfe Begrenzung, Einscheidung der Gefäße, abnehmende Prominenz, Auftreten von Cotton-wool-Herden und Drusen (Abb. 246). Durch die irreversible Schädigung der Axone tritt eine konzentrische Gesichtsfeldeinengung auf.

Ätiologie:

– intraokulare Prozesse: Hypotoniesyndrom = Stauungspapille e vacuo; Fundus hypertonicus im 4. Stadium nach Keith–Wagener; chronische Uveitis; juxtapapilläre Tumoren
– intraorbitale Prozesse: Tumoren; endokrine Orbitopathie
– venöse Abflußstörungen: Thrombosen der drainierenden Venen; Herzinsuffizienz
– erhöhter Liquordruck: raumfordernde intrakranielle Prozesse

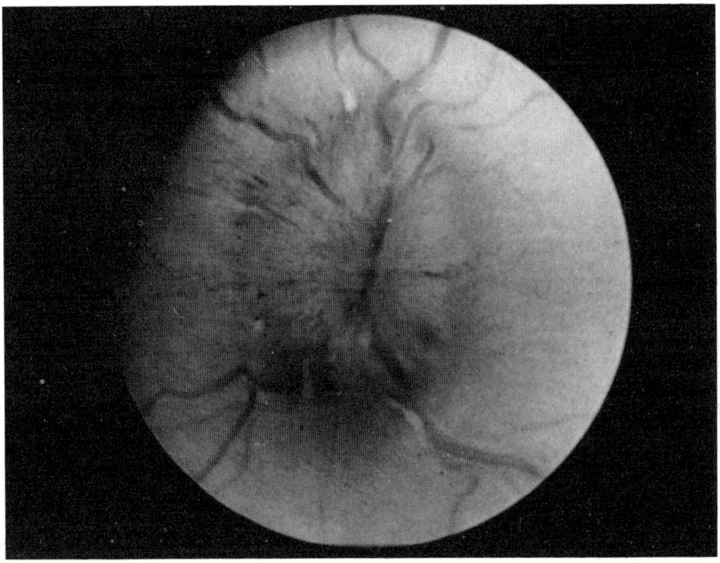

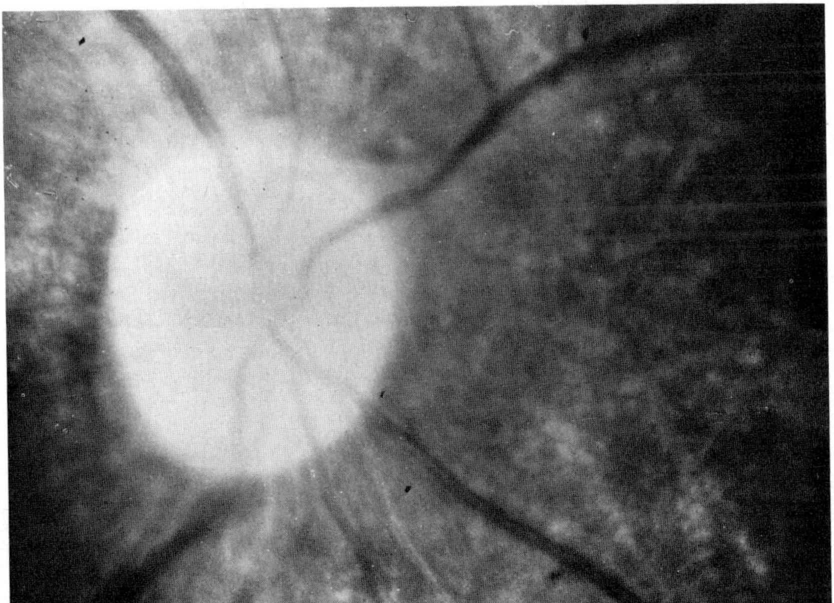

Abb. 246. Sekundäre Optikusatropie mit unscharfen Papillenrändern nach chronischer Stauungspapille

Differentialdiagnose:
– Neuritis N. optici (immer mit Zentralskotom!)
– Retinopathia hypertensiva (Papillenödem + generalisierte Gefäßanomalien).

3. Akute Optikusprozesse mit primärer Schädigung der Axone

a) Papillitis = Neuritis n. optici

Klinisches Bild: subjektive Beschwerden: alarmierender frühzeitiger Funktionsverlust durch ein absolutes Zentralskotom, bevor noch die Papillenschwellung aufgetreten ist. Im Remissionsstadium erholt sich das zentrale Sehen wiederum. *Ophthalmoskopisches Bild:* identisch mit dem der Stauungspapille, meist schubhafter Verlauf, dazwischen immer wieder Remissionen, jeder Entzündungsschub zerstört immer weitere Axone. Dieser Abbau der Papille schlägt sich in einer zunehmenden sekundären Optikusatrophie nieder. Das Gesichtsfeld zeigt eine zunehmende konzentrische Einengung, auf die sich im Rezidivstadium ein Zentralskotom aufpfropft. Schließlich kann auch das zentrale Gesichtsfeld verfallen.

Fluoreszenzangiogramm (Abb. 247): Bei Stauungspapille beschränkt sich die Dilatation und Hyperpermeabilität der Kapillaren auf die Papille. Bei Papillitis greift diese Symptomatik streifenförmig entlang der großen Papillargefäße auf die angrenzende Netzhaut über.

Wichtigstes differentialdiagnostisches Kriterium ist der Funktionsverlust durch das *Zentralskotom!*

Ätiologie:

a) *infektiös:*
– intraokulare Infektionen: juxtapapilläre Retinochorioiditis toxoplasmotica; Toxocara- und Nematodenendophthalmitis; Sarkoidose; M. Behçet
– orbitale Infektionen: Orbitalphlegmone; Meningitis; Mukormykosen; Aspergillosen
– bakterielle, virale und mykotische Erkrankungen des Zentralnervensystems

b) *demyelinisierende Erkrankungen:*
– *Multiple Sklerose* = Hauptursache (20% aller MS-Patienten erleiden als 1. Symptom eine Neuritis n. optici).

Therapie: retrobulbäre und systemische Kortikosteroidtherapie; die alte „Fiebertherapie" durch intravenöse Injektionen abgetöteter Colibakterien bewährt sich noch immer, wenn Kortikosteroide versagen.

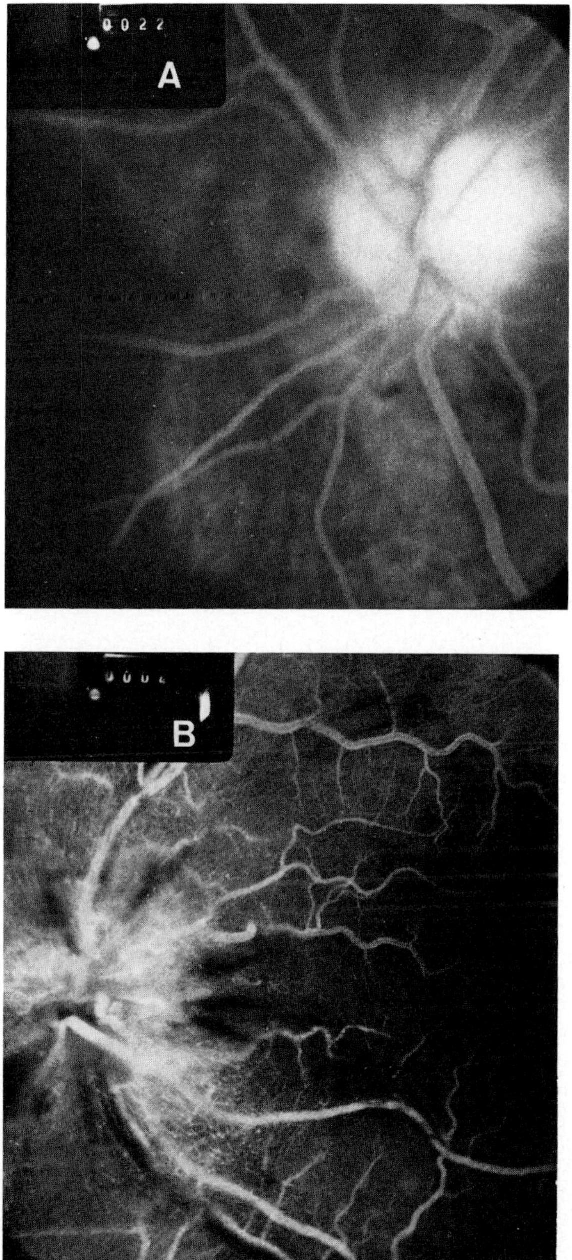

Abb. 247. Differentialdiagnose der Papillenschwellung im Fluoreszenzangiogramm. **A** Stauungspapille (venöses Stadium), **B** Papillitis (arterielles Stadium)

b) Retrobulbäre Neuritis

Ophthalmoskopisches Bild: im akuten Stadium völlig normaler Fundus. Nach Abklingen der Entzündung (= 3 bis 4 Wochen) entsteht durch Verlust der Axone das Bild der primären Optikusatrophie (Blässe + scharfe Begrenzung der Papille), häufig isolierte temporale Ablassung der Papille. *Funktionelle Störungen:* im akuten Stadium: Zentralskotom. Nach einem oder zwei Schüben Erholung der zentralen Funktion. Nach mehreren Rezidiven diffuse Optikusatrophie mit konzentrischer Gesichtsfeldeinengung und Zentralskotom. *Ätiologie:* 60 bis 70% multiple Sklerose. *Therapie:* wie Papillitis.

– *Neuritis n. optici bei Meningoenzephalitis:* ophthalmoskopisches Bild und Funktionsstörungen: wie bei der retrobulbären oder seltener wie bei der papillären Neuritis durch MS. *Ätiologie:* Meningitis tuberculosa; Meningitis luica; *Arachnoidosis optochiasmatica* = Meningitis serosa in der vorderen Schädelgrube, die zu Membran-, Schwarten- und Strangbildungen im Chiasmabereich führen (Ursache = Trauma, fortgeleitete Entzündungen aus pneumatisierten Knochenhöhlen, MS, Lues, Tbc). *Therapie:* Behandlung der Grundkrankheit + symptomatische entzündungshemmende Therapie (siehe S. 394).

c) Ischämische Neuropathien

• *Apoplexia papillae*

Klinisches Bild: plötzlicher Funktionsverlust durch große Gesichtsfeldausfälle bis zur Amaurose hin. Ophthalmoskopisch fällt eine „blasse Schwellung der Papille" oder eines Sektors der Papille auf: *Pathogenese:* sektorenförmige ischämische Infarkte der Papille. *Ätiologie:* Arteriosklerose oder Riesenzellarteriitis.

• *Riesenzellarteriitis* (Arteriitis temporalis, M. Horton)

Definition: durch granulomatöse Arteriitis der mittleren und großen Gefäße, die bei älteren Individuen unter hoher Blutsenkung zur Nekrose der Papille und damit zur raschen Amaurose führt. Manifestationsalter meist nach dem 55. Lebensjahr, Hauptalter = > 70 Jahre, vorwiegend bei Frauen. *Allgemeinsymptome:* Fieber, Schläfenkopfschmerzen, geschlängelte, harte schmerzempfindliche pulslose Temporalarterien. *Okulare Symptome:* plötzliche Erblindung zunächst eines Auges, extrem beschleunigte BSG (oft über 100 mm in der ersten Stunde). Unbehandelt erblindet rasch danach auch das 2. Auge. *3 ophthalmoskopische Bilder* sind möglich: Optikomalazie (in zwei Drittel der Fälle); Zentralarterienverschluß; normale Papille mit rasch nachfolgender primärer Optikusatrophie vom vaskulären Typ (extrem enge Arterien) (siehe S. 398).

Optikomalazie: ödematös-prominente, blaß bis kalkweiße Papille. Arterien meist stark verengt, Venen erweitert. Selten Cotton-wool-Herde und peripapilläre Netzhautblutungen. *Diagnostische Abklärung:* BSG; Biopsie der A. temporalis: ein 1 bis 2 cm langes Arterienstück wird reseziert und Serienschnitte werden angefertigt: Panarteriitis eventuell mit Riesenzellen, die das Gefäßlumen fast völlig obliterieren. Die Lamina elastica interna ist fragmentiert und wird von Riesenzellen phagozytiert, die Muskelzellen der Media sind degeneriert. Dieselben vasookklusiven Vorgänge spielen sich in den hinteren kurzen Ziliararterien, seltener in den retinalen Zentralgefäßen und noch seltener in den Okzipitalgefäßen, welche die Sehrinde versorgen, ab.

Therapie: langdauernde systemische Kortikosteroidtherapie, deren Höhe sich an der Blutsenkung orientiert.

Eine Restitution des befallenen Auges ist unmöglich, die Therapie dient der Prophylaxe des Befalls des Partnerauges. Sie muß somit jahrelang, gelegentlich lebenslang kontinuierlich durchgeführt werden.

• *Akute Glaukome*

Bei langdauernden und rezidivierenden Winkelblockglaukomen entwickelt sich auf der Basis einer ischämischen Nekrose der prälaminaren Papillenanteile eine *kavernöse Optikusatrophie* (Schnabl). Die intranervalen Kavernen kommen durch eine initiale Schwellung und spätere Vakuolisierung der Axone zustande. Die nekrotischen Axone werden schließlich phagozytiert und durch eindringenden verflüssigten Glaskörper ersetzt. Dieselben Vorgänge finden bei der Riesenzelloptikomalazie statt. Ophthalmoskopisch resultiert dabei das Bild einer sekundären Optikusatrophie.

• *Pulsless disease und Aortenbogensyndrom*

Pathogenese: Verschluß oder Stenose der A. subclavia mit verminderten Pulsationen im Bereich der oberen Körperhälfte. Dadurch entsteht auch eine chronische okuläre Hypoxie. Diese führt zur Ausbildung von arteriovenösen Anastomosen in der Umgebung der Papille. Folge der retinalen Ischämie sind Mikroaneurysmen und Vasoproliferationen, Folgen der *Ischämie des vorderen Augensegmentes* sind Kataraktbildung, Irisatrophie und Rubeosis iridis. *Ätiologie:* Vor allem betroffen sind junge Frauen mit Kollagenosen, vaskulärer Lues oder Arteriosklerose. *Ophthalmoskopisches Bild:* blasse, unscharf begrenzte Papille + proliferative Retinopathie.

d) Toxische Prozesse des Optikus = Intoxikationsamblyopien

- *„Tabak-Alkohol-Amblyopie"*

Pathogenese: bilaterale symmetrische Demyelinisation der axialen Anteile des retrobulbären Sehnervs. *Ätiologie:* Zyanide des Nikotins bei allgemein reduzierten Alkoholikern, die zuwenig proteinreiche Nahrung zur Entgiftung der Zyanide durch den an die Proteine gebundenen S zu sich nehmen. *Ophthalmoskopisches Bild:* subjektive Symptome: allmählich sich ausbreitendes zentrozökales Skotom, ophthalmoskopisches Bild: temporale Abblassung der Papille. *Therapie:* proteinreiche Ernährung mit Vitamin-B-(vor allem B_{12}-)Gaben.

- *Methylalkoholvergiftung*

Durch Stoffwechselprodukte des Methylalkohols, die ein schweres Nervengift sind, hervorgerufene innerhalb von 2 bis 3 Tagen unter der Allgemeinsymptomatik des Deliriums, Stupors und Kreislaufkollapses auftretende Erblindung. *Ophthalmoskopisches Bild:* initial blasse Schwellung der Papille mit raschem Übergang in eine sekundäre Optikusatrophie. Einscheidungen der Papillargefäße. Gelegentliche Erholung des Sehnervs mit einem dauernden Zentrozökalskotom.

- *Bleivergiftung*

Ähnliches ophthalmoskopisches Bild wie bei der Methylalkoholvergiftung mit Zentralskotom.

- *Medikamentöse Toxine des Sehnervs*

Chininvergiftung (= Abortivum früherer Zeit): blasse Schwellung der Papille mit extrem engen Gefäßen; rascher Übergang in eine sekundäre Optikusatrophie. Die anfängliche Amaurose kann sich gelegentlich zu einer extremen konzentrischen Gesichtsfeldeinengung bessern.
– Ethambutol (= Tuberkulostatikum), Vincristin (= Zytostatikum), Disulfiram (= Antabus) führen zum Bild der primären Optikusatrophie durch retrobulbäre Sehnervenintoxikation.

4. Optikusatrophie = chronische Prozesse mit Axonverlust

Definition: Atrophie = irreversibler Verlust von Axonen des Sehnervs. Führendes klinisches Symptom = Blässe der Papille.

- *Primäre oder einfache Optikusatrophie*

Ophthalmoskopisches Merkmal = Blässe + scharfe Begrenzung der Papille (Abb. 248). Seichte Abflachung der Papillenoberfläche. *Pathogenese:* plötzlicher Untergang der Axone ohne reaktive gliale Prozesse. *Ätiologie:*

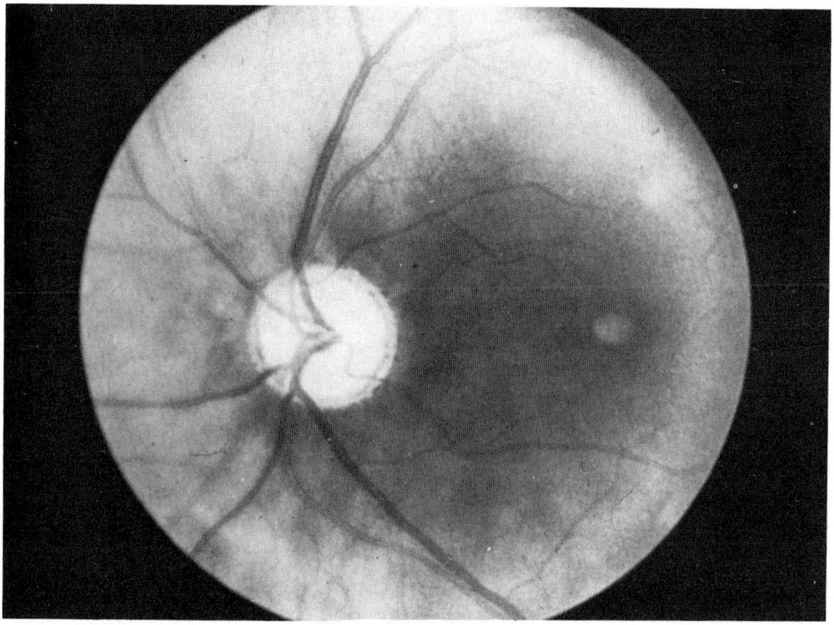

Abb. 248. Primäre Optikusatrophie mit scharfen Papillengrenzen

- deszendierende Optikusatrophie (der Primärprozeß liegt retrobulbär oder intrakranial):
  - retrobulbäre Neuritis
  - demyelinisierende Prozesse
  - toxische Neuropathie
  - tabische Optikusatrophie
  - traumatische Optikusatrophie
    (= Durchtrennung oder Quetschung im Canalis n. optici bzw. Durchtrennung oder Ausriß des Sehnervs = Avulsio n. optici)
    Therapie = Dekompression durch Eröffnung des Orbitadaches
  - Druckatrophie durch raumfordernde Prozesse im Sehnervenverlauf (Sella-Tumoren: meist mit tiefer Exkavation der Papille)
  - vaskuläre (arteriosklerotische) Optikusatrophie
- aszendierende Optikusatrophie (der Primärprozeß liegt im prälaminären Optikus oder in der Retina)
  - nach Zentralarterienverschluß
  - bei zerebromakulären Dystrophien
  - bei Retinopathia pigmentosa
  - bei allen diffusen Retinaprozessen mit Verlust der Ganglienzellen (exzessive Myopie, diffuse Chorioretinitis, Zustand nach panretinaler Photokoagulation).

- *Sekundäre oder komplexe Optikusatrophie*

Ophthalmoskopisches Bild: Blässe und unscharfe Begrenzung der Papille (Abb. 246). Keine Abflachung der Papille. *Pathogenese:* Auf den Verlust der Axone folgt eine reaktive Proliferation der Astrozyten im Sehnervenkopf (als Kompensation des Gewebsverlustes). Die Astrozyten wachsen in die juxtapapilläre Netzhaut ein und machen so die Papillenränder unscharf. *Ätiologie:*

– deszendierende Ursachen fehlen
– aszendierend: nach chronischer Stauungspapille; nach Papillitis; nach langdauerndem Winkelblock; nach ischämischen Papillenerkrankungen

- *Glaukomatöse Optikusatrophie*

Ophthalmoskopisches Merkmal: blasse Papille + tiefe große (randständige) Exkavation. *Pathogenese:* Verlust des gesamten prälaminaren Papillengewebes mit Freilegung der siebförmigen Struktur der Lamina cribrosa (siehe Glaukom, S. 275, 276, 280).

- *Wachsgelbe Optikusatrophie*

Ophthalmoskopisches Merkmal: blaß wachsgelbe Verfärbung der scharf begrenzten Papille mit maximaler Engstellung der retinalen Arterien = „fadendünn". *Pathogenese:* unklar. *Ätiologie:* tapetoretinale Erkrankungen (siehe S. 364).

- *Kavernöse Optikusatrophie*

Ophthalmoskopisches Merkmal: primär blasses Papillenödem mit streifenförmigen Netzhautblutungen, später glaukomatöse Exkavation. *Pathogenese + Ätiologie:* siehe ischämische Papillenprozesse, S. 280 u. 397.

5. Tumoren des Optikus

a) Papillentumoren = ophthalmoskopisch sichtbare Tumoren

- *Melanozytom*

Klinisches Bild: braunschwarzer benigner Tumor, meist am temporalen Papillenrand mit Ausläufern in die juxtapapilläre Netzhaut (Abb. 249). Keine Progredienz. Maligne Entartung extrem selten. *Histologie:* Nävuszelltumor mit extrem dichten Pigmentgranula.

- *Malignes Melanom*

Klinisches Bild: aufgeworfener hoch prominenter Papillenrand oder „Hochheben" der gesamten Papille durch pigmentiertes Gewebe.

Histologie: von der juxtapapillären Chorioidea auf die Papille überwachsende Melanome.

- *Benigne Tumoren bei Phakomatosen*

- Neurofibromatose (siehe S. 379)
- tuberöse Hirnsklerose (siehe S. 380)
- Hippel–Lindausche Krankheit (siehe S. 350)
- Sturge–Webersche Krankheit (siehe S. 86 u. 225).

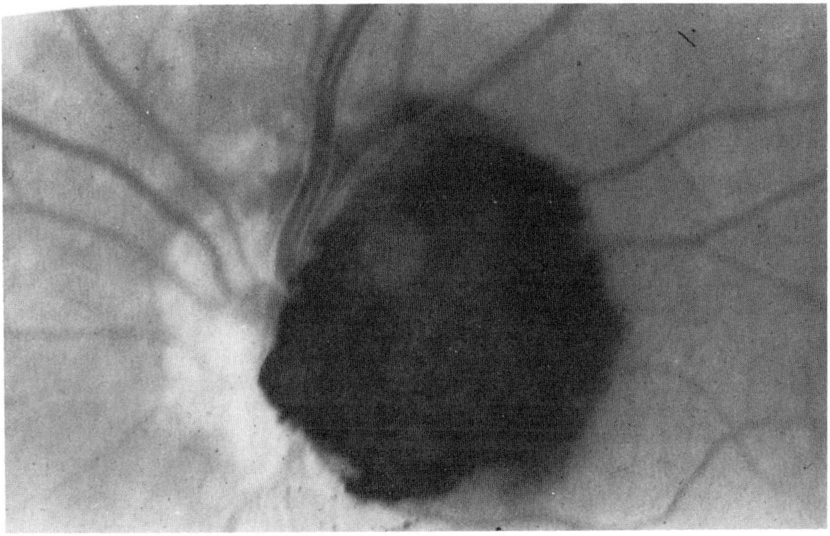

Abb. 249. Melanozytom der Papille

- *Retinoblastom*

Bei intranervaler Invasion des retinalen Tumors (siehe S. 380).

- *Medulloepitheliom*

Siehe S. 231 u. 383.

b) Retrobulbäre Tumoren

Ophthalmoskopisch unsichtbare Tumoren. Diagnose: Echographie, Computertomographie.

- *Gliome des Sehnervs*

Klinisches Bild: Exophthalmus, Visusverlust, Papillenödem, sekundäre Optikusatrophie, eventuell Zentralarterienverschluß. Nach direkter Invasion des Intrakraniums: Krämpfe, Ataxie, Persönlichkeitsveränderungen, Hydrozephalus. *Histologie:* meist Astrozytom, selten maligen.

- *Meningiome des Sehnervs*

Klinisches Bild: bevorzugtes Geschlecht Frauen (♀ : ♂ = 5 : 1). Mittleres Manifestationsalter = 38 Jahre. Progressiver Exophthalmus, primäre Optikusatrophie mit atypischen Shuntgefäßen. Retinafalten (Abb. 259). *Gesichtsfeld:* konzentrische Einengung. *Histologie:* den Optikus kragenförmig umwachsender und komprimierender, selten maligner Tumor vom folgenden histologischen Typ:

– Meningoepitheliom
– Psammom
– Fibroblastischer oder angioblastischer bzw. gemischter Tumor.

P. Die Sehbahn (Neuroophthalmologie)

1. Anatomie (Abb. 250)

Zusammensetzung der Sehbahn: N. opticus, Chiasma, Tractus opticus, Corpus geniculatum laterale (= 1. Sehzentrum), Radiatio optica, Sehrinde (= okzipitales Sehzentrum).

Der orbitale Anteil des Sehnervs verläuft innerhalb des Muskeltrichters vom hinteren Augenpol zum Canalis n. optici innerhalb des Keilbeins. Auf der Sella turcica vereinigen sich die Sehnerven beider Seiten, wobei 80% der Fasern zur Gegenseite kreuzen. *1/5 aller Fasern gehören zur Pupillenreflexbahn.* Diese Fasern umgehen das Corpus geniculatum laterale und gehen zum Prätectum. Darüber hinaus gibt es einen Anteil *„energetischer Nervenfasern"*, die zum Zwischenhirn-Hypophysen-System abweichen und dort eine Einflußnahme von Lichtreizen auf das autonom-endokrine System bewirken (Hollwich).

Das 3. Neuron der optischen Sehbahn, das von den retinalen Ganglienzellen ausgeht, endet am Corpus geniculatum laterale des thalamischen Pulvinar.

Das 4. Neuron der optischen Wahrnehmungsbahn, die Sehstrahlung, nimmt von den genikulären Ganglienzellen seinen Ausgang, passiert nach dorsolateral verlaufend die innere Kapsel (sensible und akustische Bahnen!), knickt am Schwanz des Nucleus caudatus kniеartig in einem breiten Fächer nach rostroventral bzw. dorsokaudal um und schwenkt in Richtung Okzipitalpol ein. Nun laufen die Fasern der Außenwand des Ventrikelhinterhorns entlang und biegen an dessen dorsalem Ende medianwärts zur Area striata ab (= Gennarische Streifen, Area 17).

Die Pupillarreflexbahnen verlassen kurz vor den Corpora geniculata die Sehbahn und zweigen zum Edinger–Westphalschen Kern des Okulomotorius-Kerngebietes ab, das Impulse von der Trigeminuswurzel des Mittelhirns, von den subkortikalen Naheinstellungszentren und von psychosensiblen Zentren empfängt. Vorher kreuzen die makularen Fasern teilweise, sodaß eine pupillomotorische Doppelversorgung der Makula resultiert. Die *parasympathischen Fasern* gehen nun in der Pupillenreflexbahn über den N. oculomotorius zum Ganglion ciliare zurück und kommen über die Nn. ciliares breves zum M. sphincter pupillae. Die *sympathischen Fasern* der Pupillarreflexbahn empfangen ihre Impulse vom Hypothalamus über den zervikalen sympathischen Grenzstrang, von dem sie zum Ganglion cervicale gelangen, um von dort über die Nn. ciliares longi den M. dilatator pupillae zu erreichen.

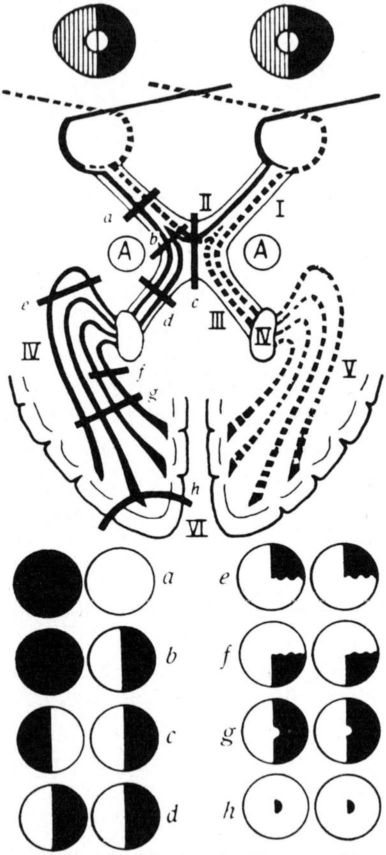

Abb. 250. Korrelation der Topographie von Läsionen der Sehbahn mit den zugehörigen Gesichtsfeldausfällen. **I** N. opticus, **II** Chiasma, **III** Tractus opticus, **IV** Corpus geniculatum lat., **V** Radiatio optica, **VI** Area striata. *A* A. carotis interna. (Nach Sachsenweger, R.: Kompendium und Atlas der Augenheilkunde. Stuttgart: G. Fischer. 1976)

2. Störungen der Sehbahn (Abb. 250)

1. Unterbrechungen der prächiasmalen (peripheren Sehbahn)

(meist durch Kompression und daher meist unvollständig) führen zur einseitigen Amaurose mit *gleichseitiger amaurotischer Pupillenstarre* (= fehlende direkte Lichtreaktion bei intakter, indirekter Lichtreaktion). *Ätiologie:* raumfordernde Orbitaprozesse, Traumen im Bereich des Sehnervenkanals.

2. Erkrankungen im Bereich des Chiasmas

Läsionen der Chiasmagegend unterscheiden sich von prächiasmalen Läsionen durch den gleichzeitigen Befall der Sehnerven *beider* Augen.

Klinische Symptomatologie: typischerweise bitemporale (= heteronyme Hemianopsie) und bilaterale Optikusatrophie (temporale oder totale Abblassung + pathologische Exkavation) = *Chiasma-Syndrom.*

Ätiologie:

- Hypophysentumoren: Hypophysenadenome; Kraniopharyngeome; Meningeome der Sellaregion, der Olfactoriusrinne oder des Keilbeinflügels; Chiasmagliome
- Tumoren der vorderen und mittleren Schädelgrube
- Arachnitis optochiasmatica (siehe S. 396)
- Aneurysma der A. Carotis int.

Differentialdiagnose: im Frühstadium (primäre Optikusatrophie *ohne* Exkavation): zur retrobulbären Neuritis; im Spätstadium (primäre Optikusatrophie *plus* tiefe Exkavation): zur Glaukompapille.

Therapie: operative Entfernung der Chiasma-Tumoren.

3. Post(= zentro)chiasmale Erkrankungen der Sehbahn

Klinische Symptomatologie:

– homonyme Hemianopsie oder homonymer Quadrantenausfall im Gesichtsfeld

– hemianopische Pupillenstarre (fehlende direkte Lichtreaktion aus einer Richtung bei jeweils intakter indirekter Lichtreaktion von der anderen Seite)

– eventuell deszendierende primäre Optikusatrophie unterschiedlichen Ausmaßes auf beiden Augen.

Ätiologie: Läsionen im Bereich des Tractus opticus und der Radiatio optica wie: Tumoren, Meningitis (+ Enzephalitis), Aneurysmen, apoplektische Insulte, Verletzungen.

Diagnostische Hilfsmittel: Computertomographie, EEG, Ventrikelfüllung.

4. Erkrankungen der okzipitalen Sehrinde

– *Migraine ophtalmique:* klinische Symptome = anfallsartige Flimmerskotome, zacken- und zinnenförmige Phosphene, gefolgt von halbseitigen okzipitalen Kopfschmerzen, Übelkeit, eventuell sogar Augenmuskellähmung (Migraine ophtalmoplégique). *Ätiologie:* anfallsartige spastisch-atonische Zirkulationsstörungen im Verteilungsgebiet der A. cerebri post. *Therapie:* im Intervall: Dauertherapie mit Hydergin; im Anfall: Ergotamin + Coffein: Cafergot.

– *Rindenblindheit* = optische Agnosie; Ursache = totaler Ausfall der Area striata, häufig kombiniert mit: Aphasie, Hemianästhesie, Hemiplegie.
– *Seelenblindheit* = klinisches Symptom: der Patient sieht, kann aber das Gesehene nicht deuten. Ursache = Ausfall der Assoziationszentren im Okzipital- und Parietallappen. Immer verbunden mit Alexie und Farbenagnosie.

3. Pupille

1. Untersuchungsmethoden

– *Direkte Lichtreaktion:* Beobachtung der Pupillenverengung auf Licht auf der untersuchten Seite, bei Dunkelheit: Erweiterung der Pupille.
– *Konsensuelle (indirekte) Lichtreaktion:* Belichtung eines Auges und Beobachtung der reaktiven Miosis auf dem Partnerauge.

Ist ein Auge so schwer verändert, daß seine Pupillenreaktion nicht erfaßt werden kann, so wird es durch eine Lampe angeleuchtet und die Pupillenreaktion am Partnerauge beobachtet. Ist keine deutliche konsensuelle Lichtreaktion auslösbar, so wird nun auch noch das Partnerauge selbst angeleuchtet: verengt sich jetzt die Pupille, so ist die Amaurose am schwer veränderten Auge als erwiesen anzusehen.
– *Naheinstellungs- oder Konvergenzreaktion:* Bei Tageslicht läßt man den Probanden zunächst in die Ferne blicken und dann die Fingerspitze des Untersuchers in 30 cm Entfernung fixieren: dabei tritt eine beidseitige, gleichzeitige, kongruente Naheinstellungsmiosis auf.

2. Störungen der Pupillomotorik

a) *Amaurotische Pupillenstarre:* weite, lichtstarre Pupille am erblindeten Auge mit intakter konsensueller Lichtreaktion und Naheinstellungsreaktion.

b) *Reflektorische Pupillenstarre = Argyll–Robertson-Phänomen*
- Reizmiosis
- Fehlen der direkten und konsensuellen Lichtreaktion
- überschießende Konvergenzreaktion
- bei einseitigem Befall Anisokorie durch Reizmiosis der kranken Seite
- fehlende Pupillenerweiterung im Dunkeln, aber Erweiterungsfähigkeit der Pupille auf Kokain, weniger auf Atropin.

Ätiologie: Läsion im Sphinkterkerngebiet des Okulomotorius durch Tabes dorsalis oder progressive Paralyse.

c) *Pseudoreflektorische Pupillenstarre:*
- Pupille = (über)mittelweit
- direkte und konsensuelle Lichtreaktion fehlen
- Naheinstellungsreaktion = träge und wenig ausgiebig

Ätiologie: in Rückbildung begriffene Okulomotoriusparese.

d) *Absolute (totale) Pupillenstarre:*
- weite Pupille
- Fehlen der direkten und konsensuellen Lichtreaktion
- Fehlen der Naheinstellungsreaktion
- wenn auch die Akkommodation fehlt = Ophthalmoplegia interna.

Ätiologie:
- Läsionen im Okulomotoriuskerngebiet: Neurolues, Enzephalitis, Gefäßprozesse, Traumen (Schädelbasisfraktur), Intoxikation (Botulismus, Alkohol, Blei)
- Läsionen im Bereich des N. oculomotorius und im Ganglion ciliare
- Contusio bulbi
- akutes Winkelblockglaukom (im Anfall).

Q. Orbita (Augenhöhle)

1. Anatomie

Die Augenhöhle besitzt in ihren knöchernen Wänden die Form einer liegenden vierseitigen Pyramide, deren Spitze im Foramen n. optici des Sphenoids liegt. Nach vorne zu wird sie durch die Lider, das Septum orbitale und den Bulbus abgeschlossen. Die Orbita grenzt mit 3 Seiten an pneumatisierte Knochenhöhlen: oben an die Stirnhöhle, innen an die Siebbeinzellen und unten an die Kieferhöhle. Das Orbitadach wird hauptsächlich vom Os frontale gebildet, nur der hintere Teil wird vom Keilbeinflügel beigesteuert, der den Sehnervkanal einschließt. Der dünne Orbitaboden gehört zum Os maxillare. Die dünnste Knochenwand ist jedoch die nasale, die so papierdünn ist, daß sie den Namen Lamina papyracea erhalten hat (Abb. 251). Die Augen-

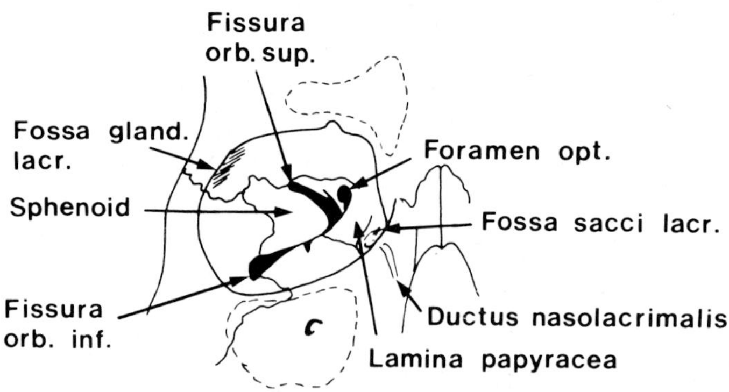

Abb. 251. Topographie der rechten knöchernen Orbita, von vorne betrachtet

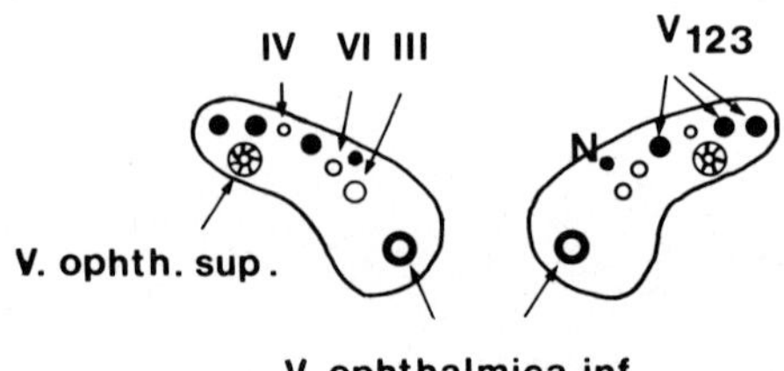

Abb. 252. Topographie der Fissura orbitalis sup. **III** N. oculomotorius, **IV** N. trochlearis, **V** *1, 2, 3* die 3 Äste des N. trigeminus, **VI** N. abducens, *N* N. nasolacrimalis

höhle steht durch verschiedene Öffnungen mit ihrer Umgebung in Verbindung: durch den *Canalis n. optici* kommt der Sehnerv und die A. ophthalmica in die Augenhöhle.

Die *Fissura orbitalis superior* ist die Durchtrittsstelle für die Nn. trochlearis, frontalis und lacrimalis (temporal) sowie für die Nn. nasociliaris, oculomotorius und abducens (medial); weiters für die V. ophthalmica superior und inferior auf ihrem Weg zum Sinus cavernosus (Abb. 252). Der Ausfall dieser Nerven wird *Orbitaspitzensyndrom* bezeichnet. Durch das Foramen rotundum gelangen Nn. maxillaris und infraorbitalis in die Orbita. Der Ausfall des N. maxillaris bedingt eine Anästhesie in seinem Ausbreitungsgebiet mit einem Versiegen der reflektorischen Tränensekretion = *Fissura-orbitalis-inferior-Syndrom.*

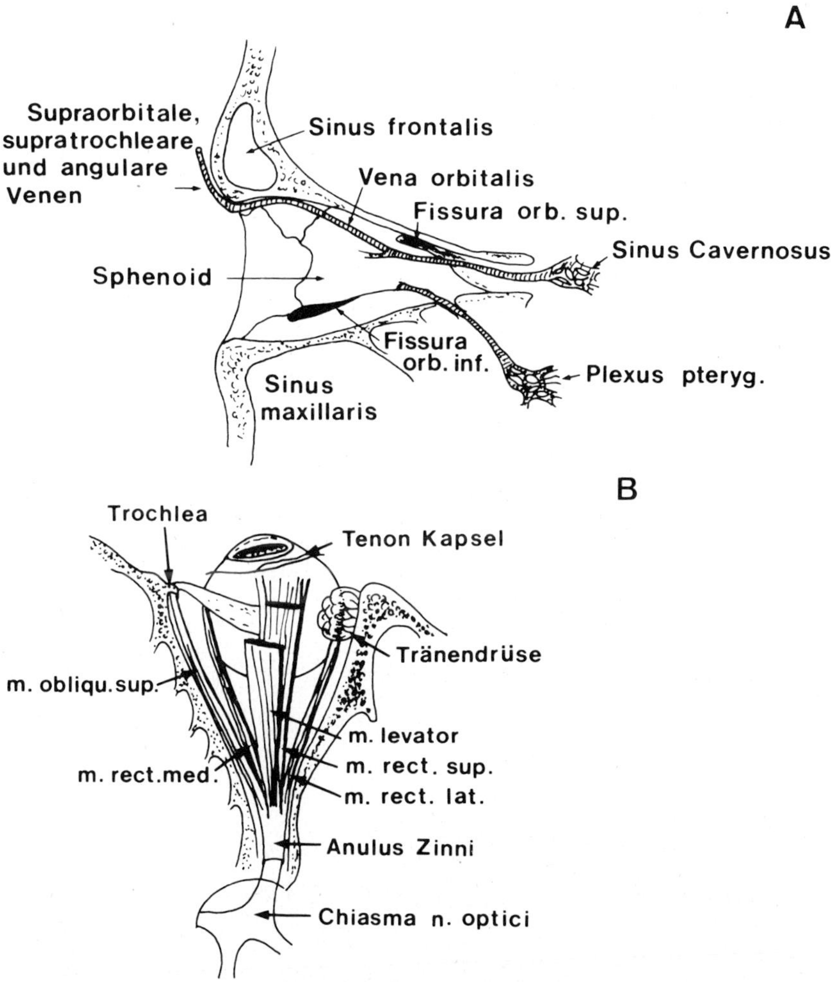

Abb. 253. A Venensystem der Orbita im Sagittalschnitt, **B** Topographie der extraokularen Muskel in der Orbita: oberer Transversalschnitt nach Entfernung des Orbitadaches

Der *Orbitainhalt* besteht aus dem Sehnerv, den Augenmuskel, die trichterförmig vom Bulbus zur Orbitaspitze ziehen (ihre Ursprungszone ist der Anulus tendineus, ein fester Bindegewebsring, der sich über die Mitte der Fissura orbitalis sup. und den Canalis n. optici spannt), dem orbitalen Anteil der Tränendrüse und den übrigen orbitalen Nerven, Gefäßen und Lymphbahnen, die in das Orbitafettgewebe eingebettet sind (Abb. 253).

2. Erkrankungen der Orbita

Übersicht

---

1. Entwicklungsstörungen
   a) Bei Anophthalmus
   b) Bei kraniofazialen Dysplasien
   Neben einer Reihe seltener Fehlbildungen, die oft mit dem Leben nicht vereinbar sind, sollen nur die häufigsten Fehlbildungen herausgehoben werden:
   b 1) Hirnschädelfehlbildungen
   Turmschädel (Akrozephalie)
   Dysostosis craniofacialis (M. Crouzon)
   Hypertelorismus
   b 2) Gesichtsschädelfehlbildungen
   Dysplasia mandibulo-facialis (Franceschetti)
   Dysplasia auriculo-ocularis (M. Goldenhar)
   Dysplasia oculo-mandibulo-facialis (Hallermann–Streiff)
   b 3) Meningozelen, Enzephalozelen
2. Entzündliche Orbitaveränderungen
   a) Akute Orbitaentzündungen
   Phlegmone, Abszeß
   Tenonitis
   Thrombophlebitis
   subperiostaler Abszeß
   Myositis
   b) Chronische Orbitaentzündungen
   Pseudotumor orbitae
   Mukozele
3. Zirkulationsstörungen und Blutungen in der Orbita
   a) Ödeme
   b) Venenthrombosen, Sinus-Cavernosus-Thrombose
   c) Aneurysmen = pulsierender Exophthalmus
   d) Orbitavarizen (intermittierender Exophthalmus)
   e) Orbitablutungen

4. Orbita bei Allgemeinleiden
   a) Endokrine Ophthalmoorbitopathie
   b) Lipoidosen mit Orbitabeteiligung*
      - Histiozytom
      - Xanthogranulom
   c) Amyloidosen*
   d) Generalisierte Gefäßerkrankungen mit Orbitabeteiligung*
   e) Sarkoidose*
   f) Osteopathien (Auswahl der wichtigsten)*
      - Osteopathia deformans Paget
      - Marmorknochenkrankheit Albers–Schönberg
      - Dysostosis multiplex Hurler
5. Tumoren der Orbita (Auswahl!)
   a) Bei Kindern
      - Rhabdomyosarkom
      - Optikusmeningeome
      - Dermoide*
      - Retinoblastom
   b) Bei Erwachsenen
      - Tumoren der Tränendrüse
        - Adenokarzinom
        - Mischtumoren
      - Hämatogene Tumoren
        - Leukämie
        - Lymphknotentumoren*
          - M. Hodgkin
          - Retikulosarkom
          - Lymphosarkom
        - plasmazelluläre Tumoren
          - Plasmozytom
          - Myelom
      - Vaskuläre Tumoren
        - Hämangiom
        - Lymphangiom
      - Neurogene Tumoren
        - Neurofibrom-Neurinom*
        - Optikustumoren
      - Fortgeleitete und metastatische Tumoren
        - Retinoblastom
        - malignes Melanom
        - Sekundärblastome von
          - Mammakarzinom
          - Bronchuskarzinom

---

* Im Text nicht eingehend behandelt.

Einzeldarstellung

1. Entwicklungsstörungen

a) Bei Anophthalmus

Orbita = hypoplastisch verkleinert. Meist ist in der Tiefe ein Bulbusrudiment = *Orbitalzyste* tastbar (→ Echographie, CT).

b) Bei kraniofazialen Dysplasien

• *b1) Hirnschädelfehlbildungen*

– *Turmschädel* (Akrozephalus, Turrizephalus) (Abb. 254): *Orbita* = verflacht → Exophthalmus – Divergenzstellung der Bulbi – Stauungspapille oder sekundäre Optikusatrophie durch Hirndrucksteigerung

– *Dysostosis craniofacialis* (M. Crouzon) (Abb. 255): beidseitiger Exophthalmus, hoher Schädel, Papageiennase

– *Hypertelorismus* = großer Orbitaabstand mit Verbreiterung des Nasenrückens. Ätiologie = Hyperplasie der kleinen Keilbeinflügel.

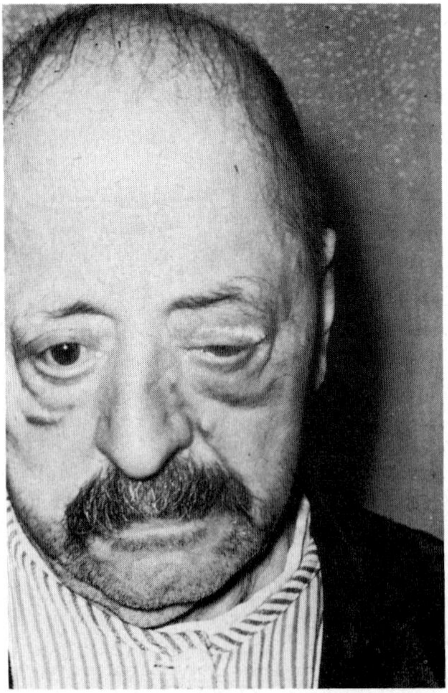

Abb. 254. Turrizephalus

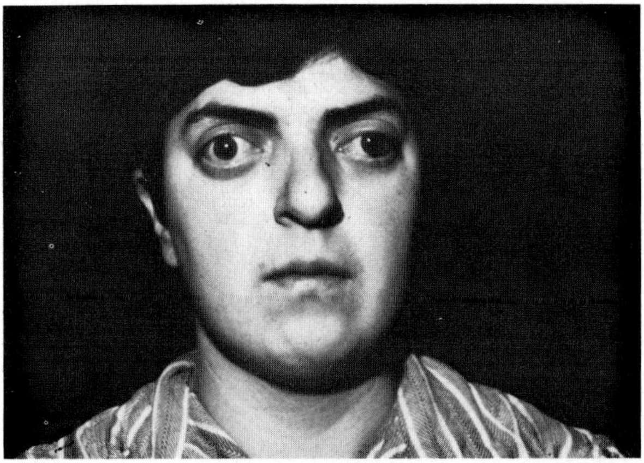

Abb. 255. Morbus Crouzon

- *b2) Gesichtsschädelfehlbildungen*

– *Dysplasia mandibulo-facialis* (Franceschetti): antimongoloide Lidstellung, Hypertelorismus, Mikrogenie, Verkleinerung und Schrägstellung der Orbita („Fischmaulgesicht").
– *Dysplasia auriculo-ocularis* (Goldenhar): antimongoloide Lidstellung, Außenohrfehlbildungen, Kiemengangsrudimente auf der Wange; epibulbäre, limbusnahe Lipodermoide.
– *Dysplasia oculo-mandibulo-facialis* (Hallermann–Streiff): antimongoloide Lidstellung, Mikrophthalmus mit Cataracta congenita, verkleinerte Orbita, Mikrogenie, Zahnfehlstellungen („Vogelgesicht").

- *b3) Meningozelen, Enzephalozelen*

Ätiologie: als Folge kraniofazialer Dysplasien entstehen Spaltbildungen in den Orbitalwänden, die zum Prolaps der Meningen mit oder ohne Gehirnanteile führen. *Hauptsymptom:* Exophthalmus (bei Enzephalozelen mit geräuschloser Pulsation). *Differentialdiagnose:* Mukozelen, Orbitatumoren.

2. Entzündliche Orbitaveränderungen

a) Akute Orbitaentzündungen

- *Orbitalphlegmone, -abszeß (= Cellulitis orbitalis)*

Klinisches Bild: pralle Lidschwellung, Ptosis, Chemose der Bindehaut, Motilitätseinschränkungen des Bulbus, Protrusio bulbi. Begleitsymptome = Schmerzen, Fieber, hohe BSG, Leukozytose (Abb. 256). *Ätiologie:* Sinusitis (zwei Drittel der Fälle), Thrombophlebitis bei eitrigen Entzündungen im Augenbereich des Gesichts, Zahnkeimeiterung bei Säuglingen, Siebbeinzelleiterung beim Kleinkind. *Komplikationen:* Sinus-cavernosus-Thrombose, Meningitis. *Therapie:* rhinologische Behandlung des Grundleidens + systemische Antibiotikatherapie.

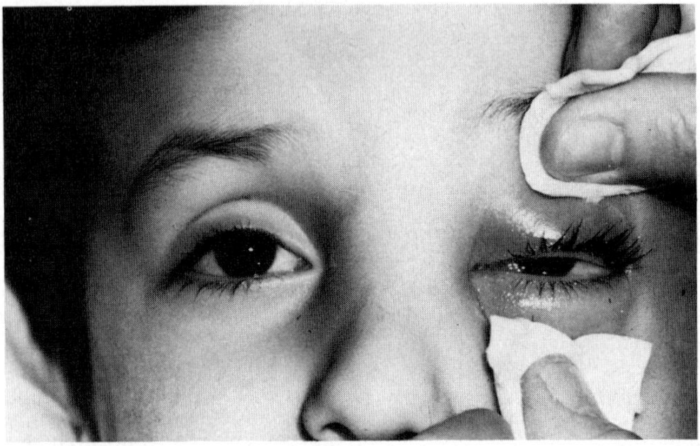

Abb. 256. Akute Orbitalphlegmone

- *Tenonitis*

Definition: seröse oder eitrige Entzündung der Tenonschen Kapsel. *Klinisches Bild:* Lidödem-Ptose, Chemose, geringe Protrusio bulbi. Schmerzen! *Ätiologie:*

– seröse Form: bei allen Infektionskrankheiten möglich; Rheumatismus; postoperativ
– eitrige Form: bei Sepsis; Dacryocystitis; nach Schieloperationen.

Therapie: bei der serösen Form: antiphlogistisch (lokal: Kortikosteroide; allgemein: Pyrazolon- oder Propionsäure-Derivate); bei der eitrigen Form: lokale und systemische Antibiotikatherapie.

- *Thrombophlebitis*

Klinisches Bild: wie bei Orbitalphlegmone + starke Füllung der lividerscheinenden Gefäße von Lidern und Bindehaut. *Ätiologie:* fortgeleitete eitrige Entzündung aus dem Gesichtsbereich. *Therapie:* lokal + systemisch Antibiotika.

- *Subperiostaler Abszeß*

Klinisches Bild: entzündliche Rötungen und Schwellung von Lidern und Bindehaut, Druckempfindlichkeit des Orbitarandes, Fieber,

Kopfschmerz. *Ätiologie:* Aktinomykose, Tbc, Entzündung der Zahnkeimanlage beim Säugling, Lues = selten.

Therapie:

- systemische antibiotische Behandlung
- kieferchirurgische Therapie.

• *Myositis*

Klinisches Bild: Chemose, Motilitätseinschränkung des Bulbus, Protrusio bulbi. Mit dem EMG: differentialdiagnostische Abgrenzung. *Ätiologie:* unklar. *Therapie:* lokale und systemische antiphlogistische Therapie. *Prognose:* Rezidive sind möglich.

b) Chronische Orbitaentzündungen

• *Pseudotumor orbitae*

Klinisches Bild: Prädilektionsalter 45 bis 50 Jahre. Akuter Beginn mit Schmerzen und der Symptomatik der Orbitalphlegmone. Motilitätseinschränkung durch orbitale Myositis. Dann Symptome eines rasch wachsenden Orbitatumors. Diagnose: Echographie. Rasche Rückbildung unter Kortisontherapie. Spontane Rückbildung nach einigen Wochen. Schubhafter Verlauf. *Pathogenese:* fibröse Umwandlung des orbitalen Fettgewebes nach lymphozytären Infiltrationen (mit Riesenzellen und Epitheloidzellen). *Ätiologie:* unklar. *Therapie:* systemische Kortikosteroidbehandlung.

• *Mukozele*

Definition: Erweiterung der Nasennebenhöhlen durch Sekretstau und Schleimhautzystenbildung bei chronischer Sinusitis frontalis, ethmoidalis, viel seltener maxillaris. *Klinisches Bild:* einseitiger blander, langsam progredienter Exophthalmus, „Bergkristallknistern" bei Fingerdruck auf die Mukozelenwand. *Diagnose:* Röntgen, rhinologische Untersuchung, Echographie, CT. *Therapie:* chirurgische Entfernung.

3. Zirkulationsstörungen und Blutungen der Orbita

a) Ödeme

Klinisches Bild: Chemose, Protrusio bulbi, Motilitätseinschränkung. *Ätiologie:* entzündliche Erkrankungen der Orbita oder der benachbarten Strukturen (Sinus), behinderter venöser Abfluß, allergisch (Quincke-Ödem) oder endokrin (siehe S. 417). *Therapie:* kausal.

b) Venenthrombose

Meist mit *Sinus-cavernosus-Thrombose, klinisches Bild:* ein- oder beidseitige *Protrusio bulbi ohne Pulsation,* Chemose, Stauung der intra- und extraokularen Gefäße, Sekundärglaukom, Schmerzhaftigkeit, Ophthalmoplegie (Abb. 257).

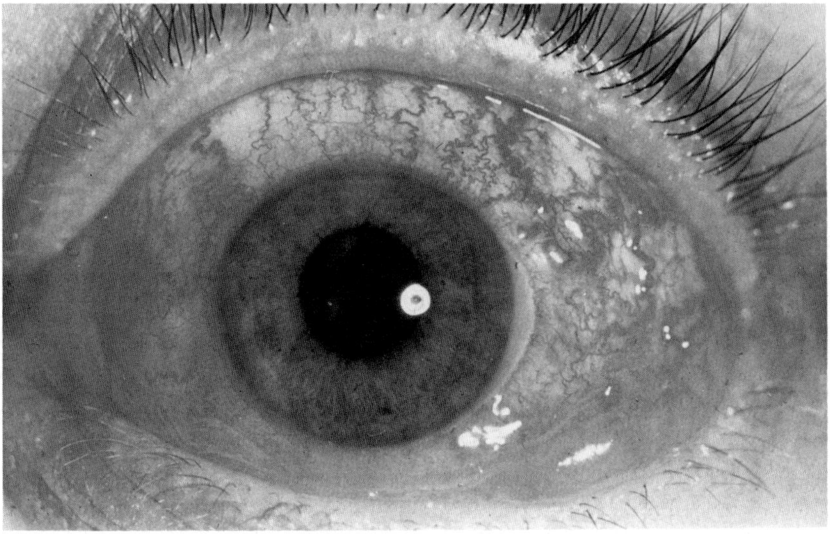

Abb. 257. Kongestion der epibulbären Gefäße bei Sinus-cavernosus-Thrombose

Ätiologie:

- blande Form: unklare Gefäßerkrankung
- eitrige Form: Gesichtsfurunkel, Felsenbeineiterung.

Therapie:

- antibiotisch
- thrombolytisch.

c) Aneurysmen = pulsierender Exophthalmus

Klinisches Bild: Protrusio bulbi mit tast- und hörbaren Pulsationen. Augenmuskelparese, venöse Stase der Lider und Bindehaut, Stauungspapille, Sekundärglaukom. *Ätiologie:* Läsion der A. carotis interna: Karotis-cavernosus-Fistel mit Ausbildung eines arteriovenösen Aneurysmas, wodurch arterielles Blut in die Orbitalvenen gelangt (= Pulsationen). Ursache: in 80% Schädelbasisfraktur, in 20% spontan. *Therapie:* Ligatur der A. Carotis communis oder interna.

d) Orbitavarizen

Klinisches Bild: intermittierender Exophthalmus bei jeder Körperanstrengung, die zu einer Behinderung des venösen Abflusses führt: Bücken, Bauchpresse, Valsalvapreßversuch. Rückbildung des Exophthalmus nach Beseitigung der venösen Abflußbehinderung. *Ätiologie:* unklar. *Therapie:* meist nicht erforderlich, die operative Entfernung ist risikoreich.

e) Orbitablutungen

Klinisches Bild: Unterblutung der Bindehaut und Lider, Protrusio bulbi mit Motilitätseinschränkung.

Ätiologie:

- posttraumatisch < direkt / Thoraxkompression
- postoperativ
- spontan bei hämorrhagischer Diathese.

Komplikation: Verschluß der Zentralarterie durch Kompression.
Therapie: bei geringem Ausmaß kühle Umschläge, bei Verschluß der Zentralarterie: breite druckentlastende Orbitotomie (nach Abtragung der knöchernen temporalen Orbitawand = Krönlein-Operation).

4. Orbita bei Allgemeinleiden

a) Endokrine Ophthalmoorbitopathie (M. Basedow)

Pathogenese: Autoimmunkrankheit. Durch Störung der immunologischen Überwachung bilden T-Lymphozyten Antikörper gegen Schilddrüsen- und retrobulbäres Muskelgewebe.

Durch eine interzelluläre Interaktion entstehen humorale Antikörper, die reaktiv eine Hyperthyreose bzw. eine endokrine Ophthalmo-Orbitopathie auslösen. Diese T-Lymphozyten stimulieren die orbitalen Lymphozyten zur Infiltration der äußeren Augenmuskeln, die eine beträchtliche Dicke erreichen können. Darüber hinaus werden auf noch ungeklärte Weise reichlich saure Mukopolysaccharide in die Orbita eingelagert.

Klinisches Bild: okuläre Leitsymptome: Exophthalmus (in 10 bis 20% nur einseitig) (Abb. 258); Retraktion des Oberlides (Dalrympleсches Zeichen); Zunahme der Retraktion beim Fixieren (Kochersches Zeichen); Zurückbleiben des Oberlides beim Blick nach unten (von Graefesches Zeichen); seltener Lidschlag (Stellwagsches Zeichen); Konvergenzschwäche (Moebiussches Zeichen); erschwertes Ektropionieren des Oberlides wegen eines Levatorspasmus (Giffordsches Zeichen); Motilitätsstörungen mit Diplopie.

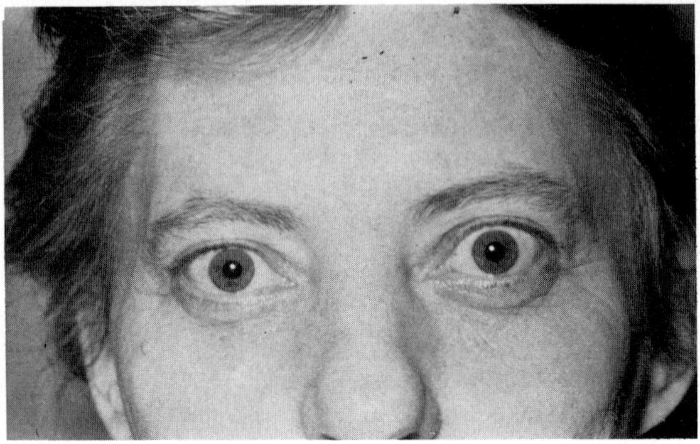

Abb. 258. Einseitiger endokriner Exophthalmus links mit Dalrymple-Zeichen

Stadieneinteilung des Verlaufs nach Werner, 1977

1. nichtinfiltratives Stadium: nur Lidzeichen
2. infiltratives Stadium mit Bindegewebsbeteiligung – Exophthalmus < 3 mm (am Hertelschen Exophthalmometer)
3. Exophthalmus > 3 mm (Hertel)
4. Beteiligung der extraokularen Muskeln mit Diplopie
5. Hornhautbeteiligung durch Lagophthalmus mit konsekutiver Keratitis punctata superficialis, Hornhautulkus, Hornhautperforation
6. N. opticus-Beteiligung: mit Optikusatrophie: Visus: 1,0 bis 0.3, 0,3 bis 0,1, < 0,1.

Stadien 5 und 6 werden als *maligner Exophthalmus* bezeichnet.

Histologie: Bindehaut: Ödem, Infiltration durch Lymphozyten, Plasmazellen, Histiozyten, Makrophagen. Die sauren Mukopolysaccharide binden mehr Flüssigkeit im Stroma → Chemose.

– extraokuläre Muskel: interstitielles Ödem und lymphozytäre Infiltration.

– „Pseudoglaukom": Der Muskeldruck erzeugt bei extremen Augenbewegungen in verschiedene Richtungen einen unterschiedlichen hohen Druck

– Orbitagewebe: interstitielles Ödem, plasmazelluläre, lymphozytäre, polymorphkernig-leukozytäre Infiltration. Zunehmende Fibrosierung der Orbita.

– Tränendrüse: entzündlicher Pseudotumor (durch zellige Infiltration) mit verminderter Tränensekretion: Siccasyndrom → Keratopathie.

– N. opticus: Kompression durch die orbitale Raumforderung. Interaxonales Ödem mit lymphozytärer Infiltration → gliofibröse Optikusatrophie.

Therapie: Internistische Therapie der Hyperthyreose, bei endokriner Optikopathie mit drohender Optikusatrophie: immunosuppressive Therapie mit Cyclosporin A; bei Muskelinfiltration mit Diplopie hohe Kortikosteroiddosen als Dauertherapie.

b) bis f) (siehe S. 411!)

Die übrigen Allgemeinerkrankungen mit Orbitabeteiligung der Übersichtstabelle bieten immer wieder die *Leitsymptome: Exophthalmus, Motilitätsstörungen* und *drohende Kompression des Sehnervs* mit konsekutiver Optikusatrophie. Details dazu finden sich in internen und neurologischen Lehrbüchern.

5. Tumoren der Orbita

Klinische Leitsymptome

– *Frühsymptome* = uncharakteristisch: Rötung und Chemose der Bindehaut werden oft als Symptome einer chronischen Bindehautentzündung fehlgedeutet (Echographie, Computertomographie zur Diagnose einsetzen!)

– *Typische Symptomatologie:* Protrusio bulbi („Proptose" = Protrusio + Ptose des Oberlides). Motilitätseinschränkung → Diplopie, Querfältelung von Netz- und Aderhaut (Abb. 259); Komplikation: Sehnervenkompression, Stauungspapille → sekundäre Optikusatrophie. Die Art der Verlagerung des Bulbus läßt auf die Tumorlokalisation schließen, die Wachstumsgeschwindigkeit auf die Dignität des Tumors. Das Alter des Patienten weist auf die zu erwartende Art des Tumors hin.

Das *diagnostische Vorgehen* besteht in:

- Exophthalmometrie (Hertel)
- Orbitaröntgen
- Echographie (Abb. 260)
- Computertomographie
- Probeexzision.

Im folgenden werden nur die häufigsten Tumoren herausgehoben und prinzipielle klinische Charakteristika bzw. Grundsätze der Therapie gestreift.

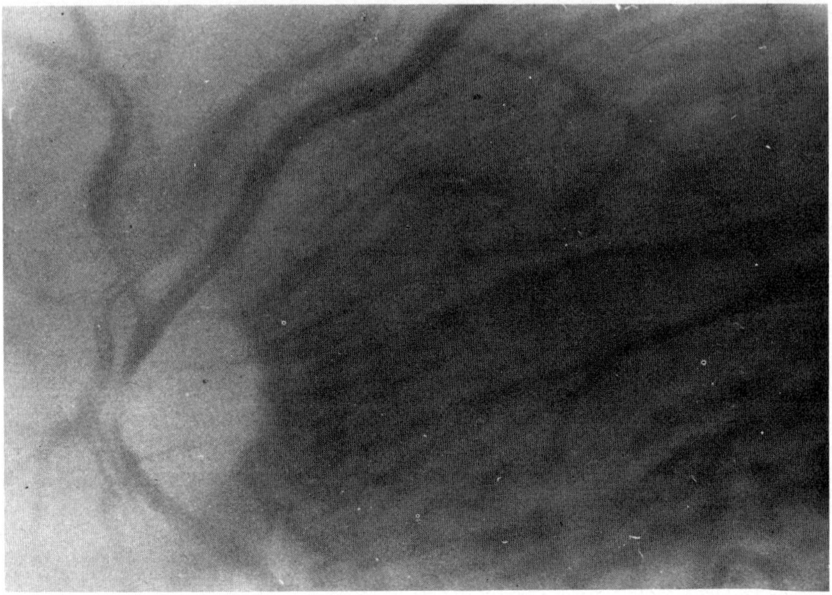

Abb. 259. Querfältelung der Netzhaut bei Orbitagliom

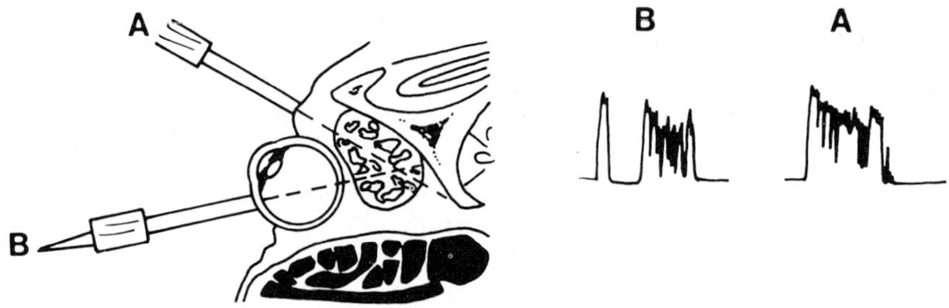

Abb. 260. Ultraschallechographie eines orbitalen Hämangioma cavernosum im A-Bild-Verfahren. **A** parabulbäre, **B** transbulbäre Durchschallung der Orbita

a) Orbitatumoren bei Kindern

- *Rhabdomyosarkom*

Definition: Sarkome der äußeren Augenmuskeln sind die häufigsten primären malignen Tumoren im Kindesalter (90% treten vor dem 12. Lebenbsjahr auf), rasches Wachstum. *Diagnose:* Echographie, CT, Biopsie. *Therapie:* baldige Exstirpation + Chemotherapie (Zytostatika).

- *Retinoblastom*

(Siehe Retina, S. 380)

- *Optikusmeningiome*

(Siehe Optikus, S. 402)

b) Orbitatumoren bei Erwachsenen

- *Tumoren der Tränendrüse*

(Siehe S. 97)

- *Hämatogene Tumoren*

Klinische Besonderheiten: meist beidseitiger Orbitabefall. *Therapie:* lokale Strahlentherapie + Allgemeintherapie.

- *Vaskuläre Tumoren*

– *Hämangiom der Orbita: klinische Besonderheiten:* häufig mit Hämangiomen in der Nachbarschaft kombiniert. Der häufigste Orbitatumor überhaupt. Prädilektionsstelle nasal oben. Tritt stets bereits im Kindesalter auf und vergrößert sich im Laufe des Lebens. *Komplikationen:* Sehnervenkompression. *Diagnostik:* Röntgen: Knochenusuren, Echographie (charakteristisches Zackenmuster), Computertomographie, Carotisangiographie. *Therapie:* nur bei nachgewiesener Wachstumstendenz und großer Raumforderung mit Diplopie und drohender Optikuskompression: chirurgische Totalexstirpation (die Tumoren sind meist gut abgekapselt); bei kombinierten Wangenhämangiomen: Strahlentherapie.
– *Optikustumoren:* (siehe S. 400)
– *Fortgeleitete Tumoren:* malignes Melanom und Retinoblastom der Orbita: *Therapie:* Exenteratio orbitae.
– *Metastatische Tumoren von Mamma- und Bronchuskarzinomen:* lokale Therapie: Radiotherapie, nur bei extremer Raumforderung und starken Schmerzen: Exenteratio orbitae. Allgemeintherapie: Zytostatika.

R. Okulomotorik und Motilitätsstörungen

Übersicht

1. Anatomische Vorbemerkungen
   - Anatomie der äußeren Augenmuskeln
   - Innervation der äußeren Augenmuskeln
2. Normale Okulomotorik
   - Funktion der Okulomotoren
   - Bewegungen des Einzelauges = Duktion
   - Physiologie des Binokularsehens (siehe Binokularsehen), Gesetz der beidseitig gleichen und der reziproken Innervation
   - Zusammenwirken der äußeren Augenmuskeln: koordinierte Blickbewegungen:
     - assoziierte (konjugierte) Augenbewegungen = Versionen
     - dissoziierte (disjugierte) Augenbewegungen = Vergenzen
   - Entwicklung des Binokularsehens und der Sehschärfe
   - Untersuchungsmethoden des Binokularsehens:
     - der Motorik
     - der Sensorik
3. Störungen des normalen Binokularsehens
   - Pseudostrabismus
   - Heterophorie = latentes Schielen
   - Strabismus = manifestes Schielen

   a) Strabismus concomitans = Begleitschielen
   - unilaterales Schielen
   - alternierendes Schielen
   - Begriffsbestimmungen: Amblyopie, normale Netzhautkorrespondenz, anomale Korrespondenz
   - Untersuchungsgang beim Schielen
   - Therapieplan der Schielbehandlung: Brille, Okklusion, Pleoptik, Orthoptik, Operation

   b) Strabismus paralyticus = Lähmungsschielen
   - Klinisches Bild
   - Untersuchungsgang
   - Ätiologie
   - Lähmungen einzelner Augenmuskeln
     - Okulomotoriusparese
     - Trochlearisparese
     - Abduzensparese

Ophthalmoplegia totalis
Migraine ophtalmoplegique
angeborene Augenmuskellähmungen
Fehlinnervationen
Retraktionssyndrom
Myasthenia gravis pseudoparalytica
Therapie des Lähmungsschielens
Blicklähmungen
konjugierte Blicklähmungen
dissoziierte Blicklähmungen
Nystagmus
physiologischer Nystagmus
pathologischer Nystagmus

Einzeldarstellung

1. Anatomie

- *Anatomie der äußeren Augenmuskeln*

Der Bewegungsapparat des Auges besteht aus 6 Muskeln:

4 geraden:

M. rectus superior
M. rectus inferior
M. rectus internus
M. rectus externus

und 2 schrägen:

M. obliquus superior
M. obliquus inferior

Die 4 geraden Muskeln und der M. obliquus superior sind etwa 40 mm lang und entspringen zusammen am Anulus tendineus Zinni vor dem Canalis n. optici (Abb. 253). Die 4 geraden Muskeln setzen 5,5 bis 7 mm vom Limbus mittels einer 4 bis 8 mm langen und etwa 10 mm breiten Sehne an der Sklera an. Der M. obliquus superior zieht vom Anulus tendineus zur Trochlea am knöchernen Orbitarand nasal oben, verengt sich dort zu einer 20 mm langen Sehne, die spitzwinkelig nach hinten unter dem M. rectus superior hindurch verläuft und am Bulbusäquator temporal oben ansetzt.

Der 37 mm lange M. obliquus inferior entspringt als einziger nicht in der Orbitaspitze, sondern am nasalen Rand des knöchernen Orbitabodens. Von dort zieht er um den M. rectus inferior herum nach lateral hinten und setzt am Bulbus in der Nähe der Makula an. An der Überkreuzung des M. rectus inferior bildet er mit diesem das Lockwoodsche Ligament, auf dem das Auge wie auf einer Hängematte ruht (siehe Abb. 39).

- *Innervation der äußeren Augenmuskeln*

Der Nervus oculomotorius innerviert alle Augenmuskeln mit Ausnahme des M. obliquus superior (N. trochlearis) und des M. rectus externus (N. abducens).

Die Kerne dieser 3 Hirnnerven befinden sich in bilateraler Anordnung im Mittelhirn bzw. in der Brücke am Boden des 4. Ventrikels. Im Kerngebiet des Okulomotorius liegt auch der Perliasche kleinzellige Mediankern, der als Konvergenz- und Akkommodationszentrum gilt. Die Kerne sind durch Assoziationsfasern verbunden = *Fasciculus longitudinalis medialis,* dessen Hauptmasse aus Neuriten des Vestibulariskerns und der subkortikalen Zentren für koordinierte Blickbewegungen besteht: Jeder Stellungswechsel des Kopfes oder Körpers führt über statokinetische Impulse zu kompensatorischen Augenbewegungen. Impulse für die willentlichen Augenbewegungen gehen von der frontalen Hirnrinde aus, wo sich ein Zentrum für willkürliche Augenbewegungen befindet. Von der Okzipitalrinde gehen alle durch optische Einflüsse ausgelösten Impulse für Augenbewegungen aus.

2. Normale Okulomotorik

- *Funktion der einzelnen Augenmuskeln*

Horizontalmotoren	M. rectus internus M. rectus externus	= Einwärtswender = Auswärtswender
	beide Muskeln desselben Auges sind Antagonisten	
reine Vertikalmotoren bei Abduktion von 23°	M. rectus superior M. rectus inferior	= Aufwärtswender = Abwärtswender
reine Rotatoren bei Adduktion von 67°	M. rectus superior M. rectus inferior	= Einwärtsroller = Auswärtsroller
Rotatoren	M. obliquus superior	= – in 55° Adduktion Senker – in 39° Abduktion Innenroller
	M. obliquus inferior:	– in 39° Abduktion Auswärtsroller – in 39° Adduktion Heber

- *Bewegungen des Einzelauges = Duktion*

Einseitige Augenbewegungen nennt man *Duktionen:* Ausgehend von der *Primärstellung* = Blick geradeaus, können Bewegungen in die folgenden Richtungen ablaufen:

nach außen = Abduktion
nach innen = Adduktion
nach oben = Elevation, Sursumduktion, Supraduktion
nach unten = Depression, Deorsumduktion, Infraduktion

- *Physiologie des Binokularsehens*

(Siehe Einleitungskapitel Binokularsehen, S. 28). Beim Menschen sind Bewegungen eines Auges allein nicht möglich. Bei den beidäugigen Bewegungen (= *koordinierte Blickbewegungen*) unterscheidet man:

– *Konjugierte Blickbewegungen = Versionen* = gleichsinnige Augenbewegungen:

Die konjugierten Blickbewegungen des Auges als eines Doppelorgans werden durch 2 Gesetze geregelt:

1. die *Regel der beidseits gleichen Innervation* (Hering), wonach die Muskeln beider Augen, die zu einer gemeinsamen Tätigkeit benutzt werden, eine gleich starke Innervation erfahren: z.B. erhält beim Blick nach rechts der M. rectus externus des rechten Auges einen gleich starken Impuls wie der M. rectus internus des linken Auges. In diesem Sinne wirken die beiden kontralateralen Muskeln synergistisch, die an einem Auge allein als Antagonisten fungieren.

2. Das *Gesetz der reziproken Innervation* (Sherrington): Die Innervation des Synergisten führt zur Deinnervation des Antagonisten am gleichen Auge.

– *Disjugierte Blickbewegungen = Vergenzen* = gegensinnige Augenbewegungen. Die wichtigste Vergenz = *die Konvergenz* (ihr entgegengesetzt ist die Divergenz):

Damit ein nahegelegenes Objekt einfach gesehen wird, müssen die Augen konvergieren, das heißt, die Sehlinien beider Augen schneiden sich im Fixationsobjekt. Der Punkt, in dem sich die beiden Sehlinien bei maximaler Konvergenz schneiden, heißt *Nahpunkt der Konvergenz.* Der Fernpunkt der Konvergenz ist der weitest entfernte Punkte der durch Entspannung der Akkommodation einfach gesehen werden kann. Der Bereich zwischen Nah- und Fernpunkt der Konvergenz = die Konvergenzbreite.

Fusionelle Konvergenz = eine unwillkürliche Augenbewegung, um naheliegende Objekte binokular einfach zu sehen.

Akkommodative Konvergenz = diejenige Konvergenz, die an die Akkommodationsanstrengung gekoppelt ist. Eine Hyperakkommodation bedingt immer Hyperkonvergenz, eine Hypoakkommodation hingegen Hypokonvergenz bis Divergenz.

• *Entwicklung des Binokularsehens*

Binokularsehen ist trotz binokularer Neurone der Sehrinde nicht angeboren. Es entwickelt sich in den ersten 5 bis 6 Lebensjahren. Die Entwicklung eines normalen Binokularsehmechanismus ist an mehrere Voraussetzungen geknüpft:

- anatomische und funktionelle Intaktheit der Bulbi
- Isometropie
- annähernd gleich guter Visus beider Augen
- binokulares Gesichtsfeld von 130°
- Netzhautkorrespondenz
- Intaktheit des Augenmuskelapparates.

Entwicklung der Sehschärfe: Neugeborene besitzen postnatal nur ein Bewegungs-, während der ersten Tage aber bereits ein Formensehen. Das Sehen ist ein erlernter Vorgang, der zu einer langsamen Zunahme der Sehschärfe führt:

mit 6 Monaten ist das $^1/_{30}$
mit 9 Monaten $^3/_{10}$
mit 1 Jahr $^4/_{10}$
mit $2\,^1/_2$ Jahren $^5/_{10}$
mit 3 Jahren $^6/_{10}$
mit 4 Jahren $^8/_{10}$
mit 5 Jahren $^{10}/_{10}$ (= volle Sehschärfe).

• *Untersuchungsmethoden des Binokularsehens*

Inspektion, ob Abweichungen eines Auges feststellbar sind.

– Beobachtung der *Reflexbildchen,* die beim Blick geradeaus in die Hornhautmitte fallen sollen. Die *Sehlinien* (= Verbindungslinien zwischen Netzhautmitte, Drehpunkt beider Augen und fixiertem Objekt) stehen parallel. Beim Blick in die Nähe konvergieren die Sehlinien, wodurch die Reflexbildchen nach temporal von der Hornhautmitte verlagert werden. Der Winkel, den die Sehlinie des fixierenden mit der des abgewichenen, eben schielenden Auges bildet, ist der *Schielwinkel.*

Die *Größe des Schielwinkels* läßt sich nach Hirschberg an Hand der Entfernung des Reflexbildchens von der Hornhautmitte bestimmen:

Reflexbildchen am Pupillarrand = Schielwinkel 12 bis 15°
Reflexbildchen zwischen Pupillarrand und Limbus = Schielwinkel 25°
Reflexbildchen am Limbus = Schielwinkel 40°.

– Die dritte Untersuchungsmethode ist *der Abdecktest* (= Covertest) in seinen 3 Abwandlungen (Abb. 261):

a) *Einseitiger Abdecktest:* Der Untersucher deckt das offensichtlich fixierende Auge ab und beobachtet das andere Auge. Macht dieses

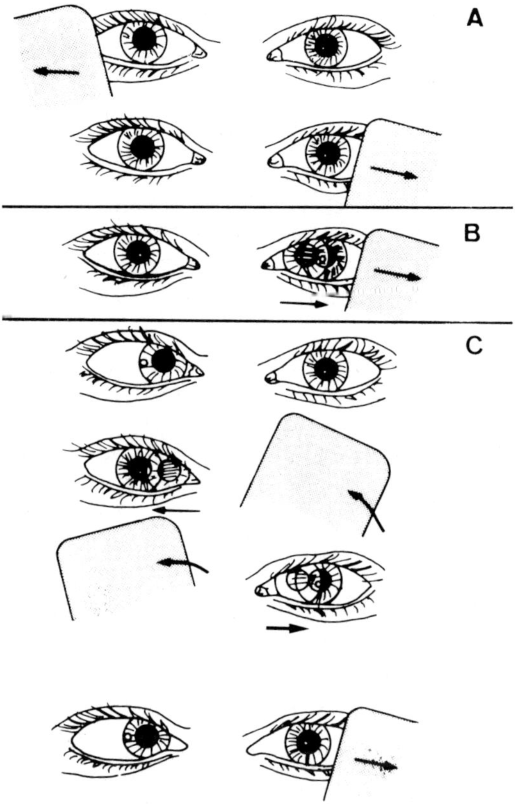

Abb. 261. Covertest. **A** Augenmuskel im Gleichgewicht, **B** Esophorie links (nach Entfernung des Okkluders Einstellbewegung nach außen, **C** Covertest bei manifestem Begleitschielen – Strabismus convergens rechts. Nach Abdecken des linken Auges nimmt das rechte die Fixation auf. Nach Abdecken des rechten Auges Fixation des linken Auges. Nach Aufdecken des linken Auges geht das rechte Auge wieder in Schielstellung = unilaterales Konvergenzschielen rechts

eine Einstellbewegung, um die zuvor nicht vollzogene Fixation aufzunehmen, so liegt ein *manifestes* Schielen vor.

b) *Wechselseitiger Abdecktest:* Mit dem alternierenden Abdecken eines Auges nach dem anderen wird die Fusion immer wieder unterbrochen. Wenn bei monolateralem Abdecken kein manifestes Schielen zu beobachten war, wohl aber beim alternierenden Abdecken eine Einstellbewegung erfolgt, so liegt eine *Heterophorie* vor. Wenn beim einseitigen Abdecken eine Einstellbewegung auftritt, so muß sie natürlich auch beim wechselseitigen Abdecken wieder auftreten.

c) *Aufdecktest* (= Uncovertest) = Beobachtung des zuletzt freigegebenen Auges:

– es verharrt in seiner abgewichenen Stellung → Verdacht auf alternierendes Schielen, da das andere Auge die Fixation hält
– es nimmt die Fixation auf, und das andere Auge geht in Schielstellung → unitalerales Schielen des anderen Auges mit Amblyopie
– es macht eine Fusionseinstellung, sodaß Parallelstellung beider Augen resultiert → Heterophorie (siehe S. 29).

Dieser Test läßt sich auch mit Vorhalten von Prismen durchführen (= Prismencovertest) und damit der Schielwinkel ermitteln.

– Es folgt die *Motilitätsprüfung* durch Führungsbewegungen: Wenn sich die Augen – stets auf das Fixationsobjekt gerichtet – in allen Richtungen gemeinsam bewegen, ist die *Motilität normal.* Bewegen sich die Augen in einem annähernd gleichen Schielwinkel in allen Blickrichtungen = Strabismus concomitans (*kein* sekundärer Schielwinkel).

Tritt in einer oder in verschiedenen Blickrichtungen eine Änderung des Schielwinkels auf = *Strabismus paralyticus.* Dabei ist ein *sekundärer Schielwinkel* zu beobachten! Primärer Schielwinkel tritt bei Fixation des führenden Auges, sekundärer Schielwinkel bei Fixation des schielenden Auges auf. Der sekundäre Schielwinkel ist dabei immer größer als der primäre (Abb. 269).

– Es folgen nun die *Untersuchungen des Binokularsehens:* Sie haben die Schlußmöglichkeit zum Ziel, ob eine normale oder anomale *Korrespondenz* vorliegt bzw. ob *Suppression* vorhanden ist oder nicht.

Definitionen:

Korrespondenz = Netzhautpunkte beider Augen, die vom selben Reiz erregt werden, nennt man korrespondierende Netzhautpunkte. Beim beidäugigen Sehen besitzen diese Punkte die gleiche Richtungsempfindung (Abb. 262). Der Richtungswert der Fovea ist „geradeaus“ (= Hauptsehrichtung).

Die übrigen Netzhautpunkte bilden mit ihren Nebensehrichtungen das Umfeld: ein Punkt unterhalb der Fovea hat den Richtungswert „oberhalb von geradeaus“, einer nasal der Fovea den Richtungswert „temporal von geradeaus“ etc. Würde man die Netzhaut des rechten auf die des linken Auges legen, so deckten sich die Foveae, und die Punkte der temporalen Hälfte des einen kämen auf die entsprechenden der nasalen Hälfte des anderen Auges zu liegen: das sind *korrespondierende, deck- oder sehrichtungsgleiche Punkte.* Daß ein Gegenstand der Umwelt tatsächlich auf deckungsgleichen Netzhautstellen in beiden Augen abgebildet wird, wird durch die muskuläre Fusion erzielt, welche die beiden Augen so einstellt, daß eine sensorische Fusion der auf Deckstellen (oder in den Foveae) beider Augen abgebildeten Außenwelt stattfindet.

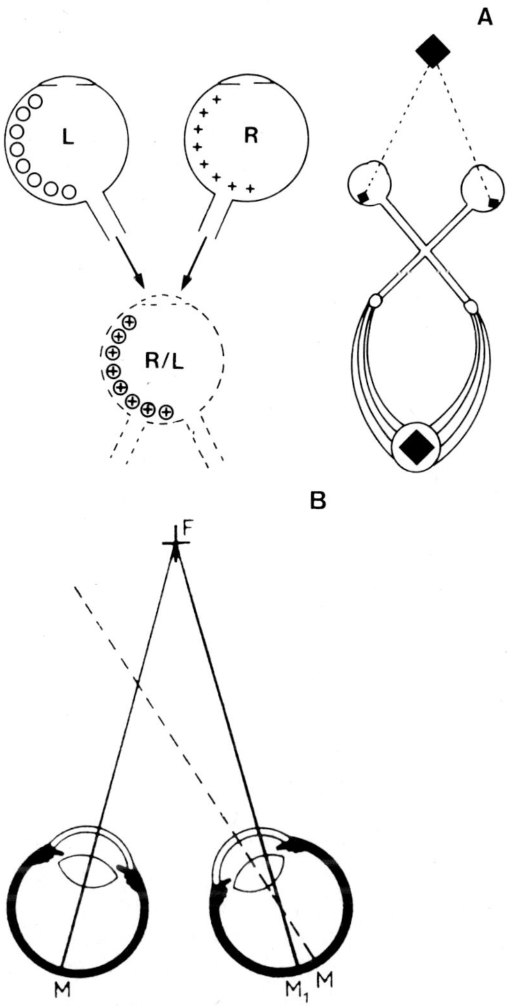

Abb. 262. A Normale Netzhautkorrespondenz = Normosensorik: den ○ in der temporalen Netzhauthälfte des linken Auges entsprechen die + in der nasalen Hälfte des rechten Auges in Form eines deckungsgleichen Bildes (links), Deckung der Bilder der beiden synchron fixierenden Makulae (rechts). **B** Anomale Netzhautkorrespondenz mit Ausbildung einer funktionellen Pseudomakula *(M_1)*. *F* Fixationsobjekt. (Nach Hollwich, F.: Augenheilkunde, 10., neubearbeitete Aufl. Stuttgart-New York: G. Thieme. 1982)

Fehlende Fusion würde Diplopie erzeugen. Den korrespondierenden Punkten der Netzhäute entspricht in der Umwelt der *Horopter* (Abb. 14), das ist eine imaginäre Fläche im Raum, die kreisförmig gekrümmt ist und in deren Zentrum das Fixationsobjekt liegt. Nur

Punkte, die auf der Horopterfläche liegen, stimulieren korrespondierende Netzhautpunkte. Punkte davor oder dahinter verursachen Diplopie (ausgenommen die für das Tiefensehen im Panumraum, siehe S. 28).

Normale Korrespondenz befähigt die Augen, auf dem Horopter befindliche Gegenstände auf Deckstellen beider Augen abzubilden, die gleichzeitig dieselbe Sehrichtungsgemeinschaft besitzen.

Decken sich die beiden scharf gesehenen fovealen Bilder der funktionell hochwertigsten Deckstellen, der Foveae, beider Augen, so arbeiten auch die weniger sehtüchtigen paramakularen oder peripheren Deckstellen so zusammen, daß eine Fusion der Sinneseindrücke beider Augen zu einem einzigen binokularen Bild stattfinden kann.

Anomale Korrespondenz ist ein kompensatorischer Vorgang als Anpassung an Störungen der Motorik, die eine deckungsgleiche Abbildung auf der Netzhaut beider Augen im Sinne einer Sehrichtungsgemeinschaft unmöglich machen (Abb. 262). In einer Übergangsphase werden zunächst durch sensorische Hemmung Doppelbilder ausgeschaltet. Beim *alternierenden Schielen* wird diese Hemmung durch eine jeweils vorübergehende zentrale Suppression, bei *monolateralem Schielen* hingegen durch eine permanente zentrale Suppression erzielt (die beim monolateralen Schielen zur Amblyopie führt).

Suppression: Wenn beiden Augen infolge fehlender Sehrichtungsgemeinschaft ungleiche Bilder dargeboten werden, tritt ein Wettstreit der beiden Sinnesempfindungen auf. Zuletzt dominiert dann ein Sinneseindruck, während der andere unterdrückt wird. Ein Beispiel aus dem physiologischen Bereich ist das einäugige Mikroskopieren, bei dem das Bild des nichtmikroskopierenden Auges supprimiert wird. Suppression betrifft hauptsächlich das Bild des Netzhautzentrums des nichtfixierenden Auges, das nun auf Grund seiner Schielstellung nicht mit dem Netzhautzentrum des fixierenden Auges, sondern einem beliebigen extramakularen Gebiet korrespondiert. Würde die Fovea des nichtfixierenden Auges dennoch ihren Sinneseindruck, der einen ganz anderen Bildausschnitt als der des fixierenden Auges präsentiert, weiterleiten, so würde *Konfusion* (das ist zwei Dinge am gleichen Ort zu sehen) entstehen. Diplopie hingegen bedeutet, dasselbe Ding an zwei verschiedenen Orten zu sehen. Konfusion ruft Suppression auf den Plan, Diplopie nicht.

Beim *einseitigen Schielen* lastet die Hemmung immer auf dem gleichen Auge, dessen Seheindruck dauernd unterdrückt werden muß. So entsteht ein *Zentralskotom* in der Foveola und eine zweite Hemmungszone dort, wo das Schielauge dasselbe Bild empfängt wie die Makula des fixierenden Auges = *Fixierpunktskotom*. Diese Skotome nehmen an Größe und Intensität zu und führen zu einem Abfall der Sehschärfe am schielenden Auge: zur *Schielamblyopie* (= Schielschwachsichtigkeit). Beim *alternierenden Schielen* entwickelt sich durch den ständigen Fixationswechsel *kein* Zentralskotom, wohl aber ein *Fixierpunktskotom,* nämlich in dem extramakulären Areal, das mit der Makula des Partnerauges jeweils korrespondiert. Dieses Gebiet wird deshalb auch Pseudomakula oder „Anomaliezentrum" bezeichnet (Abb. 262).

Bei den *Tests zur Korrespondenzprüfung* werden Bildteile der Testbilder jeweils nur von einem Auge gesehen. Die Trennung der Bildteile wird z.B. durch eine Rot-Grün-Brille erzielt, bei dem ein Auge nur alle roten, das andere alle grünen Bildelemente sieht. Aus der Entfernung dieser Bildteile kann auf den Anomaliewinkel geschlossen

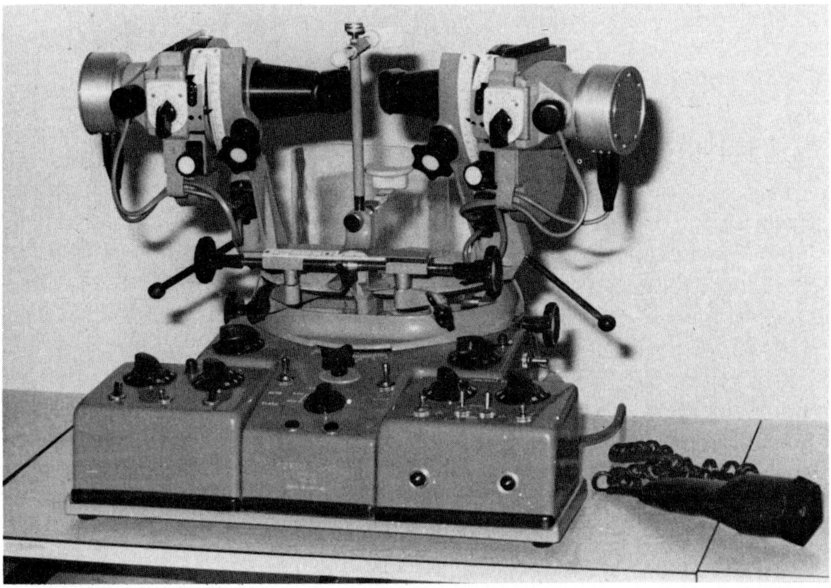

Abb. 263. Synoptophor

werden. Der genaueste Test des Binokularsehens ist der *Synoptophor,* bei dem bestimmte Testbilder jedem Auge einzeln und von der Augenstellung bis zu einem gewissen Grad unabhängig dargeboten werden können (Abb. 263). Liegt eine Schielamblyopie vor, so ist eine weitere Untersuchung, nämlich die *Bestimmung der Fixation,* angezeigt. Exzentrische Fixation liegt dann vor, wenn die Zone, die mit der Richtungsempfindung „geradeaus" ausgestattet ist, nicht mit der Fovea centralis zusammenfällt. Zur Prüfung der Fixation wird eine sternförmige Testmarke auf die Netzhaut projiziert und der Proband zur

Fixation aufgefordert (Abb. 264). Das dazu verwendete modifizierte Ophthalmoskop heißt Visuskop. Je weiter von der Fovea der Fixationspunkt liegt, umso höher ist die Amblyopie. Es gibt jedoch auch Amblyopien mit zentraler Fixation.

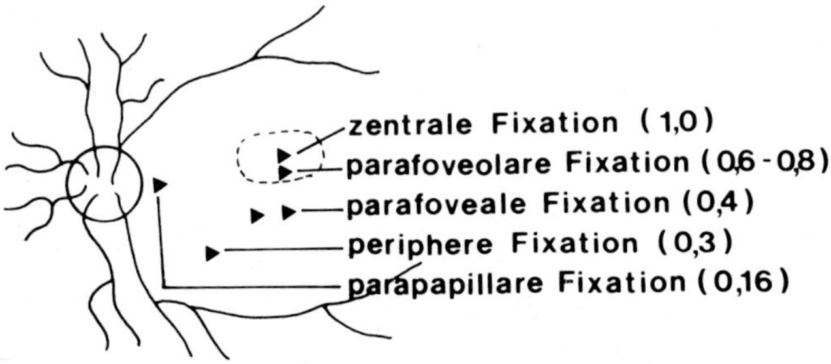

Abb. 264. Fixationsarten mit den korrelierenden Visuswerten, sofern keine Hemmungsskotome vorliegen

3. Störungen des normalen Binokularsehens

– *Pseudostrabismus:* täuscht bei normalem Binokularsehen einen Strabismus vor (Abb. 265):

der *Epikanthus* durch Verdecken des nasalen Anteils des Bulbus: ein Einwärtsschielen = Pseudoesotropie

der *Hypertelorismus* durch seinen weiten Augenabstand: ein Auswärtsschielen = Pseudoexotropie

– *Heterophorie* (= latentes Schielen): *Definition:* nach Unterbrechung der Fusion wird die latente Abweichung der Augen manifest, die durch Fusion kompensiert wird. *Orthophorie* liegt dann vor, wenn auch nach Unterbrechung der Fusion keine Abweichung eines Auges auftritt. *Klinisches Bild:* labile Orthophorie, die durch Unterbrechung der Fusion dekompensiert. Führt zu Schläfenkopfschmerz = muskuläre Asthenopie, Blepharitis squamosa. *Diagnose:* (Un)Covertest.

Je nach der Richtung der Abweichung unterscheidet man: Exophorie, Esophorie, Hyperphorie, Hypophorie, Zyklophorie. *Ätiologie:* 75% aller Menschen leiden an Heterophorie. *Auslösende Ursachen:* geringe Fusionsbreite, Schwächung der Fusion durch Ermüdung, fieberhafte Erkrankungen, Nervosität, Alkohol. *Therapie:* orthoptische Schulung mit Fusionsübungen und Konvergenztraining. *Keine* Prismengläser, da damit die Heterophorie zunimmt und schließlich in manifestes Schielen dekompensiert.

– *Strabismus* (= manifestes Schielen): *Definition:* Schielen bedeutet das Fehlen der Sehrichtungsgemeinschaft beider Augen, sodaß bei der Fixation eines Objektes keine Verschmelzung der Sinneseindrücke

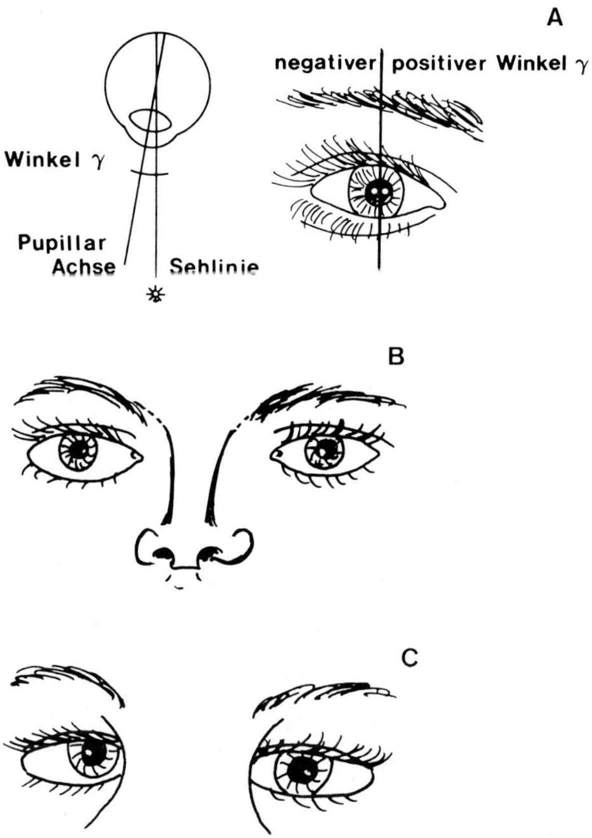

Abb. 265. **A** Pseudostrabismus durch den Winkel γ, **B** ein positiver Winkel γ simuliert Exodeviation, **C** ein negativer Winkel γ simuliert Esodeviation

beider Augen zu einem einzigen Binokularbild entstehen kann. Das „2. Bild" = das Bild des nicht fixierenden Auges (= Schielauges), wird entweder als zweites Bild wahrgenommen = Diplopie oder unterdrückt = Suppression.

Klassifikationsprinzipien des Schielens

a) Strabismus concomitans (= Begleitschielen)
b) Strabismus paralyticus (= Lähmungsschielen).

a) Strabismus concomitans

Hauptunterscheidungskriterium gegenüber dem Lähmungsschielen = die *Komitanz,* das heißt wörtlich Mitbegleiten des Schielauges =

das Gleichbleiben des Schielwinkels in allen Blickrichtungen ohne Einschränkung der Beweglichkeit der Augen.

Jeder Einteilung des Begleitschielens haftet etwas Willkürliches an, weil im Einzelfall meist eine Kombination und Überschneidung mehrerer Elemente des Begleitschielens vorliegt.

1. *Einteilungsprinzip*
   - unilaterales Schielen
   - alternierendes Schielen
2. *Einteilungsprinzip*
   - Strabismus convergens
   - Strabismus divergens
   - Strabismus verticalis
3. *Einteilungsprinzip*
   - essentieller Strabismus
   - akkommodativer Strabismus
   - Mikrostrabismus
   - kongenitaler Strabismus
   - besondere Schielformen

ad 1. Einteilungsprinzip: nach der Sensomotorik

• *Strabismus unilateralis*

Ein Auge fixiert, das andere schielt. Die Rollen der beiden Augen bleiben konstant: schielendes Auge schielt konstant, fixierendes Auge fixiert konstant. Der Schielwinkel bleibt ebenso konstant. Nach Abdecken des Schielauges werden die Kinder unruhig und machen Abwehrbewegungen. Ursache ist das schlechte Sehvermögen durch ein permanentes zentrales Hemmungsskotom des Schielauges = die *Schielamblyopie* (siehe dort). Über die weitere Behandlung des unilateralen Schielens entscheidet die Fixationsprüfung mit dem Sterntest des Visuskops:

- zentrale Fixation
- exzentrische Fixation.

• *Alternierendes Schielen*

Ein Auge fixiert, das andere Auge schielt. Beide Augen wechseln sich jedoch in diesen Rollen häufig ab. Meist wird wohl ein Auge zur Fixation bevorzugt. Die alternierende zentrale Fixation bewirkt, daß beide Makulae voll sehtüchtig bleiben. Der zentrale Sinneseindruck des jeweils schielenden Auges wird während der Schielphase temporär supprimiert. Wird das Schielauge wieder zum fixierenden Auge, so erlischt das temporäre zentrale Hemmungsskotom. Als Anpassung an die Schielstellung entwickelt sich mit dem Ziel eines primitiven Binokularsehens am Schielauge eine Pseudomakula als pseudofunktionelles Zentrum mit dem Richtwert „geradeaus" aus, um das sich in der umgebenden Netzhaut Zonen mit auf die Pseudomakula bezogenen Richtwerten ausbilden = *anomale Korrespondenz* (siehe S. 430).

ad 2. Einteilungsprinzip: nach der Schielrichtung (siehe S. 434)
ad 3. Einteilungsprinzip: nach der Ätiologie

• *Essentieller Strabismus*

das heißt ohne erkennbare Ursache. Es handelt sich um eine Anomalie der *motorischen Ruhelage,* die, wie die Heterophorie zeigt, keineswegs immer der Parallelstand ist. Beim Kleinkind ist die Ruhelage eine Konvergenzstellung. Wenn mangelhafte Fusion oder eine Unterbrechung der Fusion vorliegt, so kann sich ein manifester Strabismus convergens entwickeln. Bei älteren Kindern und beim Erwachsenen ist die motorische Ruhelage die Divergenz. Sobald Strabismus auftritt, ist er bei normaler Sensorik mit einer Diplopie verbunden. Wenn der Fusionsmechanismus zur Überwindung der Diplopie nicht ausreicht, so werden Doppelbilder durch den *Konvergenzmechanismus* vermieden. Der Schielwinkel, anfangs klein, nimmt so stark zu, daß sich die Doppelbilder weit voneinander entfernen und dadurch weniger störend wirken = *Fluchtschielen durch Diplophobie.*

Als 2. Möglichkeit zur Überwindung der sensorischen Störung dient der *Mechanismus des blinden Flecks.* Das Doppelbild des schielenden Auges wird in das Skotom des blinden Flecks verlagert und damit ausgeschaltet. Das Fixierpunktskotom ist damit der blinde Fleck.

• *Akkommodativer Strabismus*

Der dieser Schielform zugrundeliegende Pathomechanismus beruht auf der Tatsache, daß *Akkommodation und Konvergenz gekoppelt* sind. Hypermetropie verlangt nach einer vermehrten Akkommodation, um das Manko des Kurzbaus des Auges wettzumachen. Die Überbeanspruchung der Akkommodation bedingt eine überbeanspruchte Konvergenz und bewirkt so einen Strabismus convergens.

Meist ist dieser Mechanismus nicht allein für das Konvergenzschielgeschehen verantwortlich. Andere mitwirkende Faktoren sind z.B. Visusminderung auf einem Auge oder Anisometropie. Dementsprechend *unterscheidet man:*

– ein vollakkommodatives Schielen, das durch Vollkorrektur der Hyperopie zu beheben ist

- ein partiell akkommodatives Schielen mit einem Restschielwinkel nach Vollkorrektur, der entweder nur in der Nähe besteht (wo ein Akkommodationszuwachs erforderlich ist → Bifokalgläser) oder in Ferne und Nähe gleich groß ist.

- *Mikrostrabismus*

Definition: kosmetisch völlig unauffälliges Schielen von weniger als 5° mit anomaler Netzhautkorrespondenz. Der Schielwinkel ist so klein, daß man meinen könnte, er sei durch Fusion zu überwinden. Die anomale Korrespondenz hält diesen Schielwinkel jedoch aufrecht. *Klinisches Bild:* Mikrostrabismus ist fast immer unilateral und fast immer ein Konvergenzschielen mit Amblyopie wechselnden Ausmaßes auf dem Schielauge. Meist liegt eine zentrale Fixation mit einem Visus von 0,5 bis 0,8 vor.

Die Refraktion zeigt meist *Anisometrie;* je höher diese ist, desto größer ist auch die Schielamblyopie. *Ätiologie:* vermutlich hereditär, zumindest familiär gehäuft.

- *Kongenitaler Strabismus*

Definition: von Geburt an bestehendes oder während der ersten Lebensmonate auftretendes Schielen. *Klinisches Bild dieses Schieltyps:* Vertikaldivergenz (= das Schielauge steht höher oder tiefer als das fixierende Auge), Nystagmus latens (= wenn beide Augen geöffnet sind, verhalten sich die Bulbi ruhig, verdeckt man ein Auge, so tritt Nystagmus auf), Schiefhaltung des Kopfes (als Kompensationsmechanismus zur Vermeidung von Doppelbildern), Verrollung (das Auge, das die Fixation aufnimmt, macht eine Einwärtsrollung, das Auge, das die Fixation aufgibt, eine Auswärtsrollung). Der Schielwinkel wechselt häufig; Konvergenz- und Divergenzschielen sind gleich häufig. *Ätiologie:* Geburtstrauma, Asphyxie des Neugeborenen mit gleichzeitigen Läsionen des Zentralnervensystems.

- *Besondere Schielformen*

– *A- und V-Schielformen: Definition:* Konkomitierendes Schielen bedeutet eigentlich Konstanz des Schielwinkels in allen Blickrichtungen. A- und V-Strabismus sind Ausnahmen von dieser Regel:

- bei der *A-Schielform* stehen die Bulbi beim Blick nach oben näher beieinander als beim Blick nach unten (Abb. 266);
- bei der *V-Schielform* stehen die Bulbi beim Blick nach oben weiter auseinander als beim Blick nach unten.

Diese blickrichtungsabhängige Inkomitanz der Schielwinkel muß per definitionem 5° überschreiten. Sie kann sowohl beim Konvergenz-

als auch beim Divergenzschielen vorkommen, aber auch kombiniert sein: etwa bei Blick nach oben Konvergenz, beim Blick geradeaus Parallelstand und beim Blick nach unten Divergenz.

Vorkommen: 12,5 bis 50% aller Schielformen, bei kongenitalem Strabismus besonders häufig. *Ätiologie:* die Exkursionsachse zur Hebung und Senkung der Bulbi ist nicht horizontal, sondern gekippt. Zusätzlich ist die Kraft der Vertikalmotoren für die seitlichen Blickbewegungen nicht ganz ausbalanciert.

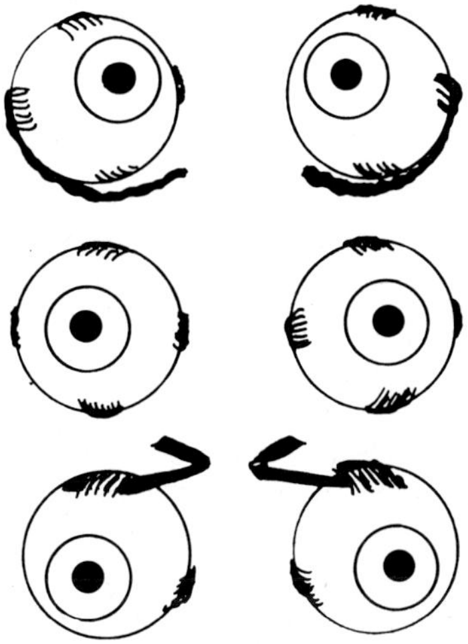

Abb. 266. A-Syndrom

– *Retraktionssyndrom* nach Stilling–Türk–Duane: *klinisches Bild:* Fehlen der Abduktion, Einschränkung der Adduktion des Schielauges. Bei Adduktion kommt es zur Retraktion des Bulbus und zur Verengung der Lidspalte. Selten Amblyopie, da beim Blick geradeaus und in Richtung des gesunden Auges normale Fusion besteht. Beim Blick in Richtung des paretischen Auges wird exkludiert. *Ätiologie:* Innervationsstörung = Koinnervation (= gleichzeitige Innervation) von M. rectus externus und internus.
– *Angeborene einseitige Heberparese:* Die Blickrichtung nach oben und geradeaus wird vermieden, nach unten besteht Fusion, der Kopf wird kompensatorisch nach hinten getragen und das Kinn vorgestreckt.
– *Sehnenscheidensyndrom des M. obliquus superior nach Brown:* imponiert als Parese des M. obliquus superior: das Auge kann bei Adduktion nicht über die Horizontale gehoben werden. Zeitweise funktioniert allerdings die Hebung. Bei Blick geradeaus und nach unten besteht Fusion. *Pathogenese:* Sehnenveränderung des M. obliquus superior, die das Durchgleiten der Sehne im Gebiet der Trochlea erschwert.

• *Untersuchungsgang beim Schielen*

– Inspektion, Skiaskopie unter Zykloplegie (z.B. Atropin), Prüfung der Sehschärfe, Covertest, Untersuchung des Binokularsehens auf

Suppression und anomale Korrespondenz, Motilitätsprüfung, Fixationsprüfung.

Therapie beim Schielen: Behandlungsziel = wichtiger als der kosmetische Aspekt ist ein optimales (funktionelles) Binokularsehen.

– *Atropinskiaskopie* und *Vollkorrektur* der Hyperopie und des Astigmatismus (damit wird die akkommodative Komponente des Schielens ausgeschaltet). Bei hochgradigen Anisometropien (z.B. einseitige Aphakie): Kontaktlinsenkorrektur. Myopien werden geringgradig (0,5 bis 0,75 Dptr.) unterkorrigiert.

– Sobald das Kind optisch adäquat auskorrigiert ist, wird der übrige *Behandlungsweg in 3 Etappen* zurückgelegt:

- Pleoptik
- Stellungskorrektur
- Orthoptik

– *Amblyopiebehandlung (= Pleoptik):* zur Erzielung eines möglichst guten Sehens auf beiden Augen: Ausschaltung des Seheindruckes des führenden Auges durch: Atropinisation, Brillenokklusion, faziale Okklusion mit einem Okklusionsverband oder mit dunklen Dauertragkontaktlinsen.

Bei zentraler Fixation des amblyopen Auges in Form der Dauerokklusion des fixierenden Auges, bei exzentrischer Fixation des amblyopen Auges durch alternierende Okklusion, um nicht die exzentrische Fixation zu festigen.

Sobald die exzentrische Fixation und die Amblyopie geheilt ist, wird in einem *zweiten Schritt* die *Stellungskorrektur* vorgenommen, die Voraussetzung für ein normales Binokularsehen ist. Die Stellungskorrektur kann durch Prismengläser oder, in den meisten Fällen, durch die *Schieloperation* erzielt werden: *Ziel* der Schieloperation = Parallelstand der Bulbi = *Orthostellung.*

Zeitwahl:

- bei kongenitalem Schielen = 2. Lebensjahr;
- bei Auftreten des Schielens im 2. Lebensjahr (= 80%) = zwischen 2. und 4. Lebensjahr;
- bei Schieloperationen nach dem 6. bis 10. Lebensjahr sind nur mehr kosmetische, nicht mehr funktionelle Erfolge für das Binokularsehen zu erwarten.

• *Prinzipien der Schieloperation*

- muskelschwächende Eingriffe: Rücklagerung, Verlängerung (durch Einschneiden), Tenotomie (Abtrennung der Sehne an der Sklera)
- muskelstärkende Eingriffe: Resektion (= Verkürzung), Vorverlagerung des Ansatzes und Kombination der beiden Komponenten.

Über das Ausmaß der Muskelschwächung bzw. Muskelstärkung gibt der Schielwinkel Auskunft. Daraus werden ebenso Richtlinien mit Millimeter-Angaben für die einzelnen Operationsschritte abgeleitet, wie für die Entscheidung, ob die Muskeln eines Auges (Synergist, Antagonist) oder die Muskeln beider Augen (z.B. beide bilateralen Synergisten) operiert werden sollen. Als *Operationsergebnis* wird meist ein Mikrostrabismus erzielt.

– Nach Beseitigung der Stellungsanomalie der Bulbi setzt der *3. Behandlungsschritt* ein: die *Normalisierung der binokularen Zusammenarbeit (= Orthoptik). Ziel* = normales Binokularsehen = restitutio ad integrum. Die orthoptischen Schulungsbehandlungen des Binokularsehens werden am Synoptophor in Form von „Korrespondenz"- und „Fusionsübungen" durchgeführt. Die Prognose für die Heilung des Schielens hängt, unter der Voraussetzung der adäquaten Behandlung, weitgehend von der Schielform ab.

b) Strabismus paralyticus (= Lähmungsschielen)

Definition: Schielursache = Einschränkung der Motilität der Augen durch innervatorische Störungen. Inkomitanz des Schielwinkels. *Klinisches Bild:* (unvollständige Lähmung = Parese, vollständige Lähmung = Paralyse). Führendes subjektives Symptom = *Diplopie.*

Objektive Symptomatik

- Bewegungseinschränkung des paretischen Muskels
- Bewegungsüberschuß des gleichseitigen Antagonisten
- der sekundäre Schielwinkel ist größer als der primäre (Abb. 267)

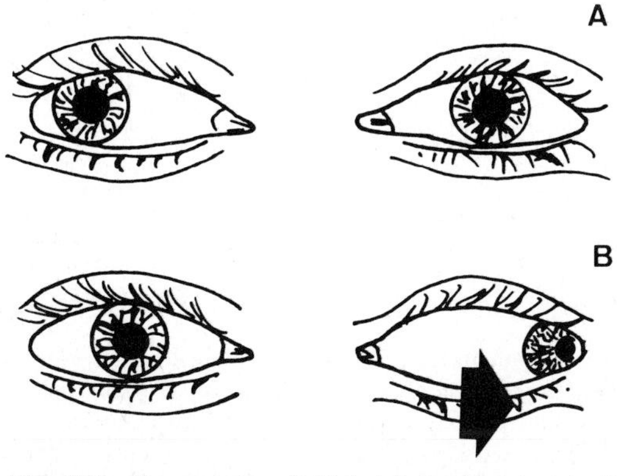

Abb. 267. Der primäre Schielwinkel **(A)** ist stets kleiner als der sekundäre Schielwinkel **(B)** am Beispiel eines paralytischen Divergenzschielens des rechten Auges. In **A** fixiert das linke, in **B** das rechte Auge

– Inkonstanz des Schielwinkels
– kompensatorische Zwangshaltung des Kopfes zur Vermeidung der Diplopie.

Bei *langdauerndem Lähmungsschielen* kommt es zur Überfunktion des kontralateralen Synergisten und zur Unterfunktion des kontralateralen Antagonisten.

• *Untersuchungsgang beim Lähmungsschielen* (Abb. 268):

– Motilitätsprüfung in allen 9 Hauptblickrichtungen
– Bestimmung der Doppelbilder durch eine Rot- (rechtes Auge) Grün-Brille (linkes Auge) und Vorhalten einer strichförmigen Lichtquelle in allen 9 Hauptblickrichtungen. Der Patient gibt jeweils an, ob er ein oder zwei Lichter sieht und in welcher Richtung der Abstand der beiden Lichter am größten ist. Diese Richtung entspricht der Wirkungsrichtung des gelähmten Muskels

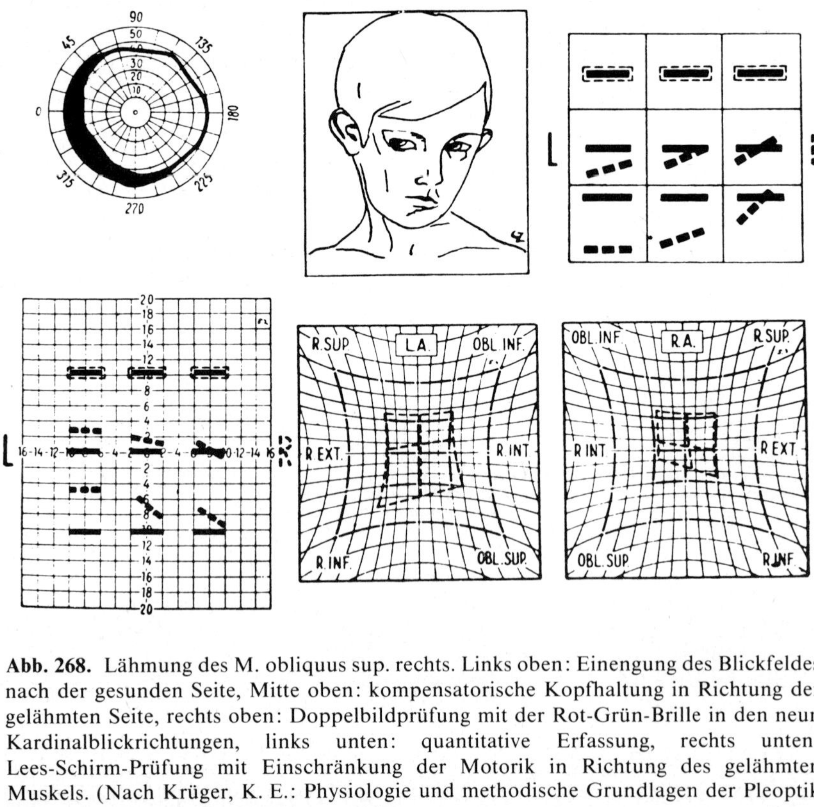

Abb. 268. Lähmung des M. obliquus sup. rechts. Links oben: Einengung des Blickfeldes nach der gesunden Seite, Mitte oben: kompensatorische Kopfhaltung in Richtung der gelähmten Seite, rechts oben: Doppelbildprüfung mit der Rot-Grün-Brille in den neun Kardinalblickrichtungen, links unten: quantitative Erfassung, rechts unten: Lees-Schirm-Prüfung mit Einschränkung der Motorik in Richtung des gelähmten Muskels. (Nach Krüger, K. E.: Physiologie und methodische Grundlagen der Pleoptik und Orthoptik. Leipzig: G. Thieme. 1967)

– die quantitative Erfassung des Ausmaßes von Augenmuskellähmung (bei einer Verlaufskontrolle!) geschieht an einem Projektionskoordimeter (z.B. Lees-Screen) durch Bestimmung des Blickfeldes beider Augen. Das Blickfeld ist in der Funktionsrichtung des gelähmten Muskels stets eingeschränkt.
– Elektromyographie (EMG) zur Registrierung der Aktionspotentiale der Augenmuskeln.

- *Ätiologie des Lähmungsschielens*

– orbitale Prozesse (Traumen, Tumoren, Entzündungen etc.)
– Prozesse in der Fissura orbitalis superior (Keilbeinmeningeome, Karotisaneurysmen etc.) und des Sinus cavernosus
– Prozesse an der Schädelbasis (Frakturen, Blutungen, Meningitis, Enzephalitis, Aneurysmen etc.)
– Prozesse in den Nervenbahnen zwischen Schädelbasis und Kerngebiet = faszikuläre Lähmungen (Tumoren, vaskuläre Insulte, MS etc.)
– Prozesse im Kerngebiet = nukleäre Lähmungen (Enzephalitis, Poliomyelitis, MS, Lues, Tumoren, vaskuläre Insulte, Intoxikationen etc.)
– Prozesse im Gebiet der Verbindungsbahnen der einzelnen Hirnnervenkerne (= im Längsbündel) = internukleäre Lähmungen (MS, Lues) → Blickparesen
– Prozesse im Bereich der supranukleären Assoziationsbahnen, der Blickzentren im Hirnstamm oder im Cortex (vaskuläre Insulte, Tumoren, MS, Enzephalitis). Folge davon sind Blicklähmungen (S. 442).

- *Häufige Augenmuskellähmungen*

– *Parese des M. rectus externus* (= 18% aller Augenmuskelparesen) = Abduzensparese (N. abducens = VI. Hirnnerv): eingeschränkte Abduktion, Doppelbilder nur bei intendierter Abduktion des gelähmten Auges. Kompensatorische Kopfwendung zur Seite des gelähmten Auges hin.
– *Parese M. obliquus superior* (= 44% aller Augenmuskelparesen) = Trochlearisparese (N. trochlearis = IV. Hirnnerv): Maximum der Diplopie, wenn das Auge in Adduktion gesenkt und Einwärtsrollung beansprucht wird. Kompensatorisch wird der Kopf zur Schulter des nichtgelähmten Auges geneigt. Bei Kopfneigung zur Seite des paretischen Auges hin tritt eine Höhenabweichung und Einwärtswendung des gelähmten Auges bei Fixation mit dem gesunden Auge auf (= Kopfneigetest nach Bielschowski) (Abb. 269).

- *Okulomotoriusparese* (= 38% aller Augenmuskelparesen):
  - Ptosis (durch Parese des M. levator palpebrae)
  - Abduktion (durch Parese des M. rectus internus und Überwiegen des Tonus des M. rectus externus)
  - komplette Okulomotoriusparese = Mitbeteiligung der intraokulären Muskel: des M. sphincter pupillae (weite, lichtstarre Pupille) und des M. ciliaris (Akkommodationslähmung)
  - gelegentlich ist nur der
    M. rectus superior
    M. rectus internus
    M. rectus inferior oder
    M. obliquus inferior isoliert gelähmt.

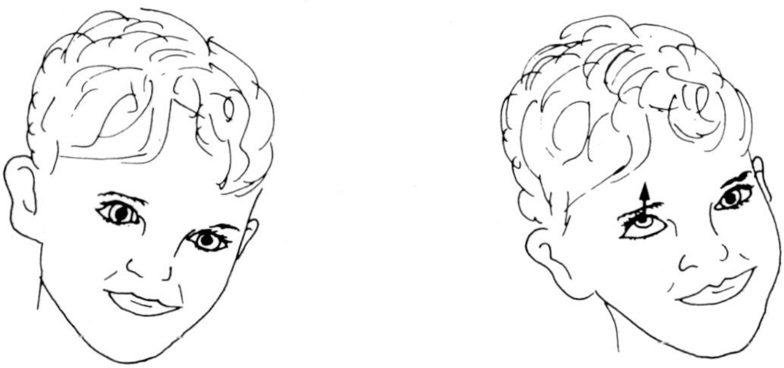

Abb. 269. Kopfneigetest nach Bielschowsky bei Lähmung des rechten M. obliquus superior

- *Nichtneurogene Lähmungen der Augenmuskeln*

a) *Blowout-Fraktur* der Orbita mit Einbruch des Orbitabodens und Einklemmung des M. rectus bzw. obliquus inferior im Frakturspalt nach schwerem stumpfem Trauma der Orbita.

b) *Myopathien:*

- bei hoher Myopie (Hemmung der Abduktion)
- bei Hyperthyreose (Hemmung der Hebung)
- bei Myositis (siehe Orbita, S. 415)
- bei Myasthenia gravis (Tensilontest, EMG).

- *Blickparesen: Definition:* Einschränkung der gleichsinnigen Bewegungen beider Augen in eine bestimmte Blickrichtung *ohne Diplopie. Ursache:* supra- (= Assoziationsbahnen) oder internukleäre (hinteres Längsbündel) Läsionen. *Klinisches Bild:* horizontale Blicklähmung: Unvermögen mit beiden Augen nach rechts oder links zu blicken, meist mit horizontalem Rucknystagmus; vertikale

Blicklähmung: Unvermögen mit beiden Augen nach oben oder unten zu blicken, meist mit vertikalem Rucknystagmus und mit Störung der Akkommodation bzw. Konvergenz (Parinaudsches Syndrom). Hier besteht nicht selten Diplopie; häufigste Ursache: angeboren.

- *Therapie der Augenmuskellähmungen*

- allgemein medizinische Behandlung des Grundleidens durch den Neurologen, Internisten oder Otorhinologen
- spezifisch augenärztliche Therapie
  - da viele Augenmuskelparesen spontan heilen oder sich bessern, sollte man mit operativen Eingriffen 1 Jahr zuwarten
  - Operationsplan: Verstärkung des gelähmten Muskels, kombiniert mit einer Schwächung der Antagonisten oder des kontralateralen Synergisten. Bei totaler Parese des M. rectus externus kann jeweils ein Drittel des M. rectus superior und inferior an den Ansatz des M. rectus externus verpflanzt werden (= Pfropfungsoperation nach Hummelsheim).

- *Nystagmus*

Definition: Augenzittern (gr. nystazein = nicken), ein Zustand, bei dem die Augen nicht ruhiggehalten werden können, sondern zitternde Bewegungen ausführen. *Prinzipielle Ursachen* liegen beim visuellen Eingang, beim labyrinthären Eingang oder im Zentrum, wo diese Einflüsse, die zur Stabilisierung und Regulation der Augenbewegungen beitragen, verarbeitet und koordiniert werden.

Arten des Nystagmus: horizontaler, vertikaler, rotatorischer Nystagmus; Pendelnystagmus (Hin- und Herbewegung = gleichlang) bzw. Rucknystagmus (eine rasche und eine langsamere Bewegungskomponente).

a) Physiologischer Nystagmus:

- optokinetischer oder „Eisenbahnnystagmus“
- vestibulärer, kalorischer- und Drehnystagmus.

b) *Pathologischer Nystagmus:*

- *Kongenitaler Nystagmus* = meist okulären Ursprungs; meist Rucknystagmus, seltener Pendelnystagmus, manchmal Übergang von einer in die andere Nystagmusform. Meist Amblyopie beider Augen durch Nichterlernen der zentralen Fixation innerhalb der ersten Lebensmonate.
- *Labyrinthär-vestibulärer Nystagmus:* bei Erkrankungen des Labyrinths oder des N. vestibularis: meist horizontaler Rucknystagmus + Drehschwindel.
- *Zentraler Nystagmus:* durch Schädigung des Vestibulariskerngebietes in der Brücke oder seiner Verbindungsbahnen zum Kleinhirn bzw. zu den Augenmuskelkernen (Intoxikationen, Traumen, vaskuläre Insulte, Enzephalitis, MS, Tumoren etc.) = nur bei Blickbewegungen auftretender, vorwiegend horizontaler Rucknystagmus mit rotatorischer Komponente

  - ein Vertikalnystagmus findet sich besonders bei Läsionen der 4-Hügel-Region und des Kleinhirnwurms
  - ein rotatorischer Nystagmus bei Läsionen der Medulla oblongata.
- *Muskelparetischer Nystagmus:* bei Augenmuskelparesen (die rasche Bewegungskomponente entspricht dem einschießenden Innervationsimpuls).
- *Blickparetischer Nystagmus:* (siehe Blicklähmungen, S. 442).

Sachverzeichnis

Abdecktest = Covertest 426ff
Ableitende Tränenwege: Untersuchungsmethoden 98
Abriß des Tränenröhrchens 89, 102
Absolute Pupillenstarre 407
Aceclidinum-Glaukostat 287
Achromatopsie 38, 40, 376
Achsenhypermetropie 17
Achsenmyopie 18, 167–169
Adaptationskurve 36, 37
Adaptometer = Nyktometer 36, 37
Adaptometrie 36, 37
Adenoma sebaceum (M. Pringle) 380
Adenoviren 114ff
Adenoviruskonjunktivitis 111
Aderhaut = Chorioidea 3, 185ff
–, Anatomie 185ff
–, Dehnungsherde 19
–, Embryologie 187
–, Hämangiom 225
–, Kolobom 190, 192
–, malignes Melanom 228
–, Nävi 224
–, Physiologie 187
Aderhautatrophie 219
–, zentrale areoläre 219, 367
–, zirkumpapilläre 19
Aderhautprolaps 223
Aderhautruptur 220, 221, 378
Aderhauttumoren 370
Adie-Syndrom 211
Adrenalintherapie beim Glaukom 288
AIDS 203, 204
Akkommodation 14, 20, 26, 233, 236, 407, 435
–, muskuläre 184
Akkommodationsapparat 3
Akkommodationsbereich 14
Akkommodationsbreite 14, 16, 17, 27
Akkommodationskrampf 15, 18
Akkommodationslähmung 442
Akkommodationsmechanismus 15
Akkommodationsstörung 443
Akkommodativer Strabismus convergens 17
Aktinomykose 102, 111, 415
Aktinomyzeten 147
Akute toxische Epidermiolyse (Lyell-Syndrom) 122
Akuter Glaukomanfall 247, 280ff
Albinismus 194
Alkaptonurie 159
Allergische Konjunktivitis 118
Amaurosis fugax 61
Amaurotische Pupillenstarre 404, 406
„Amaurotisches Katzenauge“ 315, 316
Amblyopia ex anisometropia 25
– ex anopsia 25
Amblyopie 428, 436
Ametropie 16, 113
–, Konjunktivitis 123
Amyloiddegeneration der Hornhaut 159
Anaphylaktische und atopische Konjunktivitis 120

Anatomie des Auges, Überblick 1
Aneurysma der Arteria carotis 405
– der Orbita 416
Angioid streaks 211, 370, 377, 389
Angiomatosis retinae (Hippel–Lindau) 316, 350, 352, 362, 373, 379, 401
Angiopathia retinae traumatica (Purtscher) 377
Aniridie 188, 293
Aniseikonie 25
Aniseikonieproblem bei Aphakie 289
Anisokorie 406
Anisometropie 24, 25, 435, 436
Anomaliezentrum 431
Anomaloskop (Nagel) 40
Anophthalmus 412
Aortenbogensyndrom 397
Aphakie 21, 265
–, kongenitale 242
Apoplexia papillae 396
Applanatio corneae 25
Arachnoidosis optochiasmatica 396, 405
Arborvirenkonjunktivitis 117
Arcus senilis 156
Argentumkatarrh 110
Argyrose 123, 160
Arm-Retina-Zeit 57
Arrhegmatische Netzhautabhebung 360
Arteria angularis 64
– carotis ext. 64
– carotis int. (Stenose) 61
– centralis retinae 6, 329 ff
– frontalis 64
– hyaloidea 303, 388
– lacrimalis 64
– ophthalmica 4–6, 329, 386
– – (Druckmessung durch Ophthalmodynamometrie) 60, 61
– supraorbitalis 61
– supratrochlearis 61
– temporalis 64
Arteriitis temporalis (Horton) 61, 396, 397
Arteriovenöse Fisteln der Orbita und Glaukom 292
Aspergillose 394
Aspergillus fumigatus 147, 204
Asthenopie 432
–, akkommodative 18, 23
Astigmatismus 22–24
– der Hornhaut 23, 24
– der Linse 24
–, regulärer 22
Athalamie 285
Atombombenstar 255
Atrophia bulbi 175, 206, 315
– gyrata 219, 366
Atropin 120
Aufdecktest = Unconvertest 427
Auflösungsvermögen 13
Auge, Embryologie 9
–, Gefäßsystem 4
–, Physiologie 12
–, rezeptorischer Apparat 3
Augenbecher 9, 178, 186, 187
Augenbecherspalte 190, 191, 244, 331
Augenblase 9
Augengrube (Sehgrube) 9
Augeninnendruck, Physiologie 266
Augenlider, Embryologie 11
Augenmuskelgleichgewichtsstörung 113
Augenmuskeln, äußere 3, 423, 424
–, –, Innervation 424
Augenspalte, fetale 9
Augenspiegeln im aufrechten Bild 48, 49
Augenspiegeln im umgekehrten Bild 49
Avulsio nervi optici 399
Axenfeldsyndrom 193, 194, 293

Bacterium folliculosis 113
Basaliom 87, 89
Becherzellen 63
Behčet-Syndrom 198, 205, 394
Bellsches Phänomen 74, 78, 183
Bergmeisterpapille 303, 386
Berlinsches Ödem 363, 377
Bestsche Makuladystrophie 367, 369, 376
Betablockertherapie beim Glaukom 288
Bewegungseinschränkung des Bulbus 204
Bilharziose 118
Bindehaut 103ff
–, Anatomie 103
–, Einlagerung von Fremdstoffen 123
–, Embryologie 104
–, Erkrankungen, Übersicht 106–108
–, Physiologie 103
–, Untersuchungsmethoden der 106
–, Zirkulationsstörung der 127ff
Bindehautabstrich 106
Binokularsehen 28, 30
–, Entwicklung 426
–, Störungen 432ff
–, Untersuchungsmethoden 426, 427
Biometrie (Echobiometrie) 56, 259
Biphakie, kongenitale 243
Bipolarzellen 42
Bitôtsche Flecke 153
Bjerrumskotom 274
Blastomyces 118
Blaue Skleren 172
Bleivergiftung des Sehnervs 398
Blepharitis 111
– chronica 18
– squamosa 68, 432
– ulcerosa 69
Blepharochalasis 80
Blepharoconjunctivitis angularis 111
Blepharokonjunktivitis 89
Blepharospasmus 109
Blickbewegungen 425
Blickfeld 35, 441
Blickparese 441, 442
Blow-out-Fraktur 442
Blut-Retina-Schranke 56, 327, 328, 386
Boecksche Sarkoidose 94, 198, 199
Botulismus 407
Brachydaktylie 240, 241
Break-up-time = BUT 134
Brechungshypermetropie 16
Brechungsmyopie 18
Brucellose 198
Bruchsche Membran 3, 186, 187
– –, Drusen 218, 225
Brückenkolobom der Aderhaut 190
Bullöse Keratopathie 158, 166
„Bull's eye" 376
Buphthalmus 87, 138, 174, 279, 293

Ca-Dobesilat 346
Candida albicans 117, 147, 203, 204, 309
Candidamykose 102, 106
Cataracta anularis 245
– brunescens 250
– centralis pulverulenta 245
– coerulea 247
– complicata 198, 200, 205, 206, 228, 315, 364
– –, atypische 250
– –, typische 250
– cuneiformis 247
– electrica (= Blitz- oder Elektrizitätsstar) 255
– hypermatura 249, 250
– intumescens 247, 248
– lactea 245
– matura 249
– membranacea 245
– nigra 250

– nuclearis 22
– polaris anterior 245
– – posterior 246
– posttraumatica 206, 252
– reducta secundaria 252
– rubra 250
– secundaria 253
– –, Nachstar 255
– senilis bei Diabetes 256
– senilis incipiens 247
– syndermototica 258
– vasculosa 245
– zonularis 244, 245
– – pulverulenta 246
Centrum ciliospinale 8
Cephalosporium 117
Chalazion 71, 89, 156
Chalkosis bulbi 255
Chalkosis corneae 160
Chemose 109, 128, 204, 309, 414, 419
Chiasmaläsionen 405
Chininvergiftung des Sehnervs 398
Chlamydia oculogenitalis 110
Chlamydienkonjunktivitis 112
Cholinesterasehemmer 179, 287
Chorioidea siehe Aderhaut
Chorioideremie 219, 366
Chorioiditis 203
–, Therapie 203
Choriokapillaris 185, 187, 330, 376
„Choriokapillariitis" 377
Chorioretinitis 202, 203, 377
– diffusa 399
Chromatopsien 41
Chrysosis 160
Circulus arteriosus iridis major 5, 178
– – – minor 5, 177
Cleft-Syndrom 221
– und Glaukom 291
Cloquet-Kanal 300, 301
Coccidioides 118
Cockayne-Syndrom 365
Colibakterien 106
Computerperimetrie beim Glaukom 273
Computertomographie 56, 401, 405, 419
Conjunctiva bulbi 103
– fornicis 103
– palpebralis 62
– tarsi 103
Conjunctivitis follicularis 113
– lignosa 111
– sicca 123
– vernalis 113, 119
Conus temporalis 20
Cornea farinata 162
– guttata 157
– plana 138
– verticillata 160
Cornu cutaneum 85
„Cortison-responders" 289, 290
Corynebakterien 106
Cotton-wool-Herde 337, 343, 379, 392, 401
Cover-Test 79, 432, 437
Credesche Prophylaxe 109
Cyanopsie 41
Cyclochorioiditis 201
Cysticercus-Konjunktivitis 118

Dacryoadenitis acuta 94
– chronica 94
–, eitrige 68
Dacryocanaliculitis, Pericanaliculitis 101, 102
Dacryocystitis 412
– acuta 100, 101
– chronica 101
–, eitrige 146
– neonatorum 100, 110
Dacryostenose 100, 101, 134
Dacryo-Zysto-Rhinostomie 100, 101
Dalrymple-Zeichen 417
Degeneration der Bindehaut 123 ff

– der Hornhaut 156ff
Dehnungsherde 20, 373
Denigsche Frühplastik 122
Dermatitis herpetiformis Duhring 122
Dermatophytose 117
Dermoid der Bindehaut 108
– – Hornhaut 162
Dermoidzyste des Lides 84
Desakkommodation 14, 15
Deszemetozele 145
Deuteranomalie 40
Deuteranopie 40
Diabetes mellitus 22, 71, 85, 159, 206, 250, 293
Diabetische Retinopathie 290, 339
– –, floride 346
Diphtherie 94
Diplobazillus Morax-Axenfeld 111
Diplophobie 435
Diplopie 29, 417, 419, 433
–, monokulare 238, 247, 248
Direktes Ophthalmoskop 50
Disjugierte Blickbewegungen 425
Distichiasis 70
Disulfiram-Amblyopie 398
Divergenz 426
Doppler-Ultrasonographie 61
Drehpunkt des Auges 3
Drusen der Bruchschen Membran 367, 369, 370, 377
Drusenpapille 389, 392
Duktionen 425
Dunkeladaptation 36ff
Dunkelzimmerprobe 272
Dysgenesis mesodermalis corneae et iridis (Rieger) 193, 211
Dyskorie 191
Dysplasia auriculo-ocularis (Goldenhar) 413
– der Makula 194
– mandibulo-facialis (Franceschetti) 413
– oculo-mandibulo-facialis (Hallermann-Streiff) 413
Dysraphischer Status 200
Dystrophien und Degenerationen der Uvea 206ff

Echinococcus-Konjunktivitis 118
Echographie 401, 415, 419, 420
Eggersche Linie 289
Ehlers-Danlos-Syndrom 306
Einschlußblenorrhoe 110, 112, 113
Einschlußkonjunktivitis 113
Ektropium 80
– cicatriceum 81
– paralyticum 78, 81, 152
– senilis 80
uveae 207, 210, 224
Elektromyographie 440–442
Elektropathologie 42, 43
Elektrophysiologie 41
Elliot-Trepanation 297
Embryontoxon posterius 140, 193
EMG 415, 440–442
Emmetropie 16
Endo-Epitheldystrophie der Hornhaut (Fuchs) 157
Endokrine Ophthalmo-Orbitopathie 392, 417ff
– – und Glaukom 292
– –, Klassifikation 418
Endophthalmitis 145, 202, 308
–, akute 203
–, Ätiologie 204
– durch Nematoden 316
–, eitrige 147
Endotheldystrophie der Hornhaut 159
Endothelzellmikroskopie der Hornhaut 48, 157
Enophthalmus 75
Enterokokken 308
Entropium 69, 81
– cicatriceum 83, 113

–, kongenitales 83
– senile 82
Enzephalitis 441
Enzephalozele 413
EOG 41, 42
Epiblepharon 83
Epidermiolysis bullosa hereditaria 122
Epikanthus – Mongolenfalte 79, 430, 431
Epiretinale Gliosen, primäre 309
Episkleritis 156, 172, 173
Epithelinvasion und Glaukom 291
Epstein-Barr-Viruskonjunktivitis 117
ERG 41, 329, 364, 367, 369, 370, 376
Erosio corneae 140, 141
Erosion der Hornhaut, rezidivierende 141
Erwachsenenblenorrhoe 110
Erysipel 66
Erythema exsudativum multiforme (Fuchs, Stevenson Johnson) 120, 122
Escherichia coli 204, 309
Ethambutol-Amblyopie 398
Eversio puncti lacrimalis 80, 102
Exfoliatio lentis 243
Exkavation der Papille 399, 400, 405
–, randständige 286
Exophthalmometrie (Hertel) 419
Exophthalmus 79, 204, 413
–, intermittierender 417
–, maligner 128
–, pulsierender 416
Exsudative Netzhautabhebung 360–362

Familiäre amaurotische Idiotien 366
Farbensinn 38
Farbfleckverfahren nach Farnsworth 39
Farbwahrnehmung, Theorien 38
Fasciculus longitudinalis medialis 424
Fermentglaukom 291
Fernpunkt 16, 21
– der Akkommodation 14
Fettdegeneration der Hornhaut 159
Fettembolie 379
„Feuerlamelle" 242
Fibrom-Neurofibrom des Lides 87
Fissura orbitalis superior 5, 7
Fistulierende Glaukomoperation 18, 297
Fixation 431, 432, 434
Fixationsarten 432
Fixierskotom 430, 431, 435
Fleckige Hornhautdystrophie 161, 162
Fluchtschielen 435
Fluorescein-Färbung der Hornhaut 136, 141
Fluorescein-Verdünnungstest 96
Fluoresceinversuch 98
Fluoreszenzangiogramm 218 ff, 394, 395
Fluoreszenzangiographie 56, 228, 331, 370, 373
Follikel der Bindehaut 109
Follikuläre Konjunktivitis 117
Follikularkatarrh 118
Foramen opticum 6
Fovea, dominante progressive Dystrophie der 367
Frühskotome, Glaukom 274
Fuchssche Dellen 156, 157
– Hornhautdystrophie 158, 166
Fuchsscher Fleck 19, 20, 373
Fundus flavimaculatus 367
– hypertonicus 392
– myopicus 19
Funktionsprüfungen der Tränensekretion 95
Fusion 25, 28–30, 436
– bei Aphakie 259

–, muskuläre 428
Fusionsbreite 29
Fusionseinstellung 428
Fusionsschwäche 123
–, Konjunktivitis bei 123
Fusionsübungen 439
Fusionszwang 29

Galaktosämie 246
Ganglion ciliare 8
– –: Radix brevis 8
– –: Radox longa 7
– semilunare Gasseri 7, 66, 117, 145, 152
Ganglienzellschicht 42, 324
Gefäßbändchenkeratitis 155
Gefäßerkrankungen (Fluoreszenzangiogramm) 57
Gefäßneubildungen der Netzhaut 343, 348, 350
Gesamtastigmatismus 24
Gesichtsfeld 34, 35
–, Perimetrie 30
Gesichtsfeldausfälle 33
– beim Glaukom 273
Gesichtslinien 29
Gicht 159
Giffordsches Zeichen 417
Gittrige Hornhautdystrophie 161, 162
– Netzhautdegeneration 356
Glaskörper 300ff
– bei Amotio retinae 313
–, Amyloidose 306
–, Anatomie 300, 301
–, Embryologie 11, 301
–, Erkrankungen, Übersicht 302, 303
–, Fossa patellaris 300, 301
–, Physiologie 302
–, primärer 301
–, sekundärer 301
–, tertiärer 302
– nach Trauma 317, 318
– bei Uveitis 317
Glaskörperabhebung, hintere 20, 300, 305ff, 308
–, –, mit Kollaps 360
–, vordere 306
Glaskörperabszeß 204, 308, 309, 316
Glaskörperbasis 182, 301, 323
Glaskörperblutung 56, 306, 313, 316
Glaskörperchirurgie 319ff
Glaskörperdestruktion 305
Glaskörpereinblutungen 307, 308
Glaskörperkollaps 306
Glaskörperprolaps 222, 223
Glaskörperraum 2, 3
Glaskörperrinde 300
Glaskörpertamponade 361
Glaskörperverflüssigung 305
Glaskörperverlust in der Kataraktchirurgie 261
Glaucoma capsulare 242, 290
– chronicum 175
– – simplex 285
Glaukom 138, 159, 266ff
–, akutes 397
–, Gesichtsfeld 33
–, (spät)juveniles 289
–, Klassifizierung, Übersicht 270, 271
–, kongenitales 278, 279, 292ff
–, „Kortisonprovokation“ 290
– ohne Druck 293
–, okuläre Hypertension 279
–, phakolytisches 206, 239
–, Therapie 294ff
–, Widerstandshochdruck 267
Glaukomatöse Exkavation 275, 280
– – bei Myopie 289
– Optikusatrophie 275, 276, 280, 293
Glaukomato-Zyklitische Krisen (Posner-Schlossmann-Syndrom) 290
Glaukomflecken = Cataracta disseminata subepithelialis acuta (Vogt) 250, 251, 279

Glaukomoperation 294ff
Glaukompapille 405
Glaukomschäden des Auges 279, 280
Gliome der Netzhaut 316, 383
– des Sehnervs 401
Goldmannsches Dreispiegelglas 50, 51
Gonioskopie 277, 278, 286, 289
Goniotomie 295, 296
Goniotrepanation 297
Gonoblennorrhoe 113
– adultorum 109
– neonatorum 109
Gonokokken 109, 110
Gonorrhoe 94, 198, 246
Graefesches Zeichen 417
Gregg-Syndrom 246
Grippe 246
Grubenpapille 390
Gürtelförmige = bandförmige Hornhautdegeneration 158, 159

Haabsche Linien 138, 293
Haller-Zinnscher Gefäßkranz 5
Halo glaucomatosus 275
Hämangioma cavernosum der Bindehaut 128
– – des Lides 86
– simplex der Bindehaut 128
– – des Lides 86
– der Aderhaut 86
– der Orbita 421
Hämolytisches Glaukom 291
Hämophthalmus 176, 208
Hämorrhagische Konjunktivitis 117
Hämosiderotisches Glaukom 291
Harte Exsudate 337, 343
Hasnersche Falte 11
– Klappe 11, 100, 110
– –, Durchstoßung 99
Heberparese, angeborene 437
Helladaptation 36
Hemeralopie 37, 153, 364
Hemianoptische Pupillenstarre 405
Hemianopsie 35
Henlesche Faserschicht 325, 370
Hepatitis 246
Hereditäre zerebromakuläre Thesaurismosen 366, 367
Heredodystrophien der Hornhaut 140, 161, 162, 165, 166
– der Makula 367
Herpes corneae 141, 142, 165
– –, Katarakt 250
– oculi 143
– simplex 198, 246
Herpes-simplex-Virus 135, 354
Herpeskeratitis-Endotheliitis 143
–, stromale Form 144
Herpeskonjunktivitis 117
Herpesuveitis (Iridozyklitis) 143, 144
Herpesvirus 155
Herpetische Keratouveitis 143
– – und Glaukom 291
Heterochromia complicata (Fuchs) 200
Heterochromie-Zyklitis (Fuchs) 290
Heteronyme Anopsie 35
Heterophorie 427, 432, 435
Heufieberkonjunktivitis 118
Heuschnupfen-(Pollenallergie-) Konjunktivitis 120
Hintere Augenkammer 3
Hinterer Augenpol 2
Hinterkammer 2
Histoplasmose 203
Homonyme Anopsie 35
Homozystinurie 241
Hordeolum 68, 71
Horner-Syndrom 73, 75, 200, 211
Hornhaut, Aesthesiometrie 135
–, Anatomie 131ff
–, bröckelige Dystrophie 161, 162
–, Dioptrik 134
–, Embryologie 132

–, Erkrankungen: Übersicht 136, 137
–, Krümmungsanomalien 137
–, Krümmungsradius 2
–, präkornealer Tränenfilm 133f
–, Röntgennebenwirkung 142
–, Sensibilitätsprüfung 135
–, Tränenfilm 131, 135
–, Untersuchungsmethoden 135, 136
–, Vitalfärbung mit Bengalrosa 136
–, – mit Fluorescein-Na 136
Hornhauterosion, rezidivierende 143
Hornhaut-Kammerwasser-Schranke 132
Hornhautrandentzündung 149
Hornhautrandgeschwür (Ulcus corneae marginale) 149
Hornhautstaphylom, kongenitales 140
Hornhauttrübungen, traumatische 152
Horopter 28, 429
Hruby-Linse 47, 50
Hudson-Stähli-Linie 160
Hutchinsonsche Trias 154
Hyalindegeneration der Hornhaut 159
Hyaloidalgefäße 11
Hydrophthalmus 174, 279, 293, 381
Hypophysenadenom 405
Hypermetropie 1, 16, 17, 26
–, latente 17
–, manifeste 18
–, transitorische 22
Hypermetropisierung bei diabetischer Katarakt 257
Hyperopie 435
Hypersekretionsglaukom 239, 266
Hypertelorismus 412, 432, 433
Hyperthyreose 442
Hyphäma 197, 208, 220, 223, 228, 291, 381
Hypokalzämie, Katarakt 246
Hypophosphatämie, Katarakt 246
Hypopyon 147, 196, 204, 309
Hypopyoniritis 152, 197, 198
Hypopyonkeratitis 145
Hyposphagma 176
Hypotonie 175, 205, 207
Hypotoniesyndrom 392

Impetiginöses Ekzem 66
Impetigo contagiosa 66
Implantationszysten der Bindehaut 129
Implantatlinse 56, 259ff
Indirekte Ophthalmoskopie 51
Influenza 117, 198
Infrarotphotographie 56, 228
Infrarotstar (= Glasbläserstar oder Feuerstar) 255
Intoxikationsamblyopien 398
Intraepitheliales Epitheliom der Hornhaut (M. Bowen) 162
Intraokulare Fremdkörper 378
Intraokularlinsen 259ff
Iridektomie 295
Iridenkleisis 297
Iridodialyse 220, 223
Iridodonesis 238
Iridopathia diabetica 206
Iridoplegie 220, 223
Iridoschisis 211, 212, 278, 285
Iridozyklitis 173, 205, 283
– (M. Still-Chauffard) 158
Iris = Regenbogenhaut 177ff
–, Anatomie 177, 178
–, bombé 195–197, 278, 283
–, Embryologie 178, 179
–, Leiomyome 225
–, malignes Melanom der 225, 226
–, Physiologie 179, 180
Irisanomalien bei kongenitalen Leukomen 193
Irisatrophie 200, 279, 397
–, progressive essentielle 211, 212, 285

–, sekundäre 211
Iriskolobom 190, 191
Irisnävi 224, 226, 228
Irisprolaps 145, 149, 151, 222
Iriszysten 223, 224
Iritis (Iridozyklitis) 195ff
–, akute 195ff
–, Ätiologie 198
–, chronische 197
–, exsudative 197
–, fibrinöse 196
–, granulomatöse 197, 199
–, hämorrhagische 197
–, Klassifikation 196ff
–, Komplikationen 198
–, Okklusionsmembran 196
–, purulente 197
–, seröse 196
–, Therapie 198ff
–, traumatische 220–222
Irvine-Gass-Hruby-Syndrom 261, 317, 370
Ischämie des vorderen Augensegments 397
Ischämiefaktor 207, 210, 313, 348
Ischämische Neuropathien 396ff
– Papillenerkrankungen 400
– Prozesse der Netzhaut und der Papille 61
Isopterenperimetrie 31

Juveniles Glaukom 193, 194

Kalkdegeneration der Hornhaut 159
Kalkverätzung 142
Kammerwasser 181
–, Abflußleichtigkeit 269
–, Endothelschranke 157
Kammerwasserdynamik 267
Kammerwasserproduktion 185
Kammerwinkelbucht, Anatomie 268, 269
–, Embryologie 269, 270
–, Öffnungswinkel, Übersicht 277
Kampimetrie 30
Kapselstar 238
Karboanhydrasehemmer-Therapie bei Glaukom 288
Karzinom der Bindehaut 130
Karotisaneurysmen 441
Karotis-cavernosus-Fisteln 416
Katarakt 138, 244ff, 397
–, „Christbaumschmuck-Katarakt" 257
–, diabetische 256
– bei Galaktosämie 257
– bei Hypokalzämie 257
– durch jonisierende Strahlen 255
–, juvenile 246
–, kongenitale 245
– bei Morbus Wilson 257
– bei Myotonie 257
– bei Neurodermitis 258
– bei Poikilodermie 258
– bei Sklerodermie 258
–, „Schneegestöber-Katarakt" 256, 257
–, Sonnenblumenkatarakt 255
Kataraktchirurgie 258ff
Kataraktoperation 56, 142, 258
Katzenkratzkrankheit 111
Kavernöse Optikusatrophie 280
Kayser-Fleischer-Ring 160, 255
Keratitis 140ff
–, bakterielle 145ff
– dendritica 143
– disciformis 143, 144, 155
– e lagophthalmo 74, 78, 150
– ekzematosa (phlyktänulosa) 154
– fascicularis 119
– filiformis 95, 142, 143
– marginalis 150
– metaherpetica 143
– neuroparalytica 152
– nummularis (Dimmer) 117
– parenchymatosa (= interstitialis) 153

– – e lue connata 153
– phlyktänulosa 155
– punctata superficialis 95, 117, 142, 143, 145, 150, 418
– scrophulosa 155
–, sklerosierende 155
– stellata 143
Keratoconjunctivitis epidemica 115f, 142, 145
– photoelectrica (nivalis) 142
– sicca 95, 142
– scrophulosa (ekzematosa) 118
Keratoglobus 138, 139
Keratokonus 18, 25, 135, 138, 139, 160, 165, 166
Keratomalazie 153, 167
Keratomileusis 167
Keratomykosen 147, 149
Keratophakie 168
Keratoplastik (Not-) 122
– = Hornhauttransplantation 162ff
Keratoprothese 121, 122, 168
Keratoprothetik 167
Keratoskop (Placido) 135
Keratotomie 21, 169
Kernsklerose der Linse 18, 235
Kernstar, angeborener 245
–, seniler 248ff
Kernspintomographie (NMR) 56
Keuchhusten 127
Knotenpunkte 28
Kochersches Zeichen 417
Koch-Weeks-Konjunktivitis 111
Kollagenosen 397
Komitanz 433
Kompensatorische Kopfhaltung 440
Konfusion 430
Kongenitale Netzhautfalten = Ablatio falciformis 334, 335
Konjugierte Blickbewegungen 425
Konjunktivale Injektion 109
Konjunktivitis 109
–, akute profus-eitrige 109
–, bakterielle 109
–, infektiöse 109
– bei Kontaktdermatitis 120
– bei Rosacea 123
Kontaktlinse 21, 23
– bei Aphakie 258, 259
Kontusionstrauma 22
Koordinierte Blickbewegungen 425
Konvergenz, akkommodative 426
–, fusionelle 425
–, Nahpunkt 425
Kopfneigetest (Bielschowsky) 442
Korektopie 191, 192
Korrespondenz, anomale 430, 435, 436
–, normale 426–428
Korrespondenzübungen 437
Korrespondierende Netzhautstellen 28
Kortisonglaukom 289, 290
Kortisonkatarakt 256
Kraniopharyngeom 405
Kranzstar (Cataracta coronaria) 247
Krausesche Drüse 63
„Kreuzungsphänomen“ 329, 335
Kreuzungsstellen 339
Kristalline Hornhautdystrophie 162
Krukenbergspindel 159, 289
Kryopexie der Netzhaut 360, 361
Kugelperimeter 30
Kuhntscher Meniskus 386
Kuhntsches Gliagewebe 390
Kunstlinsentypen bei Aphakie 262ff
Kupferdrahtarterien 335

Lacksprünge 20, 373
Lagophthalmus 77–79, 418
Lamina cribrosa 6
– vasculosa chorioideae 185
Lappen-(Hufeisen-)Risse der Netzhaut 357
Lawrence-Moon-Bardet-Biedl-Syndrom 365

Lees-Schirmprüfung 440, 441
Lensektomie 206, 261
Lenticonus anterior et posterior 18, 25, 244
Lepra 153, 155, 198, 199
Leptospirosen 198
Leukämie 94
Leukokorie = Pseudogliom 315, 316
Leukom der Hornhaut 145, 147, 152, 194
–, kongenitales 140, 193
–, vaskularisiertes 149, 166, 167
Leukoplakie der Bindehaut 129, 130
Levatormuskelaponeurose 62
Lichtreaktion, direkte 406, 407
–, indirekte 406, 407
–, konsensuelle 406, 407
Lichtsinn 35
Lidabriß 89
Lidabszeß 68, 70
Lidblatt, äußeres 62
–, inneres 62
Lidemphysem 68, 89
Lider 3, 62 ff
–, Ektropionieren, einfaches 106
–, –, doppeltes 106
–, – des Oberlides 104, 105
–, Embryologie 64
–, Erkrankungen, Übersicht 64, 65
Lidhämatom 68, 89
Lidkolobom 79
Lidödem, allergisches 68
Lidranderkrankungen 68 ff
Lidtumoren 84 ff
Lidverletzungen 89, 90
Ligamentum hyaloideo-capsulare = Wiegersches Ligament 300, 301
Limbustumoren 164
Lindnersche Mischung 199
Linse 3, 233 ff
–, Altersveränderungen 237
–, Anatomie 334 ff
–, Brechungsmyopie 238
–, echte Kapselabschilferung 242
–, Embryologie 11, 235
–, Erkrankungen, Übersicht 236, 237
–, hintere Schalentrübung 248
–, Kapselverdickung 237
–, Kernsklerose 238
–, Kernverdichtung 238
–, Physiologie 235, 336
– und Winkelblockglaukom 233
Linsenakkommodation 15
Linsenbläschen 11, 235
Linsengrübchen 11, 235
Linsenkolobom 190, 244
Linsenluxation 138, 228
–, Hypersekretionsglaukom 241
–, Netzhautabhebung 241
–, posttraumatische 241
–, Sekundärglaukom 241
Linsennähte 235
Linsenplatte 9
Linsensubluxation 237 ff, 238 ff, 293
–, Glaukom 283
Lipodermoid der Bindehaut 108
Listeriosen 198
Loa-Loa-Konjunktivitis 118
Lues 94, 111, 153–155, 198, 203, 246, 415, 441
–, Neuro- 396
Lyell-Syndrom 122, 142
Lymphangiektasia haemorrhagica 129
Lymphangiom der Bindehaut 128
Lymphogranulom 94
Lymphogranuloma venereum 153
Lymphopathia venerea 112

Maculae eccematosae (Fuchs) 119
Macular pucker (= Zellophanmakulopathie) 310
Madarosis 69
Makroglobulinämie 96
Makrophagenglaukom 291
Makroskopische Inspektion 44

Makula, gruppenartige Pigmentierungen 367
–, mikrozystische Degeneration 218
–, Pseudotumor, seniler 218
–, Schichtloch 218
–, schmetterlingsförmige Pigmentdystrophie 367
Makuladegeneration, dominante juvenile 367
–, senile 213
–, vitelliforme 367
Makuladystrophie, pseudoinflammatorische (Sorsby) 367
Makulaloch 377, 378
Makulaödem, zystoides 198, 201, 218, 261, 265, 288, 341, 367, 370, 371, 377, 390
Makuläre Lipoideinlagerungen 370
Makulopathien 366 ff
–, choriokapillären Ursprungs 213
–, diabetische 344 ff
–, Gesichtsfeld 33
–, posttraumatische 377
– durch Rubeolen 377
–, scheibenförmige 211, 219, 373
–, –, Pathogenese 216, 217
–, senile 213, 376
–, –, einfache „trockene Form" 213
Makulopathia solaris 377
–, toxische 376
–, zystoide 364, 370, 371
Malignes Melanom 317, 400, 401
– der Bindehaut 130
– des Lides 89
Marchesani-Syndrom 240
Marfan-Syndrom 211, 306
– und Arachnodaktylie 240
Markhaltige Nervenfasern 388, 389
Martegiani-Ring 300, 301, 305
Masern 66, 94, 117, 198, 246
Medulloepitheliom = Diktyom 317, 388, 401
Megalokornea 138, 292
Megalophthalmus 138
– anterior 293
Meibomsche Drüse 63
–, Kalkinfarkte 125
Melanoma uveae 362
Melanome der Aderhaut 308
Melanophagen-Glaukom 291
Melanose, kongenitale 194
Melanosis conjunctivac 130
– sclerae 172
Melanozytom 400, 401
Membrana epipapillaris 388
– limitans interna retinae 7
– pupillaris persistens 189, 190
Meningiome 405
– des Sehnervs 401, 421
Meningitis 394, 441
Meningoenzephalitis 396
Meningoepitheliom 402
Meningokokken 204
Meningozele 413
Mesopisches Sehen = Dämmerungssehen 36
Metaherpetische Keratitis 144, 145, 166
Metastatische Tumoren der Lider 89
Methylalkoholvergiftung des Sehnervs 398
Migraine ophthalmique 405
– ophthalmoplegique 405
Mikroaneurysmen 343
Mikrokornea 17, 137
Mikrophakie 243
Mikrophthalmus 138, 194, 316
Mikrostrabismus 436, 439
Mikulicz-Syndrom 95
Miliaraneurysmenretinitis (Leber) 350
Milium 85
Minimum cognoscibile 13
– legibile 13
– separabile 13
Miosis 75

Miotika 179, 238, 287
Miotikatherapie im Glaukomanfall 285
Mischtumoren der Tränendrüse 97
Mittendorfscher Fleck 303
Moebiusssches Zeichen 417
Mollsche Drüse 62, 70
Molluscum contagiosum 66
Mongolismus (Down-Syndrom) 79, 246, 247
Monochromasie 40
Mononukleose, infektiöse 94, 111, 198, 246
Morbus Bechterew 198
– Behčet 198, 205, 394
– Boeck 111, 198
– Bowen der Bindehaut 129, 130, 164
– Coats 316, 373
– Crouzon 412, 413
– Eales 349, 350
– Gaucher 366
– Goldmann-Favre 307
– Recklinghausen 86, 228
– Still-Chauffard 158
– Wagner 307
– Wilson 160, 255
Motilitätsprüfung 428
Mukopolysaccharidosen 159
Mukor-Mykosen 309, 394
Mukozele 413, 415
Mukus-(Schleim-)Mangel-Syndrom 142
Müllerscher Muskel = Musculus tarsalis Mülleri 62
Multiple Sklerose 394, 396, 441
Mumps 94, 117
Musculus ciliaris 8, 183 ff
– –, Embryologie 11
– –, Parese 15
– –, dilatator pupillae 8, 178
– levator palpebrae superioris (Funktionsprüfung) 71, 72, 442
– obliquus superior, inferior 8
– – –, Parese 441
– –, Sehnenscheidensyndrom (Brown) 437
– orbicularis oculi 62–64, 78, 82, 92
– rectus externus, Parese 441
– – inferior, med., sup., ext. 8, 423
– sphincter pupillae 8, 178
– – –, Embryologie 11
– tarsalis Mülleri 8
Myasthenia gravis 442
– – (Ptosis) 76
Mycobacterium tuberculosis 112
Mydriasisprobe bei Glaukomverdacht 272
Myopathien der äußeren Augenmuskeln 442
Myopie 17, 18, 26, 38, 159, 399, 442
–, hohe 174
–, Linsenmyopie 233
–, maligne progressive 20
–, transitorische 22
Myopisierung bei diabetischer Katarakt 257
– durch Kernsklerose 247, 248
– durch Miotika 287
Myositis und Glaukom 292
– der Orbita 415, 442
Myxovirenkonjunktivitis 117

Naevoxanthoendotheliom 225
Naheinstellungs- oder Konvergenzreaktion 406
Nachstar 252
Nahpunkt 16
– der Akkommodation 14
Narbenektropium 102
Narbenentropium 111, 121
Narbenpterygium = Pseudopterygium 124, 125
Nasaler Sprung (Rönne) 274
Naevus conjunctivae 129
– flammeus 86, 128, 225, 401

Nematoden-Endophthalmitis 394
Neovaskularisationen, intraokulare (Übersicht) 210
Neovaskularisationsglaukom 341, 346, 349
Nervus abducens 8, 424
– ciliaris brevis 8
– – longus 7
– facialis 62, 78, 150
– frontalis 7
– lacrimalis 7
– nasociliaris 7
– oculomotorius 8, 62, 424
– –, Parese 442
– ophthalmicus 7, 64, 135
– opticus 5, 7, 384ff
– –, Anatomie 384ff
– –, Embryologie 386
– –, Erkrankungen, Übersicht 387, 388
– –, Exkavationsvarianten 390, 391
– –, Konustypen 390, 391
– –, Physiologie 386
– –, Pseudoneuritis 389
– –, toxische Prozesse 398
– –, Tumoren 400ff
– trigeminus 7, 54, 135
– trochlearis 8, 424
Netzhaut 3, 323ff
–, Anatomie 323, 324
–, Embryologie 9, 331
–, Erkrankungen, Übersicht 332ff
–, funktionelle Anatomie 326
–, Gefäßsystem 329ff
–, Kapillarsystem 330, 331
–, markhaltige Nervenfasern 334
–, mikroskopische Anatomie 324, 325
–, periphere mikrozystische Degeneration 355
–, Photochemie des Sehvorganges 328, 329
Netzhautabhebung 56, 175, 306, 360ff
– bei Linsenluxation 239
Netzhautblutungen 337, 341, 343, 397
Netzhautchirurgie 360, 361
Netzhautdefektchirurgie (Gonin) 360
Netzhautdefekte 357ff
Netzhautlöcher 357
Netzhautnekrose 309
Netzhautödeme 337, 343
Netzhautrisse 20, 308, 355, 364
Neugeborenenblennorrhoe 110
Neuritis nervi optici 394, 396
– – –, toxisch 198
Neurofibrom 228, 383
Neurofibromatose 401
Neurofibrome der Netzhaut 379
Neurolues 407
New-Castle-Krankheit 117
Niemann-Pick-Erkrankung 366
Nyktalopie 38, 40, 376
Nystagmus 40, 436, 442
–, blickparetischer 444
–, kongenitaler 443
–, muskelparetischer 444
–, optokinetischer 443
–, rotatorischer 444
–, vestibulärer 443
–, zentraler 443

Occlusio pupillae 198
Ochronose 159
Offenwinkelglaukom 54, 285ff
– bei Diabetes mellitus 289, 290
–, Indikationen zur Operation 286
–, medikamentöse Therapie 287, 288
– bei Myopie 289
–, sekundäres 290
–, Sonderformen des primären 289
Okuläre Hypertension 285
Okuläres Pemphigoid 121, 142
Okulo-glanduläres Syndrom (Parinaud) 111

Okulomotorik, Anatomie 423ff
– und Motilitätsstörungen, Übersicht 422, 423
Okulo-muko-kutanes Syndrom 120, 125
Onchocercosis 118
Ophthalmodynamographie 60, 61
Ophthalmodynamometrie 60
Ophthalmometer nach Javal 22, 135
Ophthalmomyiasis 118
Ophthalmoplegia externa 15
– interna 15, 407
– progressiva von Graefe 77
– totalis 75
Ophthalmoplegie 416
Ophthalmoskopie = Augenspiegelung 48
Ophthalmologische Optik 13
Optikomalazie 396
Optikoziliare Venen 7
Optikusatrophie 376
–, bilaterale 405
–, dominante, juvenile 392
– bei endokriner Orbitopathie 418
–, glaukomatöse 400
–, gliofibröse 419
–, hereditäre 391, 392
–, kavernöse = lakunäre 20, 275, 397
–, Lebersche 391
–, Leukodystrophie 392
–, primäre 392, 397ff, 402, 405
–, –, partielle 396
–, sekundäre 341, 393, 394, 397, 398, 400, 419
–, tabische 298
–, traumatische 399
–, vaskuläre 399
–, wachsgelbe 400
Optikuskolobom 390
Optikusmeningeome 421
Optikustumoren 421
–, juxtapapilläre 392
Optische Achse 2
Optotypen 14, 26
Oradialyse = Orariß 306, 357, 359
Orbita 4, 5, 408ff
–, Anatomie 408ff
–, Erkrankungen, Übersicht 410, 411
–, Gliom 420
–, subperiostaler Abszeß 414
–, Thrombophlebitis 414
Orbitablutungen 417
Orbitaentzündungen 413ff
Orbitalphlegmone 68, 70, 128, 394, 415
–, Abszeß (Cellulitis orbitalis) 413, 414
– und Glaukom 292
Orbitaödem 415
Orbitatumoren 392, 413, 419ff, 441
– und Glaukom 292
Orbitavarizen 416
Orbitazyste 138, 412
Orthophorie 432
Orthoptik 438, 439

Panel-D-15-Test nach Farnsworth 39
Panfunduskop 50
Pannus 125, 153, 159
– eccematosus 119
Panophthalmie 128
Panophthalmitis 309
Pannum-Areal 28, 29, 430
Panuveitis 203
– subacuta chronica 205ff
Papillararterien 6
Papillen der Bindehaut 109
Papillenödem 337, 373, 390ff, 392ff
Papillenschwellung 298
–, Differentialdiagnose 395
Papillentumor 87, 400
Papillitis 394, 396, 400
Papillom der Bindehaut 129, 130
– der Hornhaut 162
Parasympathikomimetika 179, 287

Paratrachom 113
„Parazentese-Effekt“ 283
Parinaudsches Syndrom 443
Parotis epidemica 198, 246
Pars caeca retinae 11
Pars planitis 201
Passowscher Symptomenkomplex 200
Pemphigoid, okuläres 167
Pemphigus conjunctivae = mucosae 84, 121
– vulgaris 120
Penicillium 118
Perforationsstar 252
Perimetrie beim Glaukom 273
–, computergesteuerte, automatisierte 32, 273, 274
–, kinetische 30
–, manuelle 32
–, qualitative 30, 31
–, statische 30
–, Skotome 33
Periphere Iridektomie als „Shunt“ 282
– Netzhautdegenerationen 355 ff
Periphlebitis retinalis 207, 349, 373
Persistierender hyperplastischer primärer Glaskörper 138, 303, 304, 316
Peters-Syndrom 193, 194, 293
Phakoanaphylaktische Uveitis 206, 239
Phakodonesis 238
Phakolytisches Glaukom 206, 291
Pharyngokonjunktivales Fieber 115
Phlyktänuläre Konjunktivitis 118
Photokoagulation 207, 313, 354, 355, 357, 359, 360, 399
–, Laser 218, 341, 346 ff, 352, 373, 376, 378
Photopisches Sehen 35 ff
Photophobie 40
Photorezeptoren 1, 42, 326
Phthiriasis = Pediculosis der Lider 70
Phthisis bulbi 158, 175, 205, 206
Pigmentdispersonssyndrom 159
Pigmentdystrophie, Sjögrensche netzartige 367
Pigmentepithel 3, 42
–, Embryologie 9
– der Netzhaut 327, 328
–, seröse Abhebung 218
Pigmentepitheliopathie, akute, posteriore, multifokale, plaquoide 377
Pigmentglaukom 159, 278, 289
Pilokarpin 120, 282, 287
Pilokarpintest 272
Pilokarpintherapie beim Glaukom 287
Pilzkonjunktivitis 117
Pinguecula 123
Pityrosporen 117, 118
Plateau-Iris 284
Plattenepithelkarzinom des Lides 88
Pleoptik 438
Plexus carotidicus 8
Pneumokokken 106, 109, 204
Pneumokokkenkonjunktivitis 111
Pocken 246
Pockenvirenkonjunktivitis 117
Polykorie 191
Polyomyelitis 246, 441
Präkonjunktivaler Tränenfilm 103
Präkornealer Tränenfilm 64, 131, 133 ff
Präzipitate 196, 197, 199, 200, 204
Presbyopie 16, 21, 235
Primärer Glaskörper 11, 388
Priscolprobe 272
Prismen-Covertest 428
Profilperimetrie 31
Progressive Paralyse 406
Proliferative Retinopathie 341 ff, 397
– diabetische Retinopathie 345, 346

– Vitreoretinopathie 310, 311, 364
Proptose 419
Propfungsoperation nach Hummelsheim 443
Protanomalie, Protanopie 40
Proteus 309
Psammom 402
Pseudoexfoliatio lentis 242, 243
Pseudoexfoliationssyndrom 290
„Pseudoglaukom" 418
Pseudogliom = Leukokorie 315, 316, 354
Pseudoisochromatische Tafeln 39
Pseudomakula 431
–, funktionelle 429
Pseudomembranöse Konjunktivitis 111
Pseudomikrokornea 138
Pseudomonaden 106, 309
Pseudomonadenkonjunktivitis 111
Pseudoneuritis nervi optici 17
Pseudoptose 309
Pseudoreflektorische Pupillenstarre 407
Pseudoretinitis pigmentosa 246, 365, 366
– senilis Pillat 366
Pseudostrabismus 79, 432, 433
Pseudotumor der Orbita 415
– der Orbita und Glaukom 292
– der Tränendrüse 418
Pseudoxanthoma elasticum (Groenblad-Strandberg) 213
Psittakose 112
Pterygium 124, 158
–, rezidivierendes 164
Ptosis 68, 70, 71 ff, 442
–, Aponeurosenchirurgie 73
–, Blaskovics-Operation 74
– congenita 71
– Fasanella-Servat-Operation 72, 74, 75, 77
–, Hesssche Operation 74
–, kongenitale 73
–, Levatorresektion 73, 74
–, Lidsuspension (Friedenwald-Guyton) 74
–, Motaissche Operation 74
– paralytica 75
–, sekundäre 89
–, senile 73, 77
– sympathica 75
– trachomatosa 113
Ptosischirurgie 71 ff
Pulsless disease 349, 395, 397
Pulverstar, kongenitaler 245
Pupillarblock 280
Pupillarmembran, embryonale 245
Pupillarreflexbahn 179, 180, 404
Pupille 3, 179 f, 406, 407
Pupillomotorik, Pathologie 406
–, Untersuchungsmethode 406

Qualitatives Sehen 26
Quantitatives Sehen 26, 248, 308
Quellpunkt 373
–, Fluoreszenzangiographie 57
Querdisparation 29
Quincke-Ödem 68, 415

Radiäre Keratotomie 21, 169
Radiumstar 255
Randfurchenkeratitis = Randfurchenkeratopathie (Terrien) 156, 164
– mit Irisprolaps 151
Reflektorische Pupillenstarre 406
Refraktion 14
Refraktionsänderungen (transitorische) 22
Refraktionsbestimmung 25 ff
Refraktive Keratoplastik 167
Refraktometer 28
Reiter-Syndrom 198
– –, Konjunktivitis 123
Resochin (Retinopathie) 376

Retentionszysten der Bindehaut 129
Retikulumzellsarkom der Netzhaut 383
Retinitis centralis serosa (Kitahara) 22, 373 ff
– exsudativa externa (Coats) 349–351
– bei Fleckfieber 355
– septica (Rot) 355
Retinoblastom 293, 380 ff, 399, 401, 421
–, genetische Grundregeln 380, 381
Retinochorioiditis juxtapapillaris 394
– toxoplasmotica 352 ff
Retinopathia angiospastica 362
– arteriosclerotica 373
– circinata 370, 372
– diabetica 341 ff, 373
– eclamptica = gravidarum 338, 362, 392
– hypertensiva 335, 361, 373, 394
– –, Klassifikation nach Keith-Wagener 335 ff
– pigmentosa 363, 364 ff, 376, 389, 399
– prämaturorum (= Morbus Terry) 313 ff
– proliferans 309, 312, 348
– sclopetaria 363, 366
– stellata 370, 372
– traumatica (Purtscher) 379
Retinopathie bei Anämien 366
– bei Blutkrankheiten 366
– durch Chlorpromazin 366
– bei Dysproteinämien 349, 366
–, hämorrhagische 340, 341, 366
– bei Leukämie 366
– bei Lues connata 366
– bei Morbus Hodgkin 366
–, nephrogene 338
– bei Polyzythämien 366
–, posttraumatische 363, 364
–, – Chalkosis 364
– durch Resochin 376
– bei Sichelzellanämie 349
– nach Strahlentherapie 370
–, Venostase 340, 341
Retinoschisis 355, 356
Retraktionssyndrom (Stilling-Türk-Duane) 437
Retrobulbäre Neuritis 396, 398, 405
Retrolentale Fibroplasie 313, 316, 334
Rhabdomyosarkom 420
Rhinosporidium 118
Rhodopsie 41
Rieger-Syndrom 193, 194, 293
Riesenrisse der Netzhaut 357
Riesenzellarteriitis 396, 397
Rikettsien-Konjunktivitis 112
Rindenblindheit 406
Rindenstar, seniler 247
Ringabszeß der Hornhaut 147, 148, 309
Ringstar = Soemmeringscher Kristallwulst 252
Rißbedingte Netzhautabhebung 360
Röntgenstar 255
Rosacea-Keratitis 149
Rosettenstar, Kontusions-Perforationsrosette 254
–, Spätrosette 255
Rostring der Hornhaut 160
Rötelembryopathie 246, 366
Röteln = Rubeolen 117, 138, 204
Rubeosis iridis 207 ff, 279, 285, 294, 341, 346, 348, 381, 397

Sampaolesische Linie 242, 290
Sarkoidose 394
Scharlach 66, 94, 246
„Schattenzellen“-Glaukom 291
Scheibenförmige Makulopathie 370
Schielamblyopie 430, 431, 434
Schielen, alternierendes 430

–, manifestes 427
–, monolaterales 430
Schieloperation 438, 439
Schielwinkel 426
–, Hirschbergsche Regel 426
–, primärer 439
–, sekundärer 428, 439
Schirmer-Test 95, 96, 134
„Schisisamotio" der Netzhaut 355
Schistosoma haematobium 118
Schneckenspurdegeneration 357
Schnittwunden der Lider 90
„Schokolade"-Hornhaut 160
Schulmyopie 18
Schwimmbadkonjunktivitis 113
Seborrhoische Konjunktivitis 118
Seclusio pupillae 195, 198
Sehachse 2
Sehbahn 403 ff
–, Anatomie 403, 404
Sehleistung 13
Sehnerv 2, 384 ff
Sehschärfe 13
Sehschärfenbestimmung 25 f
Sehstiel 9, 386
Sehventrikel 9
Sehvermögen 13, 14
Sehwinkel 13
Seelenblindheit 406
Seitliche fokale Beleuchtung 135
Sekret der Bindehaut 109
Sekundärglaukom 154, 155, 160, 198, 200, 205, 207, 208, 211, 225, 239, 241, 242, 265, 283, 284, 290 ff, 303, 381, 416
– bei intumeszenter Katarakt 247
– bei Linsenluxation 239, 240
Septum orbitale 62
Serumkrankheit 120
Shigellen 198
Sicca-Syndrom 418
Sichelzellretinopathie 207
Siderosis bulbi 364
Silberdrahtarterien 335
Simultansehen 30
Sinus cavernosus 64
Sinus-cavernosus-Thrombose 68, 70, 128, 414, 416
– – – und Glaukom 292
Sinusotomie 296, 297
Sjögren-Syndrom 95, 142
Skiaskopie = Schattenprobe 18, 27, 437, 438
Sklera = Lederhaut 3, 170 ff
–, Anatomie 170
–, Degeneration 175
–, Embryologie 170
–, Erkrankungen, Übersicht 171, 172
–, Formänderungen 174
–, Physiologie 171
–, Tumoren 176
–, Verletzungen 176
Skleralrigidität 171, 289
Skleralruptur 174, 176, 223, 242
Skleralsporn 183, 268, 270
Skleralstaphylome 174
Sklerektasie 174
Skleritis 172 ff, 174
–, Sonderformen 173
Sklerocornea 140
Skleromalazie 175
Skotopisches Sehen 35 ff
Soemmeringscher Kristallwulst 256
Spaltlampe 135
Spaltlampenophthalmoskopie 50
Spaltlampenuntersuchung 47
Sparsomycin 376
Spätmyopie 18
Spätskotome bei Glaukom 274
Speichenstar 247, 248
Sphärophakie 244
Sphingolipidosen 366
Sphinkterriß 220, 223
Spielmayer-Vogt-Stock-Erkrankung 367
Spinaliom 88

Spirochäta pallida 112
Spirochäteninfektion der Bindehaut 112
Sporotrichon Schencki 118
Sporotrichose 102
Spülung der Tränenwege (Sondierung) 98, 99
Staphylococcus albus 106
- aureus 122
Staphylokokkeninfektionen 109, 204, 309
Staphyloma posticum 174
- verum 20, 21
Starbrille 258, 259
Stargardtsche Makuladystrophie 367, 368, 376
Status dysraphicus Passow 75
Stauungspapille 392ff, 417, 419
-, chronische 400
- e vacuo 392
Stellwagsches Zeichen 417
Stereopsis 30
Stereoskopisches Sehen 29
Sternfaltenretinitis 309
Stevens-Johnson-Syndrom 84
Störungen der Sehbahn 404ff
Strabismus = Schielen 29, 432ff
-, akkommodativer 435, 436
- alterans 434
- concomitans 428
- -, Klassifikation 434
-, essentieller 435
-, kongenitaler 436
- paralyticus 428, 433, 439ff
-, Schielformen 436, 437
- unilateralis 434
Streptokokkeninfektionen 109, 309
Sturge-Weber-Syndrom 86, 128, 225, 401
Subarachnoidalblutung 308
Subkonjunktivale Blutung = Hyposphagma 127
Suppression 430, 433
Suprachorioidea 185
Symblepharon 113, 120, 121, 125, 126, 167
Sympathische Ophthalmie 205
Sympathikolytika 179
Synchisis nivea = asteroide Hyalose 306, 307
Synchisis scintillans 306
Synechien, hintere 195, 198, 199
-, vordere 278
Synophthalmus 242
Synoptophor 431, 439

Tabak-Alkohol-Amblyopie 398
Tabes dorsalis 406
Tagesdruckkurve 272
Talgdrüsenkarzinom 88
Tapetoretinale Erkrankungen 38, 364, 400
Tarsorrhapie 78, 152
Tarsus 62
Tarsusbindehaut 62
Tay-Sachs-Erkrankung 366
Tenonitis 414
Tenonsche Kapsel 3, 409
Tensilontest 76, 442
Tetaniestar 257
Thrombose der Zentralvene 207 (siehe Zentralvenenverschluß)
Tonographie 52, 54, 272, 273
Tonometrie 171, 266, 273
-, Applanations- 53
-, Belastungsproben 273
-, Impressions- 52
-, Nonkontakt- 54
Toxische Neuropathie 399
Toxocariasis 354, 392, 394
Toxoplasmose 138, 153, 198, 203, 205, 246, 394
Trabeculum corneo-sclerale 183, 184, 267
Trabekelwerk 268, 278, 285
Trabekulektomie 297, 298

Trabekuloplastik mittels Laser 295
Trabekulotomie 295, 296
Trachom 84, 94, 112ff, 113, 125, 167
Traktionsamotio der Netzhaut 206, 316, 319, 360, 361
Tränenableitende Wege 3, 91, 98ff
Tränendrüsen 3, 91
–, Ektopie 93
–, Embryologie 11
–, Erkrankungen der, Übersicht 91, 92, 93ff
–, Fistelbildung 93
–, Luxation, Prolaps 93
–, senile Atrophie 96, 97
Tränenfilm der Hornhaut 151, 152
Tränenflüssigkeit 92
Tränenkanälchen 91
Tränennasengang 91
Tränenorgane 91ff
–, Anatomie 91
–, Embryologie 92
–, Physiologie 92
–, Hasnersche Klappe 91
Tränenperistaltik 64, 92
Tränenpünktchen 91
Tränensack 91
Tränensackfistel 100
Tränensackphlegmone 100
Tränensekretion, Funktionsprüfung 95
Traumatische Hornhauttrübungen 152
TRIC-Chlamydien 112, 113
Trichiasis 70, 81, 111, 113, 121, 141
Trichromasie 40
Tritanomalie 40
Tritanopie 40
Trübungsformen der Linse, Übersicht 244
Tuberkulom 112
Tuberkulose 94, 111, 153, 155, 198, 199, 203, 396, 415
– der Bindehaut 112
Tuberöse Sklerose (M. Bourneville) 380, 381, 383, 399, 401
Tularämie der Bindehaut 111
Tumordiagnostik (Ultraschall) 56
Tumorinvasion, Glaukom 291
Tumoren der Aderhaut (Fluoreszenzangiogramm) 57
– der Bindehaut 128ff
– der Hornhaut 162
– der Netzhaut 379ff
– der Orbita, hämatogene 421
– – –, vaskuläre 421
– der tränenableitenden Wege 102
– der Tränendrüse 97, 421
– der Uvea 223ff
Turmschädel 412

Uhrglasverband 78, 152
Ulcera corneae, bakteriell 166
– –, mykotisch 148, 166
Ulcus corneae 141, 418
– – catarrhale 149
– – marginale 149
– – serpens 145–147
Ulcus neuroparalyticum 135, 150, 165
– rodens (Mooren) 149
– scrophulosum 119
Ultraschallechographie 223, 228, 308
–, A-Bild-Verfahren 55
–, B-Bild-Verfahren 55
Uncovertest = Aufdecktest 427
Untersuchungen bei seitlicher fokaler Beleuchtung 45, 46
Untersuchungsmethoden 44
Urticaria 68
Usher-Syndrom 365
Uvea 177ff
–, Diktyome 231
–, Erkrankungen, Übersicht 187, 188
–, Hämangiome 225
–, Innervation 188

–, Kolobome 190
–, Leukosarkome 231
–, malignes Melanom 228 ff
–, Medulloepitheliome 231
–, metastatische Tumoren 231, 232
–, Nävi 224, 225
–, Retikulumzellsarkome 231
–, Verletzungen 220 ff
–, Zylindrome 231
Uveaprolaps 222, 223
Uveitis 154, 158, 165, 175, 195 ff, 381
– chronica 392
–, hintere 201 ff
–, intermediäre 201
– bei Intraokularlinsen 262, 265
–, phakogene = phakoanaphylaktische 206, 239
–, vordere 195

Vakzineinfektion 155
Vakzinekonjunktivitis 117
Varizellen 66, 155, 198, 246
Variola 155
Variolakonjunktivitis 117
Varizellen-Zoster-Konjunktivitis 117
Vasa hyaloidea 9, 246, 301, 303, 386
Vaskuläre Lues 397
Vena angularis 64
– facialis 5
– – anterior 64
– lacrimalis 5
– ophthalmica 6
– – superior et inferior 4, 6, 408, 409
– temporalis 64
VER = Visual evoced response 42
Verätzung / Verbrennung der Bindehaut 122
– – der Lider 90
Verletzungen der Tränendrüse 97
Verrucae seniles 85
Vincristin-Amblyopie 398
Visuskop 432, 434
Vitamin-A-Mangel 38
Vitelliforme Makuladystrophie (Best) 367, 369, 376
Vitreale und epiretinale Proliferation 309 ff
Vitrektomie 319 ff, 348, 349, 361, 379
Vitreoretinale Dystrophien 307
Vordere Augenkammer 2, 3
–, Anatomie 180
–, Embryologie 180
Vortexvene 3, 5, 6, 187

Wassertrinktest 272
Wasservenen 266, 267
Winkelblockglaukom 17, 280 ff, 286, 400
Winkelblock ohne Pupillarblock und ohne Ziliarblock 284, 285
–, primärer, durch Pupillarblock 280 ff
–, sekundärer, durch Pupillarblock 283
–, –, durch vordere Synechien 285
– durch Ziliarblock 283
Winkel Gamma 433
Wischektropium 80
Wolfringsche Drüse 63

Xanthelasma 85
Xanthopsie 41
Xerophthalmie 153, 167
Xerophthalmus 113, 121, 126
Xerosebakterien 106

Zahnkeimeiterung 413, 415
Zapfenaplasie, kongenitale 374
Zapfendystrophie, progressive 367, 376
Zeissche Drüse 63, 70
Zentralarterienverschluß 207, 338, 339, 396, 417
Zentralstar, angeborener 245
Zentralvenenverschluß 339 ff, 349, 361, 373

Zeroid-Lipofuszinosen 367
Ziliararterien 3
–, kurze hintere 5, 385, 397
–, lange hintere 5, 178
–, vordere 5, 178
Ziliarepithel 182
Ziliare Infektion 109
Ziliares Gefäßsystem 5, 331
Ziliarkörper = Strahlenkörper, Anatomie 181 ff
–, Embryologie 184
–, Physiologie 184
Ziliarkörperprolaps 223
Ziliarkörperzysten 223
Ziliarmuskel 3, 15, 182–184, 236, 268, 287
Ziliarnerven 3, 6
Ziliarvenen, vordere, hintere 5
Ziliolentikularblock 284
–, Glaskörperveränderung 319
Zilioretinale Arterien 7, 338
Ziliovitrealer Block, Aphakie 264
Zinn-Hallerscher Gefäßkranz 386, 387
Zonulaapparat 3, 233, 234, 238, 240, 259, 291
Zonulolyse, Glaukom 291
Zoster 246
– ophthalmicus 66, 198, 284, 285
Zosterkeratitis 142, 145
Zostervirus 135
Zyklektomie 299
Zyklitis 196, 197, 200, 290
– chronica 198
Zyklitische Membran 206, 210
Zyklodialyse 174, 296, 299
–, traumatische 220
–, –, und Glaukom 291
Zyklopie 242
Zykloplegie 18, 27, 437
Zykloplegika 15
Zyklokryotherapie 298, 299
Zylindrom der Tränendrüse 97
Zystadenom = Onkozytom der Bindehaut 130
Zystinose 159
Zystoides Ödem der Makula 198, 370, siehe auch Makulaödem, zystoides
Zytomegalie 138, 204
Zytomegalievirus 204, 354
–, Retinitis 203

Netzhautabhebung

Ein Leitfaden zur Prophylaxe und Chirurgie

Von Prof. Dr. **H. Freyler,**
Vorstand der I. Universitäts-Augenklinik Wien

1982. 172 Abbildungen. X, 281 Seiten.
Gebunden DM 142,–, öS 995,–
ISBN 3-211-81704-2

Preisänderungen vorbehalten

Das vorliegende Buch befaßt sich mit der Diagnose, der Prophylaxe und der operativen Behandlung rißbedingter Netzhautabhebungen. Mit den heutigen Operationsverfahren wird bereits eine 85–90%ige Heilungsquote für rhegmatogene Netzhautabhebungen erreicht. Voraussetzungen, die operative Erfolgsrate der utopischen 100%-Grenze anzunähern, sind

– die Beherrschung der Standardmethoden der die Bulbuswand eindellenden Verfahren in Kombination mit der Defektkoagulation,
– das rasche Erfassen möglicher Komplikationen der einzelnen Operationsschritte, und
– die zeitgerechte Einleitung geeigneter Gegenmaßnahmen.

Zwei Drittel des Buches sind der Darstellung der Grundfragen der Amotio-Chirurgie gewidmet. Das letzte Drittel setzt sich mit der Problematik der Behandlung von Netzhautabhebung mit besonders ungünstiger Prognose auseinander. In diesem Kapitel werden Operationsverfahren bei vitreo-retinalen Schrumpfungsprozessen im Rahmen der rhegmatogenen Netzhautabhebung, wie es die Vitrektomie, Membranektomie und Glaskörpertamponade sind, ausführlich behandelt.

Springer-Verlag Wien New York